GINECOLOGIA | 20ª EDIÇÃO
by Ten Teachers

Thieme Revinter

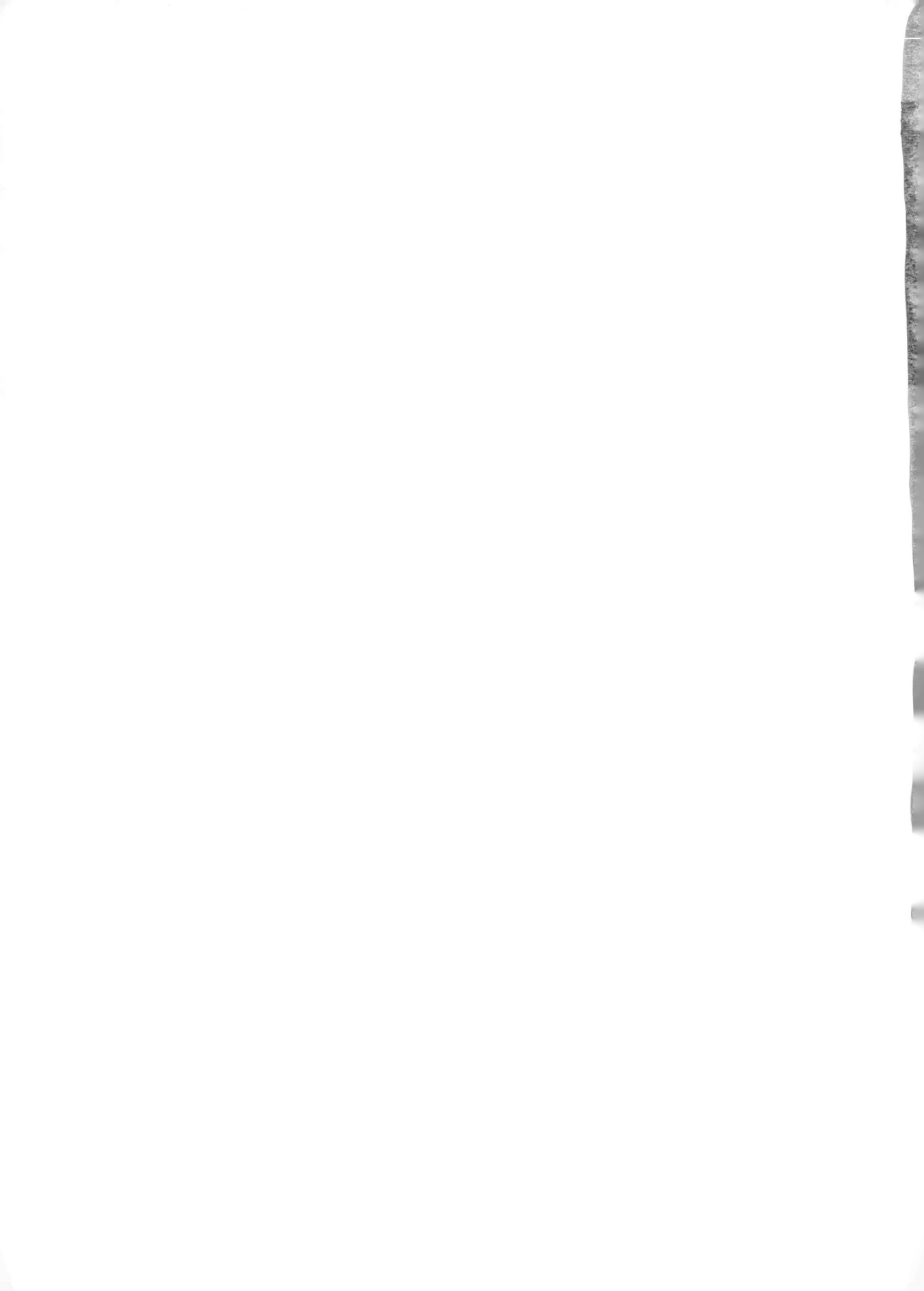

GINECOLOGIA | 20ª EDIÇÃO

by Ten Teachers

Helen Bickerstaff MD, MRCOG
Senior Lecturer in Medical Education
King's College London
London, UK
and
Honorary Consultant Obstetrician and Gynaecologist
Guy's and St Thomas' NHS Foundation Trust
London, UK

Louise C Kenny MBChB (Hons), MRCOG, PhD
Professor of Obstetrics and Gynaecology
University College Cork
Cork, Ireland
and
Director
The Irish Centre for Fetal and Neonatal Translational Research (INFANT)
Cork, Ireland

Thieme
Rio de Janeiro • Stuttgart • New York • Delhi

Dados Internacionais de Catalogação na Publicação (CIP)

B583g

Bickerstaff, Helen
  Ginecologia/Helen Bickerstaff & Louise C. Kenny; tradução de Lucila Simões Saidenberg, Marina Boscato Bigarella, Kleber Medeiros & Isis Rezende – 20. Ed. – Rio de Janeiro – RJ: Thieme Revinter Publicações, 2019.

  272 p.: il; 19 x 25 cm.
  Título Original: *Gynaecology by Ten Teachers*
  Inclui Índice Remissivo e Leitura Adicional.
  ISBN 978-85-5465-151-0

  1. Ginecologia. 2. Obstetrícia. I. Kenny, Louise C. II. Título.

                                    CDD: 618
                                    CDU: 618

Nota: O conhecimento médico está em constante evolução. À medida que a pesquisa e a experiência clínica ampliam o nosso saber, pode ser necessário alterar os métodos de tratamento e medicação. Os autores e editores deste material consultaram fontes tidas como confiáveis, a fim de fornecer informações completas e de acordo com os padrões aceitos no momento da publicação. No entanto, em vista da possibilidade de erro humano por parte dos autores, dos editores ou da casa editorial que traz à luz este trabalho, ou ainda de alterações no conhecimento médico, nem os autores, nem os editores, nem a casa editorial, nem qualquer outra parte que se tenha envolvido na elaboração deste material garantem que as informações aqui contidas sejam totalmente precisas ou completas; tampouco se responsabilizam por quaisquer erros ou omissões ou pelos resultados obtidos em consequência do uso de tais informações. É aconselhável que os leitores confirmem em outras fontes as informações aqui contidas. Sugere-se, por exemplo, que verifiquem a bula de cada medicamento que pretendam administrar, a fim de certificar-se de que as informações contidas nesta publicação são precisas e de que não houve mudanças na dose recomendada ou nas contraindicações. Esta recomendação é especialmente importante no caso de medicamentos novos ou pouco utilizados. Alguns dos nomes de produtos, patentes e design a que nos referimos neste livro são, na verdade, marcas registradas ou nomes protegidos pela legislação referente à propriedade intelectual, ainda que nem sempre o texto faça menção específica a esse fato. Portanto, a ocorrência de um nome sem a designação de sua propriedade não deve ser interpretada como uma indicação, por parte da editora, de que ele se encontra em domínio público.

Tradução:
LUCILA SIMÕES SAIDENBERG (Caps. 1 a 4)
Tradutora Especializada na Área da Saúde, SP
MARINA BOSCATO BIGARELLA (Caps. 5 a 9)
Tradutora Especializada na Área da Saúde, SP
KLEBER MEDEIROS (Caps. 10 a 12)
Tradutor Especializado na Área da Saúde, RJ
ISIS REZENDE (Caps. 13 a 17)
Tradutora Especializada na Área da Saúde, RJ

Revisão Técnica:
DÉA SUZANA MIRANDA GAIO
Médica-Anestesiologista
Médica-Ginecologista e Obstetra
Mestre em Medicina pela Universidade Federal do Rio Grande do Sul (UFRGS)

Título original:
Gynaecology by Ten Teachers, 20th edition
Copyright © 2017 by Taylor & Francis Group, LLC
ISBN 978-1-4987-4428-7

© 2019 Thieme Revinter Publicações Ltda.
Rua do Matoso, 170, Tijuca
20270-135, Rio de Janeiro – RJ, Brasil
http://www.ThiemeRevinter.com.br

Thieme Medical Publishers
http://www.thieme.com

Impresso no Brasil por Zit Editora e Gráfica Ltda.
5 4 3 2 1
ISBN 978-85-5465-151-0

Todos os direitos reservados. Nenhuma parte desta publicação poderá ser reproduzida ou transmitida por nenhum meio, impresso, eletrônico ou mecânico, incluindo fotocópia, gravação ou qualquer outro tipo de sistema de armazenamento e transmissão de informação, sem prévia autorização por escrito.

Dedicatória

Este livro é dedicado aos primeiros e melhores professores que já tivemos

Meu pai, Frank (HB)
Minha mãe, Elizabeth (LCK)

Sumário

Prefácio ix
Colaboradores xi
Abreviaturas xiii

CAPÍTULO 1 Desenvolvimento e anatomia dos órgãos sexuais femininos e da pelve 1
Helen Bickerstaff

CAPÍTULO 2 História ginecológica, exames e investigações 19
Helen Bickerstaff

CAPÍTULO 3 Controle hormonal do ciclo menstrual e distúrbios hormonais 33
Helen Bickerstaff

CAPÍTULO 4 Distúrbios do sangramento menstrual 49
Helen Bickerstaff

CAPÍTULO 5 Implantação e início da gravidez 59
Andrew Horne

CAPÍTULO 6 Contracepção e aborto 69
Sharon Cameron

CAPÍTULO 7 Infertilidade 91
Stuart Lavery

CAPÍTULO 8 Menopausa e saúde pós-reprodutiva 105
Edward Morris

CAPÍTULO 9 Problemas geniturinários 121
Margaret Kingston

CAPÍTULO 10 Uroginecologia e problemas do assoalho pélvico 135
Douglas Tincello

CAPÍTULO 11 Condições benignas do ovário e da pelve 155
T Justin Clark

CAPÍTULO 12 Condições benignas do útero, cérvice uterina e endométrio 169
T Justin Clark

CAPÍTULO 13 Condições benignas da vulva e da vagina, distúrbios psicossexuais e mutilação
genital feminina 181
Leila CG Frodsham

CAPÍTULO 14 Doença maligna do ovário 193
Emma J Crosbie

CAPÍTULO 15 Doença maligna do útero 205
Emma J Crosbie

CAPÍTULO 16 Doenças pré-maligna e maligna do trato genital inferior 213
Emma J Crosbie

CAPÍTULO 17 Cirurgia ginecológica e terapêutica 229
Douglas Tincello

Índice remissivo 249

Prefácio

Ginecologia by Ten Teachers foi publicado pela primeira vez, em 1919, com o título de "Diseases of Women" e é um dos textos mais antigos, respeitados e acessíveis sobre o assunto. Gerações de ginecologistas têm aprendido com esta obra, que agora atinge um grande público internacional. Há uma grande responsabilidade na revisão desta 20ª edição, para garantir que sua acessibilidade e relevância sejam mantidas também no próximo século.

A 20ª edição foi quase toda reescrita para refletir tanto a mudança dos currículos de graduação em medicina quanto a mudança dos protocolos de diagnóstico e gestão em ginecologia. Os especialistas são de renome internacional em seus campos, e todos estão ativamente envolvidos no ensino de graduação e pós-graduação no Reino Unido. Este volume foi editado cuidadosamente para garantir a estrutura, o estilo e a especificidade, em comum com os do seu texto irmão *Obstetrics by Ten Teachers*. Os livros podem, portanto, ser usados juntos ou de forma independente, conforme necessário. Novas seções de autoavaliação são apresentadas de forma consistente, com cenários clínicos detalhados para cada assunto, e com uma estrutura similar àquelas usadas na maioria das escolas de medicina.

O *status* global da saúde e dos direitos sexuais e reprodutivos das mulheres e meninas é preocupante. Milhões de mulheres não têm acesso à contracepção, sofrem mutilação genital feminina e não recebem cuidados ginecológicos. É apropriado, portanto, que a 20ª edição, publicada quase 100 anos depois da primeira, mantenha um aspecto global do início ao fim.

O objetivo do texto agora, como era há um século, é preparar os alunos para os exames de graduação e continuar útil posteriormente nos estudos de pós-graduação e na prática clínica. É um texto que usamos quando éramos alunas e que nos inspirou a praticar e ensinar na especialidade, e que ainda gostamos de ler porque é conciso, mas abrangente. Esperamos que, além de apoiar os estudantes de medicina, possa ser útil também para os clínicos gerais, estagiários e profissionais de saúde aliados.

Foi um privilégio e uma honra sermos as editoras deste livro, à medida que ele se aproxima deste importante marco. Ecoamos um século de editores anteriores na esperança de que este livro possa incentivar a formação de uma nova geração de médicos ginecologistas com o objetivo de melhorar a saúde e a segurança das mulheres em todas as idades reprodutivas.

Helen Bickerstaff
Louise C Kenny

Colaboradores

Helen Bickerstaff MD, MRCOG
Senior Lecturer in Medical Education
King's College London
and
Honorary Consultant Obstetrician and Gynaecologist
Guy's and St Thomas' NHS Foundation Trust
London, UK

Sharon Cameron MD, MFSRH, FRCOG
Consultant Gynaecologist and Clinical Lead for Sexual Health Services
NHS Lothian Chalmers Centre
Edinburgh, UK

T Justin Clark MB ChB, MD(Hons), FRCOG
Consultant Gynaecologist
Birmingham Women's Hospital
and
Honorary Professor in Gynaecology
University of Birmingham
Birmingham, UK

Emma J Crosbie BSc, MB ChB, PhD, MRCOG
Senior Lecturer and Honorary Consultant Gynaecological Oncologist
University of Manchester
St Mary's Hospital
Manchester, UK

Leila CG Frodsham MB ChB, MRCOG
Consultant Gynaecologist
Chair of the Institute of Psychosexual Medicine (2012–15)

Andrew Horne PhD, FRCOG
Personal Chair in Gynaecology and Reproductive Sciences
Honorary Consultant Gynaecologist
MRC Centre for Reproductive Health
University of Edinburgh
Edinburgh, UK

Margaret Kingston BMBS, BMed Sci, FRCP, DipGUM, DFSRH MSc
Consultant Physician
Genitourinary Medicine and Associate Medical Director
Central Manchester Foundation Trust
Manchester, UK

Stuart Lavery MBBCh, MSc, FRCOG
Consultant Gynaecologist
Director IVF Hammersmith
and
Queen Charlotte's and Chelsea Hospital
and
Honorary Senior Lecturer Imperial College London
London, UK

Edward Morris MD, FRCOG
Consultant Gynaecologist
Norfolk and Norwich University Hospital NHS Foundation Trust
Norwich, UK
and
Vice President, Clinical Quality
Royal College of Obstetricians and Gynaecologists
London, UK

Douglas G Tincello BSc, MBChB, MD, FRCOG, FHEA
Professor of Urogynaecology
Department of Health Sciences
College of Medicine, Biological Sciences and Psychology
University of Leicester
Leicester, UK

Abreviaturas

AFC	contagem de folículos antrais	D&C	dilatação e curetagem
AFP	α-fetoproteína	DHEA	di-hidroepiandrosterona
AIDS	síndrome da imunodeficiência adquirida	DHT	di-hidrotestosterona
ALO	organismo do tipo Actinomyces	DNA	ácido desoxirribonucleico
AMH	hormônio antimülleriano	DO	hiperatividade do detrusor
APS	síndrome antifosfolipídica	DSD	transtornos do desenvolvimento sexual
ART	terapia antirretroviral/tratamento de reprodução assistida	DUB	hemorragia uterina disfuncional
AUB	hemorragia uterina anormal	EB	biópsia endometrial
AUC	área sob a curva	EC	contracepção de emergência
AZF	fator azoospérmico	ECG	eletrocardiografia
		EGF	fator de crescimento epidérmico
BBV	vírus transmitido por sangue	EIA	imunoensaio enzimático
BEO	sangramento de origem endometrial	EP	gravidez ectópica
BEP	bleomicina, etoposido e cisplatina	EVA	aspiração elétrica a vácuo
BMD	densidade mineral óssea		
BMI	índice de massa corporal	FAB	método consciente de fertilidade
BNF	British National Formulary	FBC	hemograma completo
BOT	tumor ovariano limítrofe	FGF	fator de crescimento de fibroblastos
BRCA	síndrome do câncer de ovário e da mama	FGM	mutilação genital feminina
BSO	salpingo-oforectomia bilateral	FH	batimento cardíaco fetal
BV	vaginose bacteriana	FIGO	International Federation of Gynecology and Obstetrics
		FSH	hormônio foliculoestimulante
CAH	hiperplasia suprarrenal congênita		
CAIS	síndrome de insensibilidade androgênica completa	GFR	taxa de filtração glomerular
		GnRH	hormônio liberador gonadotrofina
CBT	terapia cognitivo-comportamental	GP	clínico geral
CGIN	neoplasia intraepitelial glandular cervical	GTA	associados de ensino ginecológico
CHC	contracepção hormonal combinada	GTD	doença trofoblástica gestacional
CIN	neoplasia intraepitelial cervical		
CL	corpo lúteo	HAART	terapia retroviral altamente potente
CLIA	imunoensaio de quimioluminescência	(β-) hCG	(beta-) gonadotrofina coriônica humana
CNS	sistema nervoso central	HDL	lipoproteína de alta densidade
COCP	pílulas contraceptivas orais combinadas	HFEA	Human Fertilisation and Embryo Authority
COX	ciclo-oxigenase	HIV	vírus da imunodeficiência humana
CPP	dor pélvica crônica	HMB	sangramento menstrual intenso
CRP	proteína C-reativa	HNPCC	câncer colorretal hereditário não polipoide
CT	tomografia computadorizada	HPO	hipotálamo-hipófise-ovário (eixo)
CVD	doença cardiovascular	HPV	vírus do papiloma humano

HRT	terapia de reposição hormonal	OHSS	síndrome de hiperestimulação ovariana
HSG	histerossalpingografia	OI	indução da ovulação
HSIL	lesão intraepitelial escamosa de alto grau	OPH	histeroscopia diagnóstica ambulatorial
HSV	vírus herpes simplex		
HVS	esfregaço vaginal	PAC	clínica de pré-avaliação
HyCoSy	histerossalpingografia	PAF	fator de ativação plaquetária
		PCB	sangramento pós-coito
ICSI	injeção intracitoplasmática de espermatozoides	PCOS	síndrome do ovário policístico
		PCR	reação em cadeia da polimerase
Ig	imunoglobulina	PG	prostaglandina
IGF	fator de crescimento semelhante à insulina	PGD	diagnóstico genético pré-implantação
IMB	sangramento intermenstrual	PGI	prostaciclina
ISD	deficiência esfincteriana intrínseca	PID	doença inflamatória pélvica
IUD	dispositivo intrauterino	PMB	sangramento pós-menopausa
Cu-IDU	dispositivo intrauterino de cobre	PMS	síndrome pré-menstrual
IUI	inseminação intrauterina	POCT	teste no ponto de atendimento
IUS	sistema de liberação intrauterino	POF	falência ovariana prematura
IVF	fertilização *in vitro*	POI	insuficiência ovariana prematura
		POP	pílula apenas com progestogênio
LARC	métodos anticoncepcionais reversíveis de longa duração	PPC	carcinoma peritoneal primário
		PPH	hemorragia pós-parto
LAVH	histerectomia vaginal assistida por laparoscopia	PUL	gravidez de localização desconhecida
LBC	citologia em meio líquido	REM	movimento rápido dos olhos
LDL	lipoproteína de baixa densidade	RCOG	Royal College of Obstetricians and Gynaecologists
LH	hormônio luteinizante		
LLETZ	excisão ampla da zona de transformação	RMI	Índice de Risco de Malignidade
LMP	data do último período menstrual	RNA	ácido ribonucleico
LMWH	heparina de baixo peso molecular	RPOC	produtos retidos da concepção
LNG-IUS	sistema intrauterino de levonorgestrel	RPR	teste de reagina plasmática rápido
LOD	perfuração ovariana laparoscópica	RR	risco relativo
MAS	cirurgia de acesso minimamente invasivo	SCJ	junção escamocolunar
MBL	perda sanguínea média	SERM	modulador seletivo do receptor de estrogênio
MDT	equipe multidisciplinar		
MEC	critérios de elegibilidade médica	SFA	análise de fluido seminal
MR	ressonância magnética	SHBG	globulina de ligação a hormônios sexuais
MRKH	síndrome de Mayer-Rokitansky-Kuster-Hauser	SIS	ultrassonografia para instilação salina
MSU	amostra de urina de jato médio	SPRM	modulador seletivo do receptor de progesterona
MTCT	transmissão mãe-infante		
MVA	aspiração manual a vácuo	SSR	recuperação cirúrgica de espermatozoides
NAAT	teste de amplificação de ácido nucleico	SSRI	inibidor seletivo da recaptação de serotonina
NICE	National Institute for Health and Care Excellence	STI	infecção sexualmente transmissível
		STIC	carcinoma intraepitelial seroso tubário
NSAID	medicamento anti-inflamatório não esteroide	STOP	interrupção cirúrgica da gravidez
OAB	bexiga hiperativa		
OCP	pílula contraceptiva oral		
17-OHP	17-hidroxiprogesterona		

TAUSS	ultrassonografia transabdominal	VaIN	neoplasia intraepitelial vaginal
TCRF	ressecção transcervical de mioma	VDRL	Laboratório de Referência de Doenças Venéreas
TED	meias de compressão tromboembólica		
TGF	fator de crescimento transformador	VEGF	fator de crescimento endotelial vascular
TLH	histerectomia laparoscópica total	VIN	neoplasia intraepitelial vulvar
TOT	fita transobturadora	VTE	tromboembolismo venoso
TPHA	Ensaio de hemaglutinação para *T. pallidum*		
TPPA	Ensaio de partículas para *T. pallidum*	WCC	contagem de células brancas
TV	*Trichomonas vaginalis*	WHI	Iniciativa de Saúde da Mulher
TVT	fita vaginal sem tensão	WHO	Organização Mundial da Saúde
TVUSS	ultrassonografia transvaginal		
TZ	zona de transformação		
UAE	embolização da artéria umbilical/uterina		
UPA	acetato de ulipristal		
UPT	teste urinário de gravidez		
USS	ultrassonografia		

GINECOLOGIA | 20ª EDIÇÃO
by Ten Teachers

Thieme Revinter

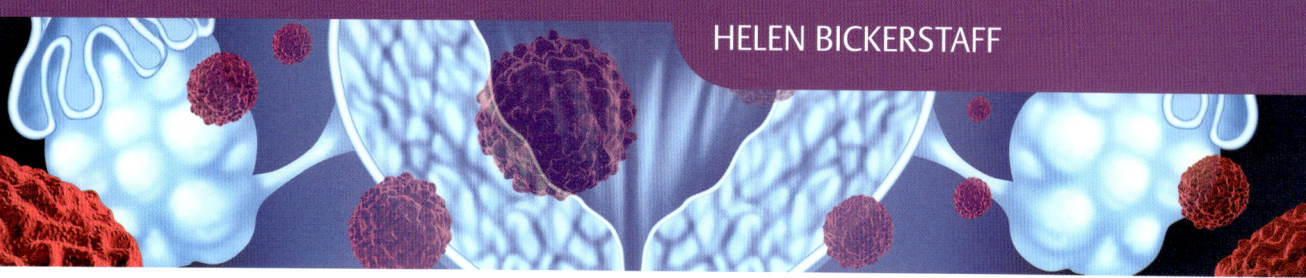

Desenvolvimento e anatomia dos órgãos sexuais femininos e da pelve

CAPÍTULO 1

HELEN BICKERSTAFF

Diferenciação sexual do feto e desenvolvimento dos órgãos sexuais 1
Anatomia feminina 4
Problemas estruturais dos órgãos pélvicos 15
Leitura adicional 16
Autoavaliação 16

OBJETIVOS DE APRENDIZAGEM

- Compreender o processo de diferenciação e desenvolvimento sexual, que tem início na vida embrionária.
- Compreender o desenvolvimento embrionário e a anatomia do períneo, da vagina, do colo do útero e do útero, dos anexos e ovários e da bexiga e dos ureteres.
- Descrição do suprimento sanguíneo e linfático do períneo e da pelve.
- Compreensão da inervação do períneo e da pelve.
- Compreensão da vulnerabilidade de algumas estruturas em cirurgia ginecológica.
- Descrição das anomalias estruturais resultantes de alterações do trato mülleriano.

Diferenciação sexual do feto e desenvolvimento dos órgãos sexuais

As estruturas básicas das gônadas, as cristas gonadais, surgem no mesoderma intermediário, sobrejacente ao rim embrionário durante a quarta semana de vida embrionária, e permanecem sexualmente indiferenciadas até o sétimo dia (**Figura 1.1**). A gônada indiferenciada tem o potencial para a formação de um testículo ou de um ovário e, portanto, é denominada bipotencial. O complemento cromossômico do zigoto determina se a gônada desenvolver-se-á como um testículo ou um ovário. O desenvolvimento do testículo ou ovário é um processo ativo dirigido por um gene. No homem, a atividade do gene SRY (região determinante do sexo do cromossomo Y) induz o desenvolvimento do testículo. No passado, o desenvolvimento ovariano era considerado um desenvolvimento "padrão", que ocorria por causa da ausência de SRY, mas, nos últimos 10 anos, também foram encontrados genes determinantes que levam ativamente ao desenvolvimento de uma gônada feminina.

O feto tem dois conjuntos de estruturas chamados de ductos müllerianos (ou paramesonéfricos) e ductos wolffianos (ou mesonéfricos), que têm o potencial de se desenvolverem em genitálias interna e externa masculina ou feminina, respectivamente.

Desenvolvimento dos órgãos sexuais masculinos

O desenvolvimento do testículo a partir da gônada primitiva determina a diferenciação de dois tipos

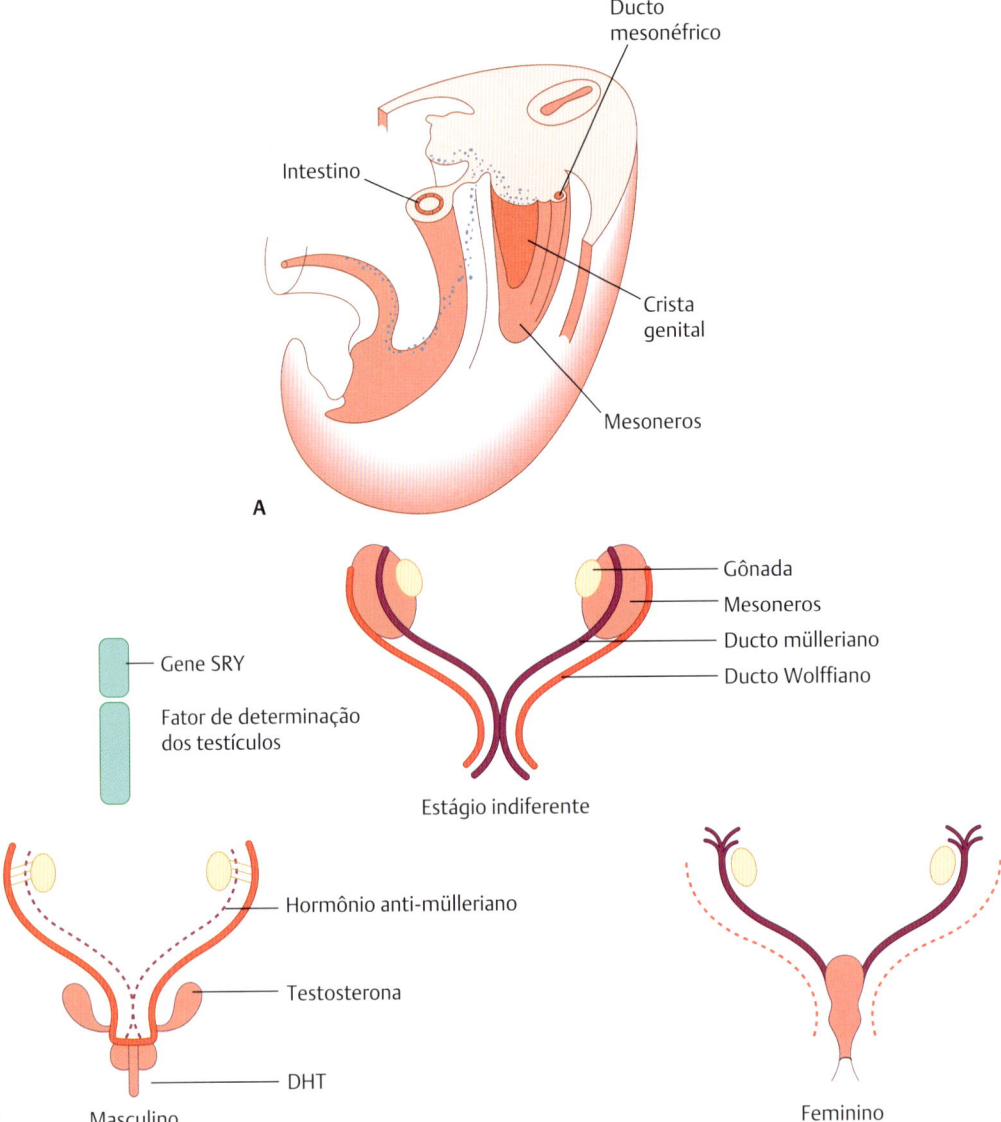

Figura 1.1 A: Diagrama transversal da parede abdominal posterior mostrando a crista genital; **B:** representação diagramática das vias embriológicas do desenvolvimento masculino e feminino. (DHT, di-hidrotestosterona.)

celulares. As células de Sertoli, que produzem o hormônio antimülleriano (AMH), e as células de Leydig, que produzem testosterona. O AMH suprime o desenvolvimento dos ductos müllerianos, e a testosterona estimula a transformação dos ductos de Wolf em canal deferente, epidídimo e vesículas seminais. Além disso, no epitélio dos genitais externos a testosterona é convertida pela enzima 5-alfa-redutase em di-hidrotestosterona (DHT). Isto promove a virilização da genitália externa. O tubérculo genital se transforma em pênis, e as dobras labioescrotais se fundem para formar o escroto. As pregas urogenitais fundem-se ao longo da superfície ventral do pênis e envolvem a uretra que se abre na ponta do pênis.

Desenvolvimento dos órgãos sexuais femininos

No ovário primitivo as células da granulosa, derivadas da proliferação do epitélio celômico, envolvem as células germinativas e formam os folículos primordiais.

Cada folículo primordial é constituído por um oócito envolvido por uma única camada de células, denominada granulosa. As células da teca se desenvolvem a partir do epitélio celômico em proliferação e são separadas das células da granulosa por uma lâmina basal. O número máximo de folículos primordiais é atingido na 20ª semana de gestação, quando há de seis a sete milhões de folículos primordiais presentes. Estes folículos sofrem atresia e, no nascimento, permanecem apenas 1–2 milhões. O processo de atresia continua ao longo da vida: na menarca apenas 300.000–400.000 folículos estão presentes e, na menopausa, nenhum.

O desenvolvimento de um oócito dentro de um folículo primordial é interrompido na prófase de sua primeira divisão meiótica. Ele permanece nesse estado até que sofra atresia ou entre no processo meiótico que antecede a ovulação.

Na mulher, a ausência de AMH produzido pelo testículo permite o desenvolvimento das estruturas müllerianas, e o trato reprodutivo feminino se desenvolve a partir desses ductos pareados. Os dois terços proximais da vagina se desenvolvem a partir dos ductos müllerianos, que crescem nas direções caudal e medial e se fundem na linha média.

A fusão da linha média dessas estruturas forma o útero, colo do útero e parte superior da vagina, e os segmentos caudais não fundidos formam as tubas uterinas, como mostra a **Figura 1.2**.

A proliferação das células da porção superior do seio urogenital forma as estruturas chamadas de "bulbos sinovaginais". A extensão caudal dos ductos müllerianos se projeta para a parede posterior do seio urogenital como tubérculo mülleriano. Os tubérculos müllerianos e o seio urogenital fundem-se para formar a placa vaginal, que se estende dos ductos müllerianos até o seio urogenital. Esta placa forma um canal que inicia no hímen e se estende até o colo do útero no sexto mês embrionário.

Genitália feminina externa

Na ausência de testosterona não ocorre a virilização da genitália externa. Entre a quinta e a sétima semana de vida, as pregas cloacais, adjacentes à membrana cloacal, se fundem anteriormente para formar o tubérculo genital, que vai se transformar no clitóris. O desenvolvimento do períneo divide a membrana cloacal em uma membrana urogenital anterior e uma membrana anal posterior. As pregas cloacais anteriormente são chamadas de pregas uretrais e vão formar os pequenos lábios. Outro par de pregas cloacais formará as pregas labioescrotais, que podem, eventualmente, se transformar nos grandes lábios. O seio urogenital se transforma no vestíbulo da vagina. O desenvolvimento da genitália externa feminina se completa no final da décima segunda semana embrionária.

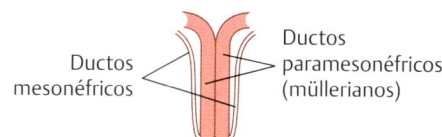

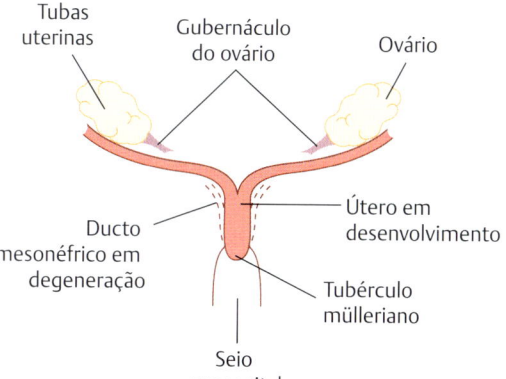

Figura 1.2 Partes caudais dos ductos paramesonéfricos (topo) fundem-se para formar o útero e as tubas uterinas.

> **PONTOS-CHAVE DE APRENDIZAGEM**
> - A gônada primitiva aparece com 5 semanas de vida embrionária e se forma na parte medial da crista mesonéfrica.
> - A gônada indiferenciada tem o potencial para se tornar um testículo ou um ovário.
> - O ducto paramesonéfrico, que mais tarde forma o sistema mülleriano, é o precursor do desenvolvimento genital feminino.
> - A extremidade inferior dos ductos müllerianos se funde na linha média para formar o útero e a parte superior da vagina.
> - A maior parte da vagina superior é de origem mülleriana, enquanto a vagina inferior se forma a partir dos bulbos sinovaginais.
> - Os folículos primordiais contêm um oócito, que se mantém parado em prófase, circundado por uma camada de células denominada de camada granulosa e com a membrana basal formada por células de Leydig.
> - O número máximo de folículos primordiais é atingido na 20ª semana de gestação. Eles se reduzem por atresia durante toda a infância e vida adulta.

Anatomia feminina

Genitália externa

A genitália externa é comumente chamada de vulva e inclui o monte pubiano, os grandes e pequenos lábios, o vestíbulo vaginal, o clitóris e as glândulas vestibulares maiores. O monte pubiano é constituído por um acúmulo de tecido fibrogorduroso recoberto por epitélio com pelos pubianos, localizado sobre a sínfise púbica.

Os grandes lábios são duas dobras de pele constituídas por tecido adiposo, localizadas lateralmente ao introito vaginal. Os grandes lábios contêm glândulas sebáceas e sudoríparas e algumas glândulas apócrifas especializadas. Na parte mais profunda há um núcleo de tecido adiposo contínuo com o canal inguinal e com as fibras do ligamento redondo.

Os pequenos lábios são duas pregas finas de pele que se encontram entre os grandes lábios. Eles variam em tamanho e podem-se projetar para além dos grandes lábios, tornando-se visíveis, mas também podem ser ocultados pelos grandes lábios. Anteriormente, eles se dividem em dois para formar o prepúcio e o freio do clitóris. Posteriormente, eles se dividem para formar uma dobra de pele chamada de fúrcula na parte de trás do introito da vagina. Eles contêm glândulas sebáceas, mas não têm tecido adiposo. Eles não estão completamente desenvolvidos antes da puberdade e sofrem atrofia após a menopausa. Durante a excitação sexual ocorre o ingurgitamento dos pequenos lábios e dos grandes lábios.

O clitóris é uma estrutura erétil medindo aproximadamente de 0,5 a 3,5 cm de comprimento. O corpo do clitóris é a parte principal do clitóris e é composto por duas estruturas de tecidos erétil e vascular, denominado de "corpo cavernoso". Estas duas estruturas são denominadas crura na região inferior do clitóris e correm mais profunda e lateralmente. O vestíbulo é a abertura entre os pequenos lábios. A abertura da uretra, as glândulas de Bartholin e a vagina estão localizadas dentro do vestíbulo vulvar. A vagina é circundada pelas duas estruturas de tecidos erétil e vascular que cobrem quase completamente a parede vaginal distal. Eles têm sido tradicionalmente chamados de bulbos do vestíbulo vaginal, embora trabalhos recentes em dissecção e ressonância magnética (MRI) sugiram que sejam componentes do clitóris e devam ser renomeados como "bulbos clitoridianos". Sua função é desconhecida, mas provavelmente adicionam suporte à parede vaginal distal para aumentar sua rigidez durante a penetração.

As glândulas de Bartholin são bilaterais e do tamanho de uma ervilha. Elas se abrem por um ducto de 2 cm no vestíbulo abaixo do hímen e contribuem para a lubrificação durante a relação sexual.

O hímen é uma fina membrana mucosa localizada na entrada da vagina. Ele geralmente é perfurado, o que permite a menstruação. O hímen é rompido durante a relação sexual, e quaisquer partes remanescentes são chamadas de "carunculae myrtiformes".

Órgãos reprodutivos internos (Figura 1.3)

Vagina

A vagina é um canal formado por tecido fibromuscular revestido por epitélio escamoso estratificado que se estende desde o útero até a vulva. A parede posterior é mais longa (aproximadamente 9 cm) do que a parede anterior (aproximadamente 7 cm). As paredes vaginais estão normalmente em aposição, exceto na região superior, onde são separadas pelo colo do útero. O fundo vaginal é dividido em quatro fórnices: posterior, anterior e dois laterais.

A forma da vagina média em uma secção transversal é de uma fenda transversal, e a região vaginal inferior apresenta uma forma em H na seção transversal. As paredes vaginais apresentam pregas transversais. A vagina não tem glândulas, e a lubrificação ocorre pela secreção das glândulas uterinas e cervicais e pela transudação de seu revestimento epitelial. O epitélio é espesso e rico em glicogênio, com aumento na fase pós-ovulatória do ciclo. No entanto, antes da puberdade e após a menopausa, a vagina é desprovida de glicogênio por causa da falta de estrogênio. O bacilo de Doderlein é um comensal normal da flora vaginal e decompõe o glicogênio para formar ácido láctico, produzindo um pH em torno de 4,5. Isto tem um papel protetor no crescimento de bactérias patogênicas.

A parede posterior superior forma a reflexão peritoneal anterior do fundo de saco de Douglas. O terço médio é separado do reto pela fáscia pélvica, e o terço inferior se relaciona com o corpo perineal. Anteriormente, a vagina está em contato direto com a base da bexiga, enquanto a uretra desce pela metade inferior da linha média se abrindo no vestíbulo. Seus músculos se fundem com a parede anterior da vagina. Lateralmente, nos fórnices, a vagina está relacionada com os ligamentos cardinais. Abaixo, estão os

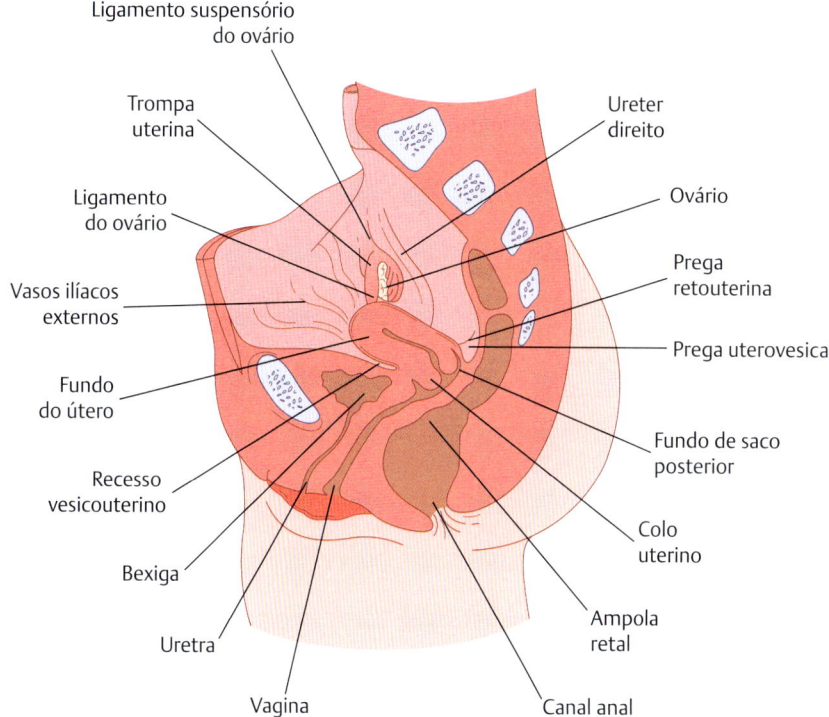

Figura 1.3 Seção sagital da pelve feminina.

músculos elevador do ânus e as fossas isquiorretais. Os ligamentos cardinais e os ligamentos uterossacros, que se formam posteriormente a partir do paramétrio, sustentam a parte superior da vagina.

No nascimento, a vagina está sob a influência dos estrógenos maternos, e o epitélio apresenta-se eutrófico. Após algumas semanas, os efeitos do estrogênio desaparecem, o pH sobe para 7, e o epitélio sofre atrofia. Na puberdade ocorre o inverso e, finalmente, na menopausa, a vagina diminui, e o epitélio atrofia novamente.

Útero

O útero tem a forma de uma pera invertida que se estreita na região inferior junto ao colo do útero e, no seu estado não grávido, encontra-se inteiramente dentro da pelve. O útero é uma cavidade oca, constituído por uma parede muscular espessa. Suas dimensões externas máximas são de, aproximadamente, 7,5 cm de comprimento, 5 cm de largura e 3 cm de espessura. Um útero adulto pesa aproximadamente 70 g. A região superior do útero é denominada de corpo.

A área de inserção de cada tuba uterina é chamada de corno uterino, e a parte acima do corno é chamada de fundo. Na região inferior o útero se estreita, formando o istmo e continua abaixo do istmo no colo do útero, que se projeta obliquamente na vagina. O eixo longitudinal do útero é quase perpendicular à vagina e normalmente se inclina para frente. Isto é chamado de "anteversão". O eixo longo do colo do útero raramente é o mesmo que o eixo longo do útero. O útero em geral apresenta uma flexão para frente no istmo – a anteflexão. No entanto, em cerca de 20% das mulheres, o útero está inclinado para trás – retroversão e retroflexão. Isto não tem significado patológico na maioria das mulheres, embora a retroversão fixa e imóvel possa estar associada à endometriose. Isto tem relevância na cirurgia ginecológica e é referido novamente no Capítulo 2, *História Ginecológica, Exames e Investigações*.

A cavidade do útero tem a forma de um triângulo invertido e, quando seccionada coronariamente, as tubas uterinas se abrem nos ângulos laterais. A constrição no istmo, onde o corpo se junta ao colo do útero, é o orifício anatômico. Na microscopia, o orifício interno histológico é onde a mucosa do istmo se transforma na mucosa cervical.

O útero é constituído por três camadas: a camada serosa externa (peritônio), a camada muscular média (miométrio) e a camada mucosa interna (endométrio). O peritônio recobre o corpo do útero e a região supravaginal do colo do útero. O peritônio está intimamente ligado a uma camada fibrosa subserosa, exceto lateralmente, onde se expande para formar as folhas do ligamento largo.

A camada muscular do miométrio forma a maior massa do útero e é composta por fibras musculares lisas entrelaçadas e entremeadas por tecido areolar, vasos sanguíneos, nervos e vasos linfáticos. Externamente, as fibras musculares se distribuem longitudinalmente, na camada intermediária mais espessa as fibras se apresentam entrelaçadas com distribuições longitudinais oblíqua e transversal. Na região interna as fibras são principalmente longitudinais e circulares.

A camada endometrial interna apresenta glândulas tubulares que mergulham no miométrio. A camada endometrial é coberta por uma única camada de epitélio colunar. Este epitélio é ciliado antes da puberdade, mas, principalmente por causa dos efeitos da gravidez e da menstruação, ele é perdido. O endométrio sofre alterações cíclicas durante a menstruação, conforme descrito no Capítulo 3, *Controle Hormonal do Ciclo Menstrual e Distúrbios Hormonais*, e varia em espessura.

Colo do útero

O colo do útero é mais estreito que o corpo do útero e tem aproximadamente 2,5 cm de comprimento. Lateralmente ao colo do útero, encontra-se o tecido conectivo celular, chamado de paramétrio. O ureter corre cerca de 1 cm lateralmente na região supravaginal da cérvice dentro do paramétrio. Na região posterior o colo do útero é coberto pelo peritônio do fundo de saco de Douglas.

A parte superior do colo do útero é formada principalmente por músculo involuntário, enquanto a parte inferior é formada principalmente por tecido conectivo fibroso. A membrana mucosa do canal cervical (endocérvice) é composta por epitélio colunar, que forma pregas e criptas. Possui numerosos folículos glandulares profundos que secretam muco alcalino claro, o principal componente do corrimento vaginal fisiológico. O epitélio da endocérvice é colunar e ciliado em seus dois terços superiores. Próximo à região do orifício externo este epitélio se transforma em epitélio escamoso estratificado, e a junção desses dois tipos de epitélio é chamada de "junção escamocolunar".

Mudanças etárias na anatomia

O desaparecimento dos estrógenos maternos da circulação após o nascimento provoca a redução do comprimento uterino em cerca de um terço e redução do peso pela metade. O colo do útero tem, então, o dobro do comprimento do útero. Durante a infância, o útero cresce lentamente em comprimento, em paralelo com a altura e a idade. O diâmetro longitudinal médio varia de 2,5 cm aos 2 anos de idade, a 3,5 cm aos 10 anos. Após o início da puberdade, os diâmetros anteroposterior e transverso do útero começam a aumentar, acentuando o aumento do volume do útero. Este crescimento continua depois da menarca, e o útero atinge seu tamanho e configuração da mulher adulta no final da adolescência. Após a menopausa, o útero sofre atrofia, a mucosa fica muito fina, as glândulas quase desaparecem, e a parede torna-se relativamente menos muscular.

Tubas uterinas

As tubas uterinas se estendem dos cornos uterinos até próximo ao ovário. No óstio abdominal, a tuba se abre para a cavidade peritoneal e está, portanto, em comunicação com o exterior do corpo pelo útero e da vagina. Isto é essencial para permitir que o espermatozoide e o óvulo se encontrem. As tubas uterinas transportam o óvulo do ovário para o útero e promovem oxigenação e nutrição para o espermatozoide, óvulo e zigoto, caso ocorra a fertilização.

A tuba uterina se estende pela margem superior do ligamento largo, que é denominado de mesossalpinge, e que a envolve completamente, exceto em uma faixa estreita na face inferior. Cada tuba tem cerca de 10 cm de comprimento e pode ser dividida em quatro partes:

- A porção intersticial.
- O istmo.
- A ampola.
- O infundíbulo ou porção fimbrial.

A porção intersticial fica dentro da parede uterina, e o istmo é a porção estreita adjacente ao útero. A partir do istmo está a porção mais larga e mais longa da tuba, esta é a parte denominada de ampola. A extremidade terminal da tuba é conhecida como "infundíbulo". A abertura tubária na cavidade peritoneal apresenta pregas digitiformes que formam as fímbrias, em que não existe o revestimento muscular. A superfície interna das fímbrias é recoberta por um epitélio ciliado semelhante ao revestimento da tuba uterina. O comprimento das fímbrias é variado, e as mais compridas se estendem e envolvem parcialmente o ovário. As fibras musculares da parede tubária estão dispostas em uma camada interna circular e outra longitudinal externa.

O epitélio tubário forma pregas ou plicas ramificadas que correm longitudinalmente; e o lúmen da ampola apresenta muitas pregas. As dobras têm um estroma celular, mas nas suas bases o epitélio é separado do músculo apenas por uma quantidade muito escassa de estroma. Não há submucosa, e não há glândulas. O epitélio das tubas uterinas contém dois tipos de células funcionais: as células ciliadas, que agem para produzir uma corrente constante de fluido na direção do útero, e as células secretoras, que contribuem para secreção do fluido tubário. As alterações ocorrem sob a influência do ciclo menstrual, mas não há derramamento de células durante a menstruação.

Ovários

O tamanho e a aparência dos ovários dependem da idade e do estágio do ciclo menstrual. Em uma criança, os ovários são pequenas estruturas de aproximadamente 1,5 cm de comprimento; no entanto, na puberdade eles aumentam e atingem o tamanho adulto em decorrência da proliferação de células estromais e início da maturação dos folículos ovarianos. Na adulta jovem, eles são amendoados e medem aproximadamente 3 cm de comprimento, 1,5 cm de largura e 1 cm de espessura. Após a menopausa, nenhum folículo ativo está presente, e o ovário se torna menor com uma superfície enrugada. O ovário é a única estrutura intra-abdominal não coberta por peritônio. Cada ovário está ligado ao corno uterino pelo ligamento ovariano e no hilo está fixado ao ligamento largo pelo mesovário, que contém seu suprimento de nervos e vasos sanguíneos. Lateralmente, cada ovário está fixado ao ligamento suspensor do ovário por pregas de peritônio que se tornam contínuas com a fáscia do músculo psoas maior.

Anteriores aos ovários estão as tubas uterinas, a porção superior da bexiga e a bolsa uterovesical. Posterior ao ovário encontra-se o ureter, que corre para baixo e para frente em frente à artéria ilíaca interna.

Estrutura do ovário

O ovário possui uma medula vascular central constituída por tecido conectivo frouxo contendo muitas fibras de elastina e células musculares não estriadas. Ele tem um córtex externo mais espesso, mais denso que a medula, consistindo em redes de fibras reticulares e células fusiformes, embora não exista uma demarcação clara entre as duas. A superfície dos ovários é coberta por uma única camada de células cuboides, o epitélio germinativo. Por baixo, há uma camada mal definida de tecido conectivo condensado, chamada de "túnica albugínea", que aumenta em densidade com a idade. No nascimento, numerosos folículos primordiais são encontrados, principalmente no córtex, mas alguns são encontrados na medula. Na puberdade, alguns são recrutados a cada mês, por controle gonadotrófico e formam os folículos de Graaf para a ovulação e subsequentemente formar o corpo lúteo e, finalmente, os folículos atrésicos, os corpos *albicans*.

Bexiga, uretra e ureter
Bexiga

A parede vesical é constituída por fibras de músculo liso involuntário dispostas em uma camada interna com orientação longitudinal, uma camada com orientação circular e uma camada externa longitudinal. Ela é revestida com epitélio de transição e tem uma capacidade média de 400 mL.

Os ureteres se abrem para a base da bexiga depois de correr medialmente por cerca de 1 cm pela parede vesical. A uretra sai da bexiga abaixo dos orifícios uretéricos. A área triangular situada entre os orifícios uretéricos e o meato interno da uretra é conhecida como "trígono". No meato interno, a camada média do músculo forma alças anteriores e posteriores ao redor do colo da bexiga, sendo algumas das alças contínuas com o músculo circular da uretra.

A base da bexiga é adjacente ao colo do útero, com apenas uma fina camada de tecido disposta entre elas. Ela é separada da parede vaginal anterior pela fáscia pubocervical que se estende do púbis ao colo do útero.

Uretra

A uretra feminina tem cerca de 3,5 cm de comprimento e é revestida por epitélio de transição. Apresenta uma angulação posterior discreta na junção dos terços inferior e médio. O músculo liso de sua parede é organizado em camadas externas longitudinais e internas circulares. Ao passar pelas duas camadas do diafragma urogenital, a uretra é envolvida pelas fibras estriadas do músculo perineal transverso profundo (também conhecido como compressor uretral) e algumas das fibras estriadas desse músculo formam uma alça na uretra. Entre o revestimento muscular e o epitélio há um plexo de veias. Há várias glândulas mucosas tubulares e, na parte inferior, várias criptas que ocasionalmente podem ser infectadas. Em seus dois terços superiores, a uretra é separada da sínfise por tecido conectivo frouxo, mas em seu terço inferior ela é presa ao ramo púbico de cada lado por fortes bandas de tecido fibroso, chamadas de "tecido pubouretral". Posteriormente, ela está firmemente presa em seus dois terços inferiores à parede vaginal anterior. Isto significa que a parte superior da uretra é móvel, mas a parte inferior é relativamente fixa.

As fibras mediais pubococcígeas estão inseridas na uretra e na parede vaginal. Quando se contraem, puxam a parede vaginal anterior e a parte superior da uretra para frente, formando um ângulo de cerca de 100° entre a parede posterior da uretra e a base da bexiga. Na micção voluntária da urina, a base da bexiga e a parte superior da uretra descem, e o ângulo posterior desaparece para que a base da bexiga e a parede posterior da uretra fiquem em linha reta.

Ureter

Quando o ureter atravessa a pelve, passa anteriormente pela bifurcação da artéria ilíaca comum. Segue em direções inferior e anterior pela parede lateral da pelve para alcançar o assoalho pélvico, e depois segue em direções medial e anterior, anexado ao peritônio posterior ao ligamento largo por baixo da artéria uterina. Em seguida, passa por um túnel fibroso, o canal uretral, na parte superior do ligamento cardinal. Finalmente, corre próximo ao fórnice vaginal lateral para entrar no trígono da bexiga.

Seu suprimento sanguíneo é derivado de pequenos ramos da artéria ovariana, de um pequeno vaso que sai próximo à bifurcação ilíaca, de um ramo da artéria uterina e de pequenos ramos da artéria vesical.

> **Quadro 1.1** Dano uretérico durante a histerectomia
>
> Por causa de sua estreita relação com o colo do útero, a abóbada vaginal e com a artéria uterina, o ureter pode ser danificado durante a histerectomia. O ureter pode ser seccionado, ligado ou pode sofrer necrose por causa de interferência no suprimento sanguíneo. O seu trajeto pode estar modificado, em decorrência de aderências ou da presença de miomas ou cistos que crescem entre os folhetos do ligamento largo, e sua posição precisa ser identificada durante a cirurgia.

Reto

O reto se estende do nível da terceira vértebra sacral até aproximadamente 2,5 cm à frente do cóccix, onde passa pelo assoalho pélvico para se tornar contínuo com o canal anal. Sua direção segue a curva do sacro e tem cerca de 11 cm de comprimento. A frente e os lados são cobertos pelo peritônio retovaginal. No terço médio, somente a parede anterior é coberta por peritônio. No terço inferior não há cobertura peritoneal, e o reto é separado da parede posterior da vagina pela fáscia do septo fascial retovaginal. Laterais ao reto estão os ligamentos uterossacros, ao lado dos quais correm alguns dos vasos linfáticos, que drenam do colo do útero e da vagina.

Músculos pélvicos, ligamentos e fáscia

Diafragma pélvico (Figura 1.4)

O diafragma pélvico é formado pelo músculo elevador do ânus, que é um músculo liso, largo, cujas fibras passam para baixo e para dentro. Os dois músculos, um de cada lado, constituem o diafragma pélvico. Apresentam uma origem linear a partir dos seguintes pontos:

- A parte inferior do osso púbico.
- A superfície interna da fáscia parietal pélvica ao longo da linha branca.
- A superfície pélvica da espinha isquiática.

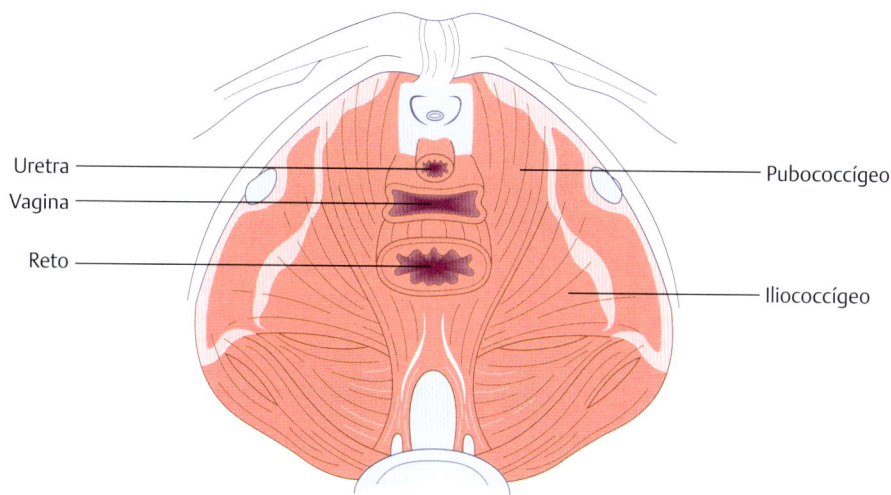

Figura 1.4 Musculatura do assoalho pélvico.

A inserção do músculo elevador ocorre nos seguintes pontos:

- Na ráfia pré-anal e no ponto central do períneo, onde os dois músculos, um de cada lado se encontram.
- Na parede do canal anal, onde as fibras se misturam com as fibras do músculo profundo do esfíncter externo.
- Na ráfia pós-anal ou anococcígea, onde novamente um músculo encontra o outro do lado oposto.
- Na parte inferior do cóccix.
  O músculo é descrito em duas partes:
- O pubococcígeo, que surge do osso púbico e da parte anterior do arco tendíneo da fáscia pélvica (a "linha branca").
- O iliococcígeo, que surge da parte posterior do arco tendíneo e da espinha isquiática.

As bordas mediais do músculo pubococcígeo passam de ambos os lados do osso púbico para a ráfia pré-anal. Eles envolvem a vagina e na contração têm alguma ação esfincteriana. O suprimento nervoso é do terceiro e quarto nervos sacrais. Os músculos pubococcígeos suportam as vísceras pélvicas e abdominais, incluindo a bexiga. A borda medial passa abaixo da bexiga e corre lateralmente à uretra, onde algumas de suas fibras são inseridas. Juntamente com as fibras do músculo oposto, elas formam uma alça que mantém o ângulo entre a face posterior da uretra e a base da bexiga. Durante a micção, essa alça relaxa para permitir que o colo da bexiga e a uretra superior se abram e desçam.

Diafragma urogenital

O diafragma urogenital (também conhecido como ligamento triangular) é composto de duas camadas de fáscia pélvica que preenchem a lacuna entre os ramos pubianos descendentes e se encontram sob os músculos elevador do ânus. O músculo perineal transverso profundo (*compressor urethrae*) situa-se entre as duas camadas, e o diafragma é perfurado pela uretra e pela vagina.

Corpo perineal

É uma massa de tecido muscular, que se encontra entre o canal anal e o terço inferior da vagina. Seu ápice está na extremidade inferior do septo retovaginal, no ponto onde o reto e as paredes vaginais posteriores entram em contato. Sua base é coberta de pele e se estende da fúrcula ao ânus. Nesta área ocorre a inserção dos músculos superficiais do períneo e é delimitado pelos músculos elevador do ânus, onde entram em contato na linha média, entre a parede vaginal posterior e o reto.

Peritônio pélvico

A reflexão do peritônio a partir das paredes laterais do útero forma uma dupla dobra de peritônio – o ligamento largo. Apesar do nome, este não é um ligamento, mas uma prega peritoneal, e não sustenta o útero.

A tuba uterina corre pela borda livre superior do ligamento largo até a extremidade onde se abre para a cavidade peritoneal. A parte do ligamento largo que é lateral à abertura é chamada de "prega infundibulopélvica" e por ela passam os vasos e nervos ovarianos. A mesossalpinge é a porção do ligamento largo que se encontra acima do ovário, e nesta área podem ser vistos remanescentes dos ductos de Wolff que tenham permanecido. Abaixo do ovário, a base do ligamento largo se alarga e contém uma quantidade considerável de tecido conectivo frouxo, chamado "paramétrio". O ureter é preso à folha posterior do ligamento largo neste ponto.

O ovário é preso à camada posterior do ligamento largo por um mesentério curto (o mesovário) pelo qual os vasos e nervos ovarianos entram no hilo.

Ligamento ovariano e ligamento redondo (Figura 1.5A)

O ligamento ovariano corre pelo folheto posterior do ligamento largo e passa pelo polo medial do ovário, chegando ao útero logo abaixo da inserção da tuba uterina.

O ligamento redondo é uma continuação da mesma estrutura e corre para frente pelo folheto anterior do peritônio para entrar no canal inguinal, terminando no tecido subcutâneo do lábio maior.

Fáscia pélvica e tecido celular pélvico (Figura 1.5B)

Os espaços irregulares entre os vários órgãos pélvicos são preenchidos por tecido conectivo. Em geral, é formado por tecido conectivo frouxo, mas em alguns lugares é condensado para formar ligamentos fortes que contêm algumas fibras musculares lisas e que formam as bainhas fasciais que envolvem as várias vísceras. As artérias, veias, vasos linfáticos, nervos e ureteres pélvicos passam por esta fáscia. O tecido celular é contínuo acima deste tecido extraperitoneal da parede abdominal, mas abaixo dele é demarcado pela fossa isquiorretal da fáscia pélvica e pelos músculos do elevador do ânus. A fáscia pélvica pode ser considerada como uma parte especializada deste tecido conectivo e tem componentes parietais e viscerais.

A fáscia pélvica parietal reveste a parede da cavidade pélvica, cobrindo os músculos obturatório e piramidal. O arco tendinoso (conhecido como a linha branca) está localizado na parede lateral da pelve. É aqui que o músculo elevador do ânus surge, e o ligamento cardinal ganha sua fixação lateral. Quando a fáscia pélvica parietal se encontra com tecido ósseo, como na região púbica, ocorre uma fusão com o periósteo. A fáscia forma a camada superior do diafragma urogenital.

Cada víscera tem uma bainha fascial que é densa, como no caso da vagina e do colo do útero e na base da bexiga, mas que é tênue ou ausente sobre o corpo do útero e a cúpula da bexiga. Do ponto de vista do ginecologista, certas partes da fáscia visceral são importantes, como se segue:

- Os ligamentos cardinais (ligamentos transversais do colo do útero) fornecem o suporte essencial do útero e da abóbada vaginal. Estas são duas bandas fibromusculares em forma de leque que passam do colo do útero e da abóbada vaginal para a parede lateral da pelve em ambos os lados.

- Os ligamentos uterossacros correm do colo do útero e da abóbada vaginal até o sacro. Na posição ereta, eles são quase verticais e sustentam o colo do útero.

- A bexiga é apoiada lateralmente por condensações da fáscia pélvica vesical, uma de cada lado, e por uma lâmina de fáscia pubocervical, que fica abaixo dela anteriormente.

Suprimento de sangue (Figura 1.6)
Artérias que suprem os órgãos pélvicos

Como o ovário se desenvolve na parede posterior do abdome e depois migra para a pelve, o seu suprimento sanguíneo é feito diretamente pela aorta abdominal. A artéria ovariana surge da aorta logo abaixo da artéria renal e corre em direção inferior na superfície do músculo psoas até a borda pélvica, onde cruza em frente ao ureter e passa pela prega infundibulopélvica do ligamento largo. A artéria divide-se em ramos que suprem o ovário e a tuba e depois alcançam o útero, onde se anastomosam com os ramos terminais da artéria uterina.

Artéria ilíaca interna (hipogástrica)

Este vaso tem cerca de 4 cm de comprimento e começa na bifurcação da artéria ilíaca comum em frente à articulação sacroilíaca. Logo se divide em ramos anteriores e posteriores; os ramos que suprem os órgãos pélvicos são os da divisão anterior e são os seguintes:

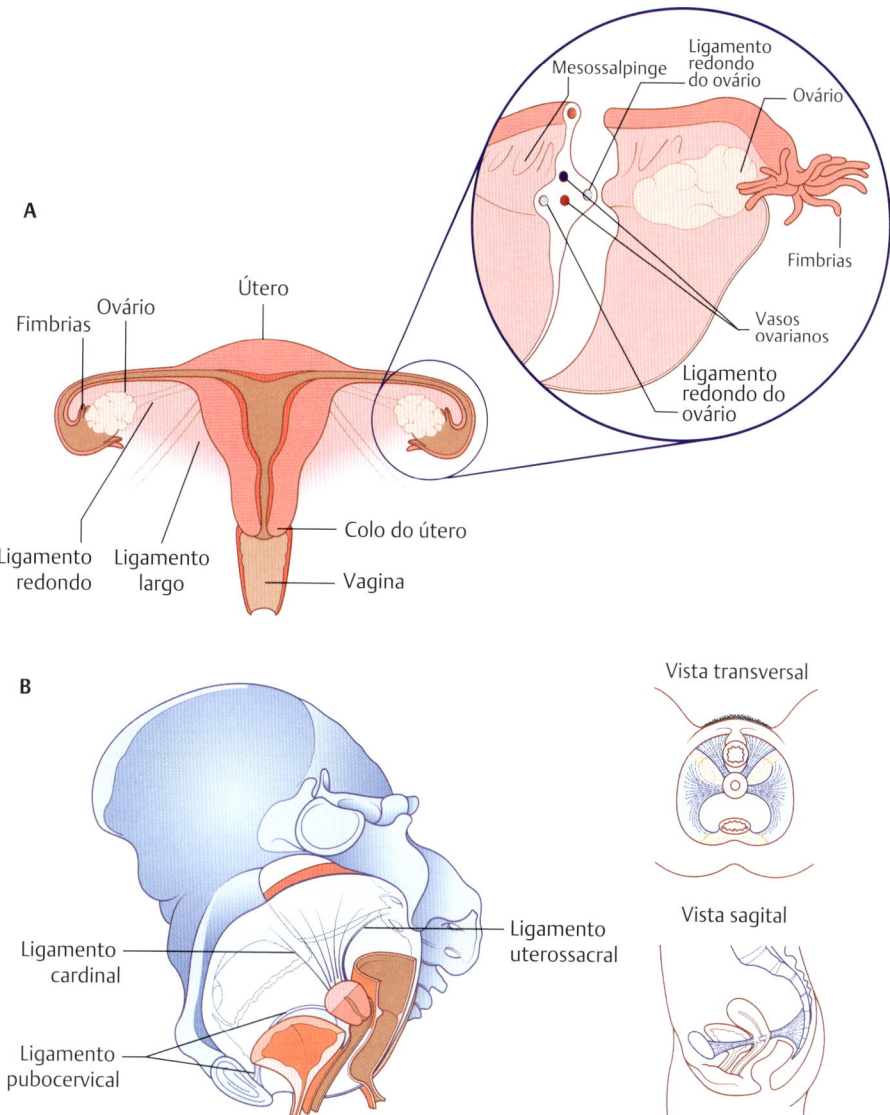

Figura 1.5 A: Ligamentos redondos e largos; **B:** ligamentos cervicais e uterinos.

- A artéria uterina fornece o suprimento de sangue principal para o útero. A artéria desce pela parede lateral da pelve, seguindo na mesma direção do ureter. Depois se volta para dentro e para frente, na base do ligamento largo. Ao alcançar a parede do útero, a artéria vira-se para cima, por um trajeto tortuoso e se anastomosa com a artéria ovariana. Nesta parte de seu curso, ela se ramifica invadindo o útero. Um ramo da artéria uterina é enviado para o ureter, e outro ramo é enviado para suprir o colo do útero e a parte superior da vagina.

- A artéria vaginal corre em um nível inferior para suprir a vagina.

- O número das artérias vesicais é variável, e elas suprem a bexiga e o ureter terminal.

- A artéria retal média frequentemente surge em comum com a artéria vesical mais baixa.

- A artéria pudenda deixa a cavidade pélvica pelo forame ciático e, após, curva-se ao redor da espinha isquiática, entra na fossa isquiorretal e emite o ramo da artéria retal inferior. Finalmente se

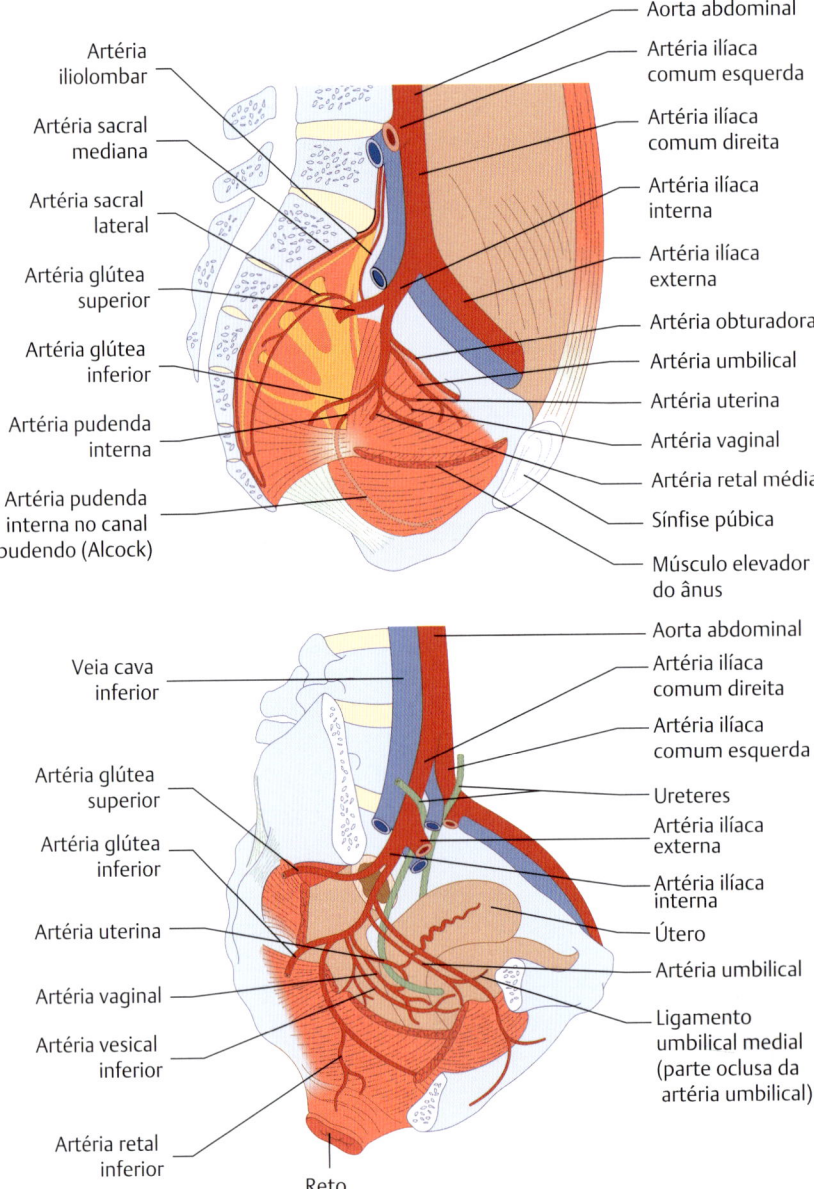

Figura 1.6 Suprimento sanguíneo da pelve e períneo.

ramifica emitindo as artérias perineais e vulvares, suprindo o tecido erétil dos bulbos vestibulares e clitóris.

Artéria retal superior

Esta artéria é a continuação da artéria mesentérica inferior e desce na base do mesocólon. Ela se divide em dois ramos que correm em ambos os lados do reto, emitindo várias ramificações.

Veias pélvicas

As veias ao redor da bexiga, do útero, da vagina e do reto formam plexos que se intercomunicam livremente.

A drenagem venosa dos plexos uterino, vaginal e vesical é feita principalmente pelas veias ilíacas internas. A drenagem venosa do plexo retal é feito pelas veias retais superiores para as veias mesentéricas inferiores, e das veias retais média e inferior para as veias pudendas internas e, portanto, para as veias ilíacas.

As veias ovarianas de cada lado começam no plexo pampiniforme, que fica entre as camadas do ligamento largo. No início, há duas veias de cada lado que acompanham a artéria ovariana correspondente. Mais acima, a veia torna-se única, com a extremidade direita na veia cava inferior, e a esquerda na veia renal esquerda.

Linfáticos

Linfáticos pélvicos (Figura 1.7)

A drenagem linfática das extremidades inferiores e das regiões da vulva e do períneo é feita pelos gânglios inguinais e femorais superficiais, antes de continuar ao longo das vias profundas na parede lateral da pelve. Uma cadeia profunda passa lateralmente para os principais vasos sanguíneos, formando, por sua vez, os grupos ilíacos externos, ilíacos comuns e para-aórticos.

Medialmente, outra cadeia de vasos linfáticos vem dos gânglios femorais profundos pelo canal femoral para o grupo de gânglios do obturador. Esses últimos estão intercalados com os ramos da artéria ilíaca interna que recebe linfa diretamente dos órgãos supridos por essa artéria, incluindo a parte superior da vagina, o colo do útero e o corpo do útero.

Os vasos aferentes dos gânglios da cadeia ilíaca interna e da ilíaca comum drenam para as cadeias para-aórticas e, finalmente, toda a drenagem linfática das pernas e da pelve flui para a cisterna *chyli* no nível da segunda vértebra lombar. A partir daqui, toda a linfa é transportada pelo ducto torácico através do tórax, sem nenhum intermediário, drenando até as veias jugulares subclávia e interna esquerda.

As células tumorais que penetram ou ultrapassam os linfonodos pélvicos e para-aórticos são rapidamente disseminadas pelas grandes veias da raiz do pescoço.

Drenagem linfática do trato genital

O vaso linfático de partes individuais do trato genital drena para este sistema de linfonodos pélvicos da seguinte maneira:

- A vulva e a região média do períneo até as pregas labiocrurais contêm linfáticos superficiais que seguem para cima em direção ao monte pubiano e se estendem lateralmente para os gânglios inguinais superficiais. A drenagem destes é pela fossa oval até os gânglios femorais profundos. O maior deles, localizado na parte superior do canal femoral, é conhecido como o gânglio de Cloquet.

- Os vasos linfáticos do terço inferior da vagina drenam para os linfonodos superficiais, enquanto os gânglios do terço médio drenam para cima, juntamente com os vasos linfáticos do colo uterino.

- Os vasos linfáticos do colo do útero passam lateralmente na base do ligamento largo ou posteriormente ao longo dos ligamentos uterossacros para alcançar a parede lateral da pelve. A maioria dos vasos drena para o obturador ilíaco interno e para os gânglios ilíacos externos, mas os vasos também passam diretamente para os gânglios ilíacos comuns e para-aórticos inferiores. A cirurgia radical para o carcinoma do colo do útero deve incluir a remoção de todos esses grupos de linfonodos em ambos os lados da pelve.

- A maioria dos vasos linfáticos do corpo do útero se une aos do colo do útero e, portanto, atinge grupos semelhantes de linfonodos. Alguns vasos no fundo seguem os canais ovarianos e há uma via inconsistente ao longo do ligamento redondo para os inguinais.

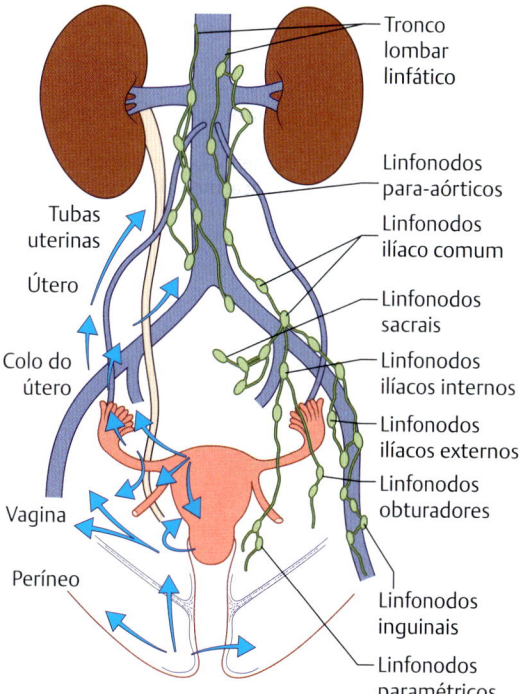

Figura 1.7 Drenagem linfática da pelve e períneo.

- O ovário e a tuba uterina têm um plexo de vasos que drenam ao longo da prega infundibulopélvica para os linfonodos para-aórticos em ambos os lados da linha média. À esquerda, eles são encontrados ao redor do pedículo renal esquerdo, enquanto à direita pode haver apenas um intervindo antes que a linfa flua para o ducto torácico, o que explica a rápida e precoce disseminação do carcinoma metastático para locais distantes, como os pulmões.

- A drenagem linfática da bexiga e da uretra superior é feita para os ilíacos, enquanto os da parte inferior da uretra seguem os da vulva.

- A drenagem linfática dos vasos linfáticos do canal anal inferior e do restante do reto é feita para a cadeia de linfonodos pararretais que acompanham os vasos sanguíneos, que drenam para os ilíacos internos (artéria retal média) e para os para-aórticos e para os de origem da artéria mesentérica inferior.

Nervos (Figura 1.8)

Suprimento nervoso da vulva e períneo

O nervo pudendo surge do segundo, terceiro e quarto nervos sacrais. Ao passar pela parede externa da fossa isquiorretal, ele desprende um ramo retal inferior e se divide no nervo perineal e no nervo dorsal do clitóris. O nervo perineal fornece o suprimento sensorial para a vulva e também inerva a parte anterior do canal anal externo e o elevador do ânus e os músculos perineais superficiais. O nervo dorsal do clitóris é sensorial. As fibras sensoriais do monte pubiano e dos lábios vaginais também passam nos nervos ilioinguinal e genitofemoral até a primeira raiz lombar. O nervo cutâneo femoral posterior transporta a sensibilidade do períneo para o nervo ciático e, assim, para o primeiro, segundo e terceiro nervos sacrais. O principal suprimento nervoso do músculo elevador do ânus provém do terceiro e quarto nervos sacrais.

Suprimento nervoso das vísceras pélvicas

A inervação das vísceras pélvicas é complexa e não é bem compreendida. Todas as vísceras pélvicas recebem dupla inervação (isto é, tanto simpática quanto parassimpática). As fibras nervosas do plexo pré-aórtico do sistema nervoso simpático são contínuas com

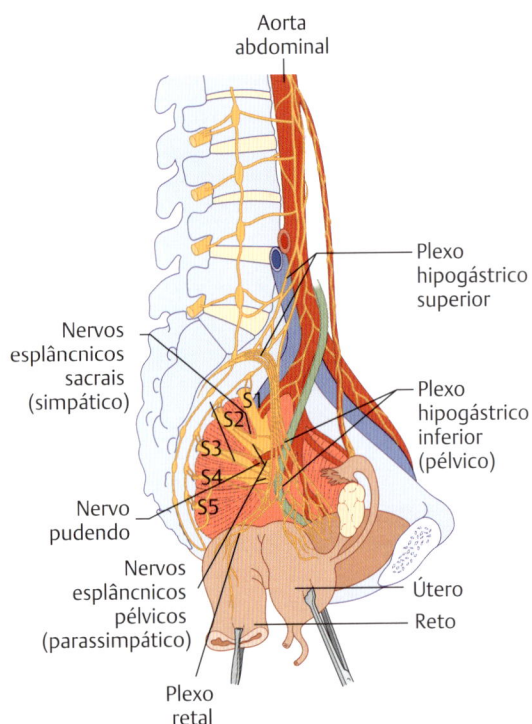

Figura 1.8 Inervação da pelve e períneo.

aquelas do plexo hipogástrico superior, que se encontra na frente da última vértebra lombar e são erroneamente chamadas de "nervo pré-sacral". Abaixo disso, o plexo hipogástrico superior se divide e de cada lado suas fibras são contínuas com as fibras que passam ao lado do reto para se unirem ao plexo uterovaginal (plexo hipogástrico inferior ou plexo de Frankenhauser). Este plexo encontra-se no tecido celular solto posterolateral ao colo do útero, abaixo das dobras uterossacrais do peritônio. Fibras parassimpáticas do segundo, terceiro e quarto nervos sacrais se juntam ao plexo uterovaginal. Fibras da (ou para) bexiga, útero, vagina e reto se juntam ao plexo. O plexo uterovaginal contém algumas células ganglionares, portanto, é provável que algumas células motoras também tenham suas estações de retransmissão e sigam com os vasos sanguíneos para as vísceras.

O ovário não é inervado pelos nervos já descritos, mas pelo plexo ovariano que envolve os vasos ovarianos e se junta ao plexo pré-aórtico alto.

Problemas estruturais dos órgãos pélvicos

PONTOS-CHAVE DE APRENDIZAGEM

- Um útero adulto consiste em três camadas: o peritônio, miométrio e endométrio.
- O colo do útero é mais estreito que o corpo do útero e tem aproximadamente 2,5 cm de comprimento. O ureter corre cerca de 1 cm lateral ao colo do útero.
- O ovário é a única estrutura intra-abdominal não coberta pelo peritônio.
- Os principais suportes para o assoalho pélvico são o tecido conectivo e os músculos elevadores do ânus. Os principais suportes do útero são os ligamentos uterossacral e cardinal, que são condensações do tecido conectivo.
- As artérias ovarianas surgem diretamente da aorta, enquanto a veia ovariana direita drena para a veia cava, e a esquerda para a veia renal esquerda.
- O principal suprimento nervoso para a pelve provém dos nervos pudendos, que surgem do segundo, terceiro e quarto nervos sacrais.

Problemas estruturais dos órgãos pélvicos

Anomalias müllerianas

São comuns, ocorrendo em até 6% da população feminina e podem ser assintomáticas. A etiologia é desconhecida, embora anomalias renais associadas estejam presentes em até 30%. Várias classificações são utilizadas que têm relevância para o manejo clínico. A **Figura 1.9** representa a classificação utilizada na Europa.

Obstrução mülleriana

A falha na canalização completa das estruturas müllerianas pode levar à obstrução do fluxo menstrual. A obstrução ocorre mais comumente na junção do terço inferior da vagina ao nível do hímen, embora possa ocorrer uma obstrução mais proximal. A apresentação clínica de uma paciente com um hímen imperfurado é geralmente com um quadro de dor abdominal em uma menina no início da adolescência. O sangue menstrual

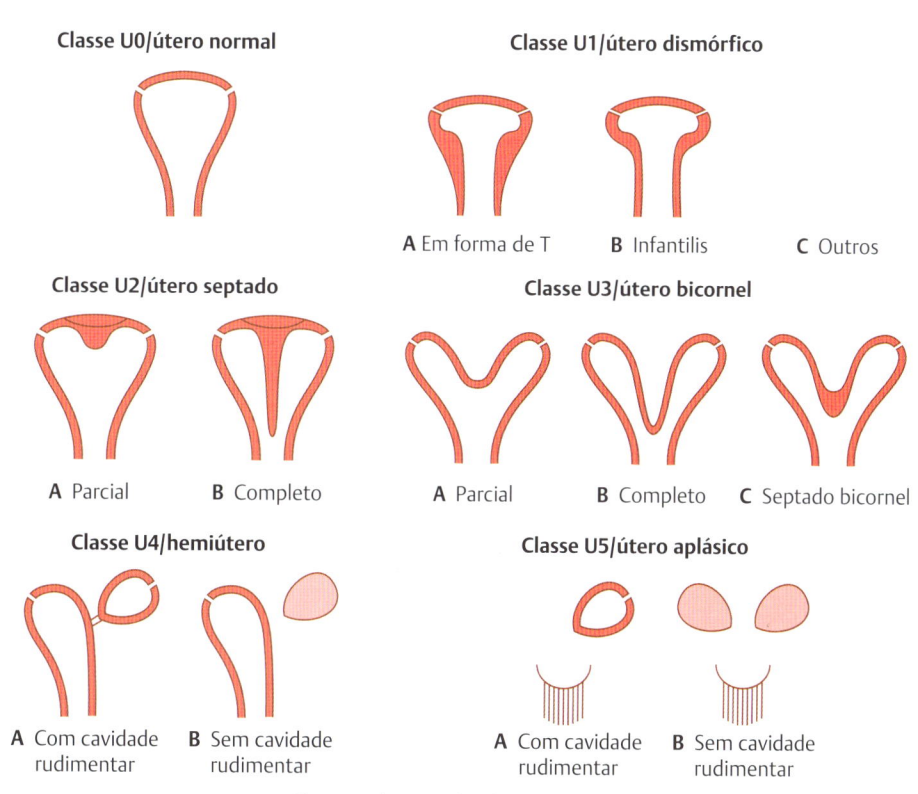

Figura 1.9 Anormalidades estruturais müllerianas.

retido tensiona a vagina, causando um hematocolpo. Isto pode causar uma grande massa pélvica e pode ser observada uma membrana protuberante na entrada vaginal. O tratamento é simples com uma incisão cirúrgica do hímen e drenagem do sangue retido.

Duplicação mülleriana

A duplicação do sistema mülleriano pode ocorrer, resultando em uma ampla gama de anomalias. Pode ocorrer uma duplicação completa do útero, do colo do útero e da vagina, mas pode haver apenas um septo uterino na linha média, com a genitália interna normal. Pode haver um segundo corno uterino, que pode ser rudimentar ou funcional.

Agenesia mülleriana

Em aproximadamente 1 em 5.000 a 1 em 40.000 meninas, o sistema mülleriano não se desenvolve, resultando na ausência ou rudimentos de útero ou vagina superior. Esta condição é conhecida como síndrome de Rokitansky ou síndrome de Mayer-Rokitansky-Kuster-Hauser (MRKH). Os ovários funcionam normalmente e, portanto, a apresentação mais comum é com amenorreia primária na presença de desenvolvimento puberal normal. A etiologia desta condição não é conhecida, embora fatores ambientais, genéticos, hormonais ou de receptores possam estar envolvidos. No exame, a vagina apresenta um fundo de saco cego e, em geral apresenta um comprimento mais curto. Um exame ultrassonográfico confirmará a presença de ovários, mas nenhum útero funcional estará presente.

As opções de tratamento concentram-se no apoio psicológico e na criação de uma vagina que permita o intercurso sem dor, conforme discutido no Capítulo 3, *Controle Hormonal do Ciclo Menstrual e Distúrbios Hormonais*. Atualmente não há tratamento disponível para transplante de útero em humanos, embora haja uma extensa pesquisa em andamento nesta área. As mulheres com síndrome de MRKH podem ter seus próprios filhos genéticos, usando técnicas de recuperação de óvulos e de concepção assistida, e uma mãe substituta.

Estruturas rudimentares

Restos vestigiais do ducto e túbulos mesonéfricos estão sempre presentes em crianças pequenas, mas são estruturas variáveis em adultos. O epoóforo, uma série de túbulos paralelos cegos, encontra-se no ligamento largo entre o mesovário e a tuba uterina. Os túbulos correm para o ducto rudimentar do epoóforo, que corre paralelamente à tuba uterina. Situado no ligamento largo entre o epoóforo e o útero, ocasionalmente são vistos alguns túbulos rudimentares, o paroóforo. Em alguns indivíduos, a parte caudal do ducto mesonéfrico é bem desenvolvida, correndo ao lado do útero até o orifício interno. Este é o ducto do Gartner.

Leitura adicional

Netter FH (2011) *Atlas Of Human Anatomy*. Philadelphia, PA: Saunders/Elsevier.

Setchell M, Hudson CN (2013) *Shaw's Textbook Of Operative Gynaecology*. New Delhi: Elsevier.

Autoavaliação

HISTÓRIA DE CASO

Uma menina de 15 anos foi vista na clínica de ginecologia com a mãe. Ela ainda não havia começado seus períodos. Ela descreveu o desenvolvimento das mamas aos 12 anos e o desenvolvimento dos pelos pubianos. Todas as amigas já apresentavam ciclos menstruais, e ela se perguntava o que estava errado.

Ela também descreveu uma dor abdominal que começou há dois anos. Inicialmente ela a ignorou, mas agora estava interferindo no esporte. Era intermitente e, ao ser questionada, ela achava que acontecia mensalmente. Era uma cólica abdominal inferior.

Ela tinha um namorado, mas não era sexualmente ativa. Negava o uso de medicamentos e não relatava nenhum outro problema, negava cirurgias anteriores e alergias. Socialmente ela estava indo bem na escola.

No exame, houve desenvolvimento normal das mamas e distribuição dos pelos pubianos. Havia um inchaço duro no baixo ventre que era bastante sensível. Na observação da genitália, foi observado um inchaço azul ao nível do hímen.

A Qual é o diagnóstico mais provável?

B Quais investigações devem ser realizadas e qual é o diagnóstico diferencial?

RESPOSTAS

A O diagnóstico mais provável é um hematocolpo decorrente de um hímen imperfurado. O fluido menstrual estava sendo coletado acima do hímen, pois não podia drenar. Com o tempo, isto provocou a distensão da vagina e preencheu a cavidade uterina. Isto estava causando o inchaço e a dor cíclica.

B Uma ultrassonografia deve ser realizada para confirmar o diagnóstico e excluir quaisquer alterações estruturais müllerianas. O diagnóstico diferencial importante deve ser feito com a obstrução por causa da presença de septo vaginal horizontal em um nível mais alto. Neste caso, a ultrassonografia não mostraria o sangue preenchendo a vagina até o introito, porque o local do septo é mais alto na vagina e ocorre em razão do seio urogenital imperfurado. O achado adicional do inchaço vaginal de coloração azulada também aponta para o diagnóstico de obstrução no nível do hímen.

A menina foi internada para cirurgia ambulatorial. Uma incisão foi feita no hímen sob anestesia geral, e evacuou-se 700 mL de sangue escuro. Ela teve uma boa recuperação, e seus ciclos menstruais começaram pouco depois.

PERGUNTAS SBA

1 Qual das seguintes afirmações é verdadeira sobre o ligamento redondo? Escolha a melhor resposta única.
   A O ligamento redondo encontra-se posterior ao útero.
   B O ligamento redondo suporta o fundo do útero.
   C O ligamento redondo é uma estrutura rudimentar.
   D O ligamento redondo termina distalmente no canal inguinal.
   E O ligamento redondo contém o feixe neuromuscular que supre o ovário.

RESPOSTA

D O ligamento redondo fica anterior ao útero. Ele não suporta fisicamente o útero e não é uma estrutura vestigial. Ele se estende desde o corno uterino pelo folheto anterior do ligamento largo até o canal inguinal. O ligamento redondo não contém o feixe vascular do ovário; isto ocorre no mesovário.

2 Qual das seguintes afirmações é verdadeira sobre a tuba uterina? Escolha a melhor resposta única.
   A A tuba uterina tem 20 cm de comprimento.
   B A tuba uterina tem uma submucosa glandular.
   C A tuba uterina é independente da influência hormonal.
   D A tuba uterina é revestida por epitélio ciliado.
   E A tuba uterina está no ligamento redondo.

RESPOSTA

D A tuba uterina tem 10 cm de comprimento. Ela corre na margem superior do ligamento largo. O epitélio é responsivo aos hormônios e possui dois tipos de células: células ciliadas e secretoras. Não há submucosa e não há glândulas.

História ginecológica, exames e investigações

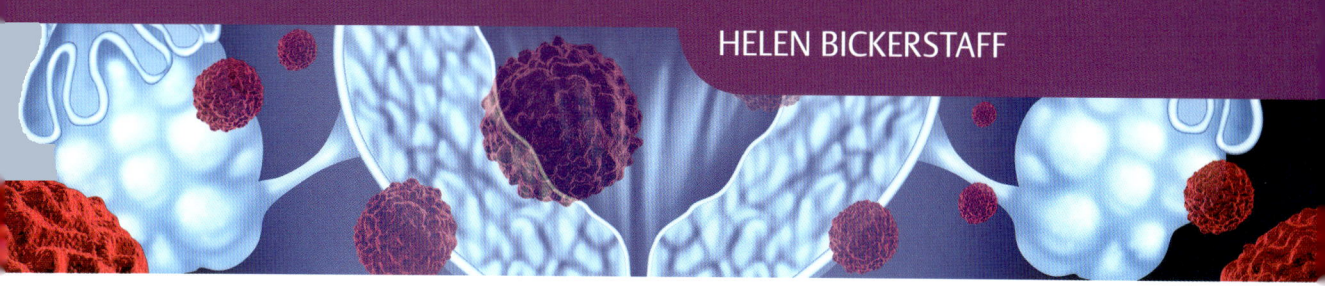

CAPÍTULO 2

HELEN BICKERSTAFF

História 19
Exame 23
Investigações 27
Leitura adicional 31
Autoavaliação 31

OBJETIVOS DE APRENDIZAGEM

- Compreender que uma história ginecológica detalhada e estruturada é vital para fazer um diagnóstico e colocará os sintomas da paciente em seu contexto social.
- Entender que o exame ginecológico será personalizado pela história para elucidar os sinais de modo apropriado.
- O uso de imagens em ginecologia pode incluir ultrassonografia, ressonância magnética (MR) e tomografia computadorizada (CT).
- As investigações bioquímicas, hematológicas e microbiológicas serão guiadas pelos achados de história e exame.

História

A consulta ginecológica deve idealmente ser realizada em uma sala fechada com instalações adequadas e privacidade. Algumas mulheres podem se sentir ansiosas ou apreensivas quanto à consulta, por isso é importante que o estudante ou o médico estabeleça uma relação inicial com a paciente e a ponha à vontade. O médico deve-se apresentar pelo nome e *status* e deve verificar os detalhes da paciente. Idealmente, não deveria haver mais do que outra pessoa na sala, mas qualquer estudante ou enfermeira deve ser apresentado pelo nome e seu papel explicado brevemente.

Várias mulheres se apresentam com seu parceiro, familiar próximo ou amigo. Desde que a própria paciente consinta com isso, não há razão para excluí-los da consulta inicial, mas isto deve ser limitado a uma pessoa. Em alguns casos, a pessoa adicional pode ser necessária como parte fundamental da consulta (ou seja, se houver uma dificuldade de linguagem ou compreensão). No entanto, um intérprete independente deve sempre ser usado para garantir que os melhores interesses da paciente sejam preservados. Pelo menos alguma parte da consulta ou do exame deve ser feita apenas com a mulher, para permitir que ela responda de maneira mais aberta a qualquer questão específica. É importante estar ciente das diferentes atitudes em relação às questões de saúde das mulheres em uma população religiosa e culturalmente diferenciada. O respeito e a sensibilidade apropriados devem ser sempre demonstrados. Deve-se dar tempo suficiente para que a paciente se expresse, e o comportamento do médico deve ser de interesse e compreensão, enquanto a orienta com o questionamento apropriado. Uma história tomada com sensibilidade, muitas vezes, encoraja a paciente a revelar mais detalhes que podem ser relevantes para o gerenciamento futuro. Embora haja vários termos usados em ginecologia (**Quadro 2.1**), deve-se tomar cuidado para evitar a linguagem médica, usando termos leigos sempre que possível.

Um modelo padronizado deve ser usado, pois isto evita a omissão de pontos importantes e ajudará a direcionar a consulta (**Quadro 2.2**). Algumas clínicas utilizam rotineiramente um modelo para garantir que todas as questões sejam cobertas.

História social

Uma investigação sensível deve ser feita sobre a situação social da mulher, incluindo detalhes de sua ocupação, com quem ela mora, seu alojamento e se ela está ou não em um relacionamento estável. Uma história sobre tabagismo e consumo de álcool também deve ser obtido.

Quadro 2.1 Glossário

Menarca	Início da menstruação
Data do último período menstrual (LMP)	Data do último sangramento menstrual
Amenorreia	Ausência de sangramentos por mais de 6 meses em mulheres em idade reprodutiva, ver Capítulo 3, *Controle Hormonal do Ciclo Menstrual e Distúrbios Hormonais*
Oligomenorreia	Sangramentos menstruais pouco frequentes com mais de 35 dias de intervalo, ver Capítulo 3, *Controle Hormonal do Ciclo Menstrual e Distúrbios Hormonais*
Dismenorreia	Hemorragia menstrual dolorosa (primária ou secundária), ver Capítulo 4, *Distúrbios do Sangramento Menstrual*
Menorragia	Agora chamada de sangramento menstrual intenso (HMB), ver Capítulo 4, *Distúrbios do Sangramento Menstrual*
Sangramento uterino anormal (AUB)	Inclui sangramento pós-coital (PCB)/sangramento intermenstrual (IMB), ver Capítulo 4, *Distúrbios do Sangramento Menstrual*
Dispareunia	Dor ao ter relações sexuais, profunda ou superficial, ver Capítulo 13, *Condições Benignas da Vulva e da Vagina, Distúrbios Psicossexuais e Mutilação Genital Feminina*
Incontinência	Perda involuntária de urina, estresse, urgência ou mista, ver Capítulo 10, *Uroginecologia e Problemas do Assoalho Pélvico*
Prolapso	Sensação de algo descendo na vagina, ver Capítulo 10, *Uroginecologia e Problemas do Assoalho Pélvico*

Quadro 2.2 Roteiro sugerido de um modelo de anamnese ginecológica

1 Geral
Nome, idade e ocupação.
Uma breve descrição da natureza geral e duração das principais queixas (tente usar as próprias palavras da paciente em vez de termos médicos nesta fase).

2 História da queixa apresentada
Esta seção deve enfocar a queixa apresentada (p. ex., problemas menstruais, dor, subfertilidade, incontinência urinária etc.).

3 História menstrual
Isto será explorado em todas as pacientes, exceto em mulheres na menopausa:
- duração habitual de cada período e duração do ciclo completo (quantos dias, desde o primeiro dia de sangramento até o primeiro dia do próximo sangramento);
- primeiro dia do LMP;
- padrão de sangramento: regular ou irregular e duração do ciclo;
- quantidade de perda de sangue: as pacientes terão ideias diferentes sobre o que constitui um "fluxo intenso".

4 Exame cervical
Isto será explorado em todas as pacientes:
- data do último esfregaço citológico, seu resultado e quaisquer anormalidades prévias, colposcopia ou tratamentos.

5 História sexual e contraceptivo
- parceiro(s) atual(is), orientação sexual;
- método contraceptivo ou necessidades contraceptivas.

6 Outros sintomas ginecológicos
Uma breve exploração das seguintes reclamações deve-se seguir. As perguntas detalhadas relativas a cada reclamação serão explicadas em mais detalhes posteriormente:
- algum sangramento irregular?
- algum HMB, IMB, PCB?
- alguma dor pélvica?
- algum problema com a fertilidade?
- algum problema com a continência?
- qualquer dispareunia ou dificuldade sexual?
- algum corrimento vaginal?
- histórico de menopausa e uso de HRT.

7 História ginecológica prévia
Esta seção deve incluir qualquer tratamento ou cirurgia ginecológica anterior.
Histórico obstétrico anterior:
- número de filhos com idade e peso ao nascer, modo de parto e quaisquer complicações;
- número de abortos e gestação em que ocorreram;
- qualquer interrupção da gravidez com registro da idade gestacional e quaisquer complicações.

8 História médica anterior
- quaisquer doenças graves ou cirurgias com datas.

9 Medicação e alergias
- alergias: incluindo a que, e a reação;
- medicamentos atuais/anteriores tentados.

10 História familiar
Doença autoimune significativa, cânceres relacionados com o BRAC e trombofilias.

11 Investigação de sistemas
- apetite, perda de peso, ganho de peso;
- função intestinal (se houver queixa uroginecológica, mais detalhes podem ser necessários);
- função da bexiga (se houver queixa uroginecológica, mais detalhes podem ser necessários).

Qualquer questão familiar pertinente ou outros problemas sociais relevantes devem ser brevemente discutidos. Se uma internação ou cirurgia estiverem sendo indicadas, é necessário estabelecer que apoio a mulher tem em casa, particularmente se ela é idosa ou frágil.

Problemas ginecológicos específicos requerem um exame mais focado do histórico, e as perguntas a serem feitas estão detalhadas a seguir.

Hemorragia uterina anormal (AUB) (ver Capítulo 4, Distúrbios do Sangramento Menstrual)

- Tempo de duração do problema.
- Quantidade de perda de sangue.
- Relação com o intercurso sexual, com o ciclo menstrual ou com o último sangramento menstrual no caso de sangramento pós-menopausa (PMB).
- Para o HBM a medição objetiva é difícil, ver o **Quadro 2.3**.

Quadro 2.3 Como determinar se existe HMB

- O sangramento é maior ou menor do que o habitual?
- Você usa absorventes internos, externos ou ambos?
- Com que frequência o absorvente higiênico encharcado precisa ser trocado?
- Existe presença de coágulos?
- O sangramento é tão intenso (vazamento) que transborda seu absorvente interno/externo e mancha suas calças, roupas ou roupas de cama?
- Você teve de tirar uma folga do trabalho por causa desse sangramento?
- Você alguma vez se sentiu confinada em sua casa quando o sangramento estava pior?
- Você se sente zonza ou com falta de ar, especialmente depois de um período, ou acha difícil subir escadas?
- Isto constrange seu estilo de vida?

Problemas no início da gravidez (ver Capítulo 5, Implantação e Gravidez Inicial)

- Data do LMP, se foi normal, e regularidade do ciclo são usadas para estabelecer a provável gestação.
- Se a contracepção foi usada e se a paciente planeja continuar com a gravidez, se esta não foi intencional.
- Sintomas de gravidez.
- Episódios de sangramento ou dor nesta gravidez.
- Se uma ultrassonografia já foi realizada para estabelecer a viabilidade e o local da gravidez.
- Se existem fatores de risco para uma gravidez ectópica (infecção sexualmente transmissível [STI], concepção tardia ou ectópicas anteriores).
- Histórico pregresso de abortos espontâneos, gestação e seu manejo (cirúrgico, médico, conservador).

Contracepção e contracepção de emergência (EC) (ver Capítulo 6, Contracepção e Aborto)

- LMP.
- O momento exato das relações sexuais desprotegidas, se exigir EC.
- Contraindicações à contracepção com base em estrogênio (tromboembolismo, obesidade, tabagismo, idade, enxaqueca com aura).
- Parceiro regular ou múltiplo.
- Triagem anterior de saúde sexual.
- Outros problemas menstruais (que podem ser melhorados com certas formas de contracepção).

Fertilidade (ver Capítulo 7, Infertilidade)

- Duração do tempo no relacionamento atual, sem uso de contracepção.
- Duração do tempo "tentando engravidar".
- Testes prévios realizados, tanto masculinos quanto femininos.
- STIs anteriores.
- Tratamentos prévios de fertilidade tentados.
- Particular atenção à duração e regularidade do ciclo menstrual.

- Evidência de problemas uterinos (HMB, períodos escassos, cirurgia prévia, inchaço abdominal).
- Evidência de síndrome dos ovários policísticos (oligomenorreia, hirsutismo, excesso de peso, acne).
- Evidências de problemas endócrinos, como sintomas da tireoide (sensibilidade ao calor, mudança de peso, tremor), prolactinomas (galactorreia, distúrbios do campo visual, dores de cabeça).

Menopausa (ver Capítulo 8, Menopausa e Saúde Pós-Reprodutiva)

- Data da última menstruação.
- PMB.
- Evidência de quaisquer sintomas da menopausa (como ondas de calor, perturbação do sono, dificuldade emocional ou psicológica, dificuldade sexual, secura vaginal, sintomas vesicais).
- Qualquer terapia de reposição hormonal (HRT) tomada agora ou anteriormente e quaisquer precauções específicas, como câncer de mama, eventos tromboembólicos, hipertensão.

Uroginecologia (ver Capítulo 10, Uroginecologia e Problemas do Assoalho Pélvico)

- Número de vezes que urina durante o dia e à noite.
- Dificuldade em urinar.
- Perda involuntária de urina com esforço ou tosse.
- Necessidade urgente de urinar e perda de urina com estímulo.
- Fatores exacerbantes, como álcool ou cafeína.
- Até que ponto afeta a vida em geral, como restrição de fluidos ou planejamento de rotas em torno de instalações sanitárias.
- Incontinência de flatos ou fezes.
- Incontinência durante a relação sexual.
- Sensação de algo descendo pela vagina.
- Fatores de risco como número de gestações e partos vaginais e instrumentais.
- Evidência de massas abdominais, como miomas.
- Estado de menopausa e HRT.

Saúde sexual (ver Capítulo 9, Problemas Geniturinários)

- Parceiro sexual presente, regular ou não e outros parceiros.
- Sexo vaginal/anal/oral.
- Contracepção.
- Contracepção prévia e parceiros sexuais.
- Triagem anterior de saúde sexual.
- STIs anteriores.
- Sintomas de corrimento vaginal, sua cor e odor.
- Desconforto vaginal e perineal ou prurido ou lesões.

Dor pélvica (ver Capítulo 11, Condições Benignas do Ovário e da Pelve)

- Local da dor, sua natureza e gravidade.
- Qualquer coisa que agrave ou alivie a dor – indague especificamente sobre a relação temporal com o ciclo menstrual e a relação sexual.
- A dor é irradiada em algum lugar ou está associada à função intestinal ou da bexiga?
- Existe dor ao ter relações sexuais e ela é profunda ou superficial e existe disfunção sexual associada (ver Capítulo 13, *Condições Benignas da Vulva e da Vagina, Distúrbios Psicossexuais e Mutilação Genital Feminina*)?

Resumo

A história deve ser resumida em uma ou duas frases antes de se prosseguir para o exame, para focalizar o problema e alertar o examinador para as características mais importantes.

- Privacidade e confidencialidade são essenciais para o histórico ginecológico.
- É importante evitar a linguagem médica.
- Os sintomas vivenciados pela paciente e a relevância em suas vidas são importantes.
- Um histórico ginecológico sistemático e completo deve ser feito em cada consulta.
- Áreas específicas do histórico devem então ser exploradas.

Quadro 2.4 Exemplo de anamnese

Esta senhora afro-caribenha de 32 anos se apresentou à ginecologista com ciclos menstruais regulares e intensos. Ela usa oito absorventes por dia, e durante a noite ocorre vazamento. Apresenta sintomas de anemia. Seus períodos se tornaram mais intensos há 3 anos. Não há dor anormal. Ela também notou um inchaço abdominal e aumento da frequência de urina durante o dia.

Seu último exame de esfregaço citológico foi há 2 anos e estava normal. Ela teve dois partos normais a termo, seus filhos têm 6 e 10 anos. Ela usa preservativos com seu parceiro habitual para contracepção. Ela gostaria de ter mais crianças daqui a alguns anos. Ela não teve STIs. Ela não teve nenhuma cirurgia prévia e apresenta bom estado geral de saúde e sente-se bem, não toma medicação e não tem alergias.

Exame

Informações importantes sobre a paciente podem ser obtidas, assistindo-a entrar na sala de exame. Uma mobilidade deficiente pode afetar decisões relacionadas com cirurgias ou gerenciamento futuro. Qualquer exame deve sempre ser realizado com o consentimento da paciente e com privacidade e sensibilidade adequadas. Verifique e explique que a porta está fechada, verifique o conforto da paciente (p. ex., uma paciente idosa pode ficar mais confortável sem levantar a cabeça, se ela está se sentindo aquecida o suficiente) antes de prosseguir. Uma acompanhante feminina deve estar presente durante todo o exame.

É uma boa prática realizar um exame geral, que deve incluir o exame das mãos e das mucosas em busca de evidências de anemia. A área supraclavicular deve ser palpada para a presença de linfonodos, particularmente do lado esquerdo, onde nos casos de malignidade abdominal pode-se palpar o nódulo de Virchow aumentado (também conhecido como sinal de Troissier). A glândula tireoide deve ser palpada, e as mamas devem ser examinadas, quando houver uma indicação pelo histórico ou pelo exame pélvico; isto é particularmente relevante se houver suspeita de massa ovariana, pois pode haver um tumor de mama, secundário nos ovários, conhecidos como tumores de Krukenburg. Além disso, um derrame pleural pode ocorrer em consequência da ascite abdominal.

A pressão arterial e o índice de massa corporal (BMI) devem ser registrados, pois isso será relevante para os tratamentos médico e cirúrgico.

Exame abdominal

A paciente deve esvaziar a bexiga antes do exame abdominal para maior conforto. Se houver suspeita de infecção urinária ou gravidez, uma amostra deve ser testada. A paciente deve estar confortável e deitada semirreclinada com um lençol cobrindo-a da cintura para baixo, mas a área do xifoide até a sínfise púbica deve ser deixada exposta (**Figura 2.1**). A palpação é tradicionalmente realizada em pé no lado direito da paciente, usando a mão direita. O exame abdominal é composto por inspeção, palpação, percussão e, se apropriado, ausculta.

Inspeção

A parede do abdome deve ser inspecionada, e os achados devem ser anotados. Pode haver uma distensão ou massa palpável. A presença de cicatrizes cirúrgicas, veias dilatadas ou *striae gravidarum* (estrias gravídicas) deve ser observada. É importante examinar especificamente o umbigo para evidenciar cicatrizes de laparoscopia e logo acima da sínfise púbica para cicatrizes de Pfannenstiel (usadas para cesariana, histerectomia etc.). A paciente deve ser solicitada a levantar a cabeça ou tossir para que se possa verificar a presença de qualquer hérnia ou dos músculos retos.

Palpação

Primeiro, se a paciente tiver alguma dor abdominal, ela deve ser solicitada a apontar para o local – a área deve ser examinada somente no final da palpação. A palpação é realizada examinando o quadrante inferior esquerdo e prosseguindo em um total de quatro etapas até o quadrante inferior direito do abdome. A palpação deve incluir exame de massas, fígado, baço e rins. Se uma massa estiver presente, mas pode-se palpar abaixo dela, então é mais provável que seja uma massa abdominal em vez de uma massa pélvica. É importante lembrar que uma das características de uma massa pélvica é que ela surge da pelve, portanto, não se pode palpar abaixo dela. Se a paciente tiver dor, a palpação do abdome deve ser feita de forma suave, e o examinador deve procurar sinais de peritonismo (ou seja, sensibilidade e descompressão súbita positiva). A paciente também deve ser examinada para verificar a presença de hérnias inguinais e de linfonodos.

Percussão

A percussão é particularmente útil se houver suspeita de fluido livre. Na posição reclinada, o líquido de ascite se acumula nos flancos em forma de ferradura, e o abafamento pode ser demonstrado pela percussão. Quando a paciente é colocada em decúbito lateral, o abafamento se desloca para o lado mais baixo. Isto é conhecido como "deslocamento do abafamento". Uma vibração do fluido também pode ser percebida. Uma bexiga aumentada decorrente da retenção urinária também produz um som abafado na percussão.

Auscultação

Este método não é especificamente útil para o exame ginecológico de rotina. No entanto, nos casos de abdome agudo, obstrução intestinal ou no pós-operatório com íleo, a audição de ruídos intestinais será indicada.

Exame pélvico

Antes de proceder a um exame vaginal, o consentimento verbal das pacientes deve ser obtido e uma acompanhante feminina deve estar presente para qualquer exame íntimo. É uma boa prática (e comum na maioria das escolas de medicina do Reino Unido) que um aluno obtenha um consentimento por escrito. Isto é obrigatório se a paciente estiver sob anestesia para o exame. Luvas não estéreis podem ser usadas para o exame a menos que a paciente esteja grávida, neste caso luvas estéreis devem ser usadas. Existem três componentes para o exame pélvico.

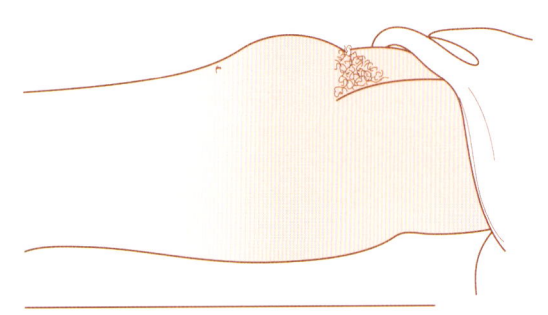

Figura 2.1 Uma paciente na posição correta para exame abdominal, mostrando distensão abdominal.

Inspeção

A genitália externa e a pele circundante, incluindo a área perianal, são primeiro inspecionadas sob uma boa luz, com a paciente na posição dorsal, os quadris flexionados e abduzidos e os joelhos flexionados (**Figura 2.2**). Deve ser solicitado à paciente para tossir ou para se abaixar para evidenciar sinais de um prolapso ou incontinência de estresse. Sinais anormais, como descoloração da pele, protuberâncias, cicatrizes de episiotomia anterior, períneo ou prolapso (ver Capítulo 10, *Uroginecologia e Problemas do Assoalho Pélvico*) são anotados. A mutilação genital feminina (FGM) (ver Capítulo 13, *Condições Benignas da Vulva e da Vagina, Distúrbios Psicossexuais e Mutilação Genital Feminina*) deve ser descrita.

Espéculo

Um espéculo estéril inserido na vagina para visualizar parte da vagina ou dos órgãos pélvicos. Existem dois tipos principais em uso. O primeiro é um espéculo bivalve ou de Cusco (**Figura 2.3A**), que afasta as paredes anterior e posterior da vagina e permite a visualização do colo do útero, quando aberto (**Figura 2.3B**). Ele tem um parafuso de retenção que pode ser apertado para permitir que o espéculo permaneça no lugar, enquanto um procedimento é feito, ou uma amostra é retirada do colo do útero (p. ex., esfregaço ou cotonete). O espéculo de Sim (**Figura 2.4A**) também pode ser usado para exame do prolapso, pois permite a inspeção das paredes vaginais.

Ele é usado na posição lateral esquerda (**Figura 2.4B**). A escolha do espéculo dependerá do problema apresentado pela paciente.

A lubrificação excessiva deve ser evitada e, se for feito um esfregaço, deve-se evitar a lubrificação com qualquer coisa que não seja água, pois isto pode interferir na análise. Os esfregaços de microbiologia são retirados dos fórnices vaginais. Os esfregaços endocervicais para clamídia são retirados do canal endocervical (ver Capítulo 9, *Problemas Geniturinários*).

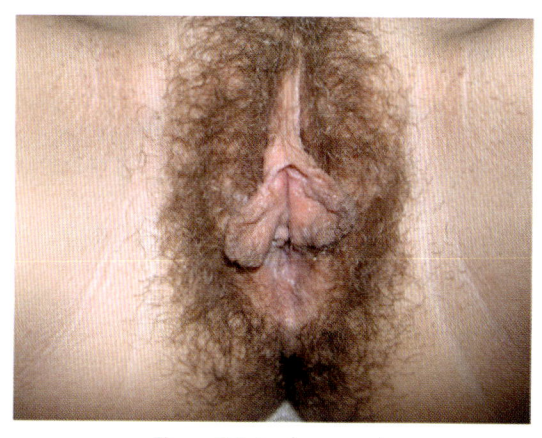

Figura 2.2 A vulva normal.

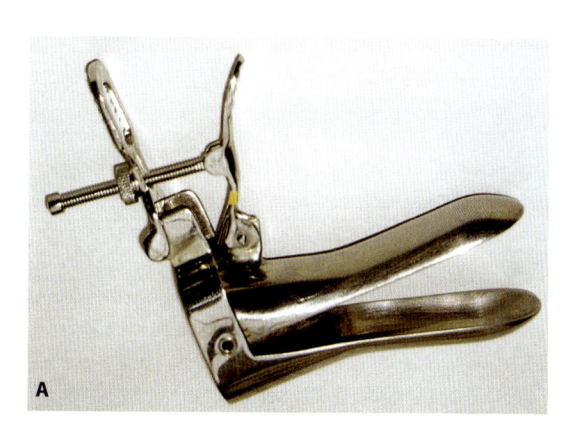

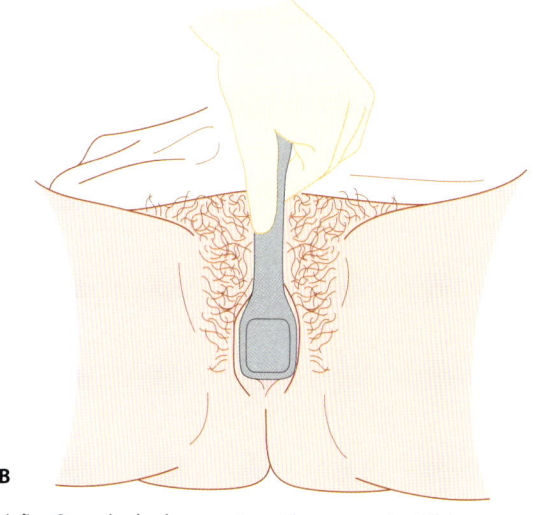

Figura 2.3 A: Espéculo de Cusco; **B:** espéculo de Cusco em posição. O espéculo deve ser inserido a cerca de 45° da vertical e rodado para a vertical à medida que é introduzido. Uma vez que esteja totalmente inserido, as lâminas devem ser abertas para visualizar o colo do útero.

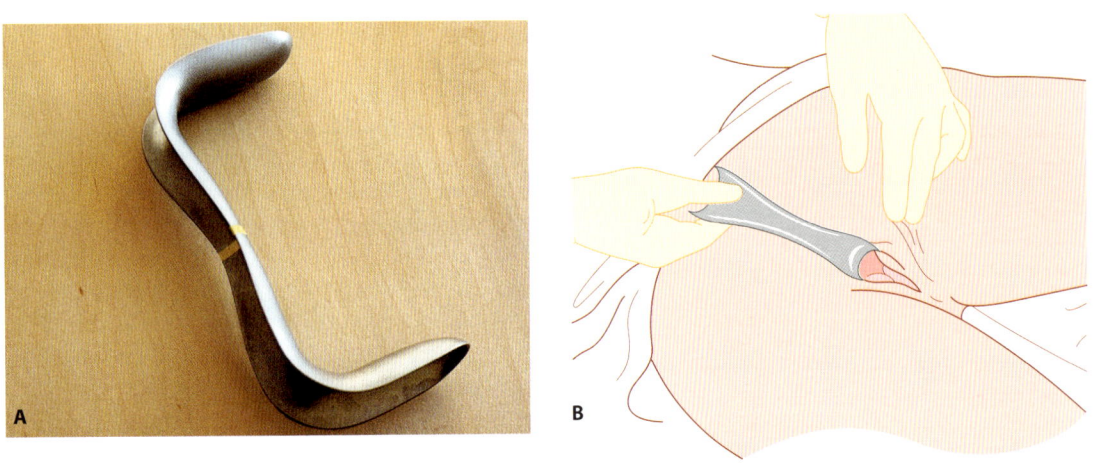

Figura 2.4 A: Espéculo de Sim; **B:** espéculo de Sim inserido com a paciente na posição lateral esquerda. O espéculo está sendo usado para afastar as paredes vaginais posteriores para permitir a inspeção da parede anterior e da cúpula vaginal. O espéculo pode ser girado 180° ou retirado lentamente para visualizar a parede posterior.

Exame bimanual

É geralmente realizado após o exame de espéculo para avaliar os órgãos pélvicos. É uma técnica que requer prática. Há uma variedade de modelos de pelve que podem ser usados para treinar o aluno nos fundamentos do exame. A maioria das escolas de medicina do Reino Unido emprega pessoas associadas de ensino de ginecologia (GTAs), que são treinadas no ensino da comunicação sobre o exame pélvico e usam seus próprios corpos para ensinar o processo de exame. É costume usar a mão esquerda para separar os lábios e expor o vestíbulo e depois inserir um ou dois dedos da mão direita na vagina. Os dedos são passados para cima e para trás para alcançar o colo do útero (**Figura 2.5A**). O colo do útero é palpado. e qualquer irregularidade, dureza ou sensibilidade devem ser verificadas. A mão esquerda é agora colocada no abdome acima da sínfise púbica e pressionada na pelve para palpar o fundo do útero. O tamanho, forma, posição, mobilidade, consistência e sensibilidade são observados. O útero normal tem forma de pera e cerca de 9 cm de comprimento. É geralmente antevertido com o ângulo do eixo inclinado para frente (ver Capítulo 1, *Desenvolvimento e Anatomia dos Órgãos Sexuais Femininos e da Pelve*), e normalmente móvel e não doloroso. As pontas dos dedos são então colocadas em cada fórnice lateral para palpar os anexos (tubas e ovários) de cada lado. Os dedos são empurrados para trás e para cima, enquanto ao mesmo tempo os dedos da mão abdominal empurram para baixo na área correspondente. É incomum conseguir sentir

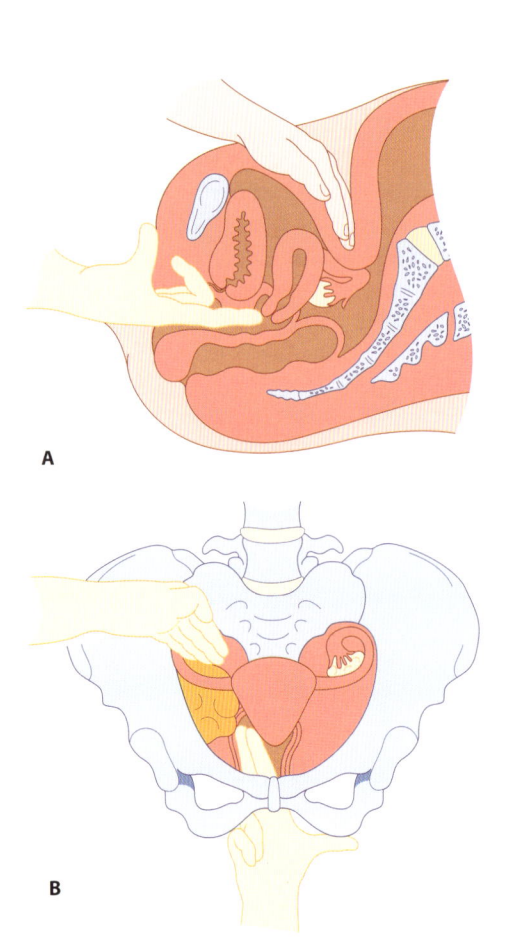

Figura 2.5 A: Exame bimanual da pelve avaliando a posição e o tamanho do útero; **B:** exame bimanual do fundo de saco lateral.

Quadro 2.5 Anteversão e retroflexão do útero

A posição, assim como o tamanho do útero, é muito importante em qualquer paciente que necessite de qualquer tipo de instrumentação intrauterina (inserção de implante contraceptivo, histeroscopia, laparoscopia). A razão para isto é a necessidade de guiar o dispositivo ou instrumento ao longo do eixo do útero. É preciso alguma experiência para fazer isso corretamente. Se um útero apresenta retroflexão acentuada, e isto não foi identificado, pode ocorrer uma perfuração de parede anterior com instrumentos cirúrgicos. Se um útero agudamente antevertido não for identificado, pode ocorrer uma perfuração de parede posterior.

O tamanho de um útero é descrito em termos do tamanho do útero em semanas de gestação, por exemplo, um "útero de tamanho de 6 semanas" é um útero não grávido do tamanho associado a 6 semanas de gravidez, aproximadamente do tamanho de uma laranja pequena. Para úteros muito grandes, pode ser útil descrever por pontos de referência abdominais, por exemplo, para umbigo ou processo xifoide do esterno.

---

ovários normais. Qualquer inchaço ou sensibilidade é observado (**Figura 2.5B**). O fórnice posterior também deve ser palpado para identificar os ligamentos uterossacrais, que podem ser sensíveis ou fibróticos em mulheres com endometriose.

Exame retal

Em algumas situações, um exame retal com consentimento adicional específico pode ser útil em adição a

Quadro 2.6 Contexto global

Um exame retal pode ser usado como alternativa ao exame vaginal em crianças e adultos que nunca tiveram relações sexuais, ou se a ultrassonografia não estiver disponível como método de investigação. É menos sensível que um exame vaginal e pode ser bastante desconfortável, mas ajudará a identificar uma massa pélvica.

A FGM pode ser encontrada em mulheres de origem subsaariana. A presença e o tipo devem ser registrados. Em alguns casos, isto tornará o exame vaginal impossível. A presença de FGM deve ser registrada no prontuário por exigência legal.

Algumas culturas proibiriam o exame por um médico do sexo masculino, exceto em casos de emergência.

Quadro 2.7 Profissionalismo

- O exame pélvico é classificado pelo *Royal College of Obstetricians and Gynecologists* (RCOG) como um "exame íntimo", e o ensino e aprendizado devem ser feitos inicialmente em um atendimento simulado e, posteriormente, com consentimento.
- O consentimento por escrito deve ser feito pelo aluno, antes do exame sob anestesia para prática de ensino.
- Uma explicação da necessidade e do procedimento do exame vaginal deve ser dada.
- Uma acompanhante feminina deve estar presente.

um exame vaginal para diferenciar entre uma enterocele e uma retocele ou para palpar os ligamentos uterossacros mais profundamente. Ocasionalmente, um exame retovaginal (dedo indicador na vagina e dedo médio no reto) pode ser útil para identificar uma lesão no septo retovaginal.

Resumo

- O tamanho e a consistência dos órgãos pélvicos podem indicar o diagnóstico e a necessidade de novas investigações.

- A determinação precisa de anteversão ou retroversão do útero é crucial imediatamente antes de cirurgias que exijam a dilatação do colo uterino para reduzir a chance de perfuração. Isto exige experiência.

- Uma extrema relutância a um exame vaginal, mesmo com uma médica qualificada, deve alertar o praticante sobre questões psicológicas que devem ser exploradas.

- Algumas mulheres relutam em ser examinadas durante o sangramento. Elas devem ser tranquilizadas e encorajadas, se isto fizer parte da queixa apresentada. Algumas mulheres preferem retornar quando não estão sangrando.

Investigações

Uma vez que o exame esteja completo, a paciente deve ter a oportunidade de se vestir em privacidade e voltar à sala de consulta para se sentar e discutir os achados do exame. Agora você deve ser capaz de fornecer um resumo de todo o caso e formular um diagnóstico diferencial.

Isto determinará as investigações adicionais (se houver) que possam ser necessárias. Cotonetes, esfregaços e amostras de urina terão sido colhidos mais cedo no exame. A urina deve ser guardada e checada para beta-HCG, se for necessário um exame intrauterino.

Mais testes serão descritos mais adiante neste capítulo.

Diagnóstico por Imagem

A ultrassonografia em ginecologia tornou-se uniformemente disponível no Reino Unido. A competência básica em ultrassonografia ginecológica faz parte do currículo do RCOG para médicos em treinamento. A ultrassonografia do útero e dos anexos faz parte das investigações de quase todos os problemas ginecológicos, talvez com exceção da contracepção e da triagem de saúde sexual em mulheres assintomáticas.

A ultrassonografia pélvica com ultrassonografia transvaginal (TVUSS) é realizada em mulheres adultas e é a investigação de escolha para a maioria dos problemas. O transdutor deve ser limpo na presença da paciente e recoberto por um protetor (ou comumente um preservativo sem látex), contendo gel de ultrassom no interior e no exterior. O transdutor é inserido na vagina, e as imagens são visualizadas em uma tela. As imagens podem ser compartilhadas com a paciente,

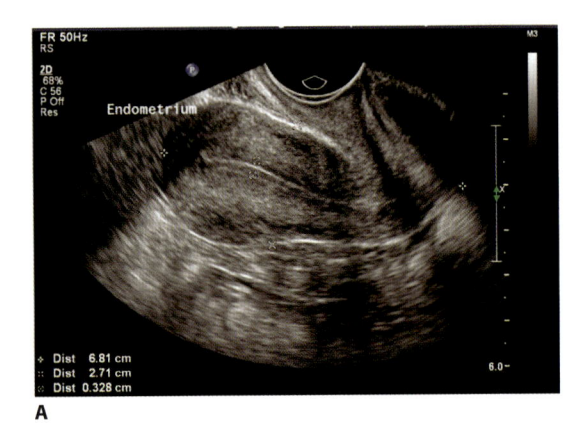

A

Figura 2.6

assim que a imagem correta for determinada. A presença de dor e a correlação com as imagens podem ser úteis no diagnóstico. A resolução da TVUSS é alta, particularmente se o órgão estiver próximo à sonda, e a profundidade das imagens visíveis é de cerca de 12 cm. Excelentes imagens do útero e anexos, incluindo a arquitetura interna do miométrio, endométrio, tubas uterinas, quando anormais, e ovários são alcançáveis (**Figura 2.6A-D**), bem como imagens de gestações intrauterinas em estágio inicial. Para mulheres que não são sexualmente ativas, crianças e adolescentes e algumas mulheres idosas, a ultrassonografia abdominal é mais apropriada. Em algumas mulheres com grande massa pélvica, ambos os tipos de ultrassom podem ser utilizados.

A instilação de solução salina pelo colo do útero (ultrassonografia de instilação salina, SIS) permite a distensão da cavidade do útero para possibilitar a detecção de anomalias, como pólipos endometriais e miomas submucosos. A TVUSS em 3D melhora a capacidade de diagnosticar anormalidades estruturais no útero.

A MR ponderada em T2, embora dispendiosa, pode ser solicitada para distinguir a alteração dos miomas da adenomiose e para delinear os cistos ovarianos e avaliar a malignidade. Ela também pode ser usada para identificar anormalidades estruturais no trato genital (**Figura 2.7A-C**).

Cada vez mais, a TVUSS em 3D especializada é usada como alternativa mais barata. Quando malignidade houver sido identificada, a CT pode ser indicada para determinar o estágio da doença.

> **Quadro 2.8 Contexto clínico**
>
> - A ultrassonografia dos órgãos pélvicos tornou-se parte da avaliação de rotina em ginecologia no Reino Unido, mas não deve substituir o exame pélvico.
> - A TVUSS tem excelente resolução e é barata, e pode permitir o diagnóstico preciso e instantâneo da maioria dos problemas ginecológicos, incluindo problemas agudos e do início da gravidez.
> - A disponibilidade de ultrassonografia antes ou durante uma consulta ginecológica pode muitas vezes evitar a necessidade de retorno de uma paciente ao consultório.
> - As patologias uterinas e ovarianas apresentam imagens específicas e podem ser diagnosticadas com precisão.
> - Testes mais caros, como a ressonância magnética, geralmente não são necessários em ginecologia. Cada vez mais, a ultrassonografia 3D é usada para diagnosticar anormalidades anexiais e uterinas.
> - O aumento do BMI pode dificultar a visualização.

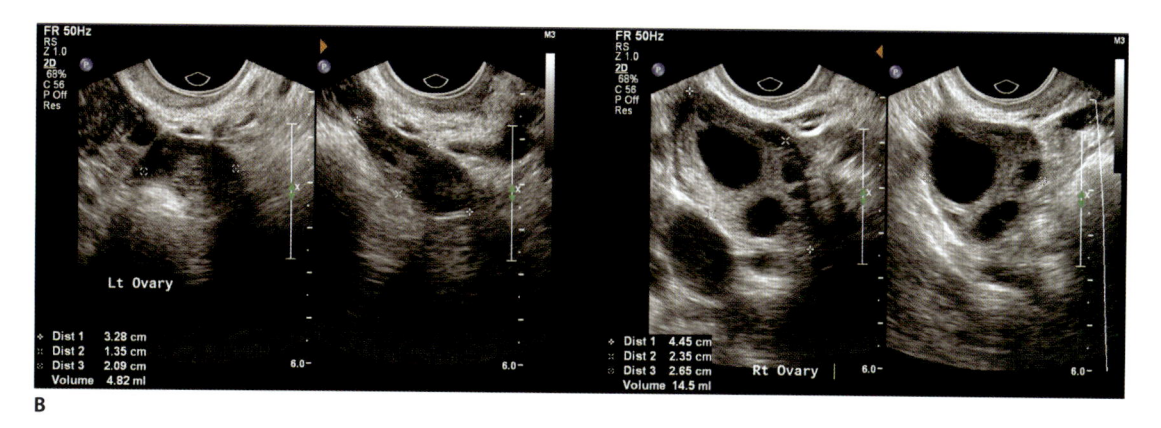

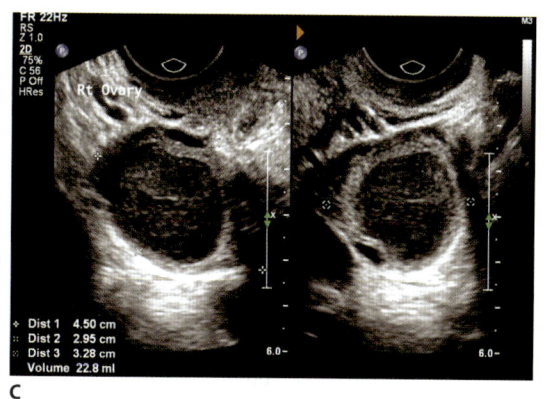

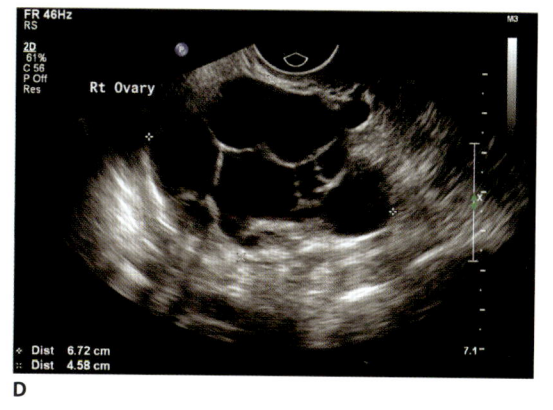

Figura 2.6 A: Ultrassonografia transvaginal (TVUSS) do útero normal. **B:** TVUSS de ovários esquerdos e direitos; **C:** TVUSS de cisto hemorrágico; **D:** TVUSS de cisto multisseptado.

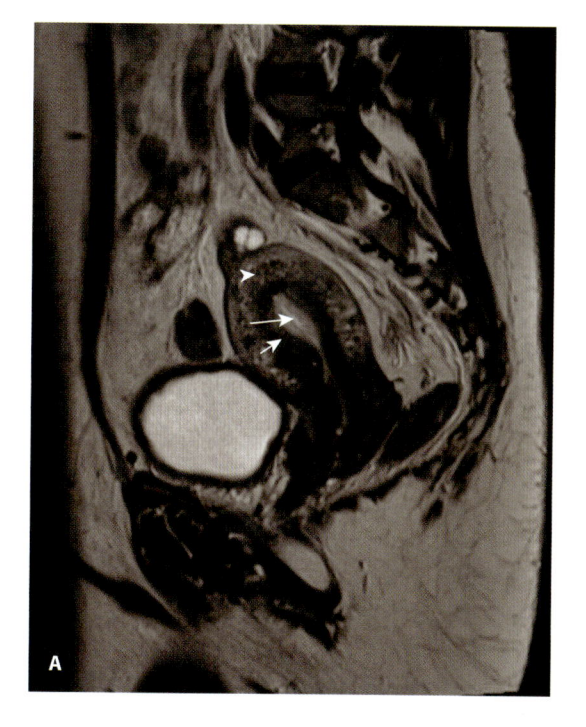

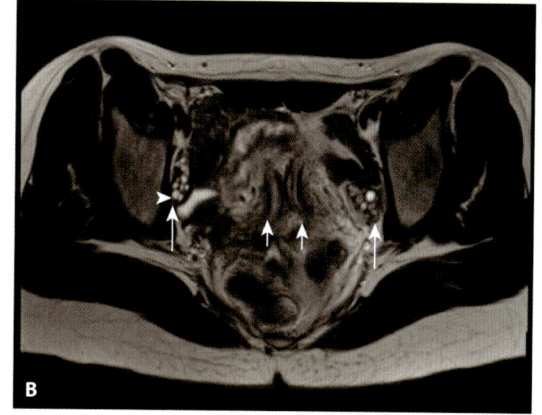

Figura 2.7 A: Ressonância magnética (MR) da pelve normal (seta longa, endométrio; seta curta, miométrio interno e colo do útero; cabeça de seta, miométrio externo); **B:** ressonância magnética axial da pelve em uma paciente com útero didelfo e cavidade dupla (setas longas, ovários; setas curtas, colo do útero; cabeça de seta, folículo). *(Continua.)*

Biópsia endometrial

A biópsia do endométrio pode ser realizada sem anestesia na maioria das mulheres e é indicada para algumas mulheres com mais de 45 anos com sintomas menstruais, incluindo HMB e PCB, após garantir que a mulher não está grávida (ver Capítulo 4, *Distúrbios do Sangramento Menstrual*) (**Figura 2.8** e **Quadro 2.9**). A biópsia do endométrio é complementada pela TVUSS, e por histeroscopia ambulatorial ou hospitalar com biópsia dirigida, quando indicado.

Além dos exames de imagem e da histologia, existem várias investigações que são comuns em ginecologia (*Tabela 2.1*).

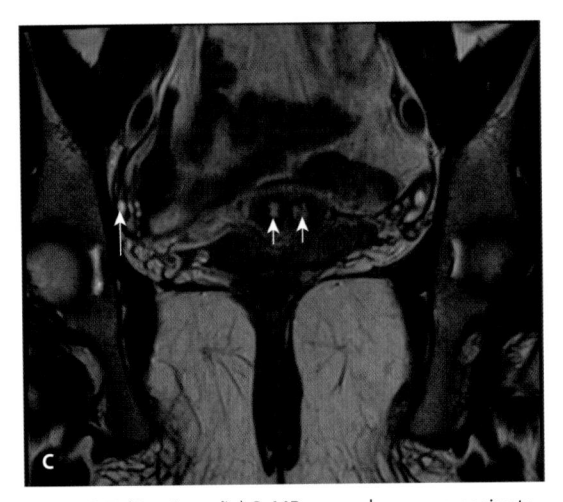

Figura 2.7 *(Continuação)* **C:** MR coronal em uma paciente com útero didelfo (seta longa, ovário direito; setas curtas, colo do útero).
(Cortesia da Dra. Sarah Natas, Consultora Radiologista.)

Tabela 2.1 Investigações comuns em ginecologia

Investigação	Condição relevante	Resultado
Hemograma completo e hematínicos em pacientes anêmicas	Suspeita de anemia por sangramento intenso. Avaliação pré-operatória	Baixa hemoglobina, baixo MCV e baixos estoques de ferro
FSH/LH/E2 devem ser tomados durante a fase folicular precoce, descrita em mais detalhes no Capítulo 3, *Controle Hormonal do Ciclo Menstrual e Distúrbios Hormonais*	Ciclo menstrual irregular, sintomas da menopausa	Gonadotrofinas elevadas na insuficiência ovariana. Estrogênio baixo na insuficiência ovariana. Alto LH em PCOS. Baixos FSH/LH/E2 no hipogonadismo hipogonadotrófico
Progesterona, descrita em mais detalhes no Capítulo 7, *Infertilidade*	Progesterona da fase lútea média, dia 21 em um ciclo de 28 dias, 7 dias antes da menstruação em um ciclo mais longo	Confirmação da ovulação
HSV para microbiologia, esfregaço endocervical para clamídia, descrita em mais detalhes no Capítulo 9, *Problemas Geniturinários*	Corrimento vaginal ou risco de STI	Cultura positiva
Exames endócrinos, descritos em mais detalhes no Capítulo 3, *Controle Hormonal do Ciclo Menstrual e Distúrbios Hormonais*	Sangramentos irregulares com sintomas sistêmicos	Função anormal da tireoide, prolactina elevada, andrógenos aumentados podem indicar distúrbios endócrinos
AMH descrito em mais detalhes no Capítulo 7, *Infertilidade*	Reserva ovariana	Indica alto, médio ou baixo potencial de fertilidade
Beta-HCG, descrito em mais detalhes no Capítulo 5, *Implantação e Gravidez Inicial*	Gravidez	Pode ser usado em casos de gravidez de localização desconhecida

AMH, hormônio antimülleriano; E2, estrogênio; FSH, hormônio folículo estimulante; HIV, vírus da imunodeficiência humana; HVS, esfregaço vaginal alto; LH, hormônio luteinizante; MCV, volume corpuscular médio; PCOS, síndrome do ovário policístico; STI, infecção sexualmente transmissível.

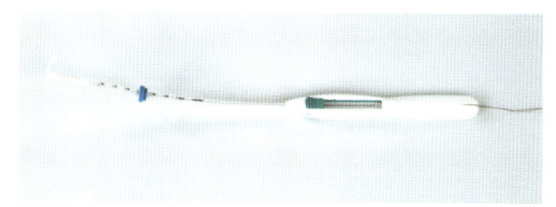

Figura 2.8 Histerômetro.

Quadro 2.9 Realização de uma biópsia endometrial

Uma biópsia endometrial pode ser realizada no ambulatório. É realizada da seguinte forma:

- O exame com espéculo é realizado, e o colo do útero é completamente visualizado.
- Um fórceps de *vulvosellum* (pinça de Pozzi) pode ser necessário para pinçar o colo do útero e tracionar suavemente, retificando o útero e o canal endocervical.
- O histerômetro é cuidadosamente inserido pelo orifício cervical até atingir o fundo do útero. O comprimento do útero é anotado.
- Uma sonda acoplada a uma seringa é introduzida e com pressão negativa, com vácuo criado pela seringa, e com a realização simultânea de movimentos de vaivém da sonda pode-se obter uma amostra de tecido endometrial.
- Retirada da sonda após desfazer o vácuo, e a amostra do tecido deve ser colocada em um recipiente de histopatologia com formalina.

Leitura adicional

RCOG Training in Ultrasound.
    https://www.rcog.org.uk/en/careers-training.

PONTOS-CHAVE DE APRENDIZAGEM

- A consulta deve ser realizada em um ambiente privado e de forma sensível.
- O médico deve apresentar-se, ser cortês e explicar o que está para acontecer e por quê.
- O profissional deve estar familiarizado com o modelo de anamnese e deve usá-lo regularmente para evitar omissões.
- Lembre-se de sumarizar a história para a paciente antes de prosseguir para o exame.
- Uma acompanhante do sexo feminino deve estar sempre presente para um exame íntimo.
- O profissional deve ser sensível às necessidades e ansiedade da paciente e deve respeitar sua privacidade e dignidade.
- O exame deve sempre começar com uma avaliação geral da paciente.
- Deve-se pedir à paciente que informe o médico se o exame for desconfortável.
- O profissional deve tranquilizar a paciente durante o exame e dar retorno sobre o que está sendo feito.
- Após o exame, o profissional deve certificar-se de que a paciente está confortável e permitir que ela se vista com privacidade.
- O profissional deve explicar os achados do exame em linguagem adequada e dar-lhe a oportunidade de fazer perguntas.
- Considere um diagnóstico diferencial e solicite os exames necessários.
- O exame de TVUSS é barato e preciso para auxiliar no diagnóstico da maioria das condições ginecológicas.
- Outras modalidades de imagem podem ser usadas para auxiliar diagnósticos mais complexos.
- Bioquímica e hematologia podem completar esses achados, além dos esfregaços, *swabs* e exames de urina.
- Pode ser necessário o exame histológico de amostras de biópsias de endométrio ou de superfície.

Autoavaliação

HISTÓRIA DE CASO

Uma professora afro-caribenha de 32 anos veio à clínica para se consultar com você. Ela apresenta ciclos menstruais mais intensos nos últimos 18 meses. Seus períodos são regulares e não há IMB ou PCB, os ciclos menstruais são a cada 28 dias com sangramento de 5 dias. No segundo e terceiro dias de sangramento, ela usa tampões e absorventes juntos, que ficam encharcados de sangue dentro de 1 hora. Nas aulas ela já teve de sair por causa do vazamento com passagem de coágulos de cerca de 4 cm. Isto é bastante embaraçoso na escola com as crianças, e ela passou a usar fraldas, para maior segurança.

Ela está evitando sala de aula na época do fluxo menstrual, mas não consegue explicar o porquê a seu professor chefe do sexo masculino. Quando o seu período termina, ela se sente "exausta" e tem falta de ar com exercícios leves. Ela não tentou nenhum tratamento até agora.

Ela nunca esteve grávida e esperava engravidar logo após seu casamento no ano passado, mas nada aconteceu nos últimos oito meses.

Ela nunca teve uma STI, está em seu único e estável relacionamento sexual, não tem corrimento vaginal anormal, e seus esfregaços sempre foram normais. O último foi há 2 anos.

Ao ser questionada, ela admite sentir abdome cheio, quando está deitada de bruços. Não há dor, e o sexo não é doloroso. Ela nunca se submeteu a cirurgias, tem um estilo de vida saudável, não fuma ou bebe muito álcool e não tem patologias médicas. Não há história familiar de doenças. Ela não é alérgica a qualquer medicamento prescrito.

No exame físico, o abdome está distendido por uma massa dura que se eleva da pelve e se localiza a meio caminho entre a sínfise púbica e o umbigo. Não há sensibilidade aumentada. O exame com espéculo de Cuscoe mostra um colo do útero normal. O exame bimanual revela que o útero antevertido está aumentado para o tamanho de uma toranja (tamanho de cerca de 12 semanas para um útero grávido).

A Quais são os aspectos importantes do histórico?
B Quais investigações devem ser iniciadas?
C Que tratamento você sugeriria?

RESPOSTAS

A O histórico são o distúrbio menstrual e o tempo de evolução do quadro. Existem três problemas, os fluxos menstruais intensos e embaraçosos, os prováveis sintomas de anemia e o desejo de engravidar até agora sem sucesso. O estilo de vida saudável e a falta de cirurgia prévia são importantes, caso haja necessidade de cirurgia. A ausência de alergias a medicamentos é uma informação muito importante para orientar o uso de medicamentos.

B As investigações devem incluir:
Hemograma completo para excluir anemia. Sem um histórico pessoal ou familiar de doença da tireoide, a função bioquímica da tireoide não é indicada. Como o ciclo é regular, nenhum outro teste hormonal é indicado neste estágio.

Ultrassonografia transvaginal. A ultrassonografia mostra que o útero está aumentado com miomas. Existem três miomas, dos quais o maior tem 6 cm × 8 cm e está localizado no fundo uterino. Existe um mioma submucoso de 2 cm × 2,5 cm na cavidade uterina.

Esfregaços não são necessários, pois não há sintomas de secreção ou IMB, e o último esfregaço está normal.

C Os tratamentos devem ser discutidos com a paciente, conforme descrito em capítulos posteriores. Esta paciente se beneficiará de uma ressecção transcervical do mioma submucoso, que provavelmente está causando o sangramento menstrual intenso e a infertilidade.

PERGUNTAS SBA

1 Uma mulher de 32 anos procurou a clínica de ginecologia com queixa de sangramento menstrual intenso. No exame, o útero está antevertido e volumoso. Qual é a melhor modalidade de imagem para investigar melhor os sintomas?
Escolha a melhor resposta única.

A Ultrassonografia abdominal.
B CT.
C Histerossalpingograma (HSG).
D MR.
E TVUSS.

RESPOSTA

E A TVUSS oferece excelente resolução, é barata e permite o diagnóstico imediato das patologias uterina e anexial.

Controle hormonal do ciclo menstrual e distúrbios hormonais

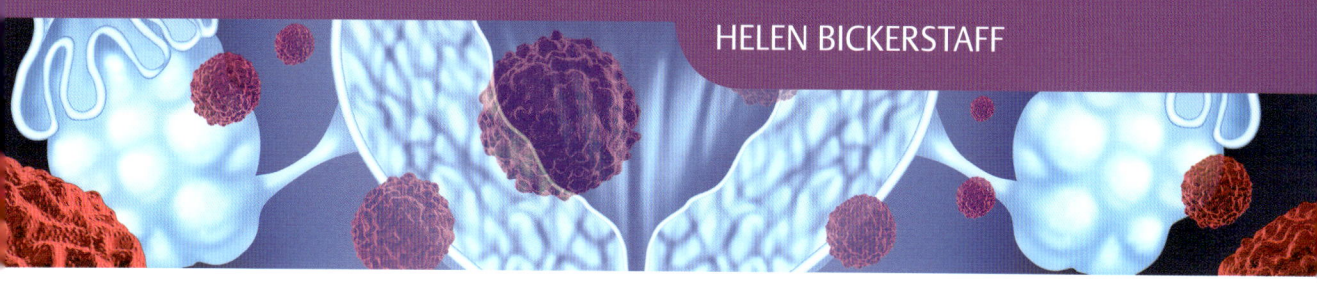

CAPÍTULO 3

HELEN BICKERSTAFF

Introdução 33
Fisiologia do ciclo menstrual 33
Puberdade e desenvolvimento sexual secundário .. 37
Transtornos do desenvolvimento sexual 39
Transtornos da regularidade menstrual 41
Leitura adicional 46
Autoavaliação 47

OBJETIVOS DE APRENDIZAGEM

- Descrever as características do ciclo menstrual normal e as alterações ovarianas e endometriais que as acompanham.
- Descrever as mudanças normais da puberdade e a diferenciação sexual secundária que a acompanha.
- Compreender a classificação e as causas da puberdade anormal e distúrbios do desenvolvimento sexual (DSD).
- Descrever as causas e a investigação da amenorreia e da oligomenorreia primária e secundária.
- Compreender a epidemiologia e os efeitos da síndrome dos ovários policísticos (PCOS), seu diagnóstico e tratamento.
- Descrever os efeitos comuns e manejo da síndrome pré-menstrual (PMS).
- Descrever a cessação prematura da menstruação.

Introdução

Este capítulo considera o controle hormonal do ciclo menstrual e as anormalidades que podem afetar o início fisiológico, a regulação e a cessação dos ciclos menstruais. Anormalidades do sangramento uterino são o assunto do próximo capítulo.

Fisiologia do ciclo menstrual

A manifestação externa de um ciclo menstrual normal é a ocorrência de sangramento vaginal regular. Isto ocorre após falha de fertilização do oócito ou falha na implantação, resultando na descamação do revestimento endometrial. O ciclo depende de alterações que ocorrem nos ovários após a puberdade e da flutuação nos níveis dos hormônios ovarianos, que são controlados pela hipófise e pelo hipotálamo dentro do eixo hipotalâmico-pituitário-ovariano (HPO). Em situações de DSD ou anormalidades hormonais, a menstruação pode não acontecer.

Hipotálamo

O hipotálamo no prosencéfalo secreta o hormônio peptídeo, hormônio liberador de gonadotrofina (GnRH), que por sua vez controla a secreção do hormônio pituitário. O GnRH deve ser liberado de forma pulsátil para estimular a secreção pituitária do hormônio luteinizante (LH) e do hormônio foliculoestimulante (FSH).

Glândula pituitária

A estimulação do GnRH das células basófilas na glândula pituitária (hipófise) anterior promove a síntese e liberação dos hormônios gonadotróficos FSH e LH. Este processo é modulado pelos hormônios esteroides sexuais ovarianos, estrogênio e progesterona. Baixos níveis de estrogênio têm um efeito inibitório na produção de LH (*feedback* negativo), enquanto altos níveis de estrogênio aumentam a produção de LH (*feedback* positivo). O mecanismo de ação para o efeito de *feedback* positivo do estrogênio envolve um aumento nas concentrações do receptor de GnRH, enquanto o mecanismo do efeito de *feedback* negativo é incerto. Os altos níveis de estrogênio circulante na fase folicular tardia atuam pelo mecanismo de *feedback* positivo para gerar um pico de LH periovulatório pela pituitária.

A relevância clínica desses mecanismos é vista no uso da pílula contraceptiva oral combinada, que cria artificialmente um nível constante de estrogênio sérico, que se mantém na faixa de *feedback* negativo, induzindo um nível correspondentemente baixo de hormônio liberador de gonadotrofina.

Ao contrário do estrogênio, os baixos níveis de progesterona têm um efeito de *feedback* positivo sobre a secreção de LH e FSH na pituitária (como visto imediatamente antes da ovulação) e contribuem para o aumento de LH e FSH. Altos níveis de progesterona, como observado na fase lútea, inibem a produção de LH e FSH na pituitária. Os efeitos de *feedback* positivo da progesterona ocorrem pelo aumento da sensibilidade ao GnRH na pituitária. Os efeitos de *feedback* negativo são gerados pela diminuição da produção de GnRH pelo hipotálamo e pela diminuição da sensibilidade ao GnRH na pituitária. Sabe-se que a progesterona somente pode ter esses efeitos na liberação do hormônio gonadotrófico após o uso de estrogênio (**Figura 3.1**).

Ovário

Começando com a menarca, os folículos primordiais contendo oócitos, parados na primeira fase da prófase na divisão meiótica, começarão a se ativar e crescer de maneira cíclica, causando a ovulação e subsequente menstruação no caso de não fertilização. No curso de um ciclo menstrual normal, o ovário passará por três fases: folicular, ovulatória e lútea.

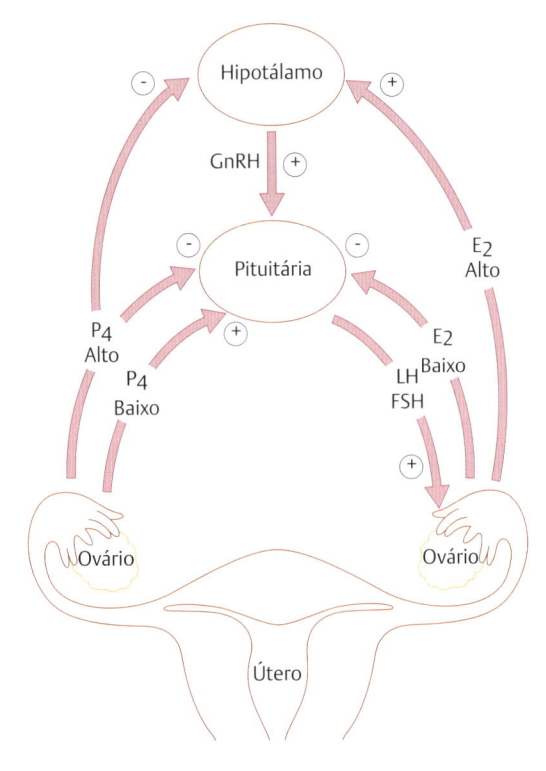

*N.B. o mecanismo da ação do feedback negativo de estrogênio é incerto

Figura 3.1 Eixo hipotálamo-pituitário. (E2, estrogênio; FSH, hormônio foliculoestimulante; GnRH, hormônio liberador de gonadotrofina; LH, hormônio luteinizante; P4, progesterona.)

Fase folicular

Os estágios iniciais do desenvolvimento folicular são independentes da estimulação hormonal. No entanto, o desenvolvimento folicular falhará no estágio pré-antral, e a atresia folicular ocorrerá se os hormônios hipofisários, LH e FSH, estiverem ausentes.

Os níveis de FSH aumentam nos primeiros dias do ciclo menstrual, quando os níveis de estrogênio, progesterona e inibina são baixos. Isto estimula o crescimento de uma coorte de pequenos folículos antrais nos ovários. Dentro dos folículos, existem dois tipos de células envolvidas no processamento de esteroides, incluindo estrogênio e progesterona. Elas são as células da teca e da granulosa, que respondem à estimulação de LH e FSH, respectivamente. O LH estimula a produção de andrógenos a partir do colesterol nas células da teca. Estes andrógenos são convertidos em estrogênios pelo processo de aromatização nas células da granulosa, sob a influência do FSH.

À medida que os folículos crescem, e a secreção de estrogênio aumenta, há um *feedback* negativo sobre a pituitária, causando a redução da secreção de FSH. Isto auxilia na seleção de um folículo, que deve continuar seu desenvolvimento em direção à ovulação – o folículo dominante. No ovário, o folículo que tem a maior atividade da enzima aromatase e a maior concentração de receptores de LH induzidos por FSH será o mais provável a sobreviver, à medida que os níveis de FSH caem, enquanto os folículos menores sofrerão atresia.

Existem outros mediadores autócrinos e parácrinos que desempenham um papel na fase folicular do ciclo menstrual. Eles incluem a inibina e a activina. A inibina é secretada pelas células da granulosa nos ovários por *feedback* na pituitária, reduzindo a liberação de FSH, e também parece melhorar a síntese de andrógeno em curso. A activina é estruturalmente semelhante à inibina, mas tem uma ação oposta. Ela é produzida nas células da granulosa e na hipofisária, e age para aumentar a ligação do FSH nos folículos.

Fatores de crescimento semelhantes à insulina (IGF-I, IGF-II) atuam como reguladores parácrinos. Os níveis circulantes não mudam durante o ciclo menstrual, mas os níveis de fluido folicular aumentam no período próximo à ovulação, com o nível mais alto encontrado no folículo dominante.

As kisspeptinas são proteínas que, descobriu-se recentemente, desempenham um papel na regulação do eixo HPO, pela mediação do efeito do hormônio metabólico leptina sobre o hipotálamo. Acredita-se que a leptina seja essencial na relação entre produção de energia, peso e saúde reprodutiva. Mutações no receptor da kisspeptina, gpr-54 estão associadas à puberdade atrasada ou ausente, provavelmente por causa de uma redução nos gatilhos ligados à leptina para liberação de gonadotrofina.

Ovulação

No final da fase folicular, que dura em média 14 dias, o folículo dominante cresceu até aproximadamente 20 mm de diâmetro. À medida que o folículo amadurece, o FSH induz os receptores de LH nas células da granulosa para compensar os níveis mais baixos de FSH e preparar o sinal para a ovulação. A produção de estrogênio aumenta até atingir o limiar necessário para estimular a ação de *feedback* positivo no hipotálamo e na pituitária e provocar o aumento do LH. Isto ocorre ao longo de 24–36 horas, período durante o qual a luteinização das células da granulosa, induzida pelo LH no folículo dominante, estimula a produção de progesterona, aumentando ainda mais a retroalimentação positiva da secreção de LH e causando um pequeno aumento periovulatório de FSH. Os andrógenos, sintetizados nas células da teca, também se elevam por volta da época da ovulação, e acredita-se que isto tenha um papel importante na estimulação da libido, garantindo que a atividade sexual provavelmente ocorra no momento da maior fertilidade.

O pico de LH é um dos melhores preditores de ovulação iminente, e este é o hormônio detectado na urina pela maioria dos testes de "predição de ovulação". O pico de LH tem outra função em estimular a retomada da meiose no oócito imediatamente antes de sua liberação. A ovulação física do oócito ocorre após a quebra da parede folicular, que acontece sob a influência de LH, FSH e enzimas proteolíticas, como ativadores do plasminogênio e prostaglandinas (PGs). Estudos mostraram que a inibição da produção de PG pode resultar em falha da ovulação. Assim, as mulheres que desejam engravidar devem ser aconselhadas a evitar tomar inibidores da PG sintetase, como a aspirina e o ibuprofeno, que podem inibir a liberação de oócitos.

Fase lútea

Após a liberação do oócito, as células da granulosa e da teca, remanescentes no ovário, formam o corpo lúteo (CL). As células da granulosa têm uma aparência vacuolada com pigmento amarelo acumulado, daí o nome CL ("corpo amarelo"). O CL sofre extensa vascularização a fim de suprir as células da granulosa com um rico suprimento sanguíneo para a esteroidogênese contínua. Isto é auxiliado pela produção local do fator de crescimento endotelial vascular (VEGF).

A secreção contínua de LH da pituitária e a atividade das células da granulosa garantem um suprimento de progesterona, que estabiliza o endométrio em preparação para a gravidez.

Os níveis de progesterona são mais altos durante a fase lútea do ciclo menstrual.

Estas alterações atuam também para suprimir a secreção de FSH e LH até um nível em que não estimule o crescimento folicular adicional durante esse ciclo.

A fase lútea dura 14 dias na maioria das mulheres, sem grande variação. Na ausência de gonadotrofina coriônica beta humana (βhCG) produzida a partir de um embrião implantado, o CL regride em um processo conhecido como luteólise. O CL maduro é menos sensível ao LH, produz menos progesterona e gradualmente desaparece do ovário. A supressão da secreção de progesterona provoca a descamação do endométrio e, portanto, a menstruação. A redução nos níveis de progesterona, estrogênio e inibição da pituitária causam aumento da secreção de hormônios gonadotróficos, particularmente FSH. Novos folículos pré-antrais começam a ser estimulados, e o ciclo começa novamente.

Endométrio

As alterações hormonais provocadas pelo eixo HPO durante o ciclo menstrual ocorrerão esteja o útero presente ou não. No entanto, as mudanças secundárias específicas no endométrio uterino são o sinal externo mais óbvio de ciclos regulares (**Figura 3.2**).

Fase proliferativa

O endométrio entra na fase proliferativa após a menstruação, quando os crescimentos glandular e estromal começam. O epitélio que reveste as glândulas endometriais se altera de uma única camada de células colunares para se transformar em um epitélio pseudoestratificado com mitoses frequentes. A espessura do endométrio aumenta rapidamente, de 0,5 mm na menstruação para 3,5 a 5 mm no final da fase proliferativa.

Fase secretora

Após a ovulação (geralmente por volta do 14º dia), há um período de atividade secretora glandular endometrial. Após o pico de LH, a proliferação celular induzida por estrogênio é inibida, e a espessura endometrial não aumenta mais. No entanto, as glândulas endometriais se tornarão mais tortuosas, as artérias espirais crescerão e o líquido será secretado nas células glandulares e no lúmen uterino. Mais tarde, na fase secretora, a progesterona induz a formação de uma camada transitória, conhecida como decídua, no estroma endometrial. Histologicamente, isto ocorre em torno dos vasos sanguíneos. As células do estroma apresentam aumento da atividade mitótica, com aumento do núcleo e formação de uma membrana basal (**Figura 3.3**).

Projeções apicais de células do epitélio endometrial, conhecidas como pinopódios, aparecem após os dias 21–22 e parecem ser um estágio dependente de progesterona para tornar o endométrio receptivo ao implante embrionário (**Figura 3.4**).

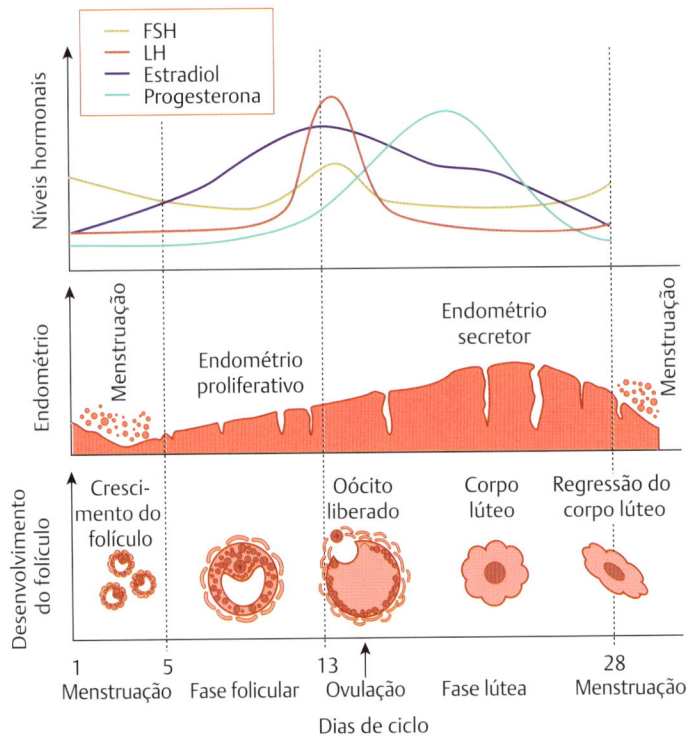

Figura 3.2 Alterações nos níveis hormonais, no endométrio e no desenvolvimento folicular durante o ciclo menstrual.

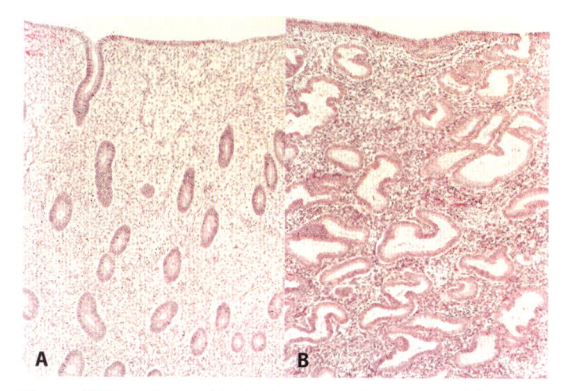

Figura 3.3 Seções teciduais do endométrio normal durante as fases **A:** proliferativa e **B:** secretora do ciclo menstrual.

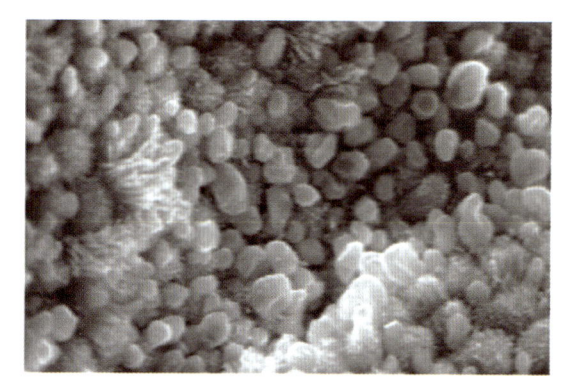

Figura 3.4 Fotomicrografia de pinopódios endometriais na fase de implantação.

Menstruação

A menstruação (dia 1) é a descamação do endométrio "morto" e cessa com o início da regeneração do endométrio (o que normalmente acontece nos dias 5-6 do ciclo). Imediatamente antes da menstruação, três camadas distintas podem ser vistas no endométrio. A camada basal são os 25% inferiores do endométrio, e esta camada permanece durante a menstruação e mostra poucas mudanças durante o ciclo menstrual. A porção média é o estrato esponjoso com estroma edematoso e glândulas dilatadas. A porção superficial (25% superiores) é o estrato compacto com células estromais decidualizadas proeminentes. Uma queda nos níveis circulantes de estrogênio e progesterona, aproximadamente 14 dias após a ovulação, leva à perda de fluido tecidual, vasoconstrição de arteríolas espirais e isquemia distal. Isto resulta na quebra do tecido e na perda das camadas superiores, juntamente com o sangramento das arteríolas remanescentes, e isto consiste no sangramento menstrual. A fibrinólise aumentada reduz a coagulação.

Os efeitos do estrogênio e progesterona no endométrio podem ser reproduzidos artificialmente, por exemplo, em pacientes que tomam a pílula contraceptiva oral combinada ou terapia de reposição hormonal (HRT), que experimentam uma hemorragia de privação durante a semana sem pílula a cada mês.

O sangramento vaginal cessará após 5-10 dias, com vasoconstrição das arteríolas e o início da regeneração endometrial. A hemostasia no endométrio uterino ocorre de forma diferente daquela em outras partes do corpo, uma vez que não envolve os processos de formação de coágulos e fibrose.

As influências endócrinas na menstruação são evidentes. No entanto, os mediadores parácrinos são menos conhecidos. A PG F2α, a endotelina-1 e o fator ativador de plaquetas (PAF) são vasoconstritores produzidos dentro do endométrio e provavelmente estão envolvidos na constrição dos vasos, iniciando e controlando a menstruação. Eles podem ser equilibrados pelo efeito de agentes vasodilatadores, como PG E2, prostaciclina (PGI) e óxido nítrico, que também são produzidos pelo endométrio. Pesquisas recentes mostraram que a retirada de progesterona aumenta a síntese de PG endometrial e diminui o metabolismo do PG. A enzima ciclo-oxigenase (COX)-2 e as quimiocinas estão envolvidas na síntese de PG, e é provável que seja o alvo de fármacos anti-inflamatórios não esteroides (NSAIDs) utilizados para o tratamento de ciclos menstruais dolorosos e intensos.

O reparo endometrial envolve a regeneração glandular e estromal e a angiogênese para reconstituir a vasculatura endometrial. VEGF e o fator de crescimento de fibroblastos (PGP) são encontrados dentro do endométrio, e ambos são poderosos agentes angiogênicos. O fator de crescimento epidérmico (EGF) parece ser responsável pela mediação da regeneração glandular e estromal induzida por estrogênio. Outros fatores de crescimento, como fatores de crescimento transformadores (TGFS) e IGFS, e as interleucinas também podem ser importantes.

Puberdade e desenvolvimento sexual secundário

Puberdade normal

A puberdade é o processo de desenvolvimento e maturação reprodutiva e sexual que transforma uma criança em um adulto. Durante a infância, o eixo HPO é suprimido, e os níveis de GnRH, FSH e LH são muito baixos. A partir dos 8-9 anos de idade, o GnRH é secretado em pulsos de crescente amplitude e frequência. Inicialmente estes pulsos estão relacionados com o sono, mas, à medida que a puberdade progride, ocorrem ao longo do dia. Isto estimula a secreção de FSH e LH pelas glândulas pituitárias, que por sua vez desencadeiam o crescimento folicular e a esteroidogênese no ovário. O estrogênio produzido pelo ovário inicia as mudanças físicas da puberdade. O mecanismo exato que determina o início da puberdade ainda é desconhecido, mas é influenciado por muitos fatores, incluindo raça, hereditariedade, peso corporal e exercício. A leptina desempenha um papel permissivo no início da puberdade.

As alterações físicas que ocorrem na puberdade são o desenvolvimento das mamas (telarca), crescimento de pelos pubianos e axilares (adrenarca), estirão de crescimento e início da menstruação (menarca).

Os primeiros sinais físicos da puberdade são brotamento das mamas, e isto ocorre 2-3 anos antes da menarca. O aparecimento de pelos pubianos é dependente da secreção de andrógenos suprarrenais, e geralmente ocorre após a telarca. Além do aumento dos níveis de hormônios suprarrenais e gonadais, a secreção do hormônio do crescimento também aumenta, levando a um surto de crescimento puberal. A idade média da menarca é de 12,8 anos e pode levar mais de 3 anos até que o ciclo menstrual estabeleça um padrão regular. Os ciclos iniciais são geralmente anovulatórios e podem ser imprevisíveis e irregulares. A ausência de menstruação é chamada de amenorreia e pode ser primária ou secundária (ver o **Quadro 3.2** na página 41). O desenvolvimento puberal foi descrito por Tanner, e os estágios de desenvolvimento da mama e dos pelos pubianos são frequentemente chamados de estágios de Tanner 1–5 (**Figura 3.5**).

Puberdade precoce

É definida como o início da puberdade antes dos 8 anos em uma menina ou 9 em um menino. Ela é classificada como central ou periférica. A puberdade precoce central é dependente de gonadotrofinas. A etiologia é frequentemente desconhecida, embora até 25% se devam a malformações do sistema nervoso central (CNS) ou tumores cerebrais. A puberdade precoce periférica, que é independente de gonadotrofinas, é sempre patológica e pode ser causada pela secreção estrogênica, como a ingestão exógena ou um tumor produtor de hormônios.

Puberdade tardia

Quando não há sinais de características sexuais secundárias com a idade de 14 anos, isto é chamado de

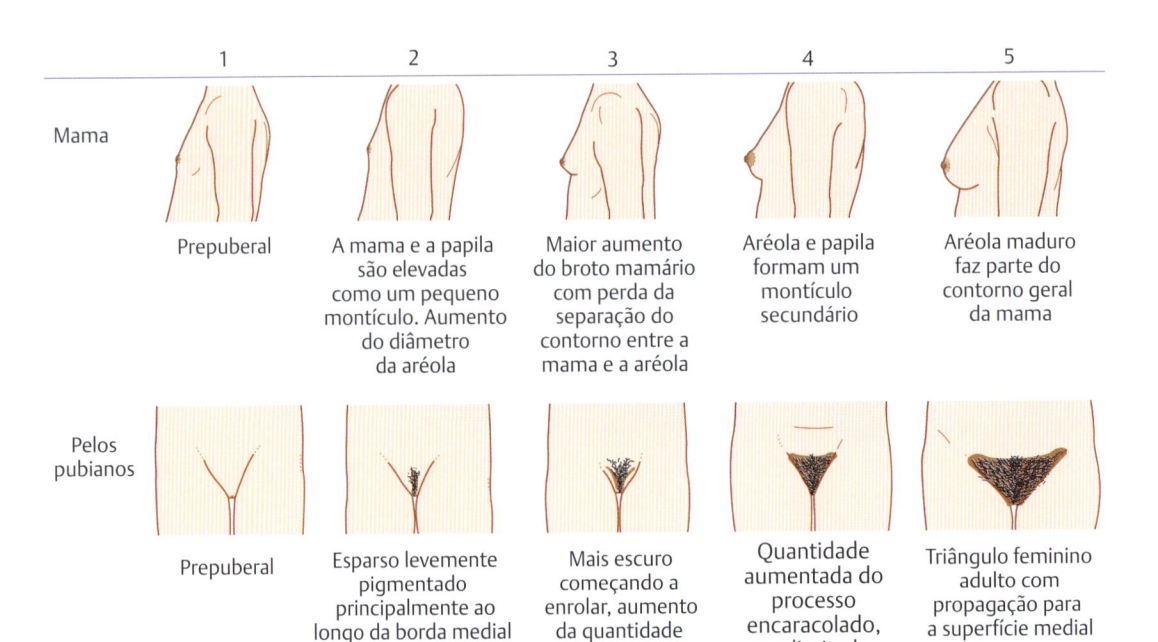

Figura 3.5 Estadiamento de Tanner.

puberdade tardia. Ela se dá por um defeito central (hipogonadismo hipogonadotrófico) ou por uma falha na função gonadal (hipogonadismo hipergonadotrófico), que são descritos a seguir.

> **Quadro 3.1** Hipogonadismo hipo e hipergonadotrófico
>
> *Hipo*gonadismo hipogonadotrófico
> - Origem central e pode ser constitucional, mas outras causas devem ser excluídas: elas incluem anorexia nervosa, exercícios excessivos e doenças crônicas, como diabetes ou insuficiência renal. Causas mais raras incluem tumor pituitário e síndrome de Kalman.
> - Associado à puberdade tardia e amenorreia primária.
>
> *Hiper*gonadismo hipogonadotrófico
> - É causado por falha gonadal.
> - A gônada não funciona apesar das altas gonadotrofinas.
> - Associado à síndrome de Turner e disgenesia gonadal XX.
> - A falência ovariana prematura pode ocorrer em qualquer idade, inclusive antes da puberdade, e pode ser idiopática, mas também pode fazer parte de um distúrbio autoimune ou metabólico ou após quimio ou radioterapia para câncer infantil.
> - Associado à puberdade tardia e amenorreia primária.
> - O hipogonadismo hipergonadotrófico também pode ocorrer mais tarde na vida e causará amenorreia secundária após o desenvolvimento sexual normal.

Transtornos do desenvolvimento sexual

DSDs são condições em que a sequência de eventos descrita anteriormente não acontece. As consequências clínicas disto dependem de onde, dentro da sequência, a variação ocorre. O DSD pode ser diagnosticado ao nascimento com genitália ambígua ou anormal, mas também pode ser visto na puberdade em meninas que apresentam amenorreia primária ou aumento da virilização.

Houve uma mudança na terminologia usada para se referir a essas condições nos últimos 10 anos. Termos mais antigos, como "hermafrodita" e "intersexo", são confusos tanto para o clínico quanto para os pacientes e, além disso, podem ser ofensivos. A terminologia aceita é resumida na *Tabela 3.1*.

Tabela 3.1 Resumo da terminologia para transtornos do desenvolvimento sexual (DSD)

Anterior intersexo	Aceito DSD
Pseudo-hermafrodita masculino	46, XY DSD
Subvirilização de XY masculino	
Submasculinização de XY masculino	
Pseudo-hermafrodita feminina	46, XX DSD
Supervirilização de XX feminino	
Masculinização de XX feminino	
Hermafrodita verdadeiro	DSD Ovotesticular

Causas não estruturais de DSD

Síndrome de Turner

O complemento total de cromossomos é 45 na síndrome de Turner, que resulta de uma ausência completa ou parcial de um cromossomo X (45XO). A síndrome de Turner é a anomalia cromossômica mais comum em mulheres, ocorrendo em 1 a cada 2.500 nascidas vivas. Um cariótipo em mosaico não é incomum, levando a uma apresentação variável. Embora possa haver variação, as características clínicas mais típicas incluem baixa estatura, pescoço alado (com pregas cutâneas bilaterais) e *cubitus valgo*.

Condições médicas associadas incluem coarctação da aorta, doença inflamatória intestinal, surdez neurossensorial e de condução, anomalias renais e disfunção endócrina, como doença autoimune da tireoide.

Nessa condição, o ovário não completa seu desenvolvimento normal, e apenas o estroma está presente no nascimento. As gônadas são chamadas de "gônadas indiferenciadas" e não produzem estrogênio ou oócitos. O diagnóstico é geralmente feito no nascimento ou na primeira infância a partir da aparência clínica do bebê ou decorrente da baixa estatura durante a infância. No entanto, em cerca de 10% das mulheres, o diagnóstico não é feito até a adolescência, quando se manifesta com puberdade tardia. Os ovários não produzem estrogênio, portanto, as mudanças físicas normais da puberdade não podem acontecer. Na infância, o tratamento é focado no crescimento, mas na adolescência se concentra na indução da puberdade. A gravidez é possível somente com a doação de óvulos. O reforço e o apoio psicológico são importantes. Nas meninas com mosaicismo, o quadro clínico pode variar, e a puberdade e a menstruação normais podem ocorrer, mas com precocidade dos ciclos menstruais.

Disgenesia gonadal 46XY

Nesta situação, as gônadas não se desenvolvem em testículos, apesar da presença de um cariótipo XY. Em cerca de 15% dos casos, isto é por causa de uma mutação no gene SRY no cromossomo Y, mas na maioria dos casos a causa é desconhecida. Na disgenesia gonadal completa (síndrome de Swyer), a gônada permanece como uma gônada indiferenciada e não produz nenhum hormônio. Na ausência do hormônio antimülleriano (AMH), as estruturas müllerianas não regridem, e o útero, a vagina e as tubas uterinas desenvolvem-se normalmente.

Na ausência de testosterona não ocorre a virilização do feto. O fenótipo do bebê é feminino, embora tenha um cromossomo XY. As gônadas não funcionam e geralmente se apresentam na adolescência com puberdade tardia. A gônada disgenética apresenta alto risco de malignidade e deve ser removida, quando o diagnóstico é feito. Isto geralmente é realizado por laparoscopia. A puberdade deve ser induzida com estrogênio, e gravidezes foram relatadas com um oócito doado. A investigação completa para o diagnóstico, incluindo o cariótipo XY, é essencial, embora isto possa ser devastador, e um suporte psicológico especializado seja crucial.

A disgenesia gonadal mista é uma condição mais complexa. O cariótipo pode ser 46XX, mas o mosaicismo XX/XY está presente em até 20% dos casos. Nesta situação, tanto o tecido ovariano quanto o testicular podem estar presentes e, em caso afirmativo, essa condição é conhecida como DSD ovotesticular. Os achados anatômicos variam dependendo da função das gônadas. Por exemplo, se o testículo estiver funcional, o bebê irá virilizar e ter genitália masculina ambígua ou normal. As estruturas müllerianas estão geralmente ausentes, quando existe testículo funcionante, mas um útero unicorno pode estar presente se houver um ovário ou gônadas indiferenciadas.

DSD 46XY

A causa mais comum de DSD 46XY, síndrome de insensibilidade androgênica completa (CAIS), em que não ocorre a virilização da genitália externa, é decorrente de uma incapacidade parcial ou completa do receptor de andrógeno para responder à estimulação de androgênio. No feto com CAIS, os testículos se formam normalmente por causa da ação do gene SRY. No momento adequado, estes testículos secretam AMH, levando à regressão dos ductos müllerianos. Portanto, as mulheres com CAIS não têm útero.

A testosterona também é produzida no momento adequado; no entanto, em razão da incapacidade de resposta do receptor androgênico, não acontece a virilização da genitália externa e em vez disso ocorre o desenvolvimento feminino. O bebê nasce com genitália externa feminina normal, um útero ausente e testículos que são encontrados em algum lugar em sua linha de descendência pelo abdome, da pelve até o canal inguinal.

Em geral, o diagnóstico é feito na puberdade, em uma menina com amenorreia primária, embora possa se apresentar com um quadro de hérnia inguinal em uma menina mais jovem, se os testículos estiverem no canal inguinal. Uma vez feito o diagnóstico, o manejo inicial é psicológico, com a revelação completa do cariótipo XY e a informação de que a paciente será infértil.

A gonadectomia é recomendada por causa do pequeno risco em longo prazo de malignidade testicular, embora isto possa ser adiado até após a puberdade. Assim que as gônadas forem removidas, será necessário um tratamento de longa duração com HRT. A vagina é geralmente encurtada, e o tratamento será necessário para criar uma vagina adequada para a penetração sexual. A dilatação vaginal é o método mais eficaz para melhorar o comprimento vaginal e deve ser feita com a inserção de moldes vaginais de comprimento e largura gradualmente crescentes durante pelo menos 30 minutos por dia. Operações de reconstrução vaginal cirúrgica são reservadas para aquelas mulheres que não responderam a um programa de tratamento de dilatação. Em casos de insensibilidade parcial aos andrógenos, pode haver uma resposta com virilização limitada ao receptor de androgênio. O diagnóstico em geral é feito no nascimento, quando a criança apresenta genitália ambígua.

Deficiência de 5-alfa-redutase

Nessa condição, o feto tem um cariótipo XY e testículos com funcionamento normal que produzem testosterona e AMH. No entanto, o feto é incapaz de converter a testosterona em di-hidrotestosterona nos tecidos periféricos e, portanto, não consegue virilizar normalmente. A apresentação clínica é geralmente de genitália ambígua no nascimento, mas pode ocorrer também um quadro de virilização na puberdade em uma criança do sexo feminino, por causa do grande aumento na testosterona circulante no início da puberdade. No mundo ocidental, a criança geralmente é designada para um sexo feminino de criação, mas há descrições de algumas comunidades em que a transição de um sexo feminino para masculino na puberdade é aceita.

DSD 46XX

A causa mais comum de DSD 46XX, a hiperplasia congênita da suprarrenal (CAH), leva à virilização de um feto feminino. Isto se dá por uma deficiência enzimática na via de produção de corticosteroides na glândula suprarrenal, com mais de 90% sendo decorrente de uma deficiência na 21-hidroxilase, que converte progesterona em desoxicorticosterona, e 17-hidroxiprogesterona (17-OHP) em desoxicortisol. Os níveis reduzidos de cortisol produzidos provocam um ciclo de *feedback* negativo, resultando em hiperplasia das glândulas suprarrenais. Isto leva a um excesso de precursores androgênicos e, depois, à produção elevada de testosterona. O aumento dos níveis de andrógenos em um feto feminino levará à virilização da genitália externa. O clitóris é aumentado, e os lábios são fundidos e de aparência escrotal. A parte superior da vagina se une à uretra e se abre como um canal comum no períneo. Além disso, dois terços das crianças com 21-hidroxilase CAH podem apresentar a forma "perdedora de sal", que também afeta a capacidade de produzir aldosterona. Isto representa uma situação de risco à vida, e essas crianças muitas vezes ficam gravemente doentes em poucos dias após o nascimento. Indivíduos afetados necessitam de reposição esteroidal por toda a vida, como hidrocortisona, juntamente com fludrocortisona para perdedores de sal. Uma vez que o bebê esteja bem e estabilizado em seu regime de esteroides, o tratamento cirúrgico da genitália é considerado. Tradicionalmente, todas as crianças do sexo feminino com CAH foram submetidas à cirurgia genital feminizante no primeiro ano de vida. Este manejo é controverso, já que pacientes adultos com CAH estão muito insatisfeitos com o resultado de sua cirurgia e argumentam que a cirurgia deveria ter sido adiada até que tivessem idade suficiente para ter uma escolha. A cirurgia certamente deixa cicatrizes e pode reduzir a sensibilidade sexual, mas a alternativa de deixar a genitália virilizada durante toda a infância pode ser difícil de ser considerada pelos pais. Atualmente, os casos são gerenciados individualmente por uma equipe multidisciplinar (MDT), envolvendo cirurgiões, endocrinologistas e psicólogos.

Transtornos da regularidade menstrual

Amenorreia e oligomenorreia

A amenorreia é definida como a ausência de menstruação por mais de 6 meses na ausência de gravidez em uma mulher em idade fértil, e a oligomenorreia é definida como períodos irregulares em intervalos de mais de 35 dias, com apenas 4–9 períodos por ano. As causas podem ser hipotalâmicas, hipofisárias, ovarianas ou endometriais, e tanto a amenorreia quanto a oligomenorreia podem ser primárias ou secundárias.

> **Quadro 3.2** Amenorreia
>
> - A amenorreia primária é quando as meninas não menstruam até os 16 anos de idade.
> - A amenorreia secundária é a ausência de menstruação por mais de 6 meses em uma mulher normal em idade reprodutiva que não é causada por gravidez, lactação ou menopausa.

Distúrbios hipotalâmicos

As causas de distúrbios hipotalâmicos que podem levar a um hipogonadismo hipogonadotrófico são as seguintes:

- Excesso de exercícios, perda de peso e estresse.
- Lesões hipotalâmicas (craniofaringioma, glioma), que podem comprimir o tecido hipotalâmico ou bloquear a dopamina.
- Lesões cranianas.
- Síndrome de Kallman (condição recessiva ligada ao X resultando em deficiência de GnRH causando genitália subdesenvolvida).
- Transtornos sistêmicos, incluindo sarcoidose, tuberculose, resultando em um processo infiltrativo na região hipotálamo-hipofisária.
- Drogas: progestogênios, HRT ou antagonistas da dopamina.

Distúrbios da pituitária

Os distúrbios da pituitária também podem provocar um hipogonadismo hipogonadotrófico, com as seguintes causas:

- Adenomas, dos quais o prolactinoma é mais comum.

- Necrose pituitária (p. ex., síndrome de Sheehan, causada por hipotensão prolongada após hemorragia obstétrica grave).
- Lesão iatrogênica (cirurgia ou radioterapia).
- Falha congênita do desenvolvimento pituitário.

Distúrbios dos ovários

A anovulação é frequentemente causada pela síndrome dos ovários policísticos (PCOS), descrita a seguir. A insuficiência ovariana é a causa do hipogonadismo hipergonadotrófico. A falência ovariana prematura (POF) é definida como a cessação de períodos menstruais antes dos 40 anos de idade e é descrita no Capítulo 8, *Menopausa e Saúde Pós-Reprodutiva*.

Distúrbios do endométrio

A amenorreia primária pode resultar de defeitos müllerianos no trato genital, incluindo um útero ausente ou anormalidades do trato de saída, levando a um hematocolpo. A amenorreia secundária pode resultar de uma cicatrização anormal do endométrio, chamada síndrome de Asherman, e é descrita mais adiante no Capítulo 4, *Distúrbios do Sangramento Menstrual*.

As descobertas da história devem guiar o exame (Tabela 3.2). Uma inspeção geral da paciente deve ser realizada para avaliar o índice de massa corporal (BMI), características sexuais secundárias (crescimento de pelos, desenvolvimento de mama com de Tanner) e sinais de anormalidades endócrinas (hirsutismo, acne, estrias abdominais, rosto de lua, alterações na pele). Se o histórico for sugestivo de uma lesão pituitária, uma avaliação dos campos visuais é indicada. A genitália externa e um exame vaginal devem ser realizados para detectar anormalidades estruturais ou demonstrar alterações atróficas consistentes com o hipo-estrogenismo.

Investigação de amenorreia/oligomenorreia

Os resultados da história e do exame devem orientar a escolha e a ordem das investigações. Um teste de

Tabela 3.2 História e exame da paciente com amenorreia/oligomenorreia

Informações necessárias	Fatores relevantes	Possíveis diagnósticos
Histórico do desenvolvimento incluindo menarca	Puberdade tardia/incompleta	Malformação congênita ou anormalidade cromossômica
Histórico menstrual	Oligomenorreia	PCOS
	Amenorreia secundária	POF
Histórico reprodutivo	Infertilidade	PCOS
		Malformação congênita
Sintomas cíclicos	Dor cíclica sem menstruação	Malformação congênita
		Hímen não perfurado
Crescimento do cabelo	Hirsutismo	PCOS
Peso	Perda de peso dramática	Mau funcionamento hipotalâmico
	Dificuldade em perder peso	PCOS
Estilo de vida	Exercício, estresse	Mau funcionamento hipotalâmico
História médica pregressa	Doenças sistêmicas (p. ex., sarcoidose)	Mau funcionamento hipotalâmico
História cirúrgica pregressa	Histerectomia	Asherman
História de medicamentos	Agonistas da dopamina, HRT	Mau funcionamento hipotalâmico
Dor de cabeça		Adenoma pituitário
Galactorreia		Prolactinoma
Distúrbio visual		Adenoma pituitário

HRT, terapia de reposição hormonal; PCOS, síndrome dos ovários policísticos; POF, falência ovariana prematura.

Transtornos da regularidade menstrual

Tabela 3.3 Manejo da amenorreia/oligomenorreia

Causa	Manejo
Baixo BMI	Aconselhamento e apoio dietético
Lesões hipotalâmicas (p. ex., glioma)	Cirurgia
Hiperprolactinemia/prolactinoma	Agonista da dopamina (p. ex., cabergolina ou bromocriptina) ou cirurgia, se a medicação falhar
POF	HRT ou COCP, consulte o Capítulo 8
PCOS	COCP, clomifeno, ver a seguir
Asherman	Adesiólise e inserção de IUD no momento da histeroscopia, consulte o Capítulo 17
Estenose cervical	Histeroscopia e dilatação cervical, consulte os Capítulos 16 e 17

BMI, índice de massa corporal; COCP, pílula contraceptiva oral combinada; HRT Terapia de reposição hormonal; IUD, dispositivo intrauterino; PCOS, síndrome dos ovários policísticos; POF, falência ovariana prematura.

gravidez deve ser realizado se a paciente for sexualmente ativa.

Sangue pode ser colhido para LH, FSH e testosterona; níveis elevados de LH ou testosterona aumentada podem ser sugestivos de PCOS, e um FSH elevado pode ser sugestivo de POF. Um nível elevado de prolactina pode indicar um prolactinoma. A função da tireoide deve ser verificada se clinicamente indicada. Uma ultrassonografia pode ser útil detecção da apresentação clássica dos ovários policísticos (**Figura 3.6**), e uma ressonância magnética (MR) do cérebro deverá ser realizada, caso os sintomas sejam consistentes com um adenoma pituitário. A histeroscopia não é rotineira, mas é uma investigação adequada, se houver suspeita de síndrome de Asherman ou de estenose cervical. A cariotipagem é um teste diagnóstico da síndrome de Turner e de outras anormalidades sexuais dos cromossomos.

O tratamento da amenorreia/oligomenorreia é descrito na *Tabela 3.3*. Descrições mais específicas de gerenciamento são detalhadas nos capítulos indicados.

Síndrome do ovário policístico

A PCOS é uma síndrome de disfunção ovariana, que se acompanha de alterações características do hiperandrogenismo e da morfologia dos ovários policísticos (**Figura 3.6**). A prevalência de visualização de ovários policísticos na ultrassonografia é de cerca de 25% entre todas as mulheres, mas nem sempre está associada à síndrome completa. As manifestações clínicas incluem irregularidades menstruais, sinais de excesso de andrógeno (p. ex., hirsutismo e acne) e obesidade. Níveis séricos elevados de LH, evidência bioquímica de hiperandrogenismo e aumento da resistência à insulina também são características comuns.

A PCOS está associada a um risco aumentado de diabetes tipo 2 e eventos cardiovasculares. Afeta cerca de 5-10% das mulheres em idade reprodutiva. A etiologia da PCOS não é completamente clara, embora a tendência familiar frequente aponte para uma causa genética.

Características clínicas

- Oligomenorreia/amenorreia em até 75% das pacientes, predominantemente relacionada com a anovulação crônica.
- Hirsutismo.

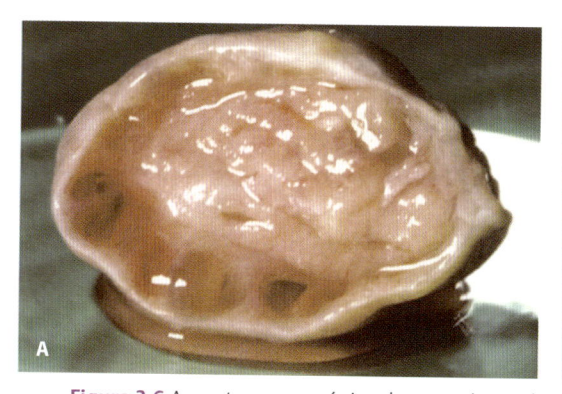

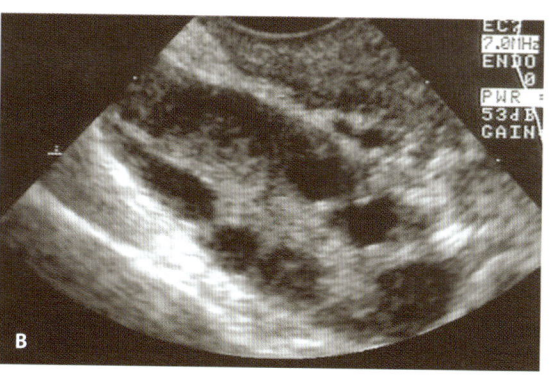

Figura 3.6 Aspecto macroscópico de um ovário policístico (**A**) e imagem da ultrassonografia transvaginal (**B**).

- Subfertilidade em até 75% das mulheres.
- Obesidade em pelo menos 40% das pacientes.
- Acantose *nigricans* (áreas de aumento da pigmentação com textura aveludada da pele ocorrem nas axilas e outras regiões de flexão).
- Pode ser assintomática.

Diagnóstico

As pacientes devem ter duas das três características abaixo:

- Amenorreia/oligomenorreia.
- Hiperandrogenismo clínico ou bioquímico.
- Ovários policísticos em ultrassonografia. Os critérios ultrassonográficos para o diagnóstico de ovário policístico são a visualização de oito ou mais folículos subcapsulares, com diâmetro < 10 mm e aumento do estroma ovariano. Embora esses achados apoiem o diagnóstico de PCOS, eles não são, por si só, suficientes para identificar a síndrome.

Tratamento

O manejo da PCOS envolve o seguinte:

- Pílula contraceptiva oral combinada (COCP) para regular a menstruação. Isto também aumenta a globulina de ligação a hormônios sexuais, o que ajudará a reduzir os sintomas androgênicos.
- Progesterona oral cíclica: usada para regular um sangramento de privação.
- Clomifeno: pode ser usado para induzir a ovulação onde a infertilidade é um fator relevante.
- Aconselhamento sobre estilo de vida: a modificação da dieta e o exercício são apropriados nessas pacientes, pois elas têm um risco aumentado de desenvolver diabetes e doenças cardiovasculares mais tarde na vida. O exercício aeróbico demonstrou melhorar a resistência à insulina.
- Redução de peso.
- Perfuração ovariana, um procedimento laparoscópico para destruir um pouco do estroma ovariano e que pode levar a ciclos ovulatórios.
- Tratamento do hirsutismo/sintomas androgênicos:
  - creme de eflornitina (Vaniqua™) aplicado topicamente;
  - acetato de ciproterona (um antiandrogênico contido na pílula contraceptiva Dianette™, por vezes utilizado isoladamente);
  No Brasil corresponde ao Diane 35, Selene e outros similares.
  - metformina: é benéfica em um subconjunto de pacientes com PCOS, como aquelas com hiperinsulinemia e fatores de risco cardiovascular. Melhora os parâmetros de resistência à insulina, hiperandrogenemia, anovulação e acne na PCOS, e pode auxiliar na perda de peso. É menos eficaz que o clomifeno para a indução da ovulação e não melhora o resultado da gravidez;
  - análogos do GnRH com baixa dose de HRT: este regime deve ser reservado para mulheres intolerantes a outras terapias;
  - tratamentos cirúrgicos (p. ex., *laser* ou eletrólise).

Síndrome pré-menstrual

A síndrome pré-menstrual (PMS) é a ocorrência de sintomas somáticos, psicológicos e emocionais cíclicos que ocorrem na fase lútea (pré-menstrual) do ciclo menstrual e desaparecem quando a menstruação cessa. Os sintomas pré-menstruais ocorrem em quase todas as mulheres em idade reprodutiva. Em 3-60% os sintomas são graves, causando perturbações na vida cotidiana, em particular nas relações interpessoais.

Etiologia

A etiologia precisa da PMS é desconhecida, mas a atividade ovariana cíclica e os efeitos do estradiol e da progesterona em certos neurotransmissores, incluindo a serotonina, parecem desempenhar um papel relevante.

História e exame

É provável que a paciente se queixe de alguns ou de todos os itens a seguir: inchaço, ganho de peso cíclico, mastalgia, cólicas abdominais, fadiga, dor de cabeça, depressão, irritabilidade. A natureza cíclica da SPM é a base do diagnóstico.

Um quadro de sintomas, a ser preenchido pela paciente prospectivamente, pode ajudar.

Tratamento

O manejo da SPM é mostrado na **Figura 3.7**.

Transtornos da regularidade menstrual

```
                    ┌─────────────────────────┐
                    │    PMS leve a moderada  │
                    └────────────┬────────────┘
                                 ▼
                  ┌──────────────────────────────────────────────────────────┐
                  │ Incentivo a um estilo de vida mais saudável, melhor      │
                  │ nutrição e exercícios regulares                          │
                  │   Menos gordura, açúcar, sal, cafeína e álcool           │
 A PMS grave      │   Refeições frequentes, de preferência ricas em fibras   │
 às vezes         │   Mais fibras, frutas, legumes                           │
 melhora com      └──────────────────────────────────────────────────────────┘
 os tratamentos
 dos dois
 primeiros
 níveis, mas
 pode exigir
 formas mais
 agressivas
 de manejo
```

Manejo do estresse:
- Relaxamento
- Yoga
- Meditação
- Técnicas de respiração

Aconselhamento/apoio:
- Família
- Amigos
- Conselheiro profissional
- NAPS

Terapias complementares:
- Vitex agnus castus 20–40 mg/dia
- Isoflavonas de trevo vermelho 40–80 mg/dia
- Erva de São João (cuidado com interações medicamentosas)

Vitamina e minerais:
- Vitamina B6, no máximo 50 mg/dia com supervisão de GP
- Magnésio 250 mg/dia
- Cálcio 1 g/dia + vitamina D 10 µg/dia, especialmente para enxaqueca

---

PMS moderada a grave

Abordagem fisiológica

Antidepressivos seletivos de inibidores da recaptação de serotonina (contínuos ou na fase lútea)
- Fluoxetina 20–40 mg/dia
- Citalopram 10–20 mg/dia
- Escitalopram 10–20 mg/dia

Terapia cognitivo-comportamental

Supressão do ciclo menstrual

Algumas pílulas anticoncepcionais orais combinadas (p. ex., Yasmin, Yaz)

Supressão do ciclo com o estradiol transdérmico (adesivos de 100 µg ou 4 doses de estradiol 0,06%)

Oposição progestogênica (utrogestan 200 mg D17–D28 ou Mirena)

PMS resistente ou efeitos colaterais persistentes com progestogênios - consulte o ginecologista

Análogos de GnRH + reposição de HRT
(p. ex., goserelina 3,6 mg SC/mês ou triptorelina 3,0 mg SC/mês com adição de HRT combinada contínua ou 2,5 mg de tibolona)

Cirurgia

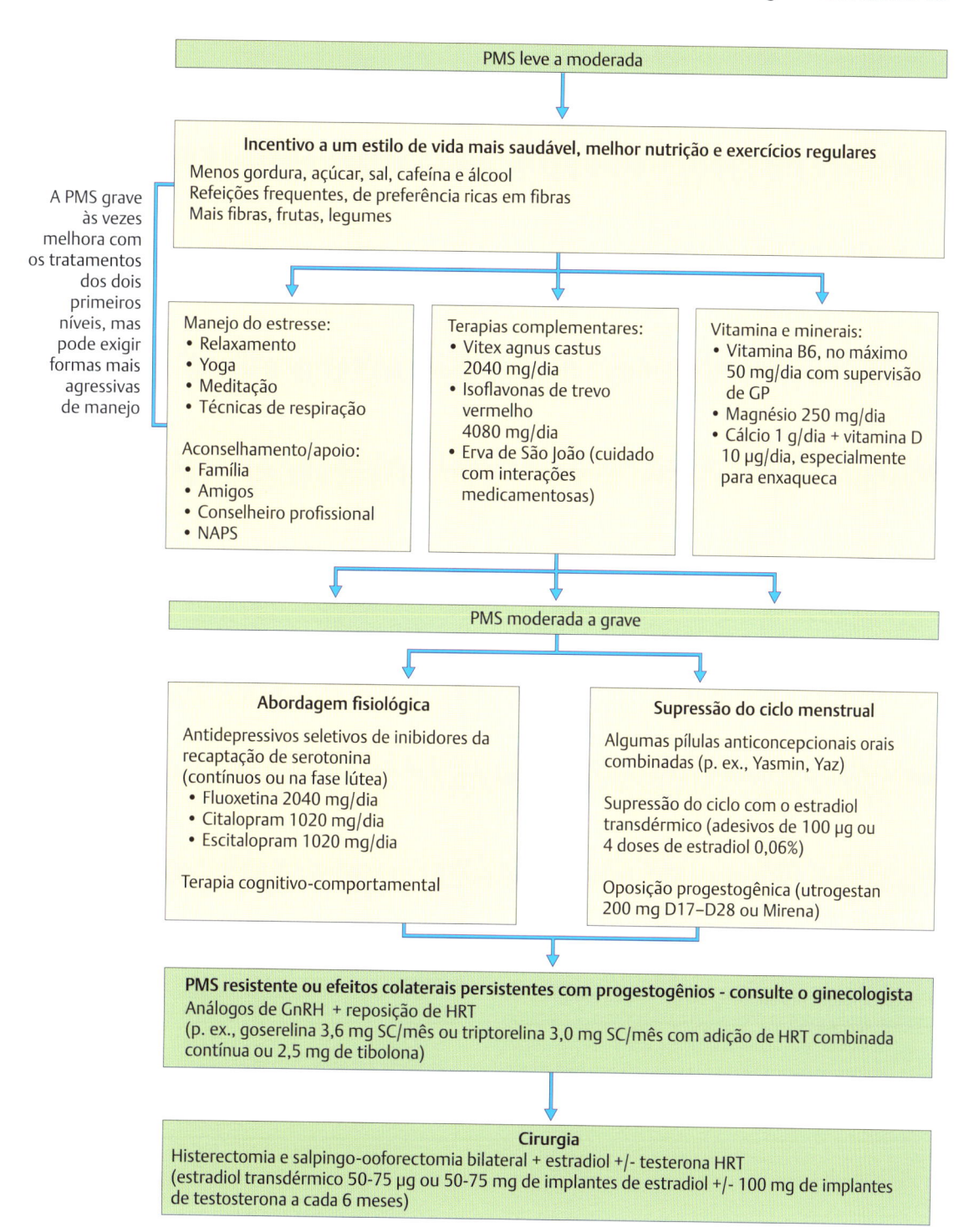

Histerectomia e salpingo-ooforectomia bilateral + estradiol +/- testerona HRT
(estradiol transdérmico 50-75 µg ou 50-75 mg de implantes de estradiol +/- 100 mg de implantes de testosterona a cada 6 meses)

Figura 3.7 Algoritmo para o tratamento da síndrome pré-menstrual (PMS). (GP, clínico geral; GnRH, hormônio liberador de gonadotrofina; HRT, terapia de reposição hormonal; NAPS, National Association for Premenstrual Syndrome.) (Adaptado com permissão das Diretrizes da Associação Nacional para Síndrome Pré-Menstrual, www.pms.org.uk.)

- Terapias simples: incluem redução do estresse, limitação de álcool e cafeína e exercícios.
- Tratamentos médicos:
  - COCP: o regime mais eficaz parece ser o uso de biciclo ou triciclo de cartelas de pílulas (isto é, duas ou três cartelas seguidas sem interrupção programada);
  - estrogênio transdérmico: foi demonstrado que ele reduz significativamente os sintomas da SPM, superando as flutuações do ciclo normal;
  - os análogos do GnRH são um tratamento muito eficaz para a PMS, uma vez que inibem a atividade ovariana. Para reduzir o risco de osteoporose, recomenda-se que uma forma combinada contínua de terapia de reposição hormonal seja administrada concomitantemente;
  - inibidores seletivos da recaptação de serotonina (ISRSs): há boas evidências de que esse grupo de drogas melhore significativamente a PMS.
- Histerectomia com salpingo-ooferectomia bilateral: este procedimento obviamente remove completamente o ciclo ovariano. Ele deve ser realizado somente se todos os outros tratamentos falharem. É essencial que essas pacientes realizem um ensaio pré-operatório com análogo do GnRH como um "teste" para garantir que a cessação da função ovariana (pela remoção dos ovários durante a histerectomia) realmente cure o problema.
- Vitaminas: estudos iniciais sugerem que o magnésio, o cálcio e as isoflavonas e a vitamina B6 podem ser úteis no tratamento da SPM.
- Terapias alternativas:
  - os resultados iniciais da erva-de-são-joão são promissores, particularmente na melhora do humor. Embora o óleo de Prímula seja comumente usado, não há evidências para apoiar este tratamento para SPM;
  - terapia cognitivo-comportamental (CBT): a CBT parece ser particularmente eficaz quando combinada com SSRIs.

PONTOS-CHAVE DE APRENDIZAGEM

- O hipotálamo, a pituitária, o ovário e o endométrio têm uma interação sutil.
- A puberdade normal e um ciclo menstrual regular exigem a função normal de cada órgão e uma interação hormonal saudável.
- DSD pode ser diagnosticado no nascimento, mas em alguns o diagnóstico é feito nos casos de puberdade atrasada ou amenorreia primária.
- A oligomenorreia e a amenorreia podem ser primárias ou secundárias e podem ser causadas por distúrbios hormonais, hipotalâmicos, pituitários, ovarianos ou outros. Eles também podem ser causados por problemas endometriais.
- PCOS é um distúrbio comum associado à oligomenorreia.
- A PMS é comum e pode ser tratada com terapias simples ou com tratamentos médicos.

Leitura adicional

Balen AH, Conway GS, Homburg R, Legro RS (2005). *Polycystic Ovary Syndrome: A Guide to Clinical Management*. London, New York: Taylor & Francis.

Hughes IA, Houk C, Ahmed SF, Lee PA; LWPES Consensus Group; ESPE Consensus Group (2006). Consensus statement on management of intersex disorders. *Arch Dis Child* 91(7):554-63.

National Association for Premenstrual Syndrome. http://www.pms.org.uk/assets/files/guidelinesfinal60210.pdf.

Autoavaliação

HISTÓRIA DE CASO

Uma mulher de 22 anos veio à consulta com seu médico com queixas de períodos menstruais irregulares e excesso de pelos e manchas faciais. Ela relatou um aumento de 5 kg no último ano. O exame não apresentou nenhum achado notável, mas seu BMI estava aumentado, em 30.

A Quais características adicionais do histórico você procuraria?
B Descreva as investigações e o manejo.

RESPOSTAS

A No histórico, seria importante saber o número de ciclos menstruais no último ano, pois a oligomenorreia é um fator de risco para hiperplasia endometrial. Embora tenha apenas 22 anos, seria importante conhecer seus planos futuros de gestação, já que muitas mulheres terão lido sobre ovários policísticos na internet e se preocupado com o risco de infertilidade. Pergunte se ela tem um parceiro no momento e se ela é sexualmente ativa. Pergunte sobre contraindicações para a pílula, pois mesmo sem investigação a possibilidade de PCOS deve ter ocorrido a você, porque é a causa mais comum de anovulação e está fortemente associada à obesidade. Você descobre que ela não tem contraindicações para a pílula, tem um parceiro e é sexualmente ativa usando preservativos, mas não quer ter filhos ainda.

B Você recomenda uma ultrassonografia transvaginal (TVUSS).
Isto revela que os ovários estão aumentados com mais de 10 folículos pré-antrais de cada lado com um estroma denso. A combinação disso com os sinais clínicos é o suficiente para fazer um diagnóstico de PCOS, e você não precisa realizar mais exames de sangue neste momento.
O tratamento médico de primeira linha seria a pílula contraceptiva oral. Isto regulará seus ciclos menstruais e ajudará a reduzir o crescimento de pelos faciais, elevando a globulina de ligação de hormônios sexuais (SHBG), reduzindo assim a testosterona livre. No entanto, o tratamento mais importante é reduzir seu peso e aumentar seu exercício aeróbico, pois a redução do peso promoverá a ovulação espontânea.

PERGUNTAS SBA

1 Menstruação é a descamação do endométrio morto. Quais dos fatos a seguir estão corretos? Escolha a melhor resposta única.
   A Durante a menstruação, o extrato basal é eliminado.
   B Durante a menstruação, o extrato compacto é eliminado.
   C Durante a menstruação, a fibrinólise é aumentada.
   D A regeneração endometrial começa após a ovulação.
   E A vasodilatação das arteríolas espirais precede a menstruação.

RESPOSTA

B Antes da menstruação, ocorre vasoconstrição das arteríolas espirais, causando isquemia.
O extrato basal permanece, enquanto o compacto é descamado. A fibrinólise é aumentada para prevenir a coagulação; a hemóstase não é a mesma que em outros lugares do corpo. A regeneração endometrial começa quando a hemorragia termina.

2 Com relação à síndrome dos ovários policísticos (PCOS), qual das seguintes afirmações é verdadeira? Escolha a melhor resposta única.

A A PCOS é uma causa incomum de anovulação.
B Evidência ultrassônica de ovários policísticos está presente em 50% de todas as mulheres.
C A PCOS está associada à obesidade em 10% das mulheres.
D A PCOS está associada a acanthosis nigricans.
E O diagnóstico de PCOS somente pode ser feito com evidência bioquímica de hiperandroginismo.

RESPOSTA

D A PCOS é a causa mais comum de anovolução. Com base apenas na ultrassonografia, os ovários tipo PCOS são observados em 25% das mulheres, algumas das quais não são sintomáticas. Mais de 40% das mulheres com PCOS têm excesso de peso, e a PCOS está associada à acanthosis nigricans mediada por um alto teor de insulina. As mulheres devem ter dois dos três critérios diagnósticos: evidência ultrassônica de PCOS, hiperandrogenismo clínico ou bioquímico, anovulação crônica.

Distúrbios do sangramento menstrual

CAPÍTULO 4

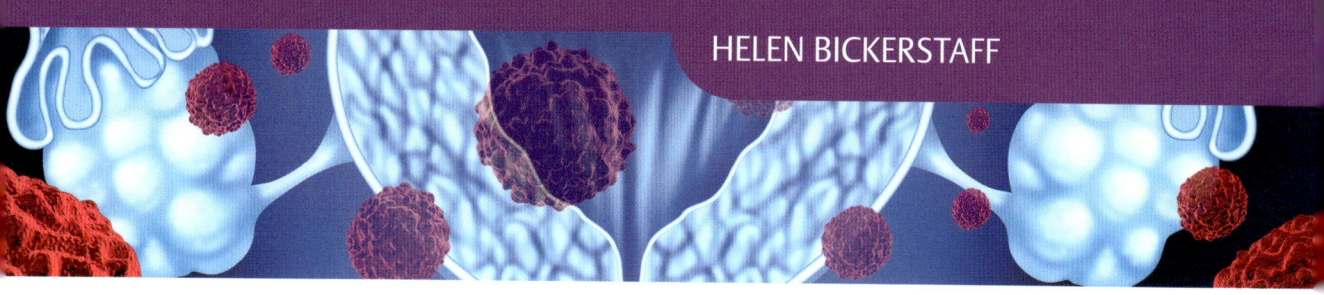

HELEN BICKERSTAFF

Introdução 49
Sangramento menstrual intenso 50
Dismenorreia 54
Leitura adicional 55
Autoavaliação 56

OBJETIVOS DE APRENDIZAGEM

- Compreender os sintomas e a etiologia do sangramento uterino anormal (AUB).
- Descrever a terminologia do AUB.
- Compreender os sintomas, investigações e manejo do sangramento menstrual intenso (HMB).
- Avaliar o impacto do HMB na capacidade funcional.
- Compreender as causas e a investigação da dismenorreia.
- Compreender a ação dos medicamentos utilizados para menorragia e dismenorreia.

Introdução

Os distúrbios do sangramento menstrual, agora denominados AUB, são uma das razões mais comuns para as mulheres frequentarem o clínico geral (GP) e, posteriormente, um ginecologista. Apesar de raramente representar um risco à vida, os distúrbios menstruais podem causar grandes transtornos sociais, psicológicos e ocupacionais. Existem vários tipos de sangramento anormal, e sua terminologia deve ser conhecida. Sangramento menstrual intenso (HMB), sangramento intermenstrual (IMB), sangramento pós-coital (PCB) e sangramento pós-menopausa (PMB) devem ser investigados e tratados mais adiante, conforme descrito nos capítulos indicados. As investigações iniciais para cada um incluem o exame especular do colo do útero, com esfregaços para microbiologia e esfregaço cervical, se indicado, e ultrassonografia transvaginal (TVUSS) e biópsia endometrial (EB), conforme necessário. Além disso, a histeroscopia e a biópsia ambulatoriais podem ser indicadas.

Existem vários sistemas de classificação para AUB, alguns dos quais ligam sintomas à patologia. Esses sistemas ajudam os médicos na categorização das patologias similares, auxiliando a avaliação e investigação. Um sistema cada vez mais reconhecido é o sistema PALM-COEIN desenvolvido pela Internacional Federation of Gynecology and Obstetrics (FIGO), em que o mnemônico **PALM** representa critérios estruturais visualmente objetivos: Pólipos, Adenomiose, Leiomioma, Malignidade, e **COEIN** para causas não relacionadas com anomalias estruturais: Coagulopatia, distúrbios Ovulatórios, Endometriais, causas Iatrogênicas e Não classificadas (ver Leitura adicional). Observe que outras descrições neste capítulo para causas de AUB não se referem especificamente a este sistema.

> **Terminologia aceita para tipos comuns de AUB**
>
> - **HMB:** perda excessiva de sangue menstrual (este capítulo).
> - **IMB:** sangramento intermenstrual, muitas vezes associado a pólipos endometriais e cervicais (Capítulo 12, *Condições Benignas do Útero, Cérvice Uterina e Endométrio*), também endometriose (Capítulo 11, *Condições Benignas do Ovário e da Pelve*).
> - **PCB:** sangramento após o sexo. Frequentemente associado a anormalidades cervicais (Capítulo 16, *Doenças Pré-maligna e Maligna do Trato Genital Inferior*).
> - **PMB:** sangramento que ocorre após 1 ano de menopausa. Deve ser excluída patologia endometrial ou atrofia vaginal (Capítulo 8, *Menopausa e Saúde Pós-reprodutiva* e Capítulo 15, *Doença Maligna do Útero*).
> - **BEO:** "sangramento de origem endometrial", um diagnóstico de exclusão, substituiu o termo "hemorragia uterina disfuncional" (DUB).

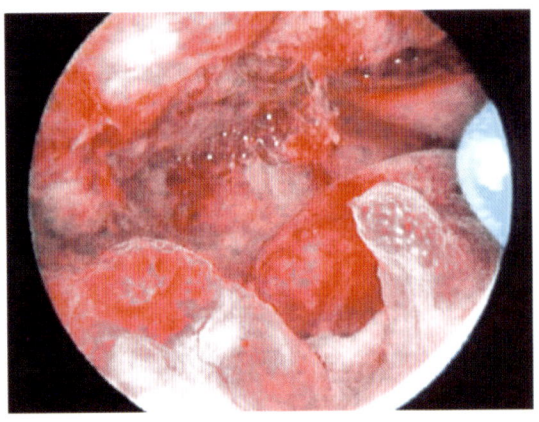

Figura 4.1 Pólipos endometriais.

- Distúrbios de coagulação (p. ex., doença de von Willebrand).
- Doença inflamatória pélvica (PID).
- Doença da tireoide.
- Terapêutica medicamentosa (p. ex., varfarina).
- Dispositivos intrauterinos (IUDs).
- Carcinoma endometrial/cervical.

Outros sintomas podem ser descritos no histórico de mulheres com HMB que podem ser sugestivos de patologia, como mostra a *Tabela 4.1*.

Apesar das investigações apropriadas, muitas vezes nenhuma patologia pode ser identificada.

BEO é um diagnóstico de exclusão. Essa denominação substitui a antiga DUB. A produção irregular de prostaglandina endometrial tem sido implicada na etiologia do BEO, assim como as anormalidades do desenvolvimento vascular endometrial.

Sangramento menstrual intenso

O HMB é o tipo mais comum de distúrbio do sangramento menstrual. Houve anteriormente alguma confusão associada às várias terminologias usadas. HMB é agora a descrição preferida, pois é simples e facilmente traduzível em outros idiomas. Ele substitui o termo mais antigo "menorragia".

O HMB é definido como uma perda de sangue superior a 80 mL por ciclo. Na realidade, os métodos para quantificar a perda de sangue menstrual são ao mesmo tempo imprecisos (correlação fraca com o nível de hemoglobina) e impraticáveis, e assim um diagnóstico clínico com base na própria percepção da perda de sangue da paciente é o preferido.

Das mulheres em idade reprodutiva, 20–30% sofrem de HMB. Todos os anos no Reino Unido, 5% das mulheres entre as idades de 30 e 49 anos consultam seu GP com HMB, e muitas são encaminhadas à atenção secundária.

A etiologia do HMB pode ser hormonal ou estrutural, com as causas comuns listadas a seguir:

- Miomas: 30% do HMB está associado a miomas.
- Adenomiose: 70% das mulheres terão AUB/HMB.
- Pólipos endometriais (**Figura 4.1**).

História e exame

As questões relevantes para determinar se a intensidade e duração do fluxo menstrual perturbam a vida da mulher e causam anemia foram abordadas no Capítulo 2, *História Ginecológica, Exame e Investigações*. Em mulheres mais jovens, é importante questionar se o HMB começou na menarca, pois nessa situação é muito menos provável que esteja associado a uma patologia. A regularidade do ciclo menstrual também é importante, uma vez que sangramentos anovulatórios intensos podem estar associados à puberdade precoce, à síndrome dos ovários policísticos ou à perimenopausa.

Depois de examinar a paciente em busca de sinais de anemia, é importante realizar um exame abdominal

Tabela 4.1 Sintomas que podem estar associados ao HMB e patologias relacionadas

Sintomas associados	Sugestivos de
Hemorragia irregular	Pólipo endometrial ou cervical ou outra anomalia cervical
IMB	
PCB	
Hematomas frequentes excessivos/sangramento de outros locais	Transtorno de coagulação (os distúrbios de coagulação estarão presentes em 20% daquelas que apresentam HMB "inexplicado")
Histórico de PPH	
Sangramento pós-operatório excessivo	
Sangramento excessivo com extrações dentárias	
Histórico familiar de problemas hemorrágicos	
Corrimento vaginal aumentado	PID
Sintomas urinários, massa abdominal ou plenitude abdominal	Compressão por miomas
Mudança de peso, alterações na pele, fadiga	Doença da tireoide

IMB, sangramento intermenstrual; PCB, sangramento pós-coital; PID, doença inflamatória pélvica; PPH, sangramento pós-parto.

e pélvico em todas as mulheres que se queixam de HMB. Esta avaliação permite palpar a presença de visualizar o colo do útero e identificar a presença de pólipos/carcinoma, levantar a suspeita de infecção pélvica ou realizar um esfregaço do colo do útero, caso seja necessário.

Investigações

As diretrizes do NICE para HMB recomendam fazer as seguintes investigações:

- Um hemograma completo (FBC) deve ser realizado em todas as mulheres (mas a ferritina sérica não deve ser realizada).
- Uma triagem para avaliação da coagulação deve ser feita somente se houver história de sangramento aumentado, desde a menarca ou histórico familiar de defeitos de coagulação.
- O teste hormonal não deve ser realizado.
- A ultrassonografia pélvica deve ser feita, se história sugerir anormalidade estrutural ou histológica, como PCB, IMB, sintomas de dor/pressão ou útero aumentado ou se uma massa vaginal for palpável no exame pélvico.
- *Swabs* vaginais e endocervicais.
- Uma EB deve ser considerada se houver fatores de risco, como idade acima de 45 anos, falha do tratamento ou fatores de risco para patologia endometrial. A sensibilidade da EB aumenta quando realizada em conjunto com o limite de espessura endometrial de 4 mm na TVUSS.

- Os testes da função tireóidea só devem ser realizados quando o histórico for sugestivo de um distúrbio da tireoide.

Uma histeroscopia ambulatorial (**Figura 4.2**) com biópsia guiada pode ser indicada se:

- A tentativa de EB falhar.
- Amostra obtida pela EB é insuficiente para avaliação histopatológica.
- A TVUSS é inconclusiva, por exemplo, para estabelecer a localização exata de um fibroma submucoso ou intramural.
- Existe uma anormalidade na TVUSS passível de tratamento (p. ex., pólipo endometrial ou fibroma submucoso) e se houver condições para realizar uma ressecção se necessária.

Nos casos em que as condições clínicas não permitam um procedimento ambulatorial, ou se for preciso realizar a dilatação do colo do útero para entrada na cavidade, ou para o tratamento de grandes pólipos ou miomas submucosos, pode ser necessária uma histeroscopia sob anestesia geral.

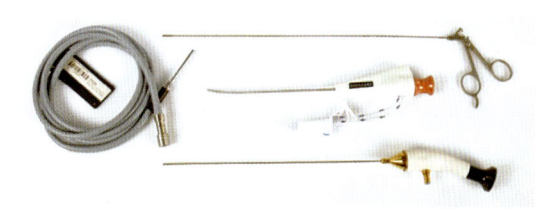

Figura 4.2 Um conjunto de histeroscopia ambulatorial.

> **Indicação da EB no HMB**
>
> Uma EB ou histeroscopia ambulatorial é indicada, se houver:
> - PMB e espessura endometrial em TVUSS > 4 mm.
> - HMB em mulheres com mais de 45 anos.
> - HMB associado ao IMB.
> - Falha no tratamento.
> - Antes de técnicas ablativas.

Tratamento

Para algumas mulheres, a demonstração de que a perda de sangue é de fato "normal" pode ser suficiente para tranquilizá-las e tornar desnecessário um tratamento adicional. Para outras, existem vários tratamentos diferentes. A eficácia dos tratamentos medicamentosos é muitas vezes temporária, enquanto os tratamentos cirúrgicos são na sua maioria incompatíveis com o desejo de fertilidade.

Ao selecionar o manejo apropriado para a paciente, é importante considerar e discutir:

- O tratamento de preferência da paciente.
- Riscos/benefícios de cada opção.
- Necessidades contraceptivas:
  - família completa?
  - contracepção atual?
- História médica pregressa:
  - existe alguma contraindicação para o emprego de terapia medicamentosa?
  - condições para procedimento anestésico.
- História de cirurgia uterina prévia.

> **Manejo do HMB**
>
> - LNG-IUS.
> - Ácido tranexâmico/ácido mefenâmico ou pílula contraceptiva oral combinada (COCP).
> - Progestogênios.
> - Ablação endometrial.
> - Histerectomia ou embolização da artéria umbilical (UAE) para miomas.

Clínico

O manejo inicial do HMB na ausência de anormalidades estruturais ou histológicas deve ser medicamentoso. As diretrizes do Nacional Institute for Health and Care Excellence (NICE) (consulte Leitura adicional) sugerem a seguinte ordem:

- O sistema intrauterino de levonorgestrel (LNG-IUS, Mirena™), desde que o uso esperado em longo prazo seja de pelo menos 12 meses. O LNG-IUS, Mirena™ (conforme descrito no Capítulo 6, *Contracepção e Aborto*) revolucionou o tratamento do HMB. É esperada uma redução média na perda sanguínea média (MBL) de cerca de 95% em 1 ano após a inserção do LNG-IUS. Representa uma alternativa altamente eficaz ao tratamento cirúrgico, com poucos efeitos colaterais. De fato, o Royal College of Obstetricians and Gynecologists (RCOG) sugeriu que o LNG-IUS deva ser considerado na maioria das mulheres como uma alternativa ao tratamento cirúrgico. Obviamente, ele não é adequado para mulheres que desejam engravidar.

- O ácido tranexâmico, um antifibrinolítico que reduz a perda de sangue em 50% e é tomado durante a menstruação, ou ácido mefenâmico, que inibe a síntese de prostaglandinas e reduz a perda de sangue em 30%, ou COCP, que induzirá ciclos menstruais ligeiramente mais leves.

- A noretisterona, na dose de 15 mg ao dia, deve ser usada em um padrão cíclico do dia 6 ao dia 26 do ciclo menstrual.

- Agonistas do hormônio liberador de gonadotrofina (GnRH): essas drogas agem na hipófise para interromper a produção de estrogênio, o que resulta em amenorreia. Estes são utilizados apenas em curto prazo em razão do estado hipoestrogênico resultante que predispõe a osteoporose. Eles podem ser usados no pré-operatório para reduzir miomas ou causar supressão endometrial para melhorar a visualização na histeroscopia. No HMB grave, eles podem permitir que a paciente melhore sua hemoglobina, proporcionando um alívio do sangramento.

Cirúrgico

Os detalhes das intervenções cirúrgicas, incluindo avaliação pré-operatória, consentimento e complicações, são abordados no Capítulo 17, *Cirurgia Ginecológica e Terapêutica*.

O tratamento cirúrgico é normalmente restrito a mulheres para as quais os tratamentos clínicos falharam ou onde há sintomas associados, como sintomas de compressão provocados pela presença de miomas ou de prolapso. Quando o tratamento cirúrgico é proposto, é necessário que as mulheres estejam certas de que sua família está completa. Embora esta ressalva seja óbvia para as mulheres com indicação de histerectomia, em que o útero será removido, nos casos de ablação endometrial essa ressalva também deve ser considerada. Portanto, as mulheres que desejam preservar sua fertilidade devem ser aconselhadas a usar métodos clínicos de tratamento. Os riscos de uma gravidez após um procedimento de ablação teoricamente incluem prematuridade e a morbidade associada ao acretismo de placenta.

Ablação endometrial

Todos os procedimentos destrutivos do endométrio estão fundamentados no princípio de que a ablação do revestimento endometrial do útero a uma profundidade suficiente impede a sua regeneração. A ablação é adequada para mulheres com um útero de tamanho não superior a 10 semanas e com miomas com menos de 3 cm.

As técnicas de primeira geração, incluindo a ressecção transcervical do endométrio com diatermia elétrica ou ablação por *rollerball*, foram amplamente substituídas por novas técnicas de segunda geração, que incluem:

- Ablação endometrial controlada por impedância (Novosure™).
- Terapia com balão uterino termal.
- Ablação por micro-ondas (Microsulis™) (**Figura 4.3**).

Como regra geral, todas as mulheres submetidas à ablação endometrial devem ter acesso a uma técnica de segunda geração. Após o tratamento, 40% se tornarão amenorreicas, 40% terão redução acentuada da menstruação, e 20% não terão diferença no padrão de sangramento. Algumas autoridades sugeriram que a ablação endometrial é tão bem-sucedida que todas as mulheres com HMB devem ser encorajadas a considerá-la antes de optar pela histerectomia. Embora haja méritos neste argumento, algumas mulheres, após discussão informada, ainda preferem a histerectomia e, portanto, esse procedimento deve ser considerado.

Embolização da artéria umbilical

A UAE é um tratamento útil para o HMB associado a miomas, como discutido no Capítulo 12, *Condições Benignas do Útero, Cérvice Uterina e Endométrio*.

Miomectomia

Esta pode ser uma boa opção para mulheres com HMB secundária à presença de grandes miomas com sintomas de compressão e que desejam engravidar (e estão em uma idade em que isto é possível).

Ressecção transcervical de miomas

Conforme descrito no Capítulo 12, *Condições Benignas do Útero, Cérvice Uterina e Endométrio* e Capítulo 17, *Cirurgia Ginecológica e Terapêutica*, a ressecção transcervical de um grande mioma submucoso (TCRF) pode reduzir o HMB e é apropriado em mulheres que desejam engravidar.

Histerectomia

Uma histerectomia é a remoção cirúrgica do útero, conforme descrito no Capítulo 17, *Cirurgia Ginecológica e Terapêutica*. Ela pode ser evitada em algumas mulheres por procedimentos clínicos e de ablação. No entanto, pode ser necessária para controlar o HMB em mulheres com falha de resposta ao tratamento clínico. A histerectomia pode ser um tratamento de primeira linha nas mulheres com HMB associado a grandes miomas e que também apresentam sintomas de compressão, ou nos casos de útero pequeno com prolapso uterino associado.

HMB agudo

Não é rara a admissão hospitalar de mulheres com AUB. É necessário estabilizar o quadro e realizar exames para excluir anormalidades cervicais e massas pélvicas, instituir um tratamento medicamentoso para parar o sangramento e corrigir a anemia, realizar uma

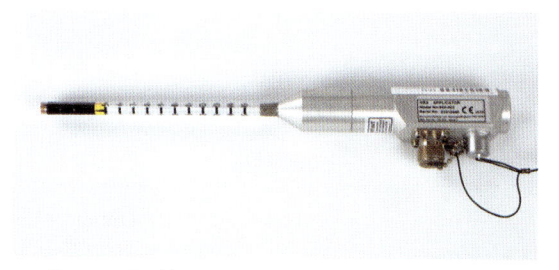

Figura 4.3 Ablação por micro-ondas (Microsulis™).

investigação, e a alta deve ser feita com um plano em longo prazo para evitar novas internações.

> **Tratamento do HMB agudo**
>
> - Internação.
> - Exame pélvico.
> - Hemograma completo, provas de coagulação bioquímica.
> - Acesso intravenoso e ressuscitação ou transfusão, conforme necessário.
> - Ácido tranexâmico oral ou IV.
> - TVUSS.
> - Progestogênios de alta dose para deter o sangramento.
> - Considere a supressão com GnRH ou acetato de ulipristol em médio prazo.
> - Plano em longo prazo quando um diagnóstico foi feito.

Dismenorreia

A dismenorreia é definida como menstruação dolorosa. É um relato descrito por 45–95% das mulheres em idade reprodutiva. A dismenorreia primária é a ocorrência de ciclos menstruais dolorosos desde o início da menarca e é improvável que esteja associada a uma patologia.

Existem algumas evidências que apoiam a afirmação de que a dismenorreia primária melhora após o parto e também parece diminuir com o aumento da idade. A dismenorreia secundária é a ocorrência de ciclos menstruais dolorosos que se apresentam com o tempo e geralmente têm uma causa secundária.

Etiologia da dismenorreia secundária

A etiologia inclui:

- Endometriose e adenomiose (Capítulo 11, *Condições Benignas do Ovário e da Pelve*).
- Doença inflamatória pélvica (Capítulo 9, *Problemas Geniturinários*).
- Estenose cervical e hematometria (raramente).

História e exame

A percepção das pacientes sobre a sensação de dor no ciclo menstrual é variada. Para algumas pacientes, a afirmação de que a dor pode ser normal produz uma melhora do quadro.

Para outras, a possibilidade de alterar o ciclo menstrual evitando um fluxo menstrual durante eventos importantes, por exemplo, em exames escolares ou feriados, será útil.

Para determinar a gravidade real da dor, as seguintes perguntas podem ser úteis:

- Você precisa tomar analgésicos para essa dor? Quais comprimidos ajudam?

- Você teve de tirar uma folga do trabalho/escola por causa da dor?

Alguns casos de dismenorreia primária estão associados a rubor e náuseas, o que pode estar relacionado com a ação das prostaglandinas. É importante distinguir entre a dor menstrual que precede o fluxo menstrual (um sinal relevante na endometriose) e aquela dor que só ocorre com o sangramento. Outros sinais importantes relacionados com a etiologia incluem dor que ocorre com a passagem de coágulos e caso o tratamento para reduzir o fluxo pode ser eficaz.

A dismenorreia secundária pode estar associada à dispareunia ou AUB, e isto pode indicar um diagnóstico patológico.

Um exame abdominal e pélvico deve ser realizado (exceto em adolescentes). Sinais associados à endometriose incluem a presença de uma massa pélvica (se houver um endometrioma), um útero fixo (se houver aderências) e nódulos endometrióticos (palpáveis no fundo de saco de Douglas ou nos ligamentos uterossacros). O aumento do volume uterino pode estar associado à presença de miomas. Corrimento e sensibilidade anormais podem ser observados com PID.

Os sinais de alerta vermelhos na dimenorreia levam à suspeita de patologias graves e incluem um exame anormal do colo do útero, PCB ou IMB persistente, que pode indicar uma patologia endometrial ou cervical, ou a presença de uma massa pélvica que não é o útero.

Investigações

- *Swabs* vaginais e endocervicais.
- O exame de TVUSS pode ser útil para detectar endometriomas ou sugestivas de adenomiose (útero aumentado com textura heterogênea) ou para visualizar um útero aumentado.
- Laparoscopia diagnóstica: realizada para investigar dismenorreia secundária:
    - quando o histórico é sugestivo de endometriose;

- quando os esfregaços e a ultrassonografia são normais, mas os sintomas persistem;
- quando a paciente quer um diagnóstico definitivo ou quer ter certeza de que sua pelve está normal.

A discussão sobre a laparoscopia deve incluir riscos e a possibilidade de não encontrar alterações que justifiquem os sintomas.

Se as características do histórico sugerirem estenose cervical, a investigação pode ser feita pela histeroscopia guiada por ultrassom. No entanto, esta condição é uma causa pouco frequente de dismenorreia e não é um método de investigação de rotina. A laparoscopia para investigação de dismenorreia primária geralmente não deve ser realizada.

Tratamento

- Anti-inflamatórios não esteroides (NSAIDs): eficazes em uma grande proporção de mulheres. Alguns exemplos são naproxeno, ibuprofeno e ácido mefenâmico.
- Contraceptivos hormonais: a COCP é amplamente utilizada, mas, surpreendentemente, uma recente revisão de ensaios clínicos controlados e randomizados mostrou evidências fracas para demonstrar a eficácia deste tratamento para dismenorreia primária. Os progestogênios, tanto orais (desogestrol) quanto parenterais (medroxiprogesterona, etonogestrel), podem ser utilizados para causar anovulação e amenorreia.
- LNG-IUS: há evidências do benefício no tratamento da dismenorreia e pode ser um tratamento eficaz para causas subjacentes, como endometriose e adenomiose. É frequentemente usado como tratamento de primeira linha antes da laparoscopia.
- Mudanças no estilo de vida: há algumas evidências que sugerem que uma dieta vegetariana com baixo teor de gordura pode melhorar a dismenorreia. Existem suposições de que o exercício possa melhorar os sintomas, melhorando o fluxo sanguíneo da pelve.
- Calor: embora isto possa parecer um método bastante antigo no manejo da dismenorreia, há fortes evidências para provar seu benefício. Ele parece ser tão eficaz quanto os NSAIDs.

- Análogos de GnRH: este não é um tratamento de primeira linha, nem uma opção para o manejo prolongado por causa do estado hipoestrogênico resultante. Eles são mais bem utilizados para controlar os sintomas, enquanto se aguarda uma histerectomia ou como uma forma de avaliação quanto aos benefícios da histerectomia. Se o quadro de dor não ceder com o uso do análogo do GnRH, é improvável que seja resolvida pela histerectomia.
- Cirurgia: sinais ou sintomas de patologia, como a endometriose, podem justificar a laparoscopia cirúrgica para realização de adesiólise ou tratamento de endometriose/drenagem de endometriomas.

PONTOS-CHAVE DE APRENDIZAGEM

- O HMB é uma das causas mais frequentes de consulta na atenção primária e encaminhamento para a atenção secundária.
- A HMG pode estar associada a sintomas que podem indicar outras patologias, como miomas.
- O tratamento medicamentoso de HMB com LNG-IUS, NSAIDs ou outros tratamentos hormonais é a indicação de primeira linha.
- As mulheres devem ter acesso a técnicas de ablação de segunda geração, que devem ser oferecidas antes da histerectomia para o HMB.
- Mulheres com patologia associada, como miomas ou prolapso genital, podem optar pela histerectomia.
- A dismenorreia primária raramente é patológica.
- A dismenorreia secundária pode estar associada à patologia, como endometriose ou PID.
- O tratamento de primeira linha da dismenorreia é clínico com NSAIDs, COCP ou progestogênios.
- Mulheres com dismenorreia secundária e sinais e sintomas de outra patologia podem precisar de uma laparoscopia.

Leitura adicional

Munro MG, Critchley HOD, Broder MS, Fraser IS, for the FIGO Working Group on Menstrual Disorders (2011). FIGO classification system (PALM-COEIN) for causes of abnormal uterine bleeding in nongravid women of reproductive age. *Int J Gynaecol Obstet* 113(1):3-13.

National Institute for Health and Care Excellence. Heavy menstrual bleeding: assessment and management. https://www.nice.org.uk/guidance/cg44ICE guideline.

Autoavaliação

HISTÓRIA CLÍNICA

Uma mulher de 28 anos de idade apresentou-se ao seu GP com HMB de 2 anos de duração. Ela também se queixou de uma dismenorreia que estava piorando. No exame há sensibilidade sobre os ligamentos uterossacros.

A Quais características adicionais da história são importantes?
B Quais são as investigações iniciais?
C Qual é o seu plano de gestão?

RESPOSTAS

A Quando são colhidas as informações pela história, é importante determinar o quanto os ciclos menstruais da mulher estão interferindo em sua vida diária. A relação da dor com os ciclos menstruais é particularmente importante. Seus planos para ter filhos influenciarão sua escolha de tratamento, assim como quaisquer tratamentos anteriores e alergias ou contraindicações a medicamentos.

Ela lhe conta que precisa de analgesia e necessita trocar com frequência os absorventes higiênicos. É enfermeira, está tendo dificuldades em alguns turnos e já se afastou por doença durante alguns dias. A dor é pior antes do início do fluxo menstrual. Além disso, há 1 ano ela está tentando engravidar.

B Os exames para investigação incluem FBC, TVUSS, *swab* vaginal alto (HVS) e *swab* endocervical.

C As opções de tratamento são limitadas pelo desejo de conceber. É apropriado oferecer laparoscopia para diagnosticar/tratar a endometriose. Pode ser apropriado realizar a insuflação tubária ao mesmo tempo, já que houve um pequeno atraso na concepção.

PERGUNTAS SBA

1 Uma mulher de 47 anos de idade se apresenta ao seu GP com sintomas de HMB com sangramento intenso e coágulos. Não apresenta outras alterações. O exame revela um útero não doloroso e sem aumento de volume. Um hemograma completo mostrou hemoglobina baixa.

Qual é a investigação indicada a seguir, de acordo com as diretrizes do NICE? Escolha a melhor resposta única.

A Testes de função tireoidiana.
B Perfil hormonal.
C Ferritina sérica.
D Histeroscopia ambulatorial.
E EB.

RESPOSTA

E A avaliação da função tireoidiana não é indicada, a menos que haja sintomas compatíveis com função anormal da tireoide. Da mesma forma, não se espera que um perfil hormonal apresente resultados significativos na ausência de sintomas. A ferritina sérica não acrescentará informações complementares ao hemograma completo mostrando anemia, o que indica a necessidade de reposição de ferro de qualquer maneira. Uma TVUSS não é necessária, a menos que o útero esteja dilatado, pois não vai alterar o tratamento (embora, muitas vezes seja pedido pragmaticamente para apresentar um diagnóstico como o de adenomiose às pacientes).

Em mulheres com mais de 45 anos de idade a EB é indicada, já que uma pequena percentagem poderá ter uma malignidade subjacente ou hiperplasia do endométrio.

2 Uma mulher de 32 anos faz uma consulta com seu GP com HMB regular. Ela tem dois filhos e não quer mais filhos no momento. Está clinicamente bem e não tem alergias. No exame, útero de tamanho normal e não doloroso.
Qual é o tratamento de primeira linha para o HMB de acordo com as diretrizes do NICE? Escolha a melhor resposta única.

A Ablação endometrial.
B Pílula contraceptiva oral.
C A pílula contraceptiva oral usada continuamente.
D Noretisterona.
E LNG-IUS.

RESPOSTA

E Nas mulheres que não desejam conceber, o LNG-IUS é recomendado como tratamento de primeira linha para o HMB. A ablação endometrial pode ser considerada como uma solução permanente em mulheres onde outros tratamentos falharam. O uso regular de Noretisterona nos dias 6-26 do ciclo provavelmente melhorará os sintomas, mas o perfil de efeitos colaterais é pior. A pílula contraceptiva oral pode reduzir ligeiramente o fluxo sanguíneo.

Implantação e início da gravidez

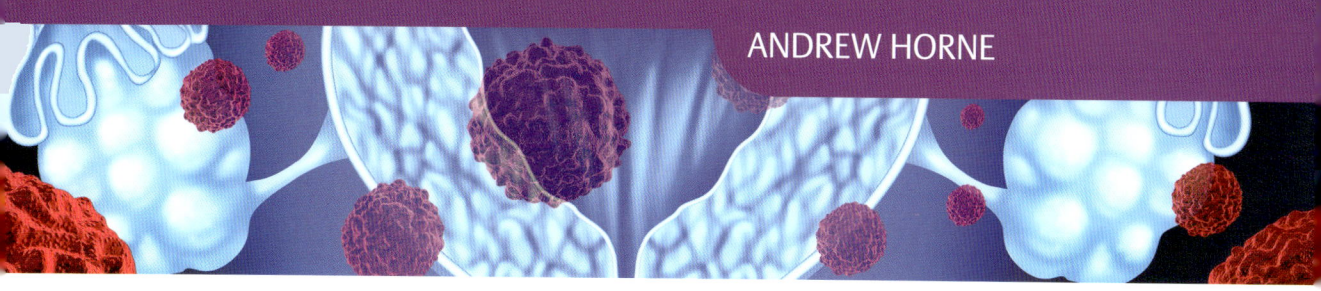

CAPÍTULO 5

ANDREW HORNE

Implantação e início da gravidez 59
Outros problemas do início da gravidez 65
Leitura adicional 65
Autoavaliação 65

OBJETIVOS DE APRENDIZAGEM

- Compreender o contexto social e emocional da perda precoce da gravidez.
- Entender porque é necessária alta suspeita de gravidez em todas as mulheres com sintomas em idade reprodutiva.
- Obter conhecimento detalhado da apresentação clínica e do tratamento do aborto e da gravidez ectópica.
- Estar ciente de condições menos comuns do início da gravidez, incluindo abortos recorrentes, doença trofoblástica gestacional e hiperêmese gravídica.

Implantação e início da gravidez

Após a ovulação, as células do folículo dominante formam o corpo lúteo (CL) e o CL produz grandes quantidades de progesterona. A progesterona prepara o endométrio para a gravidez. A implantação bem-sucedida ocorre quando o ovócito é fertilizado na tuba uterina e se implanta no endométrio, cerca de 7 dias após a ovulação (**Figura 5.1**). O blastocisto implantado secreta gonadotrofina coriônica humana (hCG). O aumento exponencial da hCG atua no CL para evitar a luteólise e, assim, manter a secreção de progesterona, impedindo a menstruação e dando suporte à concepção inicial. O CL mantém a gravidez por aproximadamente 8 semanas, depois disso o tecido placentário precoce se torna a principal fonte de progesterona.

A hCG pode ser detectada na urina em testes de gravidez com boa sensibilidade, um ou dois dias antes da data prevista da menstruação. A maioria das mulheres faz o teste de gravidez depois da data prevista da menstruação. No entanto, é relativamente comum a ocorrência de resultados positivos de gravidez imediatamente antes da data esperada da menstruação, com menstruação na data prevista ou um ou dois dias depois, com um resultado negativo em seguida. Esta hCG transitoriamente positiva é resultado de uma falha na gravidez durante os estágios iniciais da implantação e é conhecido como "gravidez bioquímica".

Uma ultrassonografia transvaginal (TVUSS) pode detectar um saco gestacional intrauterino inicial, o primeiro sinal de uma gravidez normal, em torno de 5 semanas de gestação. Alguns dias depois, a vesícula vitelina circular pode ser vista dentro do saco

Implantação e início da gravidez

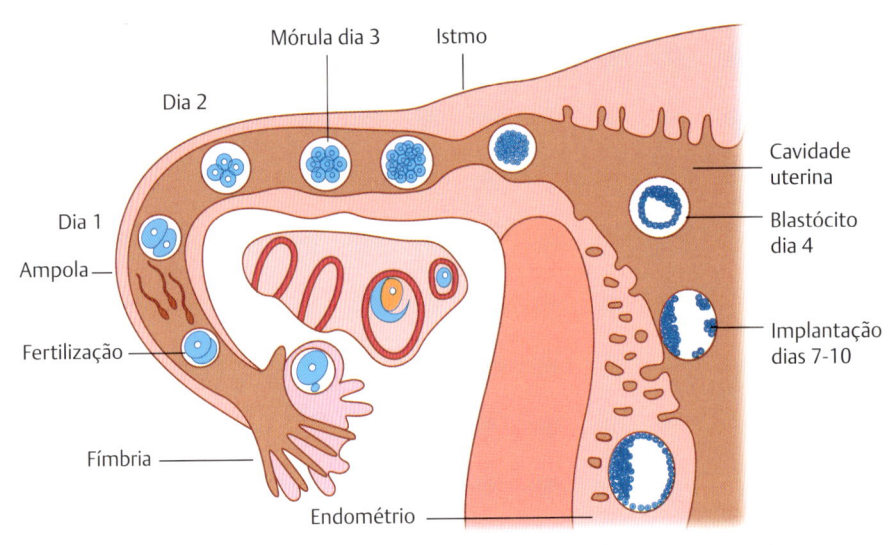

Figura 5.1 Desenvolvimento da pré-implantação e implantação intrauterina.

gestacional, e o feto embrionário geralmente pode ser identificado após 5,5 semanas de gestação (**Figura 5.2**). O batimento cardíaco fetal pode ser perceptível a partir das 6 semanas de gestação.

- A idade gestacional é calculada a partir da data da última menstruação (LMP) e da concepção. Quando alguém diz "estou grávida de 6 semanas", significa que a concepção ocorreu 4 semanas antes (presumindo que tenham ciclos menstruais regulares). Isso é importante, pois, às vezes, causa confusão à paciente.
- Nos estágios iniciais de uma gravidez intrauterina em desenvolvimento normal, as concentrações séricas de hCG normalmente dobrarão a cada 48 horas.
- Uma gravidez normal com concentrações séricas de hCG > 1.500 IU/L deve ser possível de confirmar como intrauterina em uma TVUSS.

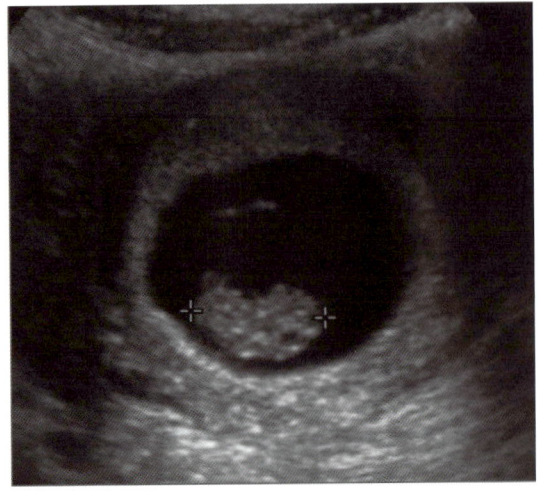

Figura 5.2 Imagem de gravidez intrauterina precoce com vesícula vitelina e polo (~5-6 semanas).

Aborto espontâneo

O aborto espontâneo é uma gravidez que termina espontaneamente antes das 24 semanas de gestação.

Apresentação clínica

O sinal mais comum de aborto espontâneo é o sangramento vaginal.

Incidência e etiologia

O aborto espontâneo é comum, ocorrendo em 10-20% das gestações clínicas, com o risco aumentando com o aumento da idade materna. Clinicamente, os abortos espontâneos podem ser classificados em diferentes tipos com base na apresentação clínica e nos achados da investigação. A *Tabela 5.1* ilustra a respectiva apresentação clínica, resultado de exame e tratamento dos diferentes tipos de abortos espontâneos.

Tabela 5.1 Tipos de abortos espontâneos com os achados ultrassonográficos relevantes e apresentação clínica

Tipo de aborto espontâneo	Achados da ultrassonografia (USS)	Apresentação clínica	Tratamento
Ameaça de aborto espontâneo	Gravidez intrauterina (com FH)	Sangramento vaginal e dor abdominal Espéculo: colo do útero fechado	De suporte
Aborto espontâneo inevitável	Gravidez intrauterina (sem FH)	Sangramento vaginal e dor abdominal Espéculo: colo do útero aberto	Expectante, medicamentoso ou cirúrgico
Aborto espontâneo incompleto	Produtos da concepção retidos	Sangramento vaginal e dor abdominal Espéculo: colo do útero aberto, produtos da concepção localizados no colo do útero	Remover tecido gestacional no momento do exame com espéculo, se possível Expectante, medicamentoso ou cirúrgico
Aborto espontâneo completo	Útero vazio (necessita de dosagem sérica de hCG para excluir gravidez ectópica se nenhuma USS anterior tiver identificado gravidez intrauterina)	Dor e sangramento desapareceram Espéculo: colo do útero fechado	De suporte
Aborto espontâneo não identificado	Gravidez intrauterina (sem FH)	Assintomático Frequentemente diagnosticado na USS agendada	Expectante, medicamentoso ou cirúrgico

Observe que um exame pélvico geralmente não é necessário se a paciente fizer USS (por isso, faça primeiro uma USS, se possível). FH, batimento cardíaco fetal; hCG, gonadotrofina coriônica humana.

Fatores etiológicos

- Anormalidades cromossômicas.
- Distúrbios médicos/endócrinos.
- Anormalidades uterinas.
- Infecções.
- Medicamentos/produtos químicos.

Investigações

É fundamental avaliar clinicamente a mulher com abortamento ("ABC", exame abdominopélvico) em conjunto com os resultados das investigações descritas abaixo. É preciso salientar que a paciente pode estar emocionalmente perturbada e angustiada com seus sintomas físicos.

- Transabdominal/TVUSS: uma única ultrassonografia pode diagnosticar um aborto espontâneo se houver gravidez dentro da cavidade uterina e certos critérios forem atendidos.
- Hemoglobina e "Tipagem e Salvar" (ou teste cruzado se a paciente estiver gravemente comprometida):
  - avaliar o grau de perda vaginal e identificar Rh.

Tratamento

Aborto espontâneo pode ser feito usando uma abordagem expectante (natural), médica ou cirúrgica, dependendo da apresentação clínica e da escolha da paciente.

Tratamento expectante

O tratamento expectante permite evitar a cirurgia. Após um aborto espontâneo, onde a dor e o sangramento desaparecem, não é necessário repetir a ultrassonografia para confirmar sua eliminação completa. Um teste de gravidez urinário pode ser feito após três semanas e se o resultado for positivo é necessário fazer uma consulta. As mulheres que passam por uma conduta expectante podem necessitar de cirurgia de urgência se houver sangramento intenso.

Tratamento medicamentoso

O tratamento medicamentoso é cada vez mais usado em um cenário para permitir que as mulheres tenham o aborto espontâneo em casa. Ele envolve a administração de uma dose única, ou repetida, vaginal ou sublingual do análogo da prostaglandina E, misoprostol. Alguns centros usam pré-tratamento com antagonista de progesterona mifepristona (se mais de 9 semanas de gestação). Os efeitos colaterais incluem dor, vômito e diarreia, e as mulheres recebem, rotineiramente, medicamentos para alívio da dor e antieméticos. Assim como no tratamento expectante, não há necessidade de acompanhamento de rotina, embora seja recomendado um teste de gravidez pós-tratamento. As mulheres submetidas a tratamento medicamentoso para o aborto espontâneo precisam entender que um tratamento cirúrgico pode ser necessário, se o tratamento medicamentoso falhar (taxa de 10%) ou se sangrarem intensamente.

Tratamento cirúrgico

O tratamento cirúrgico do aborto ocorre quando há sangramento excessivo persistente ou instabilidade hemodinâmica, ou se as mulheres preferirem essa opção. Pode ser feito por aspiração manual sob anestesia local em ambulatório, se o estado geral não estiver comprometido. Mais comumente é feito com internação de um dia sob anestesia geral. O misoprostol vaginal ou sublingual frequentemente é usado para amadurecer o colo do útero e facilitar a dilatação do colo uterino para a inserção da cureta de sucção e assim reduzir o risco de trauma e hemorragia. No entanto, a evacuação cirúrgica tem suas desvantagens, incluindo riscos como perfuração uterina, infecção pélvica pós-operatória e trauma cervical com subsequente incompetência istmocervical (Capítulo 17, *Cirurgia Ginecológica e Terapêutica*).

Aconselhamento

O aborto espontâneo pode ser uma experiência muito desgastante e o impacto psicológico, a sensação de luto e os sentimentos de depressão e ansiedade não devem ser subestimados. Pacientes que sofreram abortos espontâneos devem ser aconselhadas para entender que a maioria dos abortos não é recorrente e que elas não são culpadas por sua perda.

Abortos recorrentes

O aborto espontâneo recorrente é definido como a perda de três ou mais gestações consecutivas e afeta 1% dos casais. Os fatores de risco para abortos recorrentes incluem avanço da idade materna e paterna, obesidade, translocações cromossômicas equilibradas, anomalias estruturais uterinas e síndrome antifosfolipídica (APS). A investigação de abortos espontâneos recorrentes deve ser por teste de anticorpos antifosfolipídicos e ecografia do útero. Os produtos da concepção em abortos espontâneos subsequentes devem ser enviados para análise citogenética e, quando o teste relata anormalidade de desequilíbrio cromossômico estrutural, deve ser realizada a cariotipagem do sangue periférico dos pais. Aspirina e heparina em baixas doses podem reduzir a taxa de aborto em mulheres com APS em 50%. As translocações balanceadas podem ser superadas pelo diagnóstico genético pré-implantacional ou pela doação de gametas. Anomalias uterinas congênitas, incluindo septo uterino e incompetência cervical, podem ser passíveis de cirurgia. Embora o tratamento com progesterona, corticosteroides ou metformina tenha sido defendido, não há evidências suficientes para recomendar seu uso no momento. A maioria dos casais tem investigações normais e o valor do apoio psicológico e das ultrassonografias em série durante a gravidez tem sido demonstrado em vários estudos não randomizados.

Gravidez ectópica

Definição

Uma gravidez ectópica (EP) é definida como a implantação de uma gravidez fora da cavidade uterina. Mais de 98% ocorre na tuba uterina (**Figura 5.3**). Raramente as gestações ectópicas podem-se implantar no interstício, no ovário, no colo do útero, na cavidade abdominal ou em cicatrizes de cesariana. A gravidez heterotópica é o desenvolvimento simultâneo de duas gestações: uma dentro e outra fora da cavidade uterina.

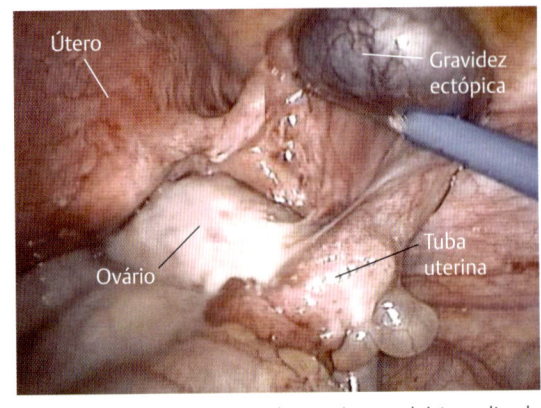

Figura 5.3 Imagem de gravidez ectópica tubária realizada na laparoscopia.

Incidência e etiologia

Uma em cada 80 é ectópica. Elas correspondem a 9-13% das mortes maternas no mundo ocidental e 10-30% em países de baixo recurso. A incidência de uma gravidez heterotópica na população geral é baixa (1:25.000-30.000), mas significativamente maior após o tratamento de fertilização *in vitro* (IVF) (1%) em razão da transferência de dois blastocistos.

> **Fatores etiológicos para gravidez ectópica**
>
> - Danos às tubas uterinas causadas por infecção pélvica (p. ex., *Chlamydia*/Gonorreia), gravidez ectópica prévia e cirurgia tubária prévia.
> - Alterações funcionais na tuba uterina em decorrência de tabagismo e aumento da idade materna.
> - Fatores de risco adicionais incluem cirurgia abdominal prévia (p. ex., apendicectomia, cesariana), subfertilidade, IVF, uso de dispositivos contraceptivos intrauterinos, endometriose, concepção com contraceptivos orais/pílula do dia seguinte.

Apresentação clínica

A maioria das pacientes com EP apresenta quadro clínico subagudo de dor abdominal e/ou sangramento vaginal no início da gravidez. Raramente as pacientes apresentam ruptura aguda da EP e grande sangramento intraperitoneal. O sangue livre na cavidade peritoneal pode causar irritação diafragmática e dor no ombro. O diagnóstico de EP rota geralmente é claro, pois apresenta sinais de abdome agudo e choque hipovolêmico com PT positivo. No entanto, é importante salientar que muitas vezes as mulheres com gravidez intrauterina viável apresentam sangramento e dor abdominal.

Investigações

Os exames descritos a seguir são úteis para o diagnóstico de EP. No entanto, novamente, é fundamental avaliar a mulher clinicamente (ABC, exame abdominopélvico) em conjunto com os resultados das investigações para tratar a paciente.

- TVUSS: a identificação de uma gravidez intrauterina (saco gestacional intrauterino, saco vitelino polo fetal +/–) na TVUSS exclui efetivamente a possibilidade de EP na maioria das pacientes, exceto nos raros casos de gravidez heterotópica. Uma TVUSS mostrando útero vazio com massa na região anexial apresenta sensibilidade de 90% e especificidade de 95% no diagnóstico de EP. A presença de fluido livre em quantidade moderada no abdome durante a TVUSS é sugestiva de ruptura da EP.

- hCG sérica: o nível sérico de hCG quase duplica a cada 48 horas em uma gravidez intrauterina de desenvolvimento normal. Em pacientes com EP, o aumento da hCG costuma ser subideal. No entanto, os níveis de hCG podem variar amplamente e, portanto, medições consecutivas com 48 horas de intervalo são frequentemente necessárias para fins de comparação.

- Hemoglobina e "Tipagem e Salvar" (ou teste cruzado se a paciente estiver gravemente comprometida):
    - medida para avaliar o grau de sangramento intra-abdominal e o Rh.

> **Gravidez de localização desconhecida**
>
> - Em até 40% das mulheres com EP, o diagnóstico não é feito no primeiro atendimento e elas são classificadas como tendo "gravidez de localização desconhecida" (PUL).
> - O diagnóstico de PUL é definido como útero vazio, sem evidência de massa anexial na TVUSS (em paciente com teste de gravidez positivo).
> - A base da investigação de uma PUL é a medição consecutiva das concentrações séricas de hCG. Biópsia endometrial pode, ocasionalmente, ser útil quando os níveis de hCG estão estáveis. Todas as PULs devem ser investigadas para determinar a localização da gravidez.

Tratamento

Uma abordagem expectante, medicamentosa ou cirúrgica, pode ser o manejo inicial indicado para uma EP, dependendo da apresentação clínica e da escolha da paciente.

Tratamento expectante

O tratamento expectante baseia-se na suposição de que uma porção significativa de todas as EPs resolver-se-á sem qualquer tratamento. Esta opção é adequada para pacientes hemodinamicamente estáveis e assintomáticas (e que permanecem assim). Nestes casos é necessário realizar medições seriadas de hCG até que os níveis sejam indetectáveis.

Tratamento medicamentoso

O metotrexato intramuscular é uma opção de tratamento para pacientes com sintomas mínimos, massa anexial < 40 mm de diâmetro e concentração sérica de hCG abaixo de 3.000 IU/L. O metotrexato é um antagonista do ácido fólico que inibe a síntese do ácido desoxirribonucleico (DNA), afetando particularmente as células trofoblásticas. A dose de metotrexato é calculada com base na área de superfície corporal da paciente e é de 50 mg/m². Após o tratamento com metotrexato, a dosagem sérica de hCG geralmente é medida rotineiramente nos dias 4, 7 e 11 e, depois, semanalmente até que seja indetectável (os níveis precisam cair 15% entre os dias 4 e 7 e continuar diminuindo com o tratamento). Portanto, o tratamento medicamentoso só deve ser oferecido se houver condições de controle regular da paciente. As poucas contraindicações ao tratamento medicamentoso incluem: (1) distúrbio hepático, renal ou hematológico crônico; (2) infecção ativa; (3) imunodeficiência; e (4) amamentação. Há também efeitos colaterais conhecidos, como estomatite, conjuntivite, desconforto gastrointestinal e reação cutânea fotossensível, e cerca de dois terços das pacientes sofrerão de dor abdominal não específica. É importante aconselhar as mulheres a evitarem relações sexuais durante o tratamento e evitar uma gestação durante três meses após o tratamento com metotrexato, em razão do risco de teratogenicidade. Também é importante aconselhá-las a evitar álcool e exposição prolongada à luz solar durante o tratamento.

Tratamento cirúrgico

A abordagem de tratamento cirúrgico padrão é a laparoscopia (**Figura 5.3**). A laparotomia é reservada a pacientes gravemente comprometidas ou onde não há instalações para endoscopia. A cirurgia de escolha é a remoção da tuba uterina e da EP dentro dela (salpingectomia) ou, em alguns casos, pode ser feita pequena incisão no local da EP extraída (salpingostomia). A salpingostomia é recomendada apenas se a tuba contralateral estiver ausente ou visivelmente danificada e estiver associada a uma taxa mais elevada de EP subsequente. As taxas de gravidez subsequentes permanecem altas se a tuba contralateral estiver normal porque o oócito pode ser captado pela tuba ipsolateral ou contralateral.

> ### Administração Anti-D
>
> - A isoimunização Rh pode ocorrer após problemas precoces de gravidez e há algumas circunstâncias em que mulheres que são Rh negativas necessitam de profilaxia anti-D.
> - Todas as mulheres Rh negativas que passam por um procedimento cirúrgico para tratar uma EP ou aborto devem receber imunoglobulina anti-D na dose de 50 µg (250 IU) o mais rápido possível e dentro de 72 horas após a cirurgia.
> - Teste de Kleihauer não é necessário para quantificar a hemorragia feto-materna no primeiro trimestre de gravidez.
> - Anti-D não é necessária para ameaça de aborto, abortos naturais, incompletos ou completos.
> - Anti-D pode não ser necessária após o tratamento medicamentoso de aborto espontâneo ou de EP, mas as diretrizes diferem e a profilaxia frequentemente é aplicada.

Tabela 5.2 Resumo de transtornos do início da gravidez

Transtorno	Definição	Fatores de risco	Apresentação clínica	Tratamento
Doença trofoblástica gestacional (GTD) (proliferação anormal de trofoblastos)	Espectro de condições que inclui mola hidatiforme completa e parcial, mola invasiva e coriocarcinoma	Gravidez molar prévia Idade materna avançada ou precoce Origem asiática	Características ultrassonográficas de vesículas intrauterinas ("cacho de uvas") Níveis de hCG persistentemente elevados após aborto espontâneo	Registro Evacuação uterina por meio de curetagem por aspiração (sem misoprostol) Dosagem seriada de hCG Evitar estrogênio
Hiperêmese gravídica		Gestação Múltipla GTD	Náusea e vômitos excessivos, frequentemente acompanhados de desidratação	Antieméticos Reposição de fluidos e eletrólitos Tromboprofilaxia

hCG, gonadotrofina coriônica humana.

Outros problemas do início da gravidez

A *Tabela 5.2* resume outros distúrbios menos comuns do início da gravidez. É importante lembrar que condições não ginecológicas, como infecção do trato urinário e problemas médico-cirúrgicos (p. ex., apendicite), podem-se manifestar no início da gravidez.

Leitura adicional

National Institute for Health and Clinical Excellence. NICE Clinical Guideline 154: Ectopic pregnancy and miscarriage.

Royal College of Obstetricians and Gynaecologists. Green-top Guideline 38: The Management of Gestational Trophoblastic Disease.

Royal College of Obstetricians and Gynaecologists. Green-top Guideline 17: The Investigation and Treatment of Couples with Recurrent First-trimester and Second-trimester Miscarriage.

Autoavaliação

HISTÓRIA DE CASO

A Sra. M é uma mulher de 32 anos de idade que se apresenta, após 6 semanas de amenorreia, com dor abdominal e tontura na internação, pressão arterial de 90/50 mmHg, pulso radial de 115/min e temperatura de 36,9°C. Ela tem um teste de gravidez urinário positivo.

A Qual é seu diagnóstico diferencial?
B Quais são os pontos-chave em sua anamnese, exame e investigação?
C Discuta o tratamento.

RESPOSTAS

A EP. Os achados de instabilidade cardiovascular, na presença de gravidez, são gravidez ectópica até que se prove o contrário.

B Deve-se suspeitar de EP em qualquer mulher em idade reprodutiva que apresente sintomas. Esta paciente apresenta sintomas clássicos de gravidez ectópica: dor e tontura. Ela também apresenta sinais de choque hipovolêmico. Teste de gravidez urinário positivo.

C "ABC". Um acesso venoso adequado em vaso de grande calibre deve ser providenciado para infusão de fluidos IV. Deve-se coletar sangue para um hemograma completo (FBC) e "Tipagem e Salvar". A paciente não deve receber nada por via oral. Exame abdominopélvico deve ser realizado. Um colega sênior deve ficar de sobreaviso sobre a possibilidade de ela necessitar de laparoscopia urgente.

A paciente fez laparoscopia e foi identificada uma EP na tuba uterina direita, grande e rompida com 1,5 litros de sangue na pelve. Foi realizada salpingectomia e a recuperação foi boa.

EMQ

A TVUSS.
B Níveis séricos de hCG.
C Coleta de urina de jato médio (MSU).
D FBC.
E Curetagem com aspiração do útero.
F Misoprostol.
G Metotrexato.
H Salpingectomia.
I Raio X abdominal.
J Evitar estrogênios.

Para cada descrição abaixo, escolha a ÚNICA resposta mais apropriada da lista de opções acima. Cada opção pode ser usada uma vez, mais de uma vez ou não ser usada.

1 Investigação da dor no início da gravidez.
2 Tratamento da EP.
3 Tratamento do aborto espontâneo.
4 Tratamento na suspeita de mola hidatiforme.

RESPOSTAS

1 A, B, C, D. Uma TVUSS estabelecerá a localização da gravidez, mas se o saco gestacional não for visto, uma série de hCG ajudarão. Uma MSU diagnosticará infecção do trato urinário, que é uma causa comum de dor na gravidez.
2 D, G, H. O FBC é essencial no tratamento de gravidez ectópica como linha de base. Dependendo do tamanho da gravidez ectópica e dos sintomas, pode ser indicado tratamento medicamentoso, com metotrexato, ou cirúrgico, com salpingectomia.
3 D, E, F. O FBC é essencial no tratamento de aborto espontâneo no caso de ocorrer perda excessiva de sangue. A decisão pela curetagem por sucção ou misoprostol é tomada de acordo com a preferência da paciente.
4 E, J. A curetagem por sucção é essencial para o diagnóstico histológico e para a evacuação máxima. Subsequentemente, os estrogênios devem ser evitados para prevenir o risco de coriocarcinoma.

PERGUNTAS SBA

1 Mulher de 25 anos de idade apresenta sangramento vaginal e teste de gravidez positivo. Sua TVUSS mostra gravidez intrauterina não viável. O que seria razoável oferecer a ela? Escolha a melhor resposta.

A Laparoscopia.
B Dosagem sérica de hCG.
C Misoprostol.
D Metotrexato.
E Progesterona.

RESPOSTA

C A curetagem com aspiração para esvaziamento do útero ou a administração de misoprostol é a conduta indicada em uma gravidez não viável. A dosagem sérica de hCG não tem função aqui, pois é usada apenas para auxiliar no manejo de PUL ou para monitorar gravidez ectópica. A laparoscopia não é relevante, pois não há suspeita de EP. O metotrexato não é usado para gravidez intrauterina e a progesterona não deve ser usada na presença de uma gravidez não viável, uma vez que só prolongará o tempo até a conclusão do aborto espontâneo.

2 Mulher de 43 anos de idade é submetida à curetagem cirúrgica para confirmação de gravidez molar parcial. O que você faria? Escolha a melhor resposta.

A Registrar a paciente em um centro nacionalmente reconhecido para tratamento de doença trofoblástica gestacional.
B Iniciar COCP.
C Prescrever metotrexato.
D Fazer TVUSS urgente.
E Iniciar monitoramento de hCG sérica.
F Iniciar antibióticos.

RESPOSTA

A Todas as gestações molares, parciais e completas, são registradas em um centro reconhecido e eles mesmos executam o monitoramento de hCG. Os estrogênios devem ser evitados em mulheres com gravidez molar. A TVUSS não será necessária, pois a evacuação do útero foi realizada. Antibióticos e metotrexato não têm função no monitoramento de gravidez molar.

Contracepção e aborto

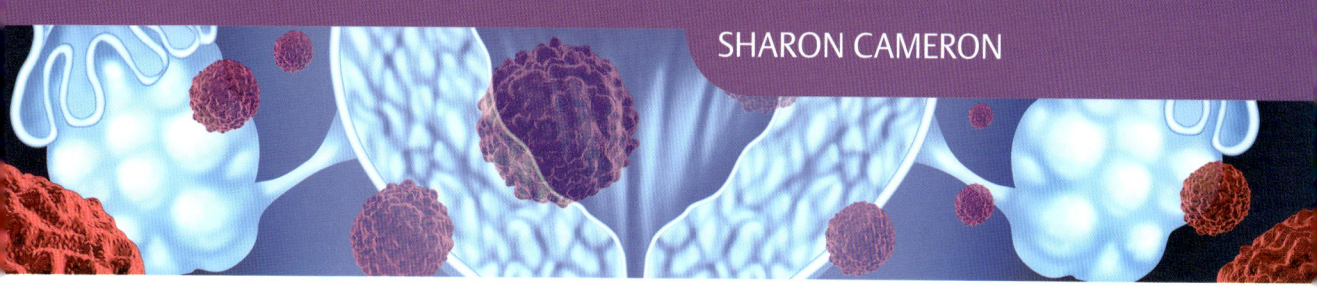

CAPÍTULO 6

SHARON CAMERON

Introdução 69
Métodos de contracepção com alvo no trato reprodutor feminino 70
Métodos contraceptivos 74
Aborto 85
Leitura adicional 89
Autoavaliação 89

OBJETIVOS DE APRENDIZAGEM

- Compreender o mecanismo de ação dos métodos contraceptivos atuais.
- Descrever os fatores que afetam a eficácia contraceptiva.
- Entender os benefícios não contraceptivos dos métodos.
- Lembrar-se do uso de critérios de elegibilidade médica para contracepção.
- Compreender o mecanismo de ação dos métodos medicamentosos modernos para aborto.
- Descrever as complicações comuns do aborto.
- Compreender a importância da contracepção pós-aborto.

Introdução

O uso correto e consistente de métodos eficazes de contracepção pode prevenir a maioria das gestações indesejadas. O aborto é uma das principais consequências da gravidez indesejada e, em muitos países de baixa e média renda, este costuma ser realizado em condições não seguras, resultando na morte de mulheres ou em danos graves para sua saúde. Uma gravidez indesejada também pode retardar o início dos cuidados de pré-natal ou até evitá-lo, o que pode representar riscos para a saúde de mães e bebês. Estima-se que aconteçam 22 milhões de abortos não seguros a cada ano, aproximadamente 47 mil mortes por aborto não seguro e 5 milhões de mulheres sofrem lesões/incapacidade por causa de abortos não seguros. Isso pode ser evitado por meio da contracepção e, como garantia, pelo acesso ao aborto seguro.

Necessidade global não atendida de contracepção

- Mais de 200 milhões de mulheres no mundo todo gostariam de evitar uma gravidez, mas não estão usando um método contraceptivo eficaz. Isso se deve à falta de fornecimento, barreiras culturais e políticas e má qualidade dos serviços.
- Estima-se que 22 milhões de abortos não seguros são realizados a cada ano.
- Ocorrem, aproximadamente, 47 mil mortes por aborto não seguro.
- 5 milhões de mulheres sofrem lesão/incapacidade por aborto não seguro.

Métodos de contracepção com alvo no trato reprodutor feminino

A fim de evitar a gravidez, métodos contraceptivos são desenvolvidos visando a um ou vários processos reprodutivos-chave ou locais-chave no trato reprodutivo masculino ou feminino. Nenhum dos métodos contraceptivos existentes é 100% eficaz na prevenção da gravidez. A eficácia de um método depende do mecanismo de ação e do uso correto e consistente. A conformidade depende da aceitação do método pelo usuário e da tolerabilidade de quaisquer efeitos indesejáveis associados ao uso. Mesmo em países de alta renda, como o Reino Unido, onde a obtenção é gratuita e uma variedade de métodos está prontamente disponível, as taxas de gravidez indesejada permanecem altas. Muitas mulheres que se apresentam com gravidez indesejada usaram um método, mas, geralmente, um de baixa eficácia (p. ex., preservativo) ou ele foi usado de forma incorreta ou inconsistente (p. ex., esquecer de tomar a pílula contraceptiva oral). O uso dos métodos existentes é limitado por sua aceitação pelas mulheres e, para muitos métodos, as taxas de descontinuação são altas.

A escolha de contracepção feita por uma mulher tem a mesma probabilidade de ser baseada em informações da mídia, amigos e familiares, assim como de um profissional de saúde. Os métodos mais eficazes de contracepção são os métodos contraceptivos reversíveis de longa duração (LARCs) – ou os chamados "métodos usar e esquecer", como o dispositivo intrauterino de cobre (Cu-IUD), dispositivo intrauterino com levonorgestrel (LNG-IUS) e implante apenas com progestogênio. Infelizmente, mitos e equívocos entre mulheres e profissionais de saúde sobre o uso de LARCs são fatores importantes que limitam sua aceitação. A educação, desfazendo os mitos e promovendo os benefícios não contraceptivos significativos dos métodos LARC, poderia melhorar a aceitação e a continuação de uso, e ter o potencial de evitar muitas outras gestações indesejadas para mais mulheres.

Mecanismo de ação

Os métodos contraceptivos atualmente disponíveis funcionam da seguinte maneira:

- Evitam a ovulação: este é o mecanismo de ação dos seguintes métodos: métodos hormonais combinados (pílula, adesivo e anel vaginal), injetáveis contendo somente progestogênio, implante contendo somente progestogênio (Nexplanon®), contraceptivo oral de emergência, amenorreia lactacional.

- Evitam que os espermatozoides atinjam o oócito: esterilização feminina e esterilização masculina (vasectomia).

- Evitam o implante do embrião no útero: este é o mecanismo de ação do Cu-IUD e do LNG-IUS.

- Permitem que o esperma entre na vagina, mas atuam de forma destrutiva. Este é o mecanismo de ação dos espermicidas.

- Permitem que o esperma entre na vagina, mas bloqueiam sua passagem: mecanismo de ação do diafragma. Também um dos mecanismos da ação de progestogênios.

- Evitam que o esperma entre na vagina:
  - preservativos masculinos e femininos;
  - evitar sexo durante o período fértil do ciclo;
  - métodos com base na percepção da fertilidade (FAB).

Eficácia

A eficácia de um método depende de seu mecanismo de ação. No entanto, a eficácia na vida real depende da aceitação e continuação desse método. Sua aceitação é influenciada pela via de administração; alguns métodos são mais fáceis de usar que outros. A continuação com um método depende da sua aceitabilidade pelo usuário. O método mais eficaz para uma mulher (ou casal), portanto, é aquele que será usado de forma correta e consistente.

As taxas de falha durante o uso perfeito mostram quão eficazes os métodos podem ser, onde o uso perfeito é quando o contraceptivo é usado sempre, e de forma correta, de acordo com as instruções de uso. As taxas de falha durante o uso típico mostram a eficácia dos diferentes métodos durante o uso real (incluindo uso incorreto ou inconsistente).

A *Tabela 6.1* mostra a probabilidade de gravidez durante o primeiro ano de uso típico de cada método (com base em dados dos EUA). Para alguns métodos, como implantes e contraceptivos intrauterinos, a eficácia é alta e o uso adequado e consistente é quase garantido depois de inserido, e taxas de gravidez extremamente baixas são encontradas em todos os estudos. Para outros métodos, como a pílula anticoncepcional e injetável contendo somente progestogênio, a eficácia é alta, mas eles podem ser potencialmente

Tabela 6.1 Porcentagem de mulheres que tiveram gravidez indesejada no primeiro ano de uso com uso típico e perfeito

Método	Uso típico%	Uso perfeito%
Nenhum método	85	85
Métodos com base na percepção da fertilidade	24	0,4-0,5
Preservativo masculino	18	2
Diafragma feminino	12	6
Pílula contendo somente progestogênio	9	0,3
Contracepção hormonal combinada*	9	0,3
Injetável contendo somente progestogênio	6	0,2
Cu-IUD	0,8	0,6
LNG-IUS	0,2	0,2
Implante contendo somente progestogênio	0,05	0,05
Esterilização feminina	0,5	0,5
Vasectomia	0,15	0,1

Modificada de Trussell *et al.* (2014). Cu-IUD, dispositivo intrauterino de cobre; LNHG-IUS, sistema intrauterino de levonorgestrel; *inclui pílula contraceptiva oral combinada (COCP), adesivo e anel vaginal.

mal utilizados (p. ex., esquecer de tomar a pílula ou não aplicar injeções repetidas).

As características do usuário que determinam o risco de gravidez incluem complacência, idade (redução da fertilidade no final da casa dos 30 anos de idade) e frequência de relações sexuais.

No Reino Unido, o LARC foi definido como método que requer administração inferior a uma vez por mês (isto é, injetável, implante, dispositivo intrauterino [IUD]), embora em muitos outros países o injetável não seja considerado LARC, mas um método de "ação intermediária". Os métodos LARC são os mais eficazes, pois, depois de inseridos, não exigem qualquer ação do usuário até que precisem ser renovados (3 anos para o implante Nexplanon® e 5-10 anos ou mais para IUDs). Em contraste, os métodos de ação mais curta exigem a aceitação do usuário (p. ex., tomar uma pílula diariamente, trocar um adesivo semanalmente ou usar um preservativo para cada ato sexual). Infelizmente, lembretes para o usuário, como SMS/texto diários sobre quando tomar a próxima pílula ou cartas/telefonemas sobre quando o próximo injetável deve ser aplicado não parecem melhorar a adesão a estes métodos. As taxas de descontinuação de métodos de ação curta (pílula, adesivo e anel) e até mesmo o injetável, contendo somente progestogênio, são todas altas, com aproximadamente metade das usuárias interrompendo estes métodos no primeiro ano. Em contraste, as taxas de descontinuação de LARC são menores, com estudos relatando que 80% ou mais das mulheres ainda usam o implante/IUD no primeiro ano.

Os métodos LARC têm taxas de falhas de uso real "típicas" nos primeiros 12 meses, que são semelhantes às taxas de falhas de "uso perfeito". Em contraste, para métodos de ação curta, as taxas de falhas de uso real, típicas, são muito mais altas do que as taxas de falhas de uso perfeito. A informação sobre a eficácia de um método deve fornecer os dados de falha da vida real. O uso de diagramas simples pode ajudar a contextualizar a eficácia de um método. Sem contracepção, aproximadamente 85% dos casais conceberão dentro de 12 meses.

Segurança

A maioria das mulheres que usa contraceptivos é saudável e apresenta bom estado físico. No entanto, alguns problemas de saúde podem estar associados a riscos reais ou teóricos se um método contraceptivo específico afetar a condição de saúde. Na tentativa de produzir um conjunto de normas internacionais para contracepção a indivíduos com uma gama de condições médicas que possam contraindicar um método contraceptivo, a Organização Mundial da Saúde (WHO) desenvolveu um sistema abordando os critérios médicos de elegibilidade para o uso de contraceptivos. Os critérios de elegibilidade médica da WHO para uso de contraceptivo (MEC) é um documento de orientação que contém recomendações de elegibilidade em mulheres com determinadas condições médicas, com base em evidências científicas e também no consenso de opiniões de especialistas. As categorias do MEC são de 1-4 e são mostradas na *Tabela 6.2A*. A categoria 1 inclui condições para as quais não existe restrição quanto à utilização do método, enquanto a categoria 4 inclui condições que representam um risco inaceitável para a saúde se o método contraceptivo for utilizado (absolutamente contraindicado). A *Tabela 6.2B* mostra algumas condições MEC 4 para uso da contracepção hormonal combinada (CHC). Para algumas condições, a categoria MEC pode diferir dependendo se a condição foi preexistente, quando o contraceptivo foi iniciado ou se desenvolvida durante o uso do método. Se uma mulher desenvolve uma condição durante o uso de

Tabela 6.2A Critérios médicos de elegibilidade (modificados da WHO)

Critérios MEC	Definição da categoria
1	Condição para a qual não há restrição quanto ao uso do método contraceptivo
2	Uma condição em que as vantagens do método geralmente superam os riscos teóricos ou comprovados
3	Condição em que os riscos teóricos ou comprovados geralmente superam as vantagens do uso do método. O uso deste método requer julgamento clínico especializado e/ou encaminhamento a um especialista em anticoncepcionais, uma vez que o uso do método geralmente não é recomendado, a menos que outros métodos mais apropriados não estejam disponíveis ou não sejam aceitáveis
4	Uma condição que representa risco de saúde inaceitável se o método contraceptivo for usado

Tabela 6.2B Exemplos de condições da categoria 4 de critérios de elegibilidade médica da WHO e uso de contracepção hormonal combinada

Idade > 35 anos e tabagista

Pressão sanguínea > 160/100 mmHg

Hipertensão com doença vascular

Trombose venosa profunda, atual ou passada

Infarto do miocárdio, atual ou passado

Acidente de vascular cerebral, atual ou passado

Múltiplos fatores de risco graves para doença cardiovascular

Mutações trombogênicas conhecidas

Câncer de mama

Tabela 6.3 Fármacos conhecidos por diminuir a eficácia da contracepção hormonal através da indução de enzimas hepáticas (pílulas contraceptivas orais, adesivos, anel e implante)

Tipo de medicamento	Indução de enzimas hepáticas
Anticonvulsivante	Carbamazepina Eslicarbazepina Oxcarbazepina Fenobarbital Fenitoína Primidona Topiramato
Antibiótico	Rifampicina Rifabutina
Antifúngico	Griseofulvina
Antirretroviral	**Inibidores de protease** Amprenavir Atazanavir Nelfinavir Lopinavir Saquinavir Ritonavir **Inibidores não nucleosídeos da transcriptase reversa** Efavirenz Nevirapina

um método contraceptivo, então, é possível que o método tenha contribuído para o início da condição e pode ser que ela precise interromper seu uso. No entanto, se uma mulher com uma condição particular (que, muitas vezes, torna a gravidez menos segura) deseja iniciar um método de contracepção, pode haver menos preocupação com a segurança.

Interação medicamentosa

Existem vários medicamentos (alguns anticonvulsivantes, antifúngicos, antirretrovirais e antibióticos) que induzem as enzimas hepáticas do citocromo P450 e reduzem a eficácia da contracepção hormonal, como CHC de pílulas, adesivo ou anel, implantes contendo somente progestogênio e pílula contendo somente progestogênio (POP) (*Tabela 6.3*). Se uma mulher que usa medicamentos indutores de enzimas deseja usar um desses métodos hormonais, o uso consistente de preservativos também é recomendado. Alternativamente, ela poderia considerar o uso do injetável contendo somente progestogênio, Cu-IUD ou LNG-IUS, uma vez que a eficácia desses métodos não é afetada por medicamentos que são indutores enzimáticos. A eficácia da pílula contraceptiva oral combinada (COCP) (e todos os outros métodos) não é afetada pela administração da maioria dos antibióticos de amplo espectro.

Efeitos adversos

Os efeitos adversos comuns relatados pelas mulheres com todos os métodos hormonais são sangramento inesperado, ganho de peso, dores de cabeça, alterações de humor e perda de libido. Preocupação com ganho de peso e mulheres atribuindo ganho de peso à contracepção hormonal têm-se mostrado uma das maiores desvantagens percebidas da contracepção hormonal. Com exceção do injetável contendo somente progestogênio em adolescentes, não há boas evidências de que os métodos hormonais causem ganho de peso. Não há evidências de que os métodos intrauterinos (Cu-IUD ou LNG-IUS) causem ganho de peso. Além disso, não há boas evidências de que a contracepção hormonal tenha efeitos adversos sobre o humor ou a libido.

Sangramento inesperado é comum (15%) quando as mulheres iniciam um COCP e pode desaparecer com o tempo. Caso contrário, há alguma evidência de que mudar para uma pílula anticoncepcional diferente, com uma dose diferente de hormônios, pode ajudar. Se os problemas de sangramento persistirem por mais de 3 meses, as diretrizes atuais do Reino Unido recomendam investigações para excluir outras causas (p. ex., condições cervicais, como pólipos, infecção por clamídia ou lesões de cavidades intrauterinas, como miomas ou pólipos submucosos).

Se as mulheres que usam COCP tiverem dores de cabeça na semana sem pílula, elas podem se beneficiar do uso contínuo de pílulas para evitar o intervalo livre de hormônios. Se a cefaleia se desenvolve durante o uso de um método hormonal e é intensa, frequente ou com enxaqueca, é aconselhável alterar o método de contracepção.

Benefícios não contraceptivos para a saúde

Contraceptivos hormonais podem ser usados devido aos seus efeitos colaterais benéficos casos a relação risco-benefício muda (*Tabela 6.4*). Os métodos de barreira, particularmente os preservativos, protegem contra infecções sexualmente transmissíveis.

Aceitabilidade

Isso determina a escolha e a continuidade de uso de um método. Os determinantes da aceitabilidade do método incluem: características pessoais (p. ex., idade), intenções de fertilidade (p. ex., planejar uma gestação em breve, mais tarde ou não deseja engravidar), percepções de eficácia, percepções de segurança, medo de efeitos colaterais, familiaridade com o método, a experiência de outros (p. ex., amigos e familiares), facilidade de uso, facilidade de acesso, incluindo se precisam consultar um profissional da saúde para obter o método, percepção de intromissão e de benefícios não contraceptivos do método (p. ex., redução do fluxo menstrual ou dor).

Tabela 6.4 Benefícios não contraceptivos da contracepção hormonal

Método	Benefícios contra
LNG-IUS (52 mg)	sangramento menstrual intenso endometriose adenomiose dismenorreia proteção endometrial hiperplasia simples
Contracepção hormonal combinada	sangramento menstrual intenso menstruação irregular hirsutismo acne síndrome pré-menstrual reduz o risco de câncer de ovário reduz o risco de câncer endometrial
Injetável, contendo somente progestogênio (depósito de acetato de medroxiprogesterona)	sangramento menstrual intenso endometriose dismenorreia

Determinantes da aceitação do método contraceptivo

- Características pessoais (p. ex., idade).
- Intenções de fertilidade.
- Percepções de eficácia.
- Percepções de segurança.
- Medo de efeitos adversos.
- Familiaridade.
- Experiência de outros.
- Facilidade de uso e de acesso.
- Necessidade de ver um profissional da saúde.
- Intromissão.
- Benefícios não contraceptivos.

Prescrição prática

As mulheres que estejam considerando o uso de um método específico de contracepção exigem informações claras e precisas, idealmente respaldadas por informações escritas. As informações fornecidas devem cobrir os aspectos mostrados na *Tabela 6.5*.

Tabela 6.5 O que uma mulher precisa saber antes de iniciar um método contraceptivo

- Como usar o método (pílula, adesivo ou anel) e o que fazer quando usado incorretamente (p. ex., pílula esquecida)
- Taxas de falha típicas
- Efeitos adversos comuns
- Benefícios para a saúde
- Retorno de fertilidade ao interromper
- Quando ela requer revisão

Métodos contraceptivos

Contracepção hormonal combinada

Os métodos CHC contêm dois hormônios: um estrogênio e um progestogênio. Eles estão disponíveis como comprimidos orais, adesivo transdérmico e anel vaginal. São semelhantes em termos de eficácia, segurança e efeitos adversos. Todos esses métodos funcionam por inibição da ovulação via *feedback* negativo de estrogênio e progestogênio na hipófise, com supressão do hormônio foliculoestimulante (FSH) e do hormônio luteinizante (LH).

Pílula

A maioria dos COCPs comumente usados é de "dose baixa" e contém etinilestradiol em uma dose de 15-35 µg (**Figura 6.1**). Algumas pílulas mais novas contêm valerato de estradiol ou hemi-hidrato de estradiol, que apresenta uma estrutura mais semelhante ao estrogênio, referida como "de ocorrência natural", mas não confere outros benefícios comprovados.

A maioria das preparações "tradicionais" contém 21 comprimidos seguidos por um intervalo de 7 dias sem comprimidos (ou 7 comprimidos placebo no lugar de um intervalo de 7 dias sem comprimidos). Algumas preparações contêm 24 dias de pílulas com um intervalo mais curto sem pílula. As preparações são comumente monofásicas (ou seja, a mesma dose de hormônios ao longo do tempo), mas algumas são fásicas (a dose varia). Não há vantagem de preparações fásicas sobre preparações monofásicas. Embora o tradicional 21 dias de uso e 7 dias de folga geralmente resulta em um sangramento de privação durante o intervalo livre de pílula, não há nenhuma razão por que as mulheres não possam tomar a pílula continuamente. Mulheres com dismenorreia ou cefaleia durante o intervalo sem pílula frequentemente são aconselhadas a fazer o uso continuado para evitar a recorrência dos sintomas durante o intervalo livre de hormônios, fazendo um ciclo triplo (tomar três cartelas sem qualquer intervalo). O uso de pílula continuado também é frequentemente recomendado. Este uso se refere ao modo de uso continuado da pílula até o momento em que desejam fazer uma pausa para induzir um episódio de sangramento. Nesse momento, elas têm o intervalo sem pílula.

Os progestogênios que são usados em pílulas atualmente disponíveis costumam ser referidos como de segunda geração (levonorgestrel, noretisterona), terceira geração (gestodene desogestrel) e progestogênios de quarta geração (drospirenona e dienogest). Os progestogênios mais novos (terceira e quarta geração) foram desenvolvidos para apresentar vantagens devido à menor atividade androgênica, mas parecem estar associados a um risco maior de trombose venosa do que pílulas contendo progestogênios de segunda geração. Em vista disso, as COCPs contendo progestogênios de segunda geração geralmente são recomendadas como primeira escolha.

Adesivo e anel

O adesivo transdérmico hormonal combinado libera 33,9 µg de etinilestradiol/dia e 203 µg de norelgestromina/dia. É aplicado na pele do baixo ventre, nádega ou braço a cada 7 dias, embora possa ser aplicado em qualquer área coberta de pele, exceto no seio (**Figura 6.2A**). O regime geralmente envolve a aplicação de adesivos durante um total de 21 dias, seguidos por um intervalo de 7 dias sem hormônios. O uso continuado (ciclo triplo) também é possível. Algumas mulheres podem ter problemas com a aderência do adesivo ou sensibilidade da pele.

O anel hormonal combinado é um anel flexível de 54 mm de diâmetro que libera 15 µg de etinilestradiol

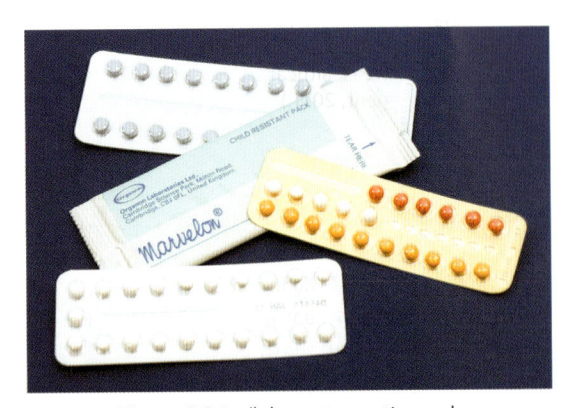

Figura 6.1 A pílula contraceptiva oral.

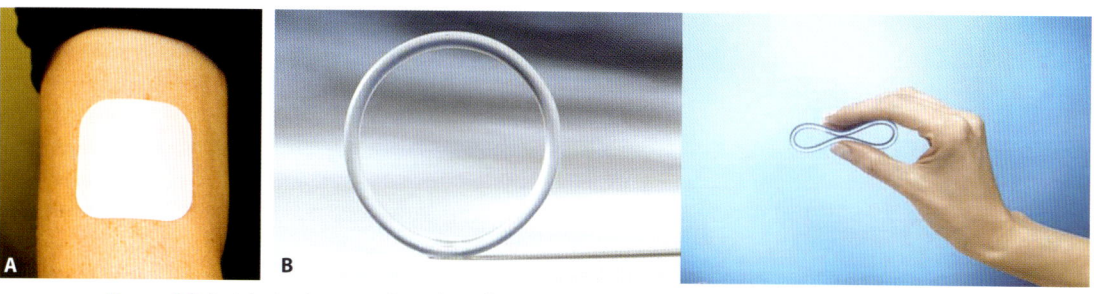

Figura 6.2 A: Adesivo hormonal combinado. **B:** Anel contraceptivo vaginal hormonal combinado.

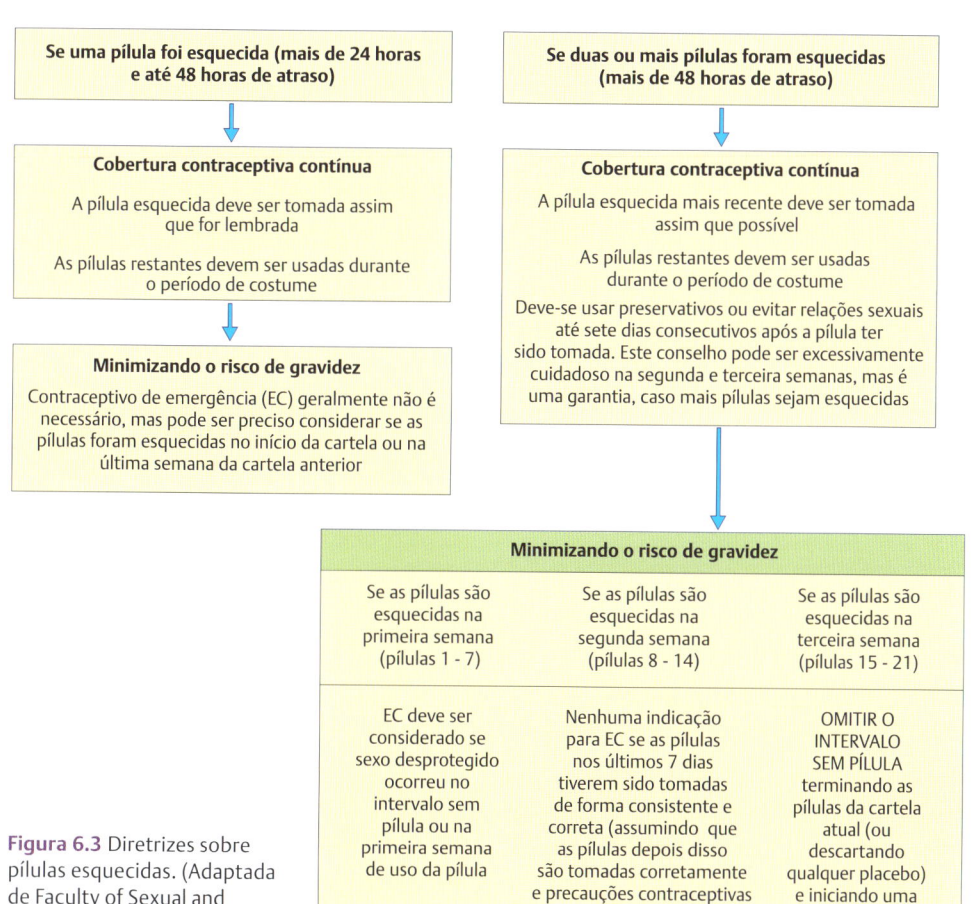

Se uma pílula foi esquecida (mais de 24 horas e até 48 horas de atraso)	Se duas ou mais pílulas foram esquecidas (mais de 48 horas de atraso)
Cobertura contraceptiva contínua A pílula esquecida deve ser tomada assim que for lembrada As pílulas restantes devem ser usadas durante o período de costume	**Cobertura contraceptiva contínua** A pílula esquecida mais recente deve ser tomada assim que possível As pílulas restantes devem ser usadas durante o período de costume Deve-se usar preservativos ou evitar relações sexuais até sete dias consecutivos após a pílula ter sido tomada. Este conselho pode ser excessivamente cuidadoso na segunda e terceira semanas, mas é uma garantia, caso mais pílulas sejam esquecidas
Minimizando o risco de gravidez Contraceptivo de emergência (EC) geralmente não é necessário, mas pode ser preciso considerar se as pílulas foram esquecidas no início da cartela ou na última semana da cartela anterior	

Minimizando o risco de gravidez

Se as pílulas são esquecidas na primeira semana (pílulas 1 - 7)	Se as pílulas são esquecidas na segunda semana (pílulas 8 - 14)	Se as pílulas são esquecidas na terceira semana (pílulas 15 - 21)
EC deve ser considerado se sexo desprotegido ocorreu no intervalo sem pílula ou na primeira semana de uso da pílula	Nenhuma indicação para EC se as pílulas nos últimos 7 dias tiverem sido tomadas de forma consistente e correta (assumindo que as pílulas depois disso são tomadas corretamente e precauções contraceptivas adicionais são usadas)	OMITIR O INTERVALO SEM PÍLULA terminando as pílulas da cartela atual (ou descartando qualquer placebo) e iniciando uma nova cartela no dia seguinte

Figura 6.3 Diretrizes sobre pílulas esquecidas. (Adaptada de Faculty of Sexual and Reproductive Healthcare, CEU Statement, 2011.)

e 120 μg de etonorgestrel diariamente, e como tal é o método hormonal combinado de dose mais baixa (**Figura 6.2B**). O anel é autoinserido e usado na vagina durante 21 dias, seguido de um intervalo de 7 dias sem hormônios, durante o qual ocorre um sangramento. As mulheres não devem sentir desconforto com o uso do anel e ele pode ser removido por um curto período (menos de 3 horas), lavado e recolocado.

Pílulas, *patches* e anéis esquecidos

É comum esquecer de tomar a pílula e se duas ou mais são esquecidas, então, isso coloca a mulher em risco de ovulação. Cobertura contraceptiva adicional (preservativos ou abstinência) é necessária para a maioria das pílulas monofásicas contendo etinilestradiol durante os 7 dias seguintes de uso da pílula (**Figura 6.3**). Precau-

Tabela 6.6 Via de administração contraceptiva e duração

Via dos contraceptivos atualmente disponíveis	Duração
CHC oral e progestogênio	24 horas
CHC transdérmico	7 dias
Anel vaginal de CHC	21 dias
Injetável, contendo somente progestogênio	14 semanas
Implante contendo somente progestogênio	3 anos
Cu-IUD	3, 5, 10 anos ou mais
LNG-IUS	3 ou 5 anos ou mais

CHC, contracepção hormonal combinada; Cu-IUD, dispositivo intrauterino de cobre; LNG-IUS, dispositivo intrauterino de levonorgestrel.

ções adicionais também são necessárias se um adesivo não for aplicado por 48 horas ou um anel por mais de 3 horas. Se ocorrer relação sexual desprotegida durante este período, existe risco de gravidez e, por isso, recomenda-se a contracepção de emergência (ver adiante).

Duração da ação

A duração da ação tem influência na aceitabilidade e eficácia e é mostrada na *Tabela 6.6*.

Segurança da CHC

Câncer

> **Riscos de câncer entre usuárias de COCPs**
>
> - Redução de 12% no risco de qualquer câncer.
> - Redução do risco de câncer colorretal.
> - Redução do risco de câncer endometrial.
> - Redução do risco de câncer de ovário.
> - Aumento do risco de câncer de mama durante o uso (diminui ao parar e risco semelhante a nunca usado 10 anos após interrupção).
> - Aumento do risco de câncer do colo do útero (mas mudanças precoces detectadas pela citologia cervical e vacinação contra papilomavírus humano [HPV]).

Grandes estudos observacionais mostraram que as mulheres que são usuárias recentes ou antigas de COCPs apresentam redução de 12% no risco de morte por qualquer câncer. O uso de contraceptivos orais foi associado à redução de 46% no risco de câncer de ovário em comparação a nunca ter sido usado, e, com 10 anos de uso de COCP, observa-se redução para metade no risco de câncer de ovário. Essa proteção também é evidente nas mulheres com histórico familiar de câncer de mama (que pode estar particularmente em risco de câncer de ovário). Nos mesmos estudos, o risco de câncer endometrial caiu quase pela metade entre as mulheres que já usaram a pílula anticoncepcional em comparação às que nunca utilizaram. Redução no risco de câncer de cólon também foi observada. A razão para esta redução no risco de cânceres com uso de comprimidos contraceptivos é desconhecida. A proteção contra o câncer de ovário pode ser devido à supressão da ruptura folicular da superfície do ovário a cada mês. A proteção contra câncer endometrial pode ser causada pelo conteúdo de progestogênio da pílula, que se opõe aos efeitos mitogênicos do estrogênio no endométrio.

Esta proteção contra o câncer de ovário e endométrio parece persistir por mais de 15 anos após a interrupção da pílula.

A maioria dos estudos observacionais (mas não todos) tem relatado aumento no risco de câncer de mama entre os usuários de COCPs. Uma metanálise de estudos observacionais de câncer de mama em mulheres e contracepção hormonal sugere que usuários de COCPs têm um risco aumentado de câncer de mama enquanto tomam a pílula, mas que logo após a interrupção esse risco diminui e 10 anos após a interrupção é o mesmo de uma mulher que nunca usou a pílula. Tem sido sugerido que o uso da pílula pode acelerar o aparecimento do câncer de mama em mulheres suscetíveis. Alternativamente, as mulheres que tomam pílula podem ter diagnóstico mais precoce, embora seja difícil explicar por que uma tendência ao diagnóstico precoce persistiria por anos após a interrupção. No entanto, um efeito biológico da CHC na mama permanece sendo uma possibilidade.

Estudos observacionais também relataram um aumento no risco de câncer do colo do útero entre usuárias de COCPs. Embora isso possa ser devido a fatores mistos, como usuárias menos propensas a usar preservativos (que protegem contra o HPV), uma associação biológica não pode ser excluída. No entanto, a participação em um programa de triagem cervical pode detectar células pré-cancerosas e permite tratamento eficaz. A vacinação contra o HPV (contra os subtipos oncogênicos de HPV 16 e 18) antes do início da atividade sexual, o uso de preservativos e não fumar também reduz o risco de câncer do colo do útero.

Tromboembolismo venoso e doença arterial

CHC (pílula, adesivo e anel) aumenta a tendência à trombose na circulação venosa e arterial. O efeito adverso da trombose venosa está relacionado com a dose de estrogênio e aparece menor com pílulas combinadas contendo progestogênio de segunda geração em comparação com aquelas contendo progestogênio de terceira ou quarta geração. No entanto, qualquer que seja o progestogênio utilizado, o risco absoluto de tromboembolismo venoso (VTE) é muito pequeno e muito menor do que o associado à gravidez (ver quadro a seguir).

> **Risco de VTE em usuárias e não usuárias de CHC**
> - 5 por 10.000 em não usuárias não grávidas.
> - 10 por 10.0000 usuárias de COCP.
> - 29-400 por 10.000 em grávidas/pós-parto.

O risco de VTE é maior durante o primeiro ano de uso, possivelmente por evidenciar os casos de trombofilias hereditárias. O rastreamento para identificação das trombofilias conhecidas não tem bom custo-benefício, mas as mulheres devem ser questionadas sobre histórico pessoal e familiar de VTE se considerarem a utilização deste método, uma vez que estas são contraindicações para a utilização de um método de CHC. As mulheres que estão usando CHC e fazendo viagens de longa distância (> 3 horas de imobilidade) devem fazer exercícios apropriados na viagem e considerar o uso de meias de compressão.

A doença arterial é muito menos comum, porém mais grave. Está relacionada com a idade e o risco é fortemente influenciado pelo tabagismo. Mulheres com mais de 35 anos que são tabagistas não são elegíveis para o uso de um método de CHC. A pílula combinada também é contraindicada em mulheres que apresentam enxaqueca com aura (hemianopsia homônima, parestesia unilateral, fraqueza, afasia ou distúrbio de fala inclassificável ocorrendo antes da cefaleia), uma vez que esta condição está associada a vasospasmo cerebral e essas mulheres podem estar em maior risco de acidente vascular cerebral, se usam CHC.

Métodos contraceptivos contendo somente progestogênio

Os métodos contendo somente progestogênio estão disponíveis para via oral, injetável, implante e sistema intrauterino. O mecanismo de ação do método e do padrão de sangramento parecem depender da dose de progestogênio e também da via de administração.

Os injetáveis, os implantes e o POP contendo desogestrel inibe a ovulação. Formulações POP de baixa dose inibem a ovulação de forma inconstante. Todos os métodos contraceptivos contendo somente progestogênio, independentemente da via de administração, tornam o muco cervical mais espesso, reduzindo a capacidade de penetração e o transporte dos espermatozoides. O dispositivo intrauterino de levonorgestrel (LNG-IUS) tem pouco efeito sobre a atividade ovariana, mas causa acentuada atrofia endometrial, que impede a implantação se ocorrer ovulação e fertilização.

Pílula contendo somente progestogênio

Ao contrário da COCP, a POP precisa ser tomada de forma contínua. As pílulas de dose média (p. ex., contendo desogestrel) inibem a ovulação em 99% dos ciclos, mas as pílulas de menor dose inibem a ovulação em menos de metade dos ciclos, dependendo do efeito sobre o do muco cervical para eficácia da contracepção. Os efeitos colaterais de todas as POPs incluem possível sangramento irregular, persistência de folículos ovarianos (cistos simples) e acne.

Nos casos em que houver esquecimento de uma POP, a tomada da pílula deve ser mantida e precauções extras devem ser empregadas (p. ex., preservativos) nas 48 horas seguintes até que o efeito do progestogênio sobre o muco esteja atuando. Se ocorrer sexo sem proteção durante esse período, a contracepção de emergência é necessária.

Implante

Um bastonete único (Nexplanon®) contendo o progestogênio etonogestrel é o método atualmente disponível no Reino Unido. O Nexplanon® contém 68 mg de 3-ceto-desogestrel (um metabólito do desogestrel), que garante a contracepção durante 3 anos. A taxa de liberação inicial de 60-70 μg/dia e cai gradualmente para cerca de 25-30 μg/dia ao final de três anos. Implantes que estão em uso em outras partes do mundo incluem Uniplant® (nomegestrol, um bastonete e duração de 1 ano) e Jadelle® (dois bastonetes, levonorgestrel, duração 3-5 anos).

O Nexplanon® é um bastonete flexível, semelhante em tamanho a um palito de fósforo (40 mm × 2 mm), que deve ser inserido intradermicamente, 8 cm acima do epicôndilo médio, geralmente no braço não dominante (**Figura 6.4**). A inserção é realizada sob anestesia local usando um dispositivo de inserção especialmente projetado. No entanto, falha na técnica de inserção

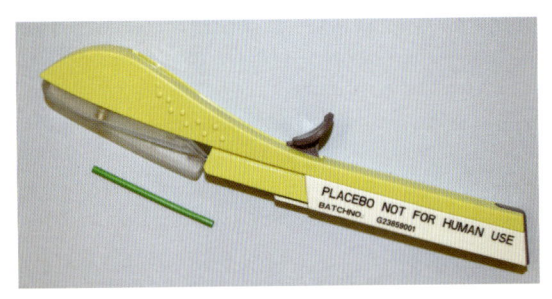

Figura 6.4 Nexplanon.

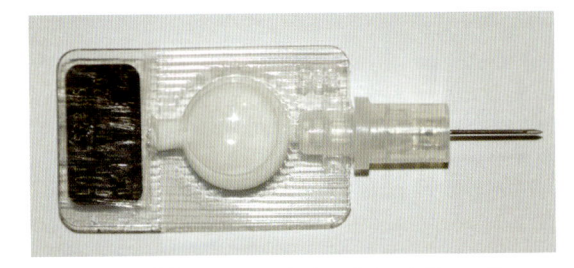

Figura 6.5 Recipiente contendo dose única de Sayana® press.

ainda pode resultar em uma inserção profunda com consequente dificuldade para remoção, de modo que a inserção só deve ser realizada por profissionais que tenham realizado treinamento apropriado. O implante não deve ser visível, mas deve ser facilmente palpável. O Nexplanon® contém pequena quantidade de bário, o que permite que seja visualizado por raios X. Ele também pode ser localizado usando sondas de ultrassom de baixa frequência, o que pode ajudar na remoção de implantes que não são facilmente palpáveis.

Uma vez inseridos, não há necessidade de qualquer acompanhamento de rotina até que o dispositivo seja substituído ou o usuário deseje removê-lo. O Nexplanon® libera uma dose baixa constante de progestogênio (semelhante aos níveis de uma POP). Após a remoção, os níveis séricos de etonogestrel são indetectáveis dentro de uma semana, e a fertilidade é restaurada imediatamente após a remoção.

Injetáveis contendo somente progestogênio

O injetável mais comumente usado no mundo é uma injeção de depósito de acetato de medroxiprogesterona, que pode ser administrada por via intramuscular (nádega, parte superior do braço, abdome inferior), como a formulação de Depoprovera® (150 mg), ou por via subcutânea, como a formulação micronizada de dose mais baixa de Sayana® press (104 mg). Ambas as preparações intramusculares e subcutâneas têm características semelhantes: o mesmo modo de ação (inibição da ovulação), mesma eficácia, intervalo de aplicação semelhante (a cada 12–14 semanas) e padrão de sangramento semelhante (mais de 50% de amenorreia em 1 ano). Como as injeções subcutâneas são mais fáceis de administrar, a preparação que permite a aplicação subcutânea oferece a possibilidade de treinar os usuários para a autoadministração e também aumenta a gama de profissionais de saúde que podem administrar a medicação (p. ex., farmacêuticos treinados). Isso pode aumentar o acesso a esse método para as mulheres e aumentar sua aceitabilidade (**Figura 6.5**).

O injetável é o único método hormonal que pode atrasar o retorno da fertilidade após descontinuação. Em alguns casos, pode demorar até um ano após a última aplicação para retorno da ovulação. Não há comprometimento permanente da fertilidade, mas esse atraso torna o método injetável inadequado para mulheres que desejam contracepção a curto prazo.

Tanto a preparação intramuscular quanto a subcutânea podem causar ganho de peso em uma minoria de mulheres e perda de densidade mineral óssea (BMD) (5% de perda de densidade mineral óssea na coluna lombar) nos primeiros anos de uso. No entanto, as mulheres devem ser informadas de que a perda da BMD tende a estabilizar, não foi associada a fraturas por osteoporose e parece ser reversível ao interromper o uso.

Há uma preocupação com o aumento do risco de transmissão do HIV associado ao uso de Depoprovera®, baseada em publicações de estudos realizados em países com alta prevalência de vírus da imunodeficiência humana (HIV) (como a África Subsaariana), que relataram um aumento na transmissão e aquisição de HIV entre usuários de Depoprovera®, em comparação com usuários de outros métodos hormonais. Porém, os usuários dos métodos injetáveis são menos propensos a usar preservativos que previnem a transmissão do HIV, e por isso, atualmente, a opinião da WHO é que o injetável pode ser usado com segurança em mulheres vivendo com HIV ou com alto risco de HIV. O uso do preservativo, além do injetável, também deve ser incentivado para prevenção da transmissão ou a aquisição do HIV.

Sistema intrauterino com liberação de progestogênio

Os sistemas intrauterinos atualmente disponíveis liberam o progestogênio levonorgestrel no útero. Existem dois LNG-IUS disponíveis na Europa e nos EUA. O LNG-IUS de 52 mg (Mirena®) (Capítulo 4, *Distúrbios do San-*

gramento Menstrual, **Figura 4.3**) é licenciado por 5 anos para uso contraceptivo (mas, se inseridos em mulheres com 45 anos ou mais, podem ser usados para contracepção até menopausa) e o LNG-IUS de 13,5 mg (conhecido como Jaydess® na Europa e Skyla® nos EUA) é licenciado para três anos de uso contraceptivo. O LIN-IUS de 13,5 mg possui um dispositivo de inserção ligeiramente mais estreito e um quadro mais curto, o que pode facilitar a inserção em mulheres jovens ou nulíparas. O LNG-IUS de 13,5 mg também têm uma faixa de prata na extremidade proximal, o que ajuda a distingui-lo do LNG-IUS de 52 mg na ultrassonografia.

O LNG-IUS exerce um potente efeito hormonal sobre o endométrio, o que impede a proliferação e implantação endometrial. Seu efeito progestogênico no espessamento do muco cervical também impede a entrada de espermatozoides.

O LNG-IUS não impede a ovulação. Nos primeiros meses de uso, muitas mulheres vivenciam um sangramento eventual. As mulheres devem ser informadas de que isso geralmente melhora com o tempo e muitas mulheres acabarão tendo períodos menstruais mais leves ou ausentes. É importante fornecer informações de qualidade sobre os efeitos adversos antes de inserir um LNG-IUS para reduzir as taxas de descontinuação desnecessárias. Os efeitos adversos relatados do LNG-IUS incluem acne, sensibilidade mamária, distúrbios do humor e dores de cabeça.

O benefício não contraceptivo mais notável do LNG-IUS de 52 mg é o de reduzir o HMB (reduzido em 90% aos 12 meses). É mais eficaz do que os tratamentos orais, como a noretisterona, PCOC e ácido tranexâmico, na redução do sangramento menstrual (ver Capítulo 4, *Distúrbios do Sangramento Menstrual*). Também é eficaz no tratamento da dismenorreia, dor associada à endometriose e adenomiose e na proteção do endométrio contra a hiperplasia.

> **Contraceptivos intrauterinos (Cu-IUD, LNG-IUS)**
>
> - Duração de 3 a 10 anos (ou mais), dependendo do tipo, idade da mulher na inserção.
> - Taxa de falha inferior a 1 em 100.
> - Impedir a fertilização.
> - Impedir o muco cervical.
> - Inibir a implantação.

Embora o LNG-IUS de 13,5 mg não seja licenciado para uso como tratamento da HMB, ele reduz a perda de sangue, mas é menos provável que cause amenorreia em comparação com o LNG-IUS de 52 mg.

Contracepção intrauterina

Os métodos contraceptivos intrauterinos incluem o dispositivo intrauterino de cobre Cu-IUD e o LNG-IUS (acima).

A duração do uso do Cu-IUD é entre 3 e 10 anos, dependendo do dispositivo utilizado e da idade da mulher no momento da inserção. Se uma mulher tem um Cu-IUD inserido aos 40 anos de idade ou mais, este pode ser deixado *in situ* até a menopausa. Para mulheres que têm o LNG-IUS de 52 mg inserido aos 45 anos de idade ou mais, o dispositivo pode ser mantido para fins contraceptivos até a menopausa.

Existem vários Cu-IUD disponíveis e eles variam em tamanho, formato, conteúdo de cobre e duração do uso. A maioria consiste em uma estrutura de plástico com fio de cobre enrolado ao redor da haste e alguns podem ter cobre nos braços do dispositivo. O LNG-IUS consiste em uma estrutura em forma de T de elastômero com um reservatório na haste contendo levonorgestrel. Tanto com o Cu-IUD quanto com o LNG-IUS, os fios projetam-se do canal cervical para a parte superior da vagina para permitir a fácil remoção. Uma vez inserido, a eficácia do IUD não depende do usuário e, portanto, as taxas típicas de falha são muito menores do que a dos métodos contraceptivos de ação mais curta. Além da contracepção de rotina, o Cu-IUD também pode ser usado para contracepção de emergência.

Pesquisas mostram que mulheres e profissionais de saúde muitas vezes carecem de conhecimento preciso e frequentemente têm ideias erradas sobre o IUD. Evidências sugerem que o Cu-IUD e o LNG-IUS não causam atraso no retorno à fertilidade ou aumentam o risco de infertilidade, e as mulheres devem ser informadas sobre isso.

Modo de ação

Os IUDs estimulam uma reação inflamatória no útero. A concentração de macrófagos e leucócitos, prostaglandinas e várias enzimas nos fluidos uterino e tubário aumenta significativamente. Acredita-se que esses efeitos sejam tóxicos tanto para o espermatozoide quanto para o óvulo e que interfiram no transporte de espermatozoides. Se um óvulo fertilizado saudável atingir a cavidade uterina, sua implantação será inibida.

Padrão de sangramento com IUD

Em geral, as mulheres com LNG-IUS apresentam um fluxo menstrual mais leve e menos doloroso, mas as mulheres que usam o Cu-IUD podem apresentar uma menstruação mais dolorosa ou mais intensa. O uso de um anti-inflamatório não esteroide durante o período menstrual pode reduzir a dor e a perda de sangue. O ácido tranexâmico durante a menstruação também pode reduzir a perda de sangue associada ao uso de Cu-IUD. Alternativamente, a mulher pode trocar para um LNG-IUS.

As mulheres que usam IUD devem ser informadas de que o risco geral de gravidez ectópica é muito reduzido em comparação com mulheres que não usam métodos contraceptivos. No entanto, se ocorrer uma gravidez com um IUD *in situ*, o risco "relativo" de a gravidez ser ectópica é maior. Se ocorrer uma gravidez em uma mulher com um IUD *in situ*, deve ser realizado um exame de ultrassom para excluir gravidez ectópica. Geralmente é aconselhável que o IUD seja removido antes de 12 semanas de gestação, tendo em vista o maior risco de aborto espontâneo, parto prematuro, aborto séptico e corioamnionite, se o dispositivo for deixado *in situ*. Embora exista uma preocupação de teratogenicidade se uma gravidez é exposta ao LNG-IUS, até hoje não foram relatados defeitos congênitos no pequeno número de casos expostos.

Colocação do IUD

Um IUD pode ser colocado em qualquer ponto do ciclo, desde que não haja risco de gravidez. A inserção está associada aos seguintes riscos:

- **Perfuração**. A perfuração uterina com inserção de um IUD é rara: aproximadamente 1 em 1.000. Fatores associados a um risco aumentado de perfuração incluem relativa inexperiência do médico, amamentação e intervalo menor do que 6 meses após o parto. A mulher apresenta uma história de dor grave após a inserção e os fios do DIU não são identificados. Uma ultrassonografia do útero confirma a ausência de IUD no útero e uma radiografia abdominal mostra um IUD. A recuperação laparoscópica do dispositivo (frequentemente presa ao omento) é possível na maioria dos casos, mas a laparotomia pode ser necessária para remover o IUD.
- **Expulsão**. 1 em 20 dispositivos de IUD serão expelidos nos primeiros três meses após a inserção. Depois disso, o risco de expulsão diminui. Considerando que em alguns casos a expulsão não é percebida pelas mulheres, as usuárias de IUD devem ser aconselhadas a realizar consultas regulares para confirmar a presença de fios na parte superior da vagina, garantindo que o dispositivo está presente.
- **Infecção**. O risco geral de infecção pélvica nas primeiras três semanas após a inserção de um IUD é baixo (1 em 100). Depois disso, o risco de infecção é o mesmo das mulheres que não usam contraceptivos. Na maioria dos casos, o IUD pode ser deixado *in situ* e a terapia antibiótica deve ser iniciada. Se o IUD for removido, fornecer contracepção de emergência por via oral, se necessário (ou seja, em razão do sexo recente sem proteção). Os organismos do tipo *Actimomyces* (ALOs) são comumente identificados em esfregaços cervicais em mulheres com e sem IUD. O papel dos ALOs na infecção em usuárias de IUD não está claro. Se uma mulher com IUD tiver ALOs, mas não tiver sintomas de infecção, o IUD poderá ser deixado *in situ*. No entanto, se ALOs estiverem presentes e uma mulher com um IUD tiver sintomas de infecção, o dispositivo deve ser removido e os antibióticos à base de penicilina devem ser administrados. Além disso, mulheres com sintomas de infecção pélvica com IUD devem ser testadas para infecções sexualmente transmissíveis (STIs). A fim de minimizar o risco de infecção pélvica, recomenda-se o rastreamento de mulheres com risco de STI antes da inserção. Antibióticos profiláticos (pelo menos para clamídia) podem ser administrados a mulheres com alto risco de infecção se a inserção precisar ser feita antes que os resultados dos testes sejam conhecidos (p. ex., inserção de Cu-IUD para contracepção de emergência).
- **Fios "ausentes"**. Fios "ausentes" podem indicar gravidez, expulsão ou perfuração. No entanto, muitas vezes, os fios estão simplesmente deslocados um pouco mais acima no canal cervical ou no útero. Um teste de gravidez deve ser realizado e contracepção de emergência/contracepção alternativa deve ser fornecida até que a presença do IUD *in situ* possa ser confirmada, seja pela visualização dos fios no exame com espéculo ou por uma ultrassonografia que identifique a presença do IUD dentro do útero.

Contracepção de barreira
Preservativos

Os preservativos masculinos são baratos e estão amplamente disponíveis. Eles protegem contra STIs, incluindo o HIV. São o único método masculino reversível. As taxas de falha típicas estão na faixa de 24%, uma vez que dependem do usuário para colocá-lo corretamente, antes da penetração e antes de cada ato sexual. O preservativo feminino é um preservativo de poliuretano lubrificado que é inserido na vagina. Também protege contra STIs (**Figura 6.6**).

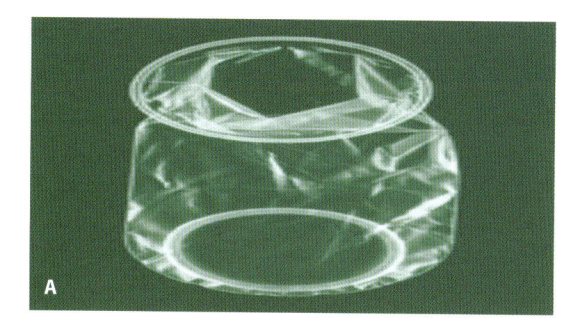

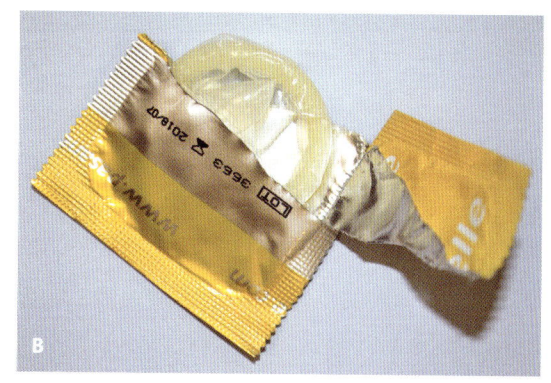

Figura 6.6 **A:** Preservativo feminino. **B:** Preservativo masculino.

Diafragma e Capuz

Estes são dispositivos de látex ou sem látex que são inseridos na vagina para impedir a passagem de espermatozoides para o colo do útero (**Figura 6.7**). Eles podem ser inseridos antes da relação sexual. O capuz se encaixa na base do colo uterino, enquanto os diafragmas cobrem o colo do útero se estendendo entre o fundo de saco e a sínfise púbica. O capuz e os diafragmas são frequentemente utilizados em conjunto com um espermicida. As desvantagens são que as mulheres precisam aprender como inserir e remover o dispositivo, e são relatadas taxas típicas de falhas na faixa de 18%. Em algumas mulheres, seu uso pode estar associado ao aumento do corrimento vaginal e infecções do trato urinário.

Espermicidas

O uso isolado de espermicida não é recomendado para a prevenção da gravidez, pois é de baixa eficácia. Nonoxinol 9 (N-9) é um produto espermicida vendido como um gel, creme, espuma, esponja ou pessário para uso com diafragmas ou cápsulas. Alguns dados sugerem que o uso frequente de N-9 pode aumentar o risco de transmissão do HIV. Portanto, não é mais recomendado para mulheres com alto risco de infecção pelo HIV.

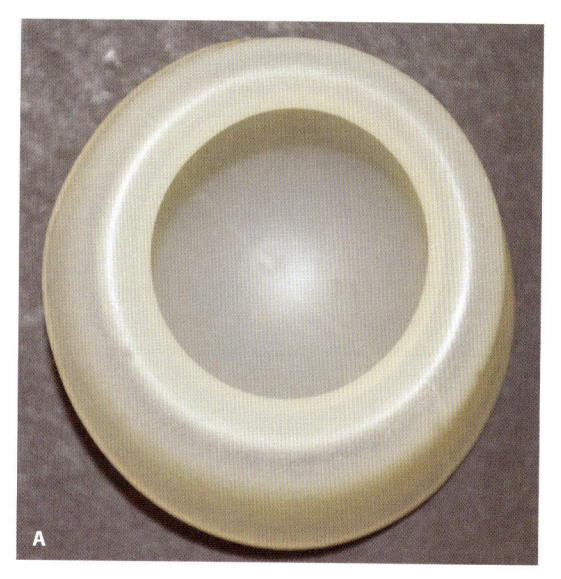

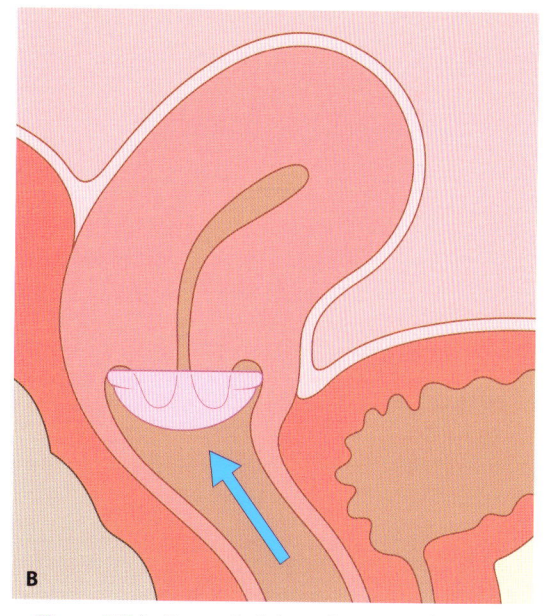

Figura 6.7 **A:** Capuz. **B:** Colocação correta do capuz.

Esterilização feminina

Este é um método permanente de contracepção que impede o espermatozoide de alcançar o oócito na tuba uterina. Pode ser realizado por (1) laparoscopia, (2) histeroscopia ou (3) laparotomia (p. ex., na cesariana).

Esterilização laparoscópica

Comumente, a esterilização laparoscópica oclui a tuba uterina com Filshie Clip (**Figura 6.8**). A contracepção eficaz deve ser usada até a menstruação seguinte após

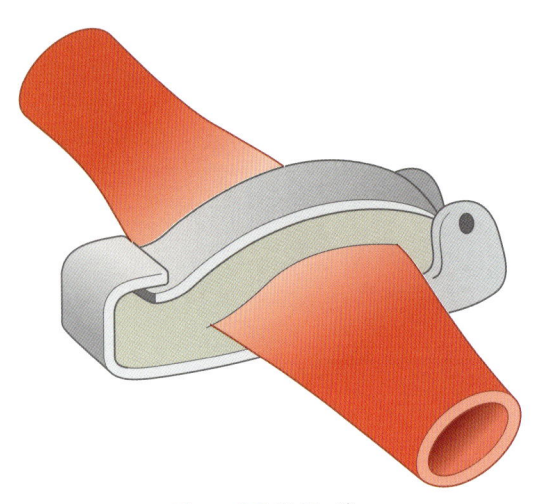

Figura 6.8 Filshie Clip.

o procedimento, devido ao risco de gravidez a partir da implantação de um óvulo fertilizado precocemente no mesmo ciclo da esterilização.

A abordagem histeroscópica pode ser mais adequada em mulheres que apresentam maior risco cirúrgico devido à obesidade ou cirurgia abdominal prévia.

As mulheres que solicitam a esterilização para ser feita junto com uma cesariana devem ser aconselhadas e o consentimento deve ser dado bem antes deste procedimento.

Como a esterilização resulta em perda permanente da fertilidade e envolve um procedimento cirúrgico, é importante que seja obtido um consentimento válido. Os indivíduos podem ser considerados incapazes de dar um consentimento válido, se ficar claro que, tendo recebido apoio e informações apropriados, não podem compreender, reter, avaliar ou usar as informações fornecidas para tomar uma decisão. Em tais casos, deve-se buscar aconselhamento legal.

> **Aconselhamento para as mulheres considerando esterilização**
> - O método é considerado irreversível.
> - Taxa de falha de 1:200 para laparoscopia, 1:500 para histeroscopia (comparável aos métodos reversíveis de ação prolongada).
> - Riscos e complicações (risco laparoscópico de 1:1.000 de trauma no intestino, bexiga ou vasos sanguíneos).
> - A vasectomia é mais segura, mais rápida, segura e com menos morbidade.

> - Grande porção de mulheres arrepende-se da esterilização. Os fatores de risco são idade inferior a 30 anos, nuliparidade, gravidez recente (nascimento, aborto, aborto espontâneo) e problemas relacionados.
> - Não protege contra STIs.
> - É necessária contracepção eficaz até o primeiro período menstrual depois do procedimento laparoscópico ou três meses após o procedimento histeroscópico.
> - A gravidez após a esterilização feminina é rara, mas, se ocorrer, há risco aumentado de ser ectópica.
> - A reversão da esterilização é um procedimento altamente especializado para obter reanastomose tubária. Não pode ser realizada após a esterilização histeroscópica e, se for realizada com sucesso após a esterilização laparoscópica, estará associada a risco aumentado de gravidez ectópica.

Esterilização histeroscópica

Tem a vantagem de poder ser realizado como um procedimento ambulatorial sem anestesia geral. Microenxertos (Essure®), que são molas expansíveis (de 2 mm de diâmetro e 4 cm de comprimento) feitas de titânio, aço e níquel contendo fibras de Dacron, são inseridos nos óstios tubários através de um histeroscópio (**Figura 6.9**). Estes induzem a fibrose na região cornual de cada tuba uterina durante os 3 meses seguintes. A contracepção é necessária durante esses 3 meses e só pode ser descontinuada quando a colocação correta for confirmada por imagem de raios X ou ultrassonografia.

Vasectomia

Esta é a técnica de interromper o trajeto do canal deferente causando uma oclusão permanente. A chamada vasectomia "sem bisturi" envolve uma punção na pele do escroto, sob anestesia local, para acessar e, depois, dividir e ocluir o ducto com cautério (**Figura 6.10**).

Existe um pequeno risco de hematoma escrotal e infecção pelo procedimento. A análise de sêmen pós-vasectomia deve ser realizada às 12 semanas para confirmar a ausência de espermatozoides no ejaculado.

Contracepção alternativa deve ser usada até que a azoospermia seja confirmada. A taxa de falha é significativamente menor do que a esterilização feminina em aproximadamente 1 em 2.000.

Métodos contraceptivos

que refletem as mudanças fisiológicas que ocorrem durante o ciclo menstrual que definem o período fértil, evitando a relação sexual naquele período. O uso de FAB requer motivação e um ciclo menstrual regular e, portanto, não pode ser usado para mulheres em extremos de idade reprodutiva. Taxas de falha típicas são altas.

O método depende do uso de um ou mais dos seguintes indicadores para identificar os dias férteis e evitar relação sexual durante esses dias.

Calendário ou método de ritmo

Os dias férteis são calculados com base na duração do ciclo registrada em pelo menos seis ciclos. Primeiro dia fértil = ciclo mais curto menos 20. Último dia fértil = ciclo mais longo menos 10. Para mulheres com um ciclo de 28 dias, isso equivale à abstinência por 10 dias em cada ciclo (ou seja, dia 8-18).

Método de temperatura

Baseia-se no aumento da temperatura corporal basal (0,2-0,4°C) produzido pelo aumento da progesterona após a ovulação. As temperaturas diárias devem ser medidas pelo mesmo método. Infecção, exercício físico e alguns medicamentos podem afetar a temperatura corporal e interferir neste método.

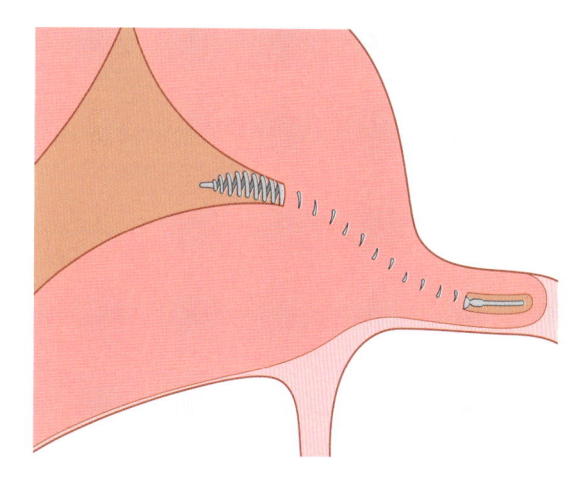

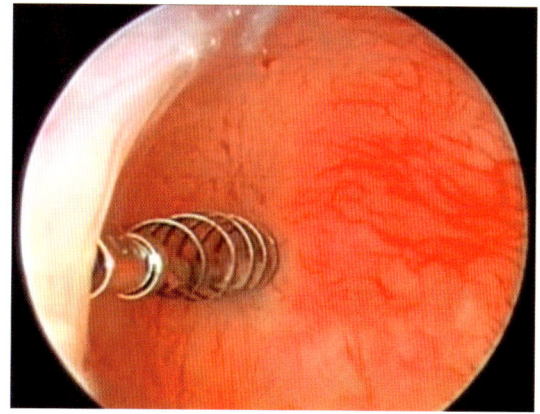

Figura 6.9 Esterilização histeroscópica Essure®. (Cortesia de Justin Clark.)

Método do muco cervical

O muco no papel higiênico após a limpeza da vulva pode ser examinado quanto à consistência. O muco "fértil" do meio do ciclo, devido ao aumento dos níveis de estradiol, é claro, aguado e escorregadio, quase como clara de ovo crua. Após a ovulação, a progesterona torna-o espesso e opaco. O sêmen na vagina pode dificultar o reconhecimento do muco.

Palpação cervical

No meio do ciclo, o colo do útero eleva-se 1-2 cm e parece mais macio e úmido.

Monitor de fertilidade

Este monitor de mão analisa fitas descartáveis de urina que registram a presença de metabólitos de estrogênio e LH na urina. Ele reconhece as concentrações urinárias de estrogênio correspondentes à fase folicular média do ciclo e o pico pré-ovulatório de LH, de modo que o início e o final da fase fértil podem ser identificados. Uma luz vermelha indica fase fértil (risco de

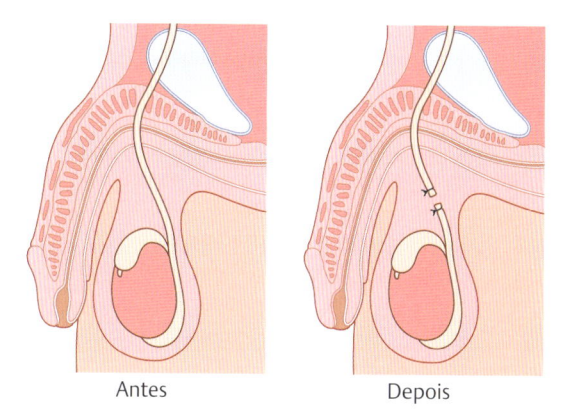

Figura 6.10 Vasectomia. Antes / Depois

Métodos com base na percepção da fertilidade (FAB)

Anteriormente conhecido como "planejamento familiar natural", FAB conta com os sinais e sintomas

concepção) e verde, infértil. Os usuários precisam realizar testes de urina com fita reagente na urina matinal. Uma luz vermelha é geralmente mostrada por 6 a 10 dias no ciclo.

Amenorreia lactacional

Se a mãe está nos primeiros seis meses após o parto, está amenorreica e o aleitamento é exclusivo ou quase exclusivo, então, o risco de gravidez é de cerca de 2%. Após seis meses, ou se a menstruação ocorrer ou se a amamentação for reduzida, outro método contraceptivo deve ser usado.

Contracepção de emergência

Todas as mulheres merecem uma segunda chance de evitar uma gravidez indesejada.

O Cu-IUD é o método mais eficaz de contracepção de emergência (EC) disponível (taxa de falha 1 em 1.000) e, idealmente, deve ser oferecido como primeira escolha para as mulheres. Quando usado para EC, acredita-se que seu efeito sobre o endométrio impeça a implantação se a fertilização tiver ocorrido. O Cu-IUD pode ser removido, se não houver gravidez ou pode ser deixado no local para a contracepção contínua. Como a implantação do blastocisto deve ocorrer entre 6 e 10 dias após a fertilização, um Cu-IUD de emergência pode ser inserido até cinco dias após a relação sexual desprotegida ou cinco dias após a ovulação prevista (ou seja, em um ciclo de 28 dias, dia de ovulação previsto 14 mais 5 dias = inserir até o dia 19 para EC) para evitar a interrupção de uma gravidez já implantada. Não há evidências de que o LNG-IUS seja eficaz como EC e, portanto, não deve ser usado para essa finalidade.

Os dois métodos orais de EC que são licenciados para uso são o levonorgestrel (LNG 1,5 mg) e o modulador do receptor de progesterona, acetato de ulipristal (30 mg). O LNG parece eficaz até 96 horas após a relação sexual desprotegida e acetato de ulipristal por até 120 horas. Ambos os métodos funcionam retardando a ovulação, de modo que qualquer espermatozoide presente no trato reprodutivo terá perdido a capacidade de fertilizar o oócito quando este for liberado. A EC oral é muito menos eficaz do que o Cu-IUD para a EC e estima-se que previna apenas dois terços das gestações. EC oral é muito menos eficaz do que a contracepção normal. As mulheres devem ser encorajadas a iniciar um método contraceptivo eficaz imediatamente após a EC, para evitar nova gravidez em outras relações sexuais.

Contracepção de emergência

- O método mais eficaz de EC é um IUD (cerca de 99% eficaz).
- Um IUD pode ser inserido até 5 dias após a ovulação para EC.
- O acetato de ulipristal (UPA) ou o levonorgestrel (LNG) estão disponíveis como métodos orais da EC.
- O UPA pode ser administrado dentro de 120 horas após a relação sexual desprotegida.
- O LNG pode ser usado dentro de 96 horas após a relação sexual desprotegida.
- A contracepção contínua eficaz deve ser iniciada após a EC.

Oportunidades para fornecer contracepção

Existem oportunidades importantes para discutir e fornecer contracepção eficaz quando as mulheres se apresentam em clínicas de ginecologia (*Tabela 6.7*). Estas incluem consulta a uma clínica geral de ginecologia, consultas para EC, consulta para solicitar um aborto induzido e também no período pré-natal ou após o parto. O período pré-natal/pós-parto é uma oportunidade particularmente importante, uma vez que 95% das puérperas desejam evitar a gravidez nos 12 meses seguintes e, em mulheres que não estão amamentando, a fertilidade pode retornar um mês após o parto. Além disso, gestações pouco espaçadas aumentam os riscos de parto prematuro, baixo peso ao nascer e bebês pequenos para a idade gestacional. O risco de mortalidade infantil é mais alto para intervalos muito curtos entre o nascimento e a gravidez (< 12 meses). Estima-se que 30% das mortes maternas e 10% das mortes infantis em todo o mundo possam ser evitadas se os casais espaçarem as gestações por mais de dois anos.

Tabela 6.7 Oportunidades para fornecer contracepção

Oportunidade	Lógica
Clínica ginecológica	Benefícios ginecológicos de muitos métodos hormonais de contracepção
Contracepção de emergência	Risco duas a três vezes maior de gravidez indesejada se as mulheres tiverem relações sexuais desprotegidas no mesmo ciclo O Cu-IUD pode ser usado para EC e contracepção contínuada
Solicitação para aborto induzido	A maioria das mulheres ovula no mês seguinte a um aborto As mulheres que optam por iniciar um método LARC no momento do aborto têm risco significativamente reduzido de um novo aborto nos próximos anos
Pré-natal/pós-parto	50% das mulheres retomam à atividade sexual 6 semanas após o parto Mulheres que não amamentam podem ovular no dia 21

Cu-IUD, dispositivo intrauterino de cobre; EC, contracepção de emergência; LARC, métodos contraceptivos reversíveis de longa duração.

O futuro

Dada a ampla variedade de métodos contraceptivos existentes e vias de administração (pílula, adesivo, anel, injetável, intrauterino) e métodos hormonais com segurança estabelecida, a pergunta é frequentemente feita: Precisamos de novos métodos de contracepção?

Devemos lembrar que, mesmo em países de alta renda, as taxas de gravidez não intencionais permanecem altas. A aceitação dos métodos existentes é limitada pela sua aceitabilidade para as mulheres e, para muitos métodos, as taxas de descontinuação são elevadas. À medida que a ciência melhora nossa compreensão da fisiologia reprodutiva, as mulheres devem poder se beneficiar de métodos contraceptivos mais sofisticados que podem ser desprovidos de efeitos colaterais e oferecem mais benefícios à saúde (como proteção contra STIs ou câncer de mama). Também é importante que os métodos masculinos sejam desenvolvidos, pois atualmente estão limitados a preservativos ou vasectomia.

> **PONTOS-CHAVE DE APRENDIZAGEM**
> - Em mulheres sexualmente ativas, a contracepção é necessária até que a mulher atinja a menopausa (ou aos 55 anos de idade).
> - Os métodos contraceptivos reversíveis de longa duração (LARC) são, atualmente, os métodos mais eficazes, com taxas de falha típicas próximas às taxas de falha perfeitas.
> - O uso da contracepção e continuação é limitado pela aceitabilidade do usuário.
> - Se nenhum método contraceptivo for usado, ou um método falhar, as mulheres precisarão de acesso fácil à EC.

Aborto

Nenhum método contraceptivo é perfeito e, portanto, sempre haverá a necessidade de um aborto seguro. O aborto seguro salva a vida das mães e previne a morbidade grave associada a abortos inseguros. Os métodos modernos de induzir um aborto são mais seguros do que todas as operações ginecológicas comuns, como a esterilização e a histerectomia, e há menor risco de morrer do que durante o parto. Há evidências de que a liberalização das leis do aborto NÃO leva a mais abortos. Restringir o acesso ao aborto simplesmente leva ao aborto inseguro, com consequente morte das mulheres ou morbidade grave.

Lei de aborto do Reino Unido

A Lei de Aborto de 1967 afirma que o aborto pode ser realizado se dois médicos registrados agindo de boa-fé concordarem que a gravidez deve ser interrompida com base em um dos fundamentos legais reconhecidos (*Tabela 6.8*). Na verdade, não há necessidade médica de envolvimento de dois médicos, e o Comitê de Ética da Associação Médica Britânica argumentou que a lei deveria ser alterada para refletir isso. Qualquer médico

Tabela 6.8 Fundamentos legais do Reino Unido para interrupção da gravidez

Fundamento	
A	A continuação da gravidez envolveria risco para a vida da gestante maior do que se a gravidez fosse interrompida
B	A interrupção é necessária para evitar lesões permanentes graves à saúde física ou mental da gestante
C	A gravidez não excedeu a 24ª semana e a continuação da gravidez envolveria risco maior do que se a gravidez fosse interrompida, de lesão à saúde física ou mental da gestante
D	A gravidez não excedeu a 24ª semana e a continuação da gravidez envolveria risco, maior do que se a gravidez fosse interrompida, de lesão à saúde física ou mental de qualquer (quaisquer) criança(s) da família da gestante
E	Existe risco substancial de que, se a criança nascer, sofra de anomalias físicas ou mentais que a torne gravemente deficiente
F	Para salvar a vida da gestante
G	Para prevenir lesões permanentes graves à saúde física ou mental da gestante

Tabela 6.9 Investigações pré-aborto

Recomendado	Considerar
Avaliação da gestação – ultrassonografia (ou avaliação clínica, caso não disponível)	Teste para STI – clamídia, gonorreia, HIV, sífilis
Status Rh (Exigência anti-D para Rh negativo não imunizadas)	Hematimetria completa – determinar se está anêmica

HIV, vírus da imunodeficiência humana; STI, doença sexualmente transmissível.

que tenha uma objeção ao aborto não é obrigado a participar de serviços de aborto, a menos que o tratamento seja necessário para salvar a vida da gestante. No entanto, um médico que se opõe conscienciosamente ao aborto deve, ainda, fornecer aconselhamento e encaminhar a mulher prontamente para outro médico que não tenha essa opinião.

A Lei do Aborto de 1967 não se aplica à Irlanda do Norte, onde o aborto só é legal em circunstâncias excepcionais para salvar a vida da mãe. Há um debate contínuo na Irlanda do Norte sobre a introdução de mudanças legislativas. No entanto, atualmente, as mulheres na Irlanda do Norte precisam viajar para outras partes do Reino Unido para realizar abortos ou precisam continuar uma gravidez indesejada. Esta é também a situação das mulheres que vivem no restante da Irlanda. Nos últimos anos, as mulheres que vivem na Irlanda (e em outras partes do mundo onde o aborto não é legal ou o acesso é bastante restrito) se arriscam a serem presas e a Internet para obter conselhos médicos de outros países e para comprar os medicamentos necessários para induzir um aborto precoce.

A grande maioria (> 95%) de todos os abortos no Reino Unido é realizada com base no Fundamento C (*Tabela 6.8*), com aproximadamente 1% realizado para anormalidades fetais graves (Fundamento E). Com exceção do aborto de emergência para salvar a vida da mãe ou devido a anormalidade fetal grave, o limite legal máximo para o aborto é de 24 semanas (23 semanas completas), que reflete a melhora da viabilidade fetal como resultado da melhoria nos cuidados neonatais. A oferta de serviços de aborto varia entre os países no Reino Unido.

A diretriz do Royal College of Obstetricians and Gynaecologists (RCOG) sobre o atendimento de mulheres que solicitam um aborto recomenda que os serviços sejam organizados de forma a minimizar o retardamento no atendimento. No início das gestações, os métodos podem ser usados com maior eficácia, e há menos dor e sangramento e menor risco de complicações. A maioria das mulheres que solicita um aborto tem certeza de sua decisão e, portanto, o aconselhamento rotineiro para a tomada de decisão não é necessário. No entanto, as mulheres que devem receber apoio não direcionado, empático na tomada de decisão. Nenhuma mulher deve ser submetida a aconselhamento compulsório. O RCOG também informou sobre os testes que são necessários como parte do trabalho de pré-aborto e daqueles que não são necessários, mas que podem ser oferecidos (*Tabela 6.9*).

Métodos de aborto

O aborto medicamentoso ou cirúrgico não é um procedimento complexo e ambos têm um índice muito baixo de complicações. De fato, a WHO adverte que no primeiro trimestre ele pode ser realizado com segurança por uma variedade de profissionais de saúde, desde obstetra/ginecologista especializado até um médico não especialista ou uma enfermeira ou parteira adequadamente treinada (se a legislação nacional permitir). Ambos os métodos medicamentoso e cirúrgico podem ser usados para induzir o aborto durante a gravidez. A escolha do método usado depende de fatores como a gestação, condições médicas pré-existentes, preferência da mulher e disponibilidade local de um cirurgião experiente.

Aborto medicamentoso

A maioria das mulheres submetidas a um aborto no Reino Unido (como em outros países onde os métodos medicamentosos estão disponíveis) optam por realizar o aborto medicamentoso. Isto envolve uma combinação de mifepristona (um modulador do receptor de progesterona) seguido por um análogo da prostaglandina, o misoprostol.

A progesterona é necessária para manter a quiescência do útero, de modo que a administração de mifepristona (oral) acarreta um aumento da contratilidade uterina. Também sensibiliza o útero para prostaglandinas exógenas. Isso permite que doses menores de misoprostol sejam usadas para provocar a expulsão. O efeito da mifepristona é máximo em 48 horas, de modo que, se o misoprostol for administrado em um intervalo de 24-48 horas depois, haverá aumento na dor, no sangramento e na expulsão do feto através do colo do útero levemente dilatado. Nas primeiras 9 semanas de gravidez, a administração pela própria mulher pode ser feita em casa, onde também pode ocorrer a expulsão. A analgesia oral simples (p. ex., ibuprofeno, di-hidrocodeína) geralmente é suficiente para proporcionar alívio da dor. As mulheres devem ser informadas sobre o sangramento que, em média, pode persistir durante 2 semanas após um aborto medicamentoso, com 9 semanas de gestação.

Após nove semanas de gestação, a mesma combinação de mifepristona e misoprostol é usada, exceto em relação ao regime que requer doses repetidas de misoprostol a serem administradas a cada 3 horas até que a expulsão ocorra. Após 9 semanas de gestação, o desconforto, o aumento do sangramento e a passagem de um feto maior indicam a necessidade de tratamento em um ambiente clínico. No segundo trimestre, a média de tempo necessário para a indução de aborto (da primeira dose de misoprostol à expulsão) é de 7 horas.

Após 21 semanas completas (ou seja, 21 semanas e 6 dias), o RCOG recomenda que, para mulheres submetidas ao aborto medicamentoso, um feticida deve ser usado para eliminar a possibilidade de o feto abortado exibir sinais de vida. Isso geralmente é realizado por injeção intracardíaca de cloreto de potássio ou uma injeção intrafetal ou intra-amniótica de digoxina. As vias neurais necessárias para sentir dor não estão totalmente desenvolvidas no feto até 24 semanas.

Métodos cirúrgicos

Aspiração a vácuo

A aspiração a vácuo é o método que deve ser usado para realizar uma interrupção cirúrgica da gravidez de até 14 semanas. O procedimento envolve a dilatação delicada do colo do útero, com o uso de dilatadores graduados (geralmente até o tamanho em mm que o útero está em semanas de gestação) e depois realizar a evacuação da cavidade com aspiração cuidadosa. Isso geralmente leva menos de 10 minutos para ser executado. A curetagem nunca deve ser realizada, pois aumenta o risco de perfuração e aderências intrauterinas). A aspiração a vácuo pode ser realizada usando um aspirador manual (aspiração manual a vácuo, MVA) ou usando aspiração elétrica a vácuo (EVA). Há pouco que escolher entre a MVA e a EVA. A MVA pode ser mais prática e portátil para uso em ambiente ambulatorial. A EVA fornece sucção mais consistente.

A interrupção cirúrgica pode ser realizada sob anestesia local ou geral. A anestesia local no primeiro trimestre é preferível, pois minimiza qualquer risco pequeno das drogas anestésicas. É importante considerar o pré-tratamento do colo do útero com misoprostol para todas as mulheres submetidas ao aborto cirúrgico. O uso do misoprostol demonstrou provocar a dilatação do colo do útero e, assim, facilita a instrumentalização do colo do útero e minimiza o risco de abortamento incompleto. No mínimo, o pré-tratamento deve ser sempre usado após 12 semanas de gestação ou em mulheres nas quais é previsto alguma dificuldade para a dilatação do colo do útero (p. ex., nulípara, adolescente, cirurgia cervical prévia). O regime ideal para o pré-tratamento do colo do útero é de 400 µg misoprostol administrado por via sublingual 1 hora antes do procedimento cirúrgico.

Recomenda-se a administração de antibióticos profiláticos no aborto cirúrgico, pois ficou demonstrado a redução do risco de infecção pós-aborto após esse procedimento. Os antibióticos profiláticos não são considerados necessários após o abortamento medicamentoso, uma vez que a incidência geral de infecção pós-aborto é menor após o aborto medicamentoso do que após o aborto cirúrgico.

Dilatação e evacuação

Após 14 semanas, a técnica cirúrgica de escolha é a dilatação e evacuação. Em mãos habilidosas, esse procedimento tem uma baixa taxa de complicações e é altamente aceitável para as mulheres. É amplamente utilizado na América do Norte, mas é menos comum na Europa. É necessário obter uma boa dilatação do colo do útero antes do procedimento (até 20 mm) para remover partes fetais maiores. Isto é obtido com o uso de um dilatador osmótico ou uma combinação deles (bastões higroscópicos colocados no colo do útero várias horas antes do procedimento que absorvem o líquido dos tecidos circundantes, causando inchaço e provocando dilatação do colo do útero) ou misoprostol (vaginal ou sublingual) ou mifepristona (oral). Na cirurgia, o colo uterino é dilatado ainda mais usando dilatadores graduados e o conteúdo do útero é removido através de uma combinação de aspiração e extração de tecido fetal usando instrumentos apropriados; a ultrassonografia é realizada para confirmar a evacuação completa.

Sequelas de aborto

Os abortos medicamentoso e cirúrgico são seguros, com baixa incidência de complicações. As complicações, quando elas ocorrem, incluem a falha de interrupção da gravidez (continuação da gravidez), o aborto incompleto, que requer evacuação, infecção e hemorragia. Na ausência de uma complicação grave (como complicação cirúrgica ou infecção grave), não há impacto no potencial reprodutivo futuro. Não há associação com infertilidade futura ou gravidez ectópica. Embora vários estudos tenham sugerido um risco aumentado de parto prematuro após o aborto, descobertas recentes sugerem que os métodos medicamentosos e cirúrgicos modernos de induzir o aborto não estão associados a esse risco.

Não há associação ao câncer de mama. Não há efeitos adversos na saúde mental, embora as mulheres com histórico de alteração da saúde mental apresentem um risco maior de exacerbação pós-aborto, tanto quanto no pós-parto. As mulheres que, originalmente, desejavam a gravidez, mulheres sem apoio, mulheres que estão ambivalentes quanto à decisão de interromper ou que pertencem a um grupo que sente que o aborto é moralmente errado, correm maior risco de sofrer ou de se arrepender depois do procedimento. As mulheres devem receber informações sobre como procurar ajuda em tais circunstâncias.

Acompanhamento após o aborto

Não há necessidade médica de acompanhamento após um aborto sem complicações. Em vez disso, as mulheres devem receber um bom aconselhamento verbal e escrito sobre sinais e sintomas que possam indicar a necessidade de procurar atendimento médico, juntamente com o acesso a um atendimento de emergência 24 horas. As mulheres também devem receber seu método contraceptivo contínuo no momento do procedimento de abortamento. Para as mulheres que tiveram um aborto medicamentoso precoce em casa, é preciso confirmar aborto realmente ocorreu, através de um método eficaz. Pode ser através de uma ultrassonografia (para excluir a gravidez em curso) ou realizando um teste de gravidez de urina autoaplicado em casa e posteriormente confirmado através de um contato, com/sem um telefonema, do profissional de saúde para conferir o resultado do teste de gravidez e confirmar que a duração de sangramento pós aborto ocorreu dentro do tempo previsto e que os sintomas da gravidez desapareceram.

Contracepção pós-aborto

A maioria das mulheres ovula no primeiro mês após o aborto, e mais de metade das mulheres terão retomado as relações sexuais duas semanas após o aborto. A contracepção eficaz deve, portanto, ser iniciada imediatamente se as mulheres quiserem evitar outra gravidez não desejada.

Há evidências de que as mulheres que optam por usar o LARC pós-aborto (e iniciá-lo imediatamente após o aborto) têm um risco significativamente reduzido de ter uma gravidez indesejada subsequente, em comparação com as mulheres que escolhem outros métodos. Tem havido muito esforço nos últimos anos para garantir que os serviços de aborto forneçam informações de alta qualidade sobre contracepção e sejam capazes de fornecer todos os métodos no momento da alta após o procedimento (incluindo a provisão do LARC). Todos os métodos (incluindo hormonais e intrauterinos) podem ser iniciados com segurança no momento do aborto. Os métodos intrauterinos podem ser inseridos no momento do aborto cirúrgico e após a expulsão do feto no abortamento medicamentoso.

Leitura adicional

Faculty of Sexual and Reproductive Healthcare, Clinical Effectiveness Unit Guideline (2015). Problematic bleeding with hormonal contraception. www.fsrh.org.

Trussell J (2014). Contraceptive efficacy. *Glob Libr Womens Med* [last accessed 06.05.14], ISSN: 1756-2228, http://dx.doi.org/10.3843/GLOWM10375.
This chapter was last updated,
http://www.glowm.com/section_view/item/374; 2014.

World Health Organization (2015). *Medical Eligibility Criteria for Contraceptive Use*, 5th edn. Geneva: WHO; www.WHO.org.

Autoavaliação

HISTÓRIA DE CASO

Mulher de 44 anos solicita esterilização, pois não deseja mais filhos. Ela tem três filhos. Seu parceiro não fará vasectomia. Tem menstruação regular, porém, intensa. Atualmente ela não usa qualquer método de contracepção. Fuma e sofre de enxaqueca.

A Quais são os pontos-chave a serem abordados no aconselhamento sobre esterilização?

B Quais métodos alternativos de contracepção podem ser apropriados para essa mulher?

C Para quais métodos de contracepção ela não é clinicamente elegível?

RESPOSTAS

A Pontos importantes a serem considerados são que a esterilização deve ser considerada irreversível, que tem taxa de falha de aproximadamente 1:200 e que é um procedimento cirúrgico com riscos e complicações associadas. Não é mais eficaz do que os métodos reversíveis de ação prolongada. Além disso, a gravidez após a esterilização feminina é rara, mas se ocorrer, há aumento do risco de ser ectópica, e a reversão da esterilização é um procedimento altamente especializado para a obtenção de reanastomose tubária. Não pode ser realizada após a esterilização histeroscópica e, se for realizada com sucesso após a esterilização laparoscópica, estará associada a risco aumentado de gravidez ectópica.

B O LNG-IUS fornece eficácia contraceptiva comparável e também tem o benefício não contraceptivo da redução da perda de sangue menstrual. Outros métodos contendo somente progestogênio, como POP ou implante, também podem ser apropriados, mas sangramentos irregulares são comuns e POP tem taxas de falha típicas mais altas. O injetável também pode ser considerado.

C CHC é contraindicada uma vez que a mulher é tabagista, com mais de 35 anos de idade e também apresenta enxaqueca. O Cu-IUD não é ideal, pois pode exacerbar a menstruação intensa existente.

EMQ

Características dos métodos contraceptivos

A UPA.
B Injetável, contendo somente progestogênio.
C COCP.
D Cu-IUD.
E LNG-IUS.
F Implante contendo somente progestogênio.
G Amenorreia lactacional.
H Diafragma.

Para cada descrição abaixo, escolha a resposta ÚNICA mais apropriada da lista de opções acima. Cada opção pode ser usada uma vez, mais de uma vez ou não ser usada.

1. Qual é o contraceptivo de emergência mais eficaz disponível?
2. Pode atrasar o retorno à fertilidade após a interrupção.
3. Está associado a taxas de falha típicas de 12 em 100 nos primeiros 12 meses.
4. O principal modo de ação é a prevenção da fertilização.

RESPOSTAS

1D Cu-IUD. Mas deve ser usado dentro de 5 dias da ovulação prevista.
2B Injetável, contendo somente progestogênio. O sangramento irregular e a atrofia podem persistir por vários meses.
3C COCP. Este número deve ser conhecido já que COCP frequentemente é prescrita e as pacientes precisam saber do risco de falha.
4D Cu-IUD. Através do efeito do espermicida, bem como muco cervical espessado.

PERGUNTAS SBA

1. Mulher de 19 anos de idade que, anteriormente, fez um aborto medicamentoso comparece a uma clínica e solicita contracepção. Ela está acima do peso e tem acne, mas não tem outro histórico médico digno de nota. Sua mãe teve trombose venosa profunda (DVT) após o parto.

   Qual dos seguintes métodos não é adequado para ela? Escolha a melhor resposta.
   A Depoprovera.
   B POP.
   C Adesivo CHC.
   D LNG-IUS.
   E Implante contendo somente progestogênio.

RESPOSTA

C O histórico familiar de DVT em um parente de primeiro grau é uma contraindicação para todos os métodos de CHC.

2. Mulher de 29 anos de idade apresenta pedido de contracepção. Sabe-se que ela tem síndrome dos ovários policísticos e luta contra a acne e hirsutismo. Ela gostaria de ter um bebê daqui a 12 meses. Não tem outras condições médicas e está em forma e saudável. Qual seria a melhor opção contraceptiva para ela? Escolha a melhor resposta.

   A IUD.
   B Implante contendo somente progestogênio.
   C COCP.
   D Injetável contendo somente progestogênio.
   E IUS.

RESPOSTA

C COCP fornecerá benefícios não contraceptivos para acne e hirsutismo porque causa aumento na globulina de ligação a hormônios sexuais (SHBG), que reduz a testosterona livre. Não há atraso no retorno à fertilidade. As outras opções proporcionariam boa contracepção, mas nenhuma melhora nos sintomas da PCOS.

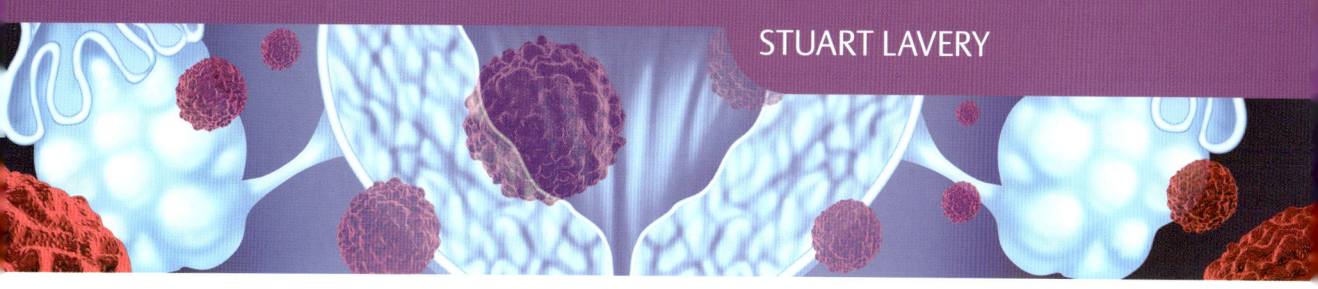

Infertilidade

CAPÍTULO 7

STUART LAVERY

Introdução 91	Tratamento 96
Concepção natural 91	Preservação da fertilidade 101
Causas da infertilidade 92	Leitura adicional 101
História e exame 94	Autoavaliação 101
Investigações 94	

OBJETIVOS DE APRENDIZAGEM

- Entender a definição e as causas da infertilidade.
- Descrever o conceito de reserva ovariana.
- Compreender a anamnese, exames e investigações relevantes da infertilidade.
- Compreender a disponibilização e regulação do tratamento de fertilidade.
- Explicar os processos e procedimentos envolvidos no tratamento reprodutivo assistido (ART).
- Compreender os resultados e as taxas de sucesso do ART.

Introdução

Um atraso na concepção é uma das razões mais comuns para uma mulher consultar seu médico. Não existe uma definição única e universal de infertilidade, mas a definição mais aceita é a incapacidade de conceber após 12 meses de relações sexuais desprotegidas regulares. Acredita-se que a incidência de infertilidade afete cerca de 1 em cada 7 casais heterossexuais. Houve um pequeno aumento na prevalência de infertilidade relatada e um número maior de casais acessando serviços de tratamento nos últimos 10 anos no Reino Unido. Isso pode estar relacionado com a maior aceitação dos tratamentos de fertilidade e com uma redução dos casais que se conformam em não ter filhos. O diagnóstico de infertilidade pode ser primário em casais que nunca conceberam ou secundário em casais que já conceberam (embora qualquer um dos parceiros possa ter concebido em um relacionamento diferente, o que requer mais elucidação). A abordagem da investigação e do tratamento da fertilidade deve ser sempre centrada no casal. Equipes especializadas devem estar disponíveis para oferecer aos casais aconselhamento e tratamento com base em evidências, apoiados por serviços de aconselhamento e informações precisas.

Concepção natural

Um casal saudável que tenha relações sexuais frequentes tem cerca de 18-20% de chance de conceber em um único ciclo menstrual. Como espécie, isso nos torna relativamente inférteis. É claro que há aumento cumulativo nas taxas de gravidez ao longo do tempo, à medida que os casais tentam a concepção. Dentro de 6 meses, 70%

dos casais terão concebido, após 12 meses, 80%, e após 24 meses, 90% dos casais terão uma gravidez (**Figura 7.1**). O fator mais importante que afeta a fertilidade é a idade feminina, que está relacionada com um declínio na qualidade e na quantidade dos óvulos. A fertilidade feminina tende a cair drasticamente aos 36 anos de idade, com uma nova queda após os 40. No entanto, há uma variação considerável e a idade biológica (ou reserva ovariana) nem sempre se correlaciona precisamente com a idade cronológica. A idade masculina também é um fator importante; a qualidade do sêmen tende a diminuir em homens com mais de 50 anos de idade, enquanto a frequência de relações sexuais tende a diminuir em homens com mais de 40.

Tanto a frequência quanto o momento da relação sexual impactam fortemente a chance de conceber naturalmente. Casais que têm relações sexuais 3 vezes por semana são 3 vezes mais propensos a conceber do que casais que têm relações sexuais 1 vez por semana. A "eficiência" máxima provavelmente é ter relações sexuais pelo menos em dias alternados. Deve haver, no entanto, noção entre os médicos e pacientes do estresse e da ansiedade que a "supermedicalização" desse conselho pode trazer aos casais. O aumento da frequência das relações sexuais deve ser encorajado no período periovulatório. Acredita-se que a capacidade de fertilização dos óvulos persista por cerca de 12 a 24 horas após a ovulação, enquanto os espermatozoides podem sobreviver no trato reprodutivo feminino por até 72 horas. A ovulação geralmente ocorre cerca de 14 dias antes da menstruação, sendo a fase lútea relativamente estável nesse período. A "janela fértil" para as mulheres será diferente, portanto, dependendo da duração média de seu ciclo menstrual (p. ex., para uma mulher com ciclo menstrual de 28 dias, sua janela fértil ideal será entre os dias 12 e 15).

Fatores externos podem influenciar a chance de concepção. Existem, agora, fortes evidências de que o tabagismo pode diminuir a qualidade e a quantidade de óvulos e espermatozoides. O papel do álcool e da cafeína permanece controverso, e não há provas convincentes para se abster totalmente deles enquanto se tenta engravidar, mas a moderação provavelmente é sensata. O índice de massa corporal (BMI) exerce forte influência sobre a fertilidade, com o BMI masculino e feminino em ambos os extremos, alto e baixo, associado à menor chance de conceber. No entanto, há poucas evidências para as chamadas dietas de fertilidade para melhorar a fertilidade natural. O estresse pode ter influência direta no eixo hipotalâmico-hipofisário-ovariano (HPO), interferindo com regularidade da ovulação e pode reduzir, indiretamente, a chance de concepção, reduzindo a libido e a frequência da relação sexual.

Todas as mulheres que tentam engravidar devem usar ácido fólico para reduzir os defeitos do tubo neural fetal.

Causas da infertilidade

As principais causas de infertilidade variam em diferentes países. No Reino Unido, cerca de 30% da infertilidade é causada por fator masculino, 30% por fator feminino, 25% tem causa inexplicável e 15% por causas masculinas e femininas ou outras. Essa classificação pode ser ainda mais subdividida (algumas das quais são masculinas, algumas femininas), como mostra na **Figura 7.2**.

Infertilidade feminina

Os distúrbios ovulatórios, lesões tubárias e distúrbios uterinos (p. ex., miomas) são as causas mais comuns, e a patologia endometrial, os defeitos específicos de gametas ou embriões e endometriose são causas que contribuem. O tabagismo reduz a fertilidade. Condições médicas gerais, como diabetes, epilepsia, distúrbios da tireoide e doenças intestinais também podem reduzir a chance de concepção. A diminuição da reserva ovariana e a idade são fatores importantes na redução da fertilidade feminina.

Distúrbios ovulatórios

A causa mais comum de problemas com a ovulação é a síndrome dos ovários policísticos (PCOS) (ver Capítulo 3, *Controle Hormonal do Ciclo Menstrual e Distúrbios*

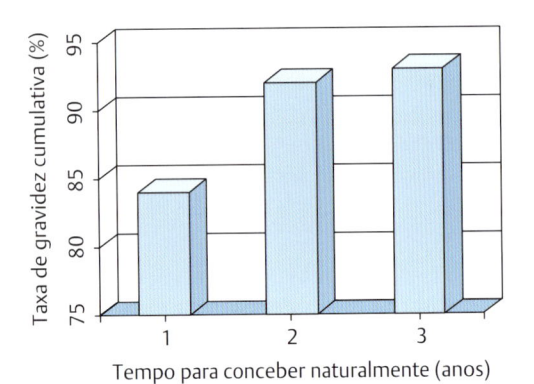

Figura 7.1 Taxa de concepção natural ao longo de um período de 3 anos.

Causas da infertilidade

Figura 7.2 Causas de infertilidade.

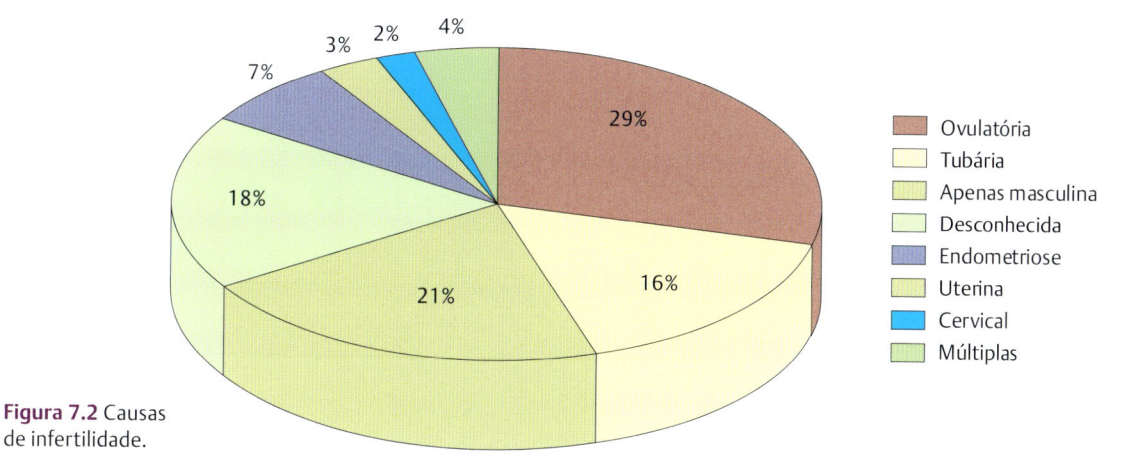

- 29% Ovulatória
- 16% Tubária
- 21% Apenas masculina
- 18% Desconhecida
- 7% Endometriose
- 3% Uterina
- 2% Cervical
- 4% Múltiplas

Hormonais). Mulheres com PCOS que sofrem de oligomenorreia causada por anovulação podem necessitar de tratamento. No entanto, os tratamentos hormonais adotados pelas mulheres para regular sua menstruação ou ajudar o hirsutismo podem ser incompatíveis com a gravidez (p. ex., a pílula contraceptiva oral combinada).

Distúrbios hipotalâmicos (p. ex., hipogonadismo hipotalâmico), doença hipofisária (p. ex., hiperprolactinemia) e anormalidades endócrinas (doença da tireoide) são causas menos comuns em razão da anovulação.

Problemas tubários

Geralmente o bloqueio tubário está associado a processos inflamatórios na pelve, como doença inflamatória pélvica (PID) ou endometriose. As infecções por clamídia, em particular, podem produzir um dano tubário grave, muitas vezes resultando em hidrossalpinge, com obstrução das tubas uterinas, espessamento das paredes tubárias, e achatamento da mucosa epitelial achatada e formação de aderências peritubais.

Cirurgia pélvica ou abdominal prévia pode resultar em tecido fibrótico no pós-operatório e aderências que também podem comprometer a permeabilidade e a função das tubas. A tuba uterina não é um canal passivo – a função tubária normal requer um canal pérvio com anatomia e fisiologia preservadas para o transporte de gametas e embriões.

Problemas uterinos

Fatores uterinos, como miomas, podem interferir na fertilidade, mas seu impacto depende de tamanho e localização. Há boas evidências de que os miomas submucosos têm impacto direto na implantação do embrião e os intramurais podem reduzir a fertilidade se forem grandes (> 5 cm). Os miomas subserosos têm muito pouco impacto se forem a única alteração. Pólipos endometriais podem reduzir a chance de implantação, embora isso não seja absoluto. As sinéquias endometriais (síndrome de Asherman) decorrentes de cirurgia ou infecção podem estar associadas a fluxo menstrual reduzido e chance significativamente menor de concepção.

Fator masculino

Comprometimento na quantidade ou qualidade de esperma é um importante contribuinte para a fertilidade. Existem evidências que mostram uma redução na contagem de espermatozoides e várias teorias tentam explicar isso, incluindo questões ambientais e dietéticas. As células espermatogônias que produzem o esperma podem ser danificadas pela inflamação (orquite) ou o epidídimo que armazena o esperma maduro também pode apresentar algum dano. Certas influências iatrogênicas, como a radioterapia pélvica ou a cirurgia de testículos não descidos ou de torção de testículos, podem reduzir a produção de espermatozoides ou danificar ou bloquear o trato reprodutivo masculino. Condições médicas, como diabetes e certas ocupações envolvendo contato com produtos químicos ou radiação, estão associadas à infertilidade por fator masculino. Ocasionalmente, a produção de esperma pode ser normal, mas existem dificuldades de ereção ou problemas com a ejaculação.

As causas genéticas da infertilidade por fator masculino incluem aneuploidia de cromossomos sexuais (mais comumente, Klinefelter XXY) ou anormalidades estruturais dos autossomos, como inversões, deleções ou translocações balanceadas. Microdeleções das regiões do fator azoospérmico (AZF) do cromossomo Y estão associadas à baixa contagem e motilidade de espermatozoides.

Tabela 7.1 Pontos-chave a serem abordados na anamnese e exame de pacientes que apresentam infertilidade

Anamnese	
Feminino	**Masculino**
Idade	Idade
Tempo gasto tentando engravidar	Tempo gasto tentando a gravidez
Quaisquer gestações prévias	Concebeu anteriormente
Frequência coital	História de caxumba ou sarampo
Ocupação	História de trauma testicular, cirurgia testicular
História ginecológica geral	Ocupação
História prévia de doença inflamatória pélvica	História médica e cirúrgica
História médica e cirúrgica prévias	
Tratamento prévio de fertilidade	
História de esfregaço cervical	
Saúde geral – exame para história de distúrbios da tireoide	
Exame	
Exame pélvico – qualquer patologia uterina, como miomas e massas anexias, ou sensibilidade	Exame testicular – volume testicular, consistência, massas, ausência de ducto deferente, varicocele, evidência de cicatrizes cirúrgicas
Pressão arterial geral, pulso, altura e peso	

História e exame

Uma anamnese minuciosa e detalhada deve ser obtida em pacientes com infertilidade. Como esta é uma questão centrada no casal, é aconselhável que ambos os parceiros estejam presentes na consulta. As principais características são apresentadas na *Tabela 7.1*. Em muitas clínicas, um modelo padronizado é empregado para garantir que tudo seja abordado.

Investigações

Em geral, é aconselhável ter um diagnóstico da causa de infertilidade, para que um tratamento apropriado possa ser direcionado à patologia específica. No entanto, mesmo com uma série detalhada de investigações, um número significativo de casais permanecerá com causa inexplicável de atraso na concepção. Discute-se sobre quando as investigações devem ser iniciadas; considerações como idade e nível de ansiedade do casal são importantes. A maioria dos especialistas sugere que as investigações são justificadas em um casal que não concebeu após um ano de relações sexuais desprotegidas regulares.

As investigações podem ser justificadamente iniciadas mais cedo se o casal tiver histórico de fatores predisponentes, como amenorreia, oligomenorreia, PID, mulheres com baixa reserva ovariana ou fertilidade conhecida do fator masculino.

Investigação feminina

O perfil hormonal sorológico deve ser feito. Em uma mulher com um ciclo menstrual regular, deve-se incluir a dosagem do hormônio foliculoestimulante (FSH), o estradiol e o hormônio luteinizante (LH) colhidos na fase folicular precoce. O hormônio antimülleriano (AMH) (veja a seguir) está se mostrando particularmente útil na avaliação da reserva ovariana e é independente do ciclo menstrual, o que é prático. Uma medida de progesterona na metade da fase lútea deve ser feita para confirmar a ovulação. Em mulheres com ciclo menstrual irregular, a avaliação da função da tiroide, da prolactina e da testosterona também pode ser útil.

O teste de clamídia deve ser oferecido antes de qualquer instrumentação uterina. Se a ART também for oferecida, a triagem para o vírus da imunodeficiência humana (HIV) e hepatites B e C deve ser oferecida.

A ultrassonografia transvaginal (TVUSS) deve ser realizada sempre que possível. Isso fornece uma avaliação precisa da anatomia pélvica, incluindo tamanho e formato uterinos, presença de qualquer mioma, tamanho, posição e morfologia do ovário, com a contagem de folículos antrais (AFC), parâmetro importante da reserva ovariana. Patologia como hidrossalpinge e cistos endometrióticos podem ser detectados, e o acesso aos ovários para ART pode ser avaliado. A avaliação da permeabilidade tubária pode ser necessária, como descrito abaixo.

Avaliação tubária

A permeabilidade tubária e a avaliação da cavidade uterina são tradicionalmente investigadas por histerossalpingografia (HSG), utilizando-se os raios X, por histerossalpingo-contraste-sonografia (HyCoSy), utilizando-se a ultrassonografia ou, mais recentemente, a histerocontraste-sonografia por ultrassom 3D (**Figura 7.3**). Existem algumas evidências de que pacientes considerados de alto risco para patologia pélvica poderiam se beneficiar de laparoscopia e da histeroscopia como um procedimento de diagnóstico duplo e potencialmente terapêutico. É bom lembrar que a desobstrução das tubas não é equivalente à função tubária. Atualmente, ainda não há qualquer teste eficaz para verificar a função tubária.

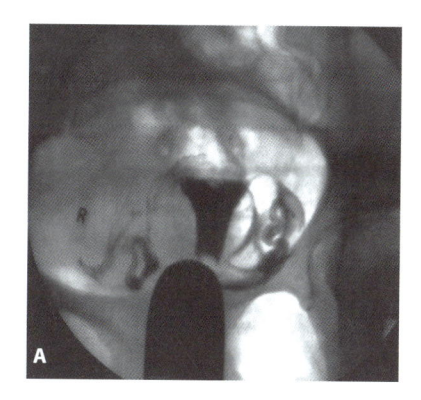

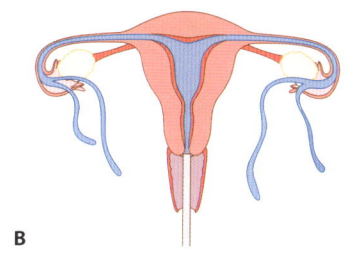

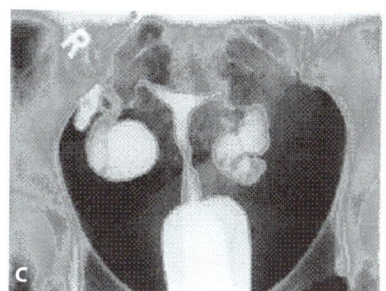

Figura 7.3 A: Histerossalpingografia (HSG) mostrando permeabilidade normal das tubas uterinas; **B:** ilustração gráfica de HSG normal; **C:** HSG anormal com áreas de bolsas sugerindo tubas bloqueadas.

Avaliação da reserva ovariana

- O potencial reprodutivo feminino é diretamente proporcional ao número restante de ovócitos nos ovários, o que é chamado de reserva ovariana.
- A reserva ovariana diminui após 35 anos de idade em mulher saudável, ou em idade mais precoce, em razão de predisposição genética, cirurgia ou após a exposição a toxinas, como a quimioterapia.
- A reserva ovariana pode auxiliar na predição da resposta à estimulação ovariana no ART.
- A AFC observada na TVUSS é um bom indicador da reserva ovariana (< 4 que prevê baixa resposta, > 16 alta resposta).
- O AMH é produzido nas células da granulosa dos folículos ovarianos e não se altera em resposta às gonadotrofinas durante o ciclo menstrual. Como resultado, pode ser medido e comparado em qualquer ponto do ciclo e, atualmente, é o marcador bioquímico mais eficaz.
- Nem o AMH nem a AFC são indicadores perfeitos e a maioria das clínicas utiliza ambos para avaliar a reserva ovariana.

Investigação masculina

A única investigação de rotina no lado masculino é uma análise de fluido seminal (SFA). A maioria dos centros recomenda uma abstinência de 2-4 dias da ejaculação antes de colher a amostra de sêmen. Os novos critérios da WHO (2010) para análise de sêmen são apresentados na *Tabela 7.2*. Estas não são medidas médias ou medianas, mas representam limites de referência mais baixos (5º percentil). Se a SFA inicial for anormal, ela deve ser repetida três meses depois, a fim de permitir tempo adequado para a espermatogênese, porque, ocasionalmente, uma SFA anormal resultará de insultos, como infecções virais.

Algumas clínicas também avaliarão a contagem total de espermatozoides móveis, a presença de células redondas ou de leucócitos para avaliar a inflamação e a presença de anticorpos espermáticos. Para homens com contagem de espermatozoides muito baixa ou azoospermia, deve ser realizado um perfil hormonal incluindo FSH, LH e testosterona. Isso pode ter importância posterior na saúde masculina, pois a insuficiência testicular pode estar associada a sintomas relacionados com baixos níveis de testosterona. Também recomendamos um cariótipo e exame de fibrose cística.

As microdeleções das regiões AZFa e AZFb do cromossomo Y não são testadas rotineiramente, porque não são passíveis de tratamento. No entanto, eles carregam um prognóstico ruim para procedimentos cirúrgicos de recuperação de espermatozoides e podem ser testados neste contexto na presença de azoospermia.

Testes com grau de evidência mais baixo incluem a medição dos níveis de fragmentação do ácido desoxirribonucleico (DNA) no espermatozoide.

Tabela 7.2 Parâmetros da Organização Mundial da Saúde para análise de sêmen – 5º percentil

Parâmetro	Percentil
Volume de sêmen	1,5 (1,4-1,7)
Concentração de sêmen (milhão/mL)	15 (12-16)
Quantidade total de esperma (milhão por ejaculado)	39 (33-46)
Mobilidade progressiva (%)	32 (31-34)
Formato morfológico normal (%)	4 (3-4)
Vitalidade – esperma vivo (%)	58 (55-63)
pH	> 7,2

Tratamento

O tratamento da infertilidade do casal deve ser com base em evidências e depende de uma avaliação diagnóstica precisa, incluindo a anamnese, o exame clínico e as investigações. O tratamento pode ser expectante, medicamentoso, cirúrgico ou uma combinação destes. O tratamento de fertilidade deve ser individualizado para otimizar seu resultado (*Tabela 7.3*).

Indução da ovulação

Para pacientes com problemas ovulatórios associados a PCOS, a indução de ovulação (OI) geralmente é a primeira linha de tratamento, desde que haja permeabilidade tubária e análise normal do sêmen. O agente de indução de ovulação mais comum usado é o citrato de clomifeno, antiestrogênico. O clomifeno liga-se aos receptores de estrogênio no hipotálamo e hipófise. Isso bloqueia as reações do estrogênio e resulta em uma onda de liberação de gonadotrofina, estimulando o ovário a recrutar mais folículos para maturação. Aproximadamente 70% das mulheres em uso de clomifeno ovularão e aproximadamente metade delas estará grávida dentro de 6 meses de tentativas. Existe o risco de gestações múltiplas (12%) e, portanto, as mulheres em tratamento com clomifeno devem ser monitoradas por ultrassonografia para acompanhar o crescimento de seus folículos, identificar o momento da ovulação e reduzir o risco de gravidez múltipla. Em mulheres resistentes ao clomifeno, as alternativas incluem o uso de metformina, de inibidores da aromatase (embora não licenciados para esta indicação em alguns países) e gonadotrofinas injetáveis. OI também pode ser feita por perfuração ovariana laparoscópica (LOD) em PCOS. Por razões desconhecidas, a passagem de energia elétrica por meio dos ovários policísticos pode resultar na indução da ovulação. No entanto, como LOD é um procedimento cirúrgico com os riscos associados à cirurgia e à anestesia, é apropriado oferecer esse tratamento apenas para mulheres que não responderam ao tratamento com clomifeno.

Em mulheres com anovulação de origem hipotalâmica, a OI usando gonadotrofinas injetáveis é mais eficaz.

Tabela 7.3 Resumos dos tratamentos medicamentosos e cirúrgicos para infertilidade

Medicamentoso	Critérios de tratamento
Indução da ovulação (OI) – clomifeno ou FSH	Anovulação – PCOS, idiopático
Inseminação intrauterina – com ou sem estimulação com FSH	Infertilidade sem causa aparente, fator masculino leve
Anovulação que não responde à OI	
Fator masculino leve	
Endometriose mínima e leve	
Inseminação de doador – com ou sem estimulação com FSH	Presença de azoospermia
Mulher solteira	
Casais do mesmo gênero	
Fertilização *in vitro* (IVF)	Pacientes com patologia tubária
Pacientes submetidos ao tratamento supracitado sem sucesso de gravidez	
Doadora de óvulo com IVF	Mulheres cuja quantidade de óvulos é baixa (p.ex. mulheres mais velhas, insuficiência ovariana prematura)
Cirurgia/quimio e radioterapia prévia, onde a função ovariana foi afetada desfavoravelmente	
Cirúrgico	**Critérios de tratamento**
Laparoscopia cirúrgica para tratar a doença e restaurar a anatomia	Aderências
Endometriose	
Cisto de ovário	
Miomectomia – histeroscopia, laparoscopia, laparotomia, embolização de miomas	Útero miomatoso
Cirurgia das tubas	Tubas uterinas bloqueadas passíveis a reparo
Perfuração ovariana laparoscópica	PCOS que não responde ao tratamento medicamentoso

PCOS, síndrome do ovário policístico.

Cirurgia

A cirurgia para tratar a infertilidade pode ser útil em diversos cenários. Atualmente, a maioria das cirurgias de fertilidade é realizada usando técnicas de acesso minimamente invasivo como a laparoscopia com histeroscopia associada. A investigação da infertilidade e do teste de permeabilidade tubária através de cirurgia de acesso minimamente invasivo (MAS) é realizada se a paciente for sintomática ou se um tratamento terapêutico específico for planejado. Há boas evidências de que a ablação laparoscópica da endometriose pode ajudar a melhorar as taxas de concepção natural. Muitas vezes a cirurgia pode ser usada como adjuvante da ART. Por exemplo, a cirúrgica de aderências do útero ou a remoção de hidrossalpinges está associada à melhora significativa nas taxas de sucesso da fertilização *in vitro* (IVF) (**Figura 7.4**). Alguns médicos ainda recomendam uma abordagem mais tradicional de laparotomia aberta para miomectomia em miomas uterinos muito grandes ou para microcirurgia tubária na reversão da esterilização, microcirurgia tubária proximal ou distal. Miomas submucosos, pólipos endometriais, síndrome de Asherman e algumas anomalias uterinas congênitas, como o septo, costumam ser tratados histeroscopicamente.

Inseminação intrauterina

A inseminação intrauterina (IUI) consiste na introdução de uma amostra de espermatozoides previamente preparados na cavidade uterina, com um cateter fino. A IUI pode ser útil em casos de endometriose leve do fator

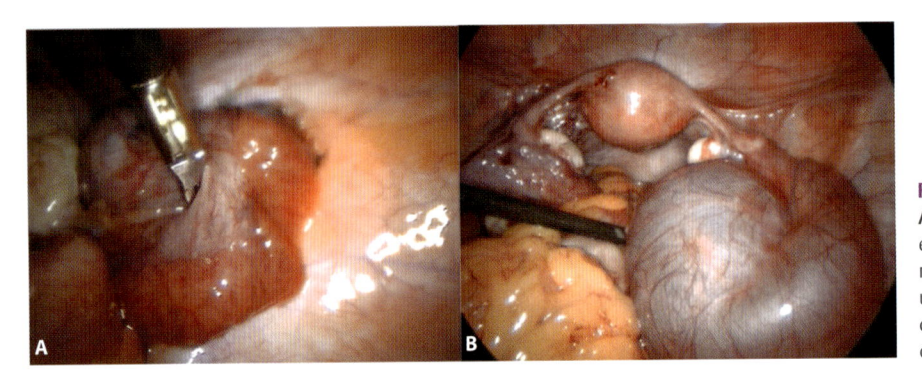

Figura 7.4
A: Fotografia da extremidade fimbrial normal da tuba uterina; **B:** fotografia da hidrossalpinge direita.

masculino, em casais que não têm relações sexuais ou em mulheres solteiras ou casais do mesmo sexo usando esperma de doador. A taxa de sucesso deste procedimento varia entre 10 e 20% por ciclo de tratamento. Este processo pode ser precedido por vários dias de estimulação leve, com injeções subcutâneas diárias de FSH exógeno, com o objetivo de estimular os ovários a produzirem 2-3 folículos maduros (denominada IUI estimulada). Rastreamento folicular com ultrassonografia é essencial para evitar super ou subestimulação. O desencadeamento da ovulação (e, portanto, o momento da inseminação) é alcançado com injeção subcutânea de gonadotrofina coriônica humana (hCG). Isso simula o aumento endógeno de LH, em razão do cruzamento das subunidades alfa dos dois hormônios.

Fertilização *in vitro*

A IVF foi originalmente projetada para casais com infertilidade por fator tubário. Steptoe e Edwards realizaram o primeiro caso de sucesso em 1978. Existem, atualmente, mais de 5 milhões de bebês em todo o mundo como resultado da IVF. Agora, a IVF é usada para quase todos os casos de infertilidade, incluindo doença tubária, endometriose, falha na indução da ovulação, falha da IUI ou quando são necessários óvulos doados.

Originalmente, a IVF era realizada no ciclo menstrual natural, mas o uso de estimulação ovariana controlada por gonadotrofina tornou a IVF um processo muito mais eficiente. O ART, no Reino Unido, é regulamentado pela Human Fertilisation and Embryo Authority (HFEA), que fornece diretrizes e estatísticas para pacientes e médicos, bem como para inspecionar clínicas para garantir a adesão a padrões de qualidade mutuamente acordados. A IVF pode ser realizada com muitos protocolos e medicamentos diferentes, mas as principais etapas da IVF são exibidas na **Figura 7.5** e são as seguintes.

Infrarregulação da hipófise

No ciclo de IVF mais comumente usado, a hipófise é infrarregulada para evitar ondas endógenas de LH e ovulação prematura. Um agonista do hormônio liberador de gonadotrofina (GnRH) é usado para bloquear a liberação de FSH e LF a partir da hipófise. Novas abordagens envolvendo o uso de antagonistas de GnRH podem encurtar o tempo de tratamento e reduzir a incidência da síndrome de hiperestimulação ovariana.

Estimulação ovariana controlada

Isto é conseguido com a aplicação subcutânea diária de gonadotrofina, que causam o recrutamento de múltiplos folículos. O monitoramento próximo com TVUSS prevê o número de folículos e o momento da coleta dos óvulos. Idealmente, cerca de 15 folículos são recrutados. Os níveis de estradiol podem ser monitorados para avaliar a resposta ovariana à estimulação. A medida da espessura endometrial por meio de ultrassonografia também é realizada.

Inibição da ovulação prematura

O *feedback* decorrente do aumento de estradiol associado ao desenvolvimento de folículos deve levar a uma onda de LH a partir da hipófise, resultando na maturação final do ovócito e na ovulação. Na IVF isso é bloqueado para permitir o agendamento da coleta dos óvulos. Isto é tradicionalmente feito com a administração de agonistas de GnRH, ou com um protocolo antagonista de GnRH mais curto.

hCG

hCG é como um substituto para a onda de LH endógeno. Causa a maturação final do óvulo e permite o agendamento do procedimento de coleta de óvulos.

Tratamento 99

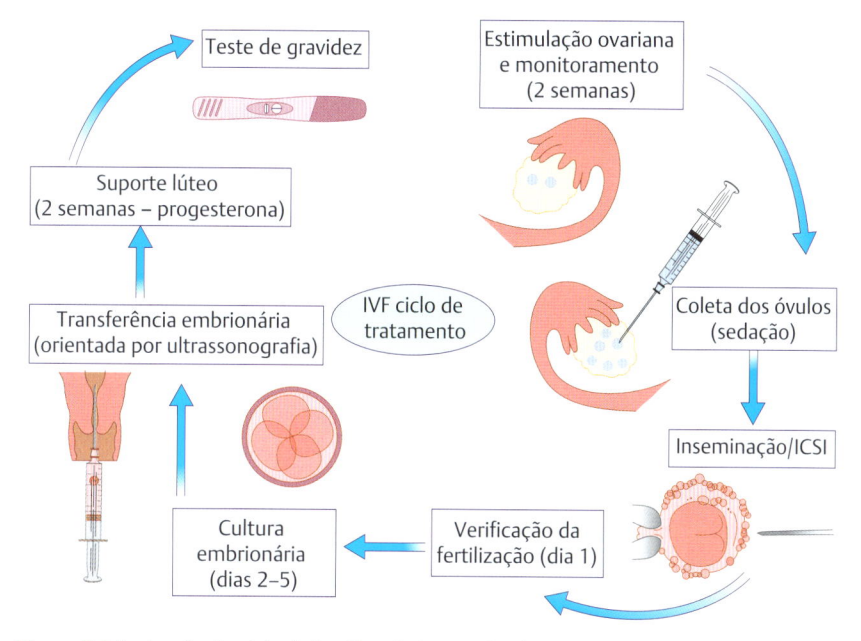

Figura 7.5 Ilustração do ciclo de fertilização *in vitro* (IVF). ICSI, injeção intracitoplasmática de espermatozoides.

Coleta de óvulos

Este procedimento costuma ser realizado cerca de 37 horas após o estímulo com hCG. Sob anestesia e com controle por TVUSS, uma agulha é inserida nos ovários e o fluido folicular é aspirado de cada folículo que contém um oócito, que é coletado pelo embriologista no laboratório.

Fertilização

A fertilização é realizada usando esperma preparado. A IVF convencional envolve a inseminação de cerca de 100 mil espermatozoides em uma placa de Petri com óvulo. Em casos com parâmetros ruins de esperma ou em casos de fertilização, o espermatozoide pode ser isolado e diretamente injetado no citoplasma do oócito (injeção intracitoplasmática de espermatozoide, ICSI) (**Figura 7.6**). A fertilização é verificada na manhã seguinte e geralmente fica em cerca de 60% para IVF e 70% para ICSI.

Cultura embrionária

Os embriões são incubados sob condições rigorosas de temperatura, pH, umidade e concentração de oxigênio. Eles podem ser transferidos de volta para o útero após 2, 3 ou 5 dias de desenvolvimento. Embriões que atingem o estágio de blastócito no dia 5 de desen-

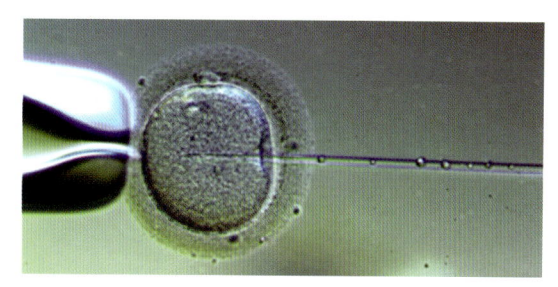

Figura 7.6 Injeção intracitoplasmática de espermatozoides.

volvimento geralmente apresentam melhor chance de implantação. Uma variedade de protocolos está disponível para seleção de embriões, incluindo uma avaliação morfológica e morfocinética.

Transferência de embrião

A transferência de embriões para o útero é feita usando um cateter de plástico macio. A decisão sobre o número de embriões a serem transferidos é uma escolha do casal após aconselhamento médico e embriológico especializado; isso pode ser limitado por parâmetros regulatórios ou financeiros locais. A transferência de embriões costuma ser realizada sob controle ultrassonográfico transabdominal para garantir a colocação correta dos embriões. No Reino Unido e na Europa, há recomendações sobre a transferência de embriões únicos para reduzir a incidência de gestações múltiplas e seus riscos associados.

Criopreservação de embriões

Os embriões extras de boa qualidade podem ser criopreservados para uso futuro. As técnicas atuais de vitrificação permitem alcançar taxas de sucesso usando embriões congelados próximas às taxas de sucesso alcançadas em ciclos de tratamento com embriões frescos. Isso faz com que a transferência de embriões únicos usando a técnica de vitrificação de embriões extras seja mais atraente para os casais.

Suplementação de fase lútea

O uso de agonistas ou antagonistas da gonadotrofina para evitar um pico prematuro de LH levará à redução na capacidade do corpo lúteo de produzir progesterona. A suplementação com progesterona após a coleta dos óvulos está indicada para essas pacientes. Não há consenso sobre a dose ideal, via ou duração da suplementação com progesterona. Um teste de gravidez é realizado em torno de 14 dias após a transferência do embrião.

Taxas de sucesso de ART

As taxas de sucesso de IVF são extremamente sensíveis à idade feminina. Em pacientes jovens com menos de 35 anos de idade, as taxas de sucesso podem chegar a 40-45% em um único ciclo, enquanto em mulheres com mais de 40 anos de idade essas taxas ficarão abaixo de 15%. A IVF não evita complicações normais da gravidez, como aborto espontâneo ou gravidez ectópica. O risco mais significativo de tratamento com IVF é a síndrome de hiperestimulação ovariana (OHSS), ocorrendo em 1-3% dos casos. Pacientes com OHSS grave apresentam ascite, ovários multifoliculares aumentados, edema pulmonar e coagulopatia. Essas pacientes precisam ser internadas no hospital e tratadas sob protocolos rígidos aos cuidados de equipes especializadas. O uso de estimulação de baixa dose, monitoramento por ultrassonografia, protocolos de antagonistas de GnRH, estimulantes de agonista de GnRH e uma política de congelamento mais liberal reduziram significativamente a incidência dessa condição muito grave.

Doadores de gametas

O esperma do doador pode ser usado nos casos em que o parceiro masculino é azoospérmico, ou no caso de mulheres solteiras ou casais do mesmo sexo. A IUI e a IVF são possíveis. Óvulos doados podem ser utilizados se a mulher tiver sofrido menopausa precoce ou se os tratamentos de IVF falharem e estiverem associados a uma reserva ovariana reduzida e baixo número e qualidade de óvulos. A doação de gametas requer aconselhamento cuidadoso e minucioso e a maioria dos países tem legislação para regulamentar seu uso.

Recuperação cirúrgica de espermatozoides

Nos casos em que a qualidade ou a quantidade de sêmen é baixa, mas os espermatozoides estão presentes, a ICSI é necessária para ajudar a obter uma gravidez. No entanto, na ausência de espermatozoides por ejaculação natural (denominado azoospermia – que pode estar relacionada com o bloqueio dos ductos deferentes ou problemas testiculares), os pacientes podem ser submetidos à recuperação cirúrgica de espermatozoides (SSR). A SSR pode ser realizada sob sedação ou anestesia geral. Uma agulha fina é inserida no epidídimo ou no tecido testicular para obter espermatozoides ou tecido testicular com espermatozoides, respectivamente. O sêmen recuperado pode, então, ser criopreservado ou injetado no oócito como parte de um novo ciclo de IVF/ICSI.

Diagnóstico genético pré-implantação

Casais portadores de doença genética (mas que são férteis) podem optar por usar a IVF com diagnóstico genético pré-implantação (PGD) para evitar uma gravidez afetada. Esses pacientes podem ter tido filhos afetados ou uma interrupção de gravidez causada por feto afetado. A fertilização *in vitro* pode desenvolver múltiplos embriões. Esses embriões podem, então, ser testados geneticamente para a doença relevante, pela remoção de várias células no estágio de blastocisto que são testadas para genótipo do embrião remanescente. Somente embriões livres da doença são transferidos para o útero. O PGD tem sido usado em todo o mundo para a maioria das doenças monogênicas, bem como para translocações. O uso de PGD para seleção de sexo social é ilegal no Reino Unido, mas está disponível de forma controversa em outros países.

Existe muito conflito no tratamento da PGD, que envolve o número de ovos para embriões e para embriões não afetados disponíveis para transferência. Em alguns ciclos, todos os embriões serão afetados e nenhum será transferido. As taxas de sucesso, portanto, refletem isso e variam de acordo com o padrão herdado do distúrbio.

Análises genéticas semelhantes de embriões têm sido usadas para detectar aneuploidias cromossômicas em embriões de pacientes com tratamento de fertilização *in vitro*, na tentativa de selecionar os embriões com maior potencial de implantação e reduzir o tempo para conseguir uma gravidez. Isso permanece controverso e necessita de mais estudos e pesquisa.

Preservação da fertilidade

Os pacientes podem enfrentar tratamentos como quimioterapia, radioterapia ou cirurgia que podem danificar, significativamente, suas gônadas e reduzir seu potencial reprodutivo. Durante muitos anos, os homens foram capazes de "aramazenar" o sêmen antes desses tratamentos. Agora, os casais podem passar por procedimentos rápidos de IVF e criopreservar embriões para uso posterior quando a saúde for restaurada.

> **PONTOS-CHAVE DE APRENDIZAGEM**
> - Anamnese cuidadosa, exame clínico adequado, investigação correta e aconselhamento sobre tratamentos baseados em evidências sustentam o sucesso do tratamento de fertilidade. A abordagem deve ser sempre centrada no casal com aconselhamento, quando necessário.
> - O casal deve receber informações sobre as chances de conceber naturalmente e como otimizar essa concepção. Isso deve incluir o impacto da idade avançada e conselhos sobre questões de estilo de vida relacionados com a dieta, tabagismo, peso e consumo de álcool.
> - A reserva ovariana diminui significativamente com a idade, e a queda aumenta acima dos 36 anos e novamente aos 40 anos.
> - O tratamento de fertilidade é uma combinação do manejo expectante, cirúrgico e medicamentoso que se complementam entre si.
> - O tratamento deve ser adaptado às necessidades individuais de um casal e pode incluir indução da ovulação, cirurgia, IUI e IVF.
> - Preservação de fertilidade e PGD são novas e eficazes opções de tratamento para grupos de pacientes selecionados.

Avanços recentes na técnica de vitrificação têm permitido que mulheres jovens, saudáveis e solteiras passem por um processo de fertilização *in vitro* para congelamento de seus oócitos.

Há evidências muito promissoras e alguns relatos bem-sucedidos de nascidos vivos sobre o papel da coleta laparoscópica do córtex ovariano e da criopreservação. O tecido pode ser autotransplantado de volta para a pelve da paciente quando a saúde for restaurada.

Leitura adicional

Human Fertilisation and Embryology Authority. www.hfea.gov.uk.
National Institute for Clinical Excellence. Fertility assessment and treatment for people with fertility problems. Clinical guidelines (CG11) https://www.nice.org.uk/guidance/cg156.
Van Voorlis BJ (2007). Clinical practice. In vitro fertilisation. *New Engl J Med* 356:379-86.

Autoavaliação

HISTÓRIA DE CASO

Mulher de 36 anos de idade, Jane, e seu parceiro de 39 anos de idade, David, foram consultar-se em uma clínica de fertilidade depois de tentar engravidar por 3 anos. A carta de referência observa que Jane tem menstruações irregulares e David teve uma correção de hérnia quando criança. Nenhum tem filhos.

A Que perguntas importantes você deve fazer na anamnese?
B Quais investigações você solicitará?
C De quais tratamentos eles precisarão?

RESPOSTA

A Na clínica de fertilidade, primeiro, é preciso obter uma anamnese ginecológica geral e, depois, deve-se determinar por quanto tempo exatamente o casal vem tendo relação sexual desprotegida e o que significa "menstruações irregulares", perguntando sobre a frequência de sangramentos, a duração dos sangramentos e qualquer outro sangramento uterino anormal. Menstruações irregulares devem levar a uma avaliação de hirsutismo, aumento de peso e acne, pois estas alterações estão associadas ao diagnóstico de PCOS, uma causa comum de anovulação. Você deve perguntar por quanto tempo os sangramentos irregulares vêm acontecendo, pois deve-se pensar em um diagnóstico de diminuição da reserva ovariana, que pode estar associada à sudorese. Não se esqueça de perguntar sobre testes de esfregaço cervical e STIs. Confirme que Jane nunca esteve grávida antes, incluindo abortos espontâneos e gravidez ectópica. Verifique também se nenhuma das parceiras anteriores de David engravidou.

Pergunte sobre a frequência das relações sexuais e quaisquer problemas com a relação sexual, porque os problemas de fertilidade estão fortemente associados a problemas psicossexuais, tanto femininos quanto masculinos. No lado masculino, você precisa perguntar mais sobre a correção da hérnia: foi apenas de um lado ou em ambos e com que idade?

Você descobre que Jane sempre teve menstruações irregulares, exceto quando estava tomando OCP. Ela geralmente tem uma menstruação a cada 2-3 meses e variam de muito intensa a normal. Os sintomas androgênicos têm sido um problema, exceto enquanto usava OCP. Ela consegue manter seu peso com dificuldade, e mantém seu BMI abaixo de 30 com uma combinação de dieta e exercício.

David fez uma correção de hérnia unilateral sem complicações com 4 anos de idade. Ele tinha espermograma, de cerca de 2 anos atrás, solicitado pelo GP, que apresentava uma contagem "limítrofe", então eles decidiram continuar tentando naturalmente por mais algum tempo. As relações sexuais ocorrem com intervalos de poucos dias; eles não tentam mais verificar quando a ovulação ocorreu.

B As investigações necessárias incluem perfil hormonal para Jane, TVUSS para procurar PCOS e outras anormalidades e a realização de SFA para David, não tem indicação neste momento.

Na revisão, Jane tem um perfil hormonal indicando PCOS, com LH ligeiramente superior ao FSH e AMH elevado. Sua TVUSS confirma PCOS, com um corpo lúteo sugerindo ovulação recente. A SFA de David mostra uma contagem de espermatozoides de 10 milhões/mL com motilidade e morfologia totais reduzidas.

C Na revisão você deve explicar que existem dois problemas: ovulação pouco frequente e contagem anormal de espermatozoides. Juntamente com a duração da infertilidade, esses problemas mostram que a IVF e a ICSI são indicadas. Não há necessidade de verificar a permeabilidade tubária, pois é irrelevante. O tratamento com indução da ovulação ou IUI não dará boas taxas de gravidez, porque a contagem de espermatozoides é baixa.

PERGUNTAS SBA

1 Mulher de 32 anos de idade e seu parceiro são avaliados por infertilidade com dois anos de duração. Foi realizada a SFA e o resultado foi normal, e a mulher tem um perfil hormonal normal e marcadores normais de reserva ovariana. A TVUSS é normal. Ela tem histórico de três anos de dor cíclica pré-menstrual, nos 3 dias que antecedem a menstruação, dor constante na fossa ilíaca direita e dispareunia. Qual é o teste mais adequado para avaliar a permeabilidade tubária? Escolha a melhor resposta.
A Histeroscopia.
B HyCoSy.
C HSG.
D Laparoscopia e insuflação com cromotubagem.
E MRI.

RESPOSTA

D Os sintomas sugerem um quadro de endometriose. A histeroscopia isolada não poderá avaliar a permeabilidade tubária. A HyCoSy deve ser usada para mulheres de baixo risco. A HSG de permeabilidade tubária seria apropriada para alguém que se recusa a realizar uma cirurgia ou que apresenta risco cirúrgico elevado. A MR pode identificar implantes endometrióticos e nódulos retovaginais. No entanto, a laparoscopia com cromotubagem é a melhor escolha, pois possibilitará um diagnóstico simultâneo da permeabilidade tubária e de causas pélvicas de dor, como endometriose e aderências, e possibilitará o tratamento da endometriose, que pode estar causando os sintomas.

2 Mulher de 34 anos de idade e seu parceiro, de 32, têm histórico de oito anos de infertilidade e vieram à consulta em uma clínica de fertilidade. A mulher apresentou um perfil hormonal normal com reserva ovariana normal e a TVUSS também está normal. Um HyCoSy demonstrou permeabilidade tubária. A SFA mostrou contagem de espermatozoides de 6 milhões/mL e motilidade de 20%.

Qual é o tratamento mais adequado? Escolha a melhor resposta.
A IVF e ICSI.
B IUI.
C PGD.
D Indução de ovulação.
E Apenas IVF.

RESPOSTA

A A contagem de espermatozoides e a motilidade são muito baixas e IUI terá taxas muito baixas de gravidez. Com IVF apenas, a taxa de fertilização dos óvulos será baixa, resultando em poucos embriões para transferência e, portanto, baixa chance de gravidez. A indução da ovulação não é um tratamento adequado, pois não há disfunção de ovulação. PGD não é necessário a menos que haja doença genética hereditária diagnosticada. Se a contagem de espermatozoides fosse inferior a 1 milhão/mL, seriam indicados mais testes genéticos masculinos para anormalidades cromossômicas sexuais e translocações balanceadas. A ausência de um canal deferente indicaria a necessidade de testes de fibrose cística. IVF e ICSI terão boas chances de fertilização e de gravidez para este casal.

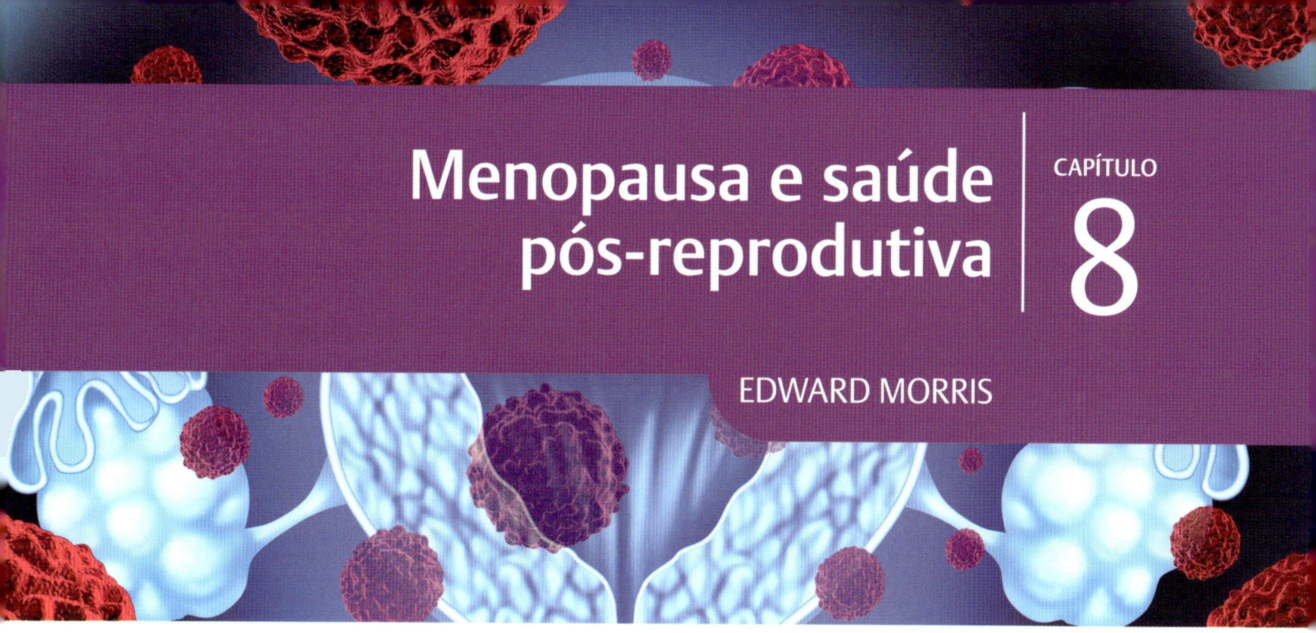

Menopausa e saúde pós-reprodutiva

CAPÍTULO 8

EDWARD MORRIS

Definições 105	Avaliação da mulher na menopausa 112
Menopausa fisiológica 106	Terapia de reposição hormonal 114
Menopausa não fisiológica 107	Leitura adicional 118
Saúde reprodutiva na pós-menopausa 108	Autoavaliação 118

OBJETIVOS DE APRENDIZAGEM

- Conhecer a definição de menopausa.
- Entender a menopausa fisiológica e não fisiológica.
- Compreender o efeito da menopausa nas mulheres.
- Compreender os aspectos modificáveis e não modificáveis da saúde na menopausa.
- Explicar as principais formas de tratamento da menopausa.
- Conhecer os efeitos colaterais e as contraindicações relativas e absolutas da terapia de reposição hormonal (HRT).
- Descrever os benefícios da HRT hormonal e não hormonal.

Definições

A menopausa é definida como o último período menstrual da mulher e a confirmação é feita, retrospectivamente, após um ano de amenorreia. A causa da menopausa é a cessação da função ovariana regular. Existe uma grande heterogeneidade na vivência experimentada entre as diferentes mulheres que passam pela transição da menopausa e existem várias frases descritivas, que podem causar confusão tanto em médicos quanto em mulheres.

Termos descritivos para a menopausa

- Menopausa: o último período menstrual (LMP).
- Perimenopausa: tempo de vida desde o início da disfunção ovariana até um ano após o último período menstrual e o diagnóstico da menopausa ser feito. Este período também é conhecido como climatério.
- Pós-menopausa: um ano após o último período menstrual, todas as mulheres são consideradas na pós-menopausa.
- A "mudança": uma descrição coloquial da perimenopausa e pós-menopausa.

Menopausa fisiológica

Momento da menopausa

A idade média da menopausa em todo o mundo não tem mudado há muitas décadas (**Figura 8.1**), permanecendo em uma idade média entre 51 e 52 anos, com 95% das mulheres atingindo a menopausa entre os 45 e 55 anos de idade. A menopausa que ocorre fora dessa faixa de idade é relativamente rara e a falência ovariana prematura será discutida posteriormente.

Alterações endócrinas

O entendimento atual é de que a menopausa ocorre no momento do esgotamento dos oócitos do ovário e é irreversível. Uma pesquisa inovadora e ainda não amplamente aceita desafia essa suposição, com a descoberta de células-tronco oogoniais de folículos primordiais no ovário. Isso pode afetar radicalmente nossa compreensão da menopausa e oferecer a possibilidade remota de poder influenciar o momento em que ela ocorre.

Obviamente, a endocrinologia não é tão simples quanto o esgotamento de óvulos nos ovários e a capacidade de produzir hormônios em determinada idade. Como discutido no Capítulo 3, *Controle Hormonal do Ciclo Menstrual e Distúrbios Hormonais*, a função reprodutora é mantido por uma interação sutil entre a produção hipotalâmica do hormônio liberador de gonadotrofina (GnRH), dos hormônios luteinizantes (LH) e do hormônio foliculoestimulante (FSH) da hipófise, do hormônio peptídeo ovariano inibina B e dos hormônios esteroides estrogênio, progesterona e testosterona. Esses hormônios não somente apresentam níveis variáveis durante o ciclo menstrual, mas também sofrem variações durante toda a vida reprodutiva da mulher, com sua produção mudando em diferentes momentos e os níveis variando de acordo com a idade da mulher (*Tabela 8.1*).

A inibina B é produzida pelos folículos dentro do ovário, assim a redução no número de folículos diminui a produção de inibina. Nos anos da perimenopausa, pequenas quedas de inibina levam a aumento geral na pulsatilidade da secreção de GnRH e nos níveis séricos totais de FSH e LH, o que resulta em aumento do estímulo aos folículos remanescentes, na tentativa de manter a produção desses folículos e os níveis de estrogênio.

A produção de hormônios androgênicos vem dos ovários, tecido adiposo periférico e glândulas suprarrenais, com os ovários produzindo aproximadamente 30-50% dos níveis circulantes totais. Um declínio da testosterona ovariana e de outros andrógenos acompanha o processo de envelhecimento em mulheres, embora essas mudanças sejam menos dependentes do eixo neuroendócrino e dos processos envolvidos na ovulação. Isso é demonstrado pelo fato de que as concentrações globais de andrógenos em uma mulher na faixa dos 20 anos de idade são aproximadamente o dobro em relação a uma mulher de 40 anos de idade e depois diminuem lentamente durante o resto da vida, com níveis muito baixos mantidos a partir dos 70 anos de idade.

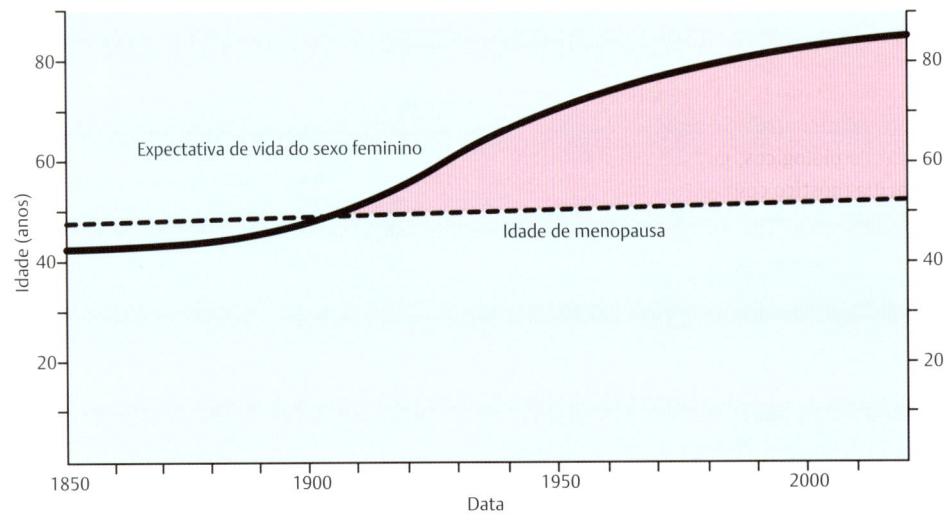

Figura 8.1 Idade da menopausa e média de expectativa de vida no Reino Unido desde de 1850.

Menopausa não fisiológica

Tabela 8.1 Produção hormonal feminina e alterações durante os anos de menopausa

Hormônios	Perimenopausa	Pós-menopausa precoce	Pós-menopausa tardia e idade avançada
GnRH	Pulsatilidade aumentada	Diminuição progressiva na pulsatilidade	Redução nos níveis gerais
LH & FSH	Aumentado	Aumentado	Declínio progressivo
Estrogênio	Leve declínio	Rápido declínio de níveis	Níveis muito baixos mantidos
Progesterona	Quedas moderadas	Imprevisível	Indetectável
Inibina	Leve declínio	Declínio significativo	Indetectável
Testosterona	Declínio progressivo	Declínio progressivo	Níveis baixos mantidos

FSH, hormônio foliculoestimulante; GnHR, hormônio liberador de gonadotrofina; LH, hormônio luteinizante.

Diagnóstico

O diagnóstico da menopausa é amplamente clínico e feito de acordo com os sintomas vivenciados, como irregularidades menstruais e amenorreia, e sintomas de deficiência de estrogênio, como sintomas vasomotores.

O uso de testes endócrinos séricos, como os níveis hormonais, é de pouco valor nos anos da perimenopausa, pois são imprevisíveis em decorrência das variações hormonais que frequentemente ocorrem em associação a ciclos ovulatórios episódicos e irregulares neste momento da vida. Um FSH sérico elevado associado a estradiol sérico baixo pode ser sugestivo de menopausa, mas como essa combinação de níveis pode ocorrer durante um ciclo menstrual normal, este teste pode, portanto, ser enganoso.

Em todas as mulheres nas quais o diagnóstico da menopausa está sendo considerado, a possibilidade de gravidez também deve ser considerada. A circunstância especial do diagnóstico da menopausa em uma mulher submetida à histerectomia pode ser difícil em razão da falta de sinalização do sangramento que acompanha o ciclo menstrual. No entanto, nessas circunstâncias, o uso de outros sintomas da menopausa, como indicadores biológicos, geralmente é suficiente para fazer um diagnóstico confiável.

Menopausa não fisiológica

Insuficiência ovariana prematura

Se a menopausa ocorre antes dos 40 anos de idade, ela é definida como insuficiência ovariana prematura (POI) ou menopausa prematura. Acredita-se que ocorra em aproximadamente 1% das mulheres com menos de 40 anos de idade e em 0,1% com menos de 30 anos de idade. É um diagnóstico angustiante para uma mulher, especialmente se ocorrer antes de encerrar os planos de gestação e da conclusão de sua família. Para as mulheres jovens que desejam engravidar, a doação de gametas é a única opção.

A POI geralmente é diagnosticada após amenorreia primária ou secundária. As mulheres que têm um diagnóstico de POI podem vivenciar uma atividade ovariana espontânea imprevisível, resultando em sangramento vaginal irregular e pequeno risco de gravidez.

Embora nenhuma causa seja encontrada na maioria dos casos de POI, na presença de um caso suspeito a investigação deve ser feita, sempre que possível, buscando causas associadas a problemas de saúde que requerem tratamento específico, conforme detalhado na *Tabela 8.2*.

Todas as mulheres com POI devem receber assistência e aconselhamento prestados por uma unidade especializada para garantir que compreendam plenamente sua condição, as especificidades de suas necessidades reprodutivas e que recebam um pacote individualizado de cuidados com atenção voltada ao tratamento de curto e longo prazos.

Tabela 8.2 Principais causas de insuficiência ovariana prematura

Primárias	Anomalias cromossômicas (p. ex., X frágil de Turner)
	Doença autoimune (p. ex., hipotireoidismo, Addison, miastenia grave)
	Deficiências enzimáticas (p. ex., galactosemia, deficiência de 17α-hidroxilase)
Secundárias	Quimioterapia ou radioterapia
	Infecções (p. ex., tuberculose, caxumba, malária, varicela)

Menopausa iatrogênica – tratamentos médicos e menopausa após o tratamento do câncer

Existe um número cada vez maior de tratamentos não cirúrgicos que resultam em menopausa iatrogênica temporária ou permanente e há um número crescente de mulheres com vida longa, mas com menopausa permanente, muitas vezes, desde idade muito precoce. Modernos programas de exames, tecnologias para obter diagnósticos precoces em suspeita de malignidade e tratamento radical precoce da malignidade do trato reprodutivo feminino têm contribuído para isso. Essas mulheres, especialmente aquelas com menos de 40 anos de idade, devem ser cuidadosamente aconselhadas sobre o que esperar antes do tratamento irreversível definitivo e, depois, serem tratadas como alguém com POI. Atenção especial deve ser dada às mulheres cujo tratamento ao longo da vida exige um ambiente livre de hormônios, pois essas mulheres precisarão administrar regimes que evitem a reposição hormonal.

Se GnRH for administrada em dose alta constante, ele dessensibiliza o receptor de GnRH e reduz a liberação de LH e FSH. Medicamentos que são agonistas de GnRH (p. ex., buserelina e goserelina) podem ser usados como tratamentos para endometriose e outros problemas ginecológicos. Embora imitem o hormônio GnRH, quando administrados continuamente, eles regulam a hipófise de forma negativa e, consequentemente, diminuem a secreção de LH e FSH. Isso induzirá uma menopausa temporária com um início relativamente rápido, que pode ser tratado com a introdução de terapias hormonais e outros medicamentos para aliviar alguns dos sintomas indesejados da menopausa – conhecidos como terapia de acréscimo.

Menopausa iatrogênica – menopausa cirúrgica

A menopausa cirúrgica pode ser um tratamento indicado com o objetivo de tratar permanentemente condições ginecológicas benignas, como distúrbios menstruais, miomas e endometriose. A salpingo-ooforectomia bilateral (BSO) também pode ser realizada profilaticamente para mulheres com alto risco de malignidades hereditárias, como câncer de mama e de ovário, com mutação no gene BRCA 1 e 2. A boa prática clínica deve garantir que, antes da tomada de decisão sobre a realização de BSO irreversível para controle dessas doenças, as mulheres considerem o momento correto em sua vida para o procedimento e devem ser informadas sobre o uso de hormônios para administrar os sintomas associados a déficits súbitos de hormônios que ocorrerão. É importante, durante a preparação, que elas estejam cientes de que, além de perder estrogênio, também perderão o efeito da testosterona.

Saúde reprodutiva na pós-menopausa

Visão geral

À medida que a população do Reino Unido se expande, fica claro, a partir das previsões de dados do Office for National Statistics Projection, que a longevidade também aumentará. Toda a população feminina do Reino Unido está projetada para aumentar nos 25 anos, entre 2012 e 2037, de 32,4 para 36,8 milhões de meninas e mulheres. A grande maioria deste aumento de 4,4 milhões é contabilizada pelo grupo etário acima dos 50 anos de idade, aumentando de 11,9 para 15,8 milhões de mulheres no mesmo período de tempo (**Figura 8.2**).

Isso significa que a população de mulheres que, provavelmente, terão problemas durante seus anos pós-reprodutivos aumentará em um terço nos próximos 25 anos. Uma vez que já entendemos que o envelhecimento da população coloca uma pressão significativa sobre o sistema de saúde de qualquer país, torna-se

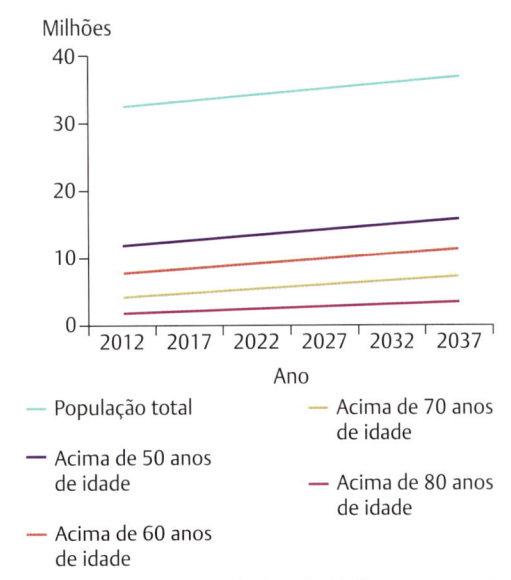

Figura 8.2 Projeções populacionais. Mulheres com mais de 50 anos de idade no Reino Unido. Dados do Office for National Statistics Projection de 2012-2037, extraído e plotado pelo Autor.

mais importante do que nunca tentar melhorar a saúde dessas mulheres de forma preventiva.

Tradicionalmente, a medicina oferece cuidados de saúde em departamentos específicos de sistemas e condições, como cardiologia, uroginecologia, ortopedia, locais cirúrgicos específicos para tratamento de câncer etc. Isso é sensato quando se trata de especialização, mas ao projetar estratégias para prevenir doenças, faz muito mais sentido olhar para os vários estágios da vida de uma mulher e quais medidas podem ser tomadas em diferentes idades para reduzir o risco de doenças mais tarde na vida. Isso pode ser descrito como um cuidado contínuo. Um bom exemplo dessa abordagem é o tratamento da obesidade em mulheres na pós-menopausa. Embora seja bem compreendido que a obesidade aumenta o risco de doença cardiovascular e diabetes tipo 2, é menos conhecido que a obesidade na mulher na pós-menopausa aumenta o risco de ondas de calor, câncer de mama e câncer de endométrio. Além disso, à medida que a mulher envelhece, a obesidade aumenta o risco de quedas, fraturas e acidente vascular cerebral, que estão associados à alta taxa de mortalidade.

Reunir todos esses itens na atenção primária para fazer um plano de melhoria da saúde na menopausa precoce pode melhorar significativamente a saúde de uma mulher e, em base populacional, pode significar reduções significativas no uso de recursos de saúde.

Como as mulheres são afetadas pela menopausa

As alterações hormonais durante e após a menopausa provocam mudanças radicais na mulher. O momento em que cada sistema é afetado não varia apenas dramaticamente entre as mulheres, mas também o grau de influência das mudanças para cada mulher é notavelmente imprevisível. Os motivos para essas variações não estão claramente compreendidos, mas há algumas evidências de que as influências genéticas desempenham algum papel.

Embora a maioria dos efeitos da menopausa tenha implicações a longo prazo, os efeitos da menopausa são categorizados como tendo um início precoce ou um início a médio ou longo prazo (*Tabela 8.3*).

Sistema nervoso central

Sintomas vasomotores

Algumas das primeiras mudanças durante a menopausa são o aparecimento de sintomas vasomotores que frequentemente aparecem durante os anos da perimenopausa. O termo coloquial aplicado aos sintomas vasomotores é "ondas de calor", e, quando ocorre durante a noite, é denominado "fogacho noturno".

Tabela 8.3 Efeitos da menopausa pelo tempo de início

Imediato (0-5 anos)	Sintomas vasomotores, (p. ex., ondas de calor, suor noturno)
	Sintomas psicológicos (p. ex., humor lábil, ansiedade, choro)
	Perda de concentração, memória fraca
	Dores articulares
	Pele seca e com coceira
	Mudanças de cabelo
	Desejo sexual diminuído
Intermediário (3-10 anos)	Secura vaginal intermediária, dor
	Dispareunia
	Urgência urinária
	Infecções recorrentes do trato urinário
	Prolapso urogenital
Longo prazo (> 10 anos)	Osteoporose
	Doença cardiovascular
	Demência

A etiologia exata de um sintoma vasomotor é desconhecida, mas acredita-se que seja a perda do efeito modulador de estrogênio sobre os receptores serotoninérgicos no centro termorregulatório no cérebro, resultando em respostas vasodilatadoras periféricas exageradas a mudanças atmosféricas menores na temperatura.

As ondas de calor ocorrem em até 80% das mulheres, com menos de 30% procurando ajuda. Talvez o efeito mais angustiante dos sintomas vasomotores seja a ocorrência de fogachos noturnos. A mulher pode estar dormindo no momento do fogacho noturno, mas durante o episódio ela pode ser totalmente acordada ou seu nível de sono pode ser convertido do sono REM (movimento rápido dos olhos) para um sono menos profundo, que é menos repousante. Tais distúrbios levam ao cansaço, exaustão, baixo desempenho durante o dia e comprometimento da qualidade de vida.

Enquanto as ondas de calor tendem a aparecer imprevisivelmente, os gatilhos adicionais incluem álcool, cafeína e tabagismo. Mulheres com um alto índice de massa corporal (BMI) tendem a ter sintomas vasomotores mais acentuados.

Sintomas psicológicos

Embora haja pouca evidência para apoiar um efeito direto da menopausa como causa de depressão, é claro que a menopausa está associada a humor baixo, irritabilidade, falta de energia, cansaço e qualidade de vida prejudicada desde o início do período da perimenopausa.

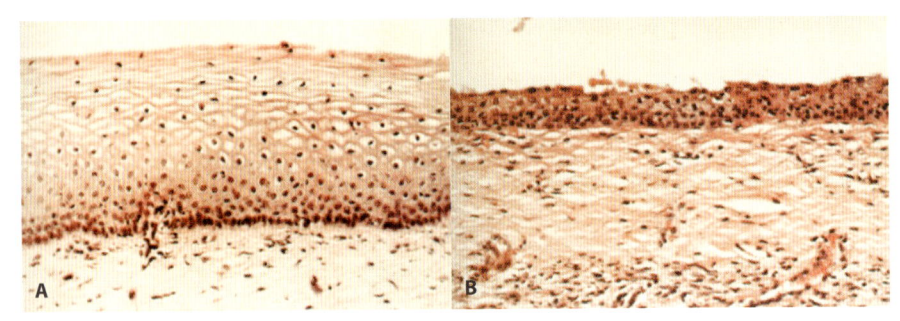

Figura 8.3 Epitélio vaginal em **A:** mulher na pré-menopausa, **B:** mulher na pós-menopausa apresentando alterações atróficas. Observe a perda de estrutura e arquitetura epitelial. (Reproduzida com permissão de Whitehead MI, Whitcroft SIJ, Hillard TC (1993). *An Atlas of The Menopause.* Carnforth, Lancs, Reino Unido: Parthenon.)

Alguns desses sintomas podem ser atribuídos a alterações hormonais, mas também é importante considerar outras influências externas sobre o humor, como relação e mudanças familiares, questões financeiras, histórico anterior de depressão e ansiedade e a atitude da mulher em relação ao envelhecimento.

Função cognitiva

Atualmente, não há evidências claras de que a menopausa esteja associada a uma aceleração do início ou da incidência de demência. A maioria das mulheres, no entanto, se refere a algumas mudanças na memória e na função cognitiva global na época da menopausa. É provável que essas alterações possam ser parcialmente explicadas pelo impacto dos sintomas vasomotores e outros sintomas nos padrões de sono.

Trato genital

Alterações no sangramento menstrual estão entre os principais sintomas e sinais que anunciam os efeitos do início da menopausa no endométrio. Elas ocorrem brevemente durante o processo de transição da menopausa. Entretanto, é importante considerar que outras áreas do trato genital, como a vulva, a vagina e o trato urinário, também podem ser afetadas.

Efeitos endometriais

Inicialmente o sangramento vaginal irregular ou escasso associado à redução da estimulação endometrial por estrogênio, em razão da falência da função ovariana, resulta, posteriormente, na parada completa da menstruação, quando o endométrio não é mais estimulado.

A ovulação episódica e infrequente, com flutuações nos níveis de estrogênio, leva a níveis imprevisíveis de progestogênio, que geralmente têm o efeito de provocar uma descamação irregular do endométrio. Para algumas mulheres isso pode resultar em sangramento intenso e irregular.

Trato urogenital e atrofia vulvovaginal

Uma vez que os níveis de estrogênio começam a cair nos anos da perimenopausa, muitas mulheres, particularmente aquelas que são sexualmente ativas, podem tomar consciência da secura vaginal, irritação, queimação, dor e dispareunia. A perda do suporte estrogênico para o epitélio vaginal leva à redução da renovação celular e à redução da atividade glandular, resultando em um epitélio vaginal menos elástico e mais facilmente traumatizado (**Figura 8.3**). Outras condições que frequentemente pioram durante a menopausa, incluindo incontinência e prolapso, são abordadas no Capítulo 10, *Uroginecologia e Problemas do Assoalho Pélvico.*

A resistência inerente do sistema urogenital à infecção também é prejudicada, considera-se que isso ocorra em decorrência de aumento no pH que costuma ser levemente ácido dentro da vagina. A incidência de infecções do trato urinário também está aumentada, assim como a incidência de episódios de cistite secundária que podem acompanhar a atividade sexual.

O exame de mulheres com atrofia urogenital pós-menopausa normalmente demonstra secura que afeta a maioria das superfícies da vagina, juntamente com palidez e, em casos extremos, pequenas hemorragias petequiais. Mulheres mais velhas também podem apresentar redução e fusão dos lábios, juntamente com estreitamento do introito vaginal.

Todas as mulheres vivenciam essas mudanças no trato genital inferior em algum grau. É uma área íntima que muitas mulheres podem ter dificuldade de mencionar em conversas, mesmo que estejam vivenciando sintomas graves, por isso é essencial que os profissionais de saúde que cuidam dessas mulheres perguntem e tratem proativamente esses assuntos.

Saúde óssea

Uma das áreas compreendidas de saúde pós-produtiva a longo prazo são as alterações ósseas que ocorrem por conta da perda do suporte estrogênico no metabolismo esquelético. O conhecimento completo desta área é importante para entender que o esqueleto é mantido por um processo constante de remodelação, com reposição óssea feita pelos osteoblastos e reabsorção pelos osteoclastos (**Figura 8.4**). O equilíbrio entre as taxas de reabsorção *versus* deposição é afetado por diferentes fatores, um dos quais é o estrogênio. Uma consideração importante é a aquisição de massa óssea alcançada durante o pico de ganho de massa óssea (**Figura 8.5**). A densidade óssea aumenta naturalmente durante a infância, atingindo um pico entre 20 e 30 anos de idade. Os homens geralmente atingem um pico de densidade óssea maior em comparação às mulheres. Após o pico de massa óssea em mulheres, há um declínio constante até a menopausa, depois uma fase acelerada de perda óssea até os 60 anos de idade, seguida por um declínio ainda mais constante até a morte. Após os 60 anos de idade, em mulheres, a probabilidade de fraturas osteoporóticas do quadril e da coluna aumenta.

A osteoporose é definida como "uma desordem esquelética caracterizada pela resistência óssea comprometida que predispõe a um risco aumentado de fratura". É mais frequente em mulheres do que homens, com uma relação aproximada de 4:1.

Fatores de risco para osteoporose

- História familiar de osteoporose ou fratura de quadril.
- Tabagismo.
- Alcoolismo.
- Uso prolongado de esteroides.
- POI e hipogonadismo.
- Tratamento médico das condições ginecológicas com menopausa induzida.
- Distúrbios do metabolismo da tireoide e da paratireoide.
- Imobilidade.
- Distúrbios da absorção intestinal, desnutrição, doença hepática.

Sistema cardiovascular

Aproximadamente 30% de todas as mortes ocorrem como resultado de doença cardíaca isquêmica e acidente vascular cerebral. Isso faz das doenças cardiovasculares (CVD) uma condição que sobrecarrega significativamente o sistema de saúde global. Embora o tratamento da CVD geralmente não esteja dentro dos domínios da ginecologia, é importante reconhecer que, como muitas mulheres procuram ajuda de um ginecologista durante a vida, pode haver oportunidades significativas para identificar e melhorar os fatores de risco modificáveis para CVD.

Durante a transição da menopausa, há várias alterações na fisiologia feminina que podem influenciar o risco individual de CVD. Estas incluem questões de estilo de vida, como nutrição e exercício, mudanças no padrão de distribuição de gordura ginecoide (gordura nos seios e quadris) para um padrão androide (deposição de gordura abdominal) e mudanças nos níveis de lipídios séricos que incluem aumentos nos triglicerídeos, colesterol total e no colesterol lipoproteína de baixa densidade (LDL) e redução no colesterol de lipoproteína de alta densidade (HDL).

O estrogênio também tem efeito na parede dos vasos, favorecendo a vasodilatação e prevenindo a aterogênese; efeitos que são reduzidos após a menopausa.

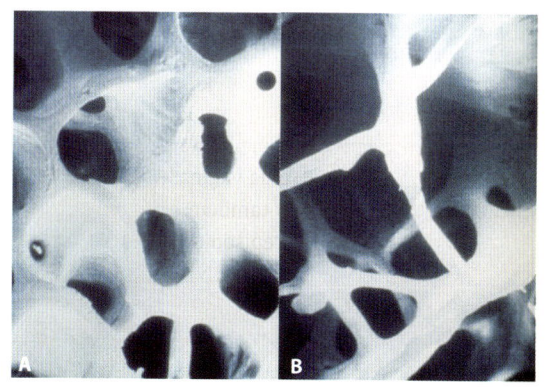

Figura 8.4 Micrografia eletrônica do osso trabecular mostrando **A**: estrutura normal e **B**: osso osteoporótico. Observe a perda de arquitetura e densidade em **B** tornando o osso mais fraco e mais propenso a fraturas. (Reproduzida com permissão de Whitehead Malcolm I, Whitcroft SIJ, Hillard TC (1993). *An Atlas of The Menopause*. Carnforth, Lancs, Reino Unido: Parthenon.)

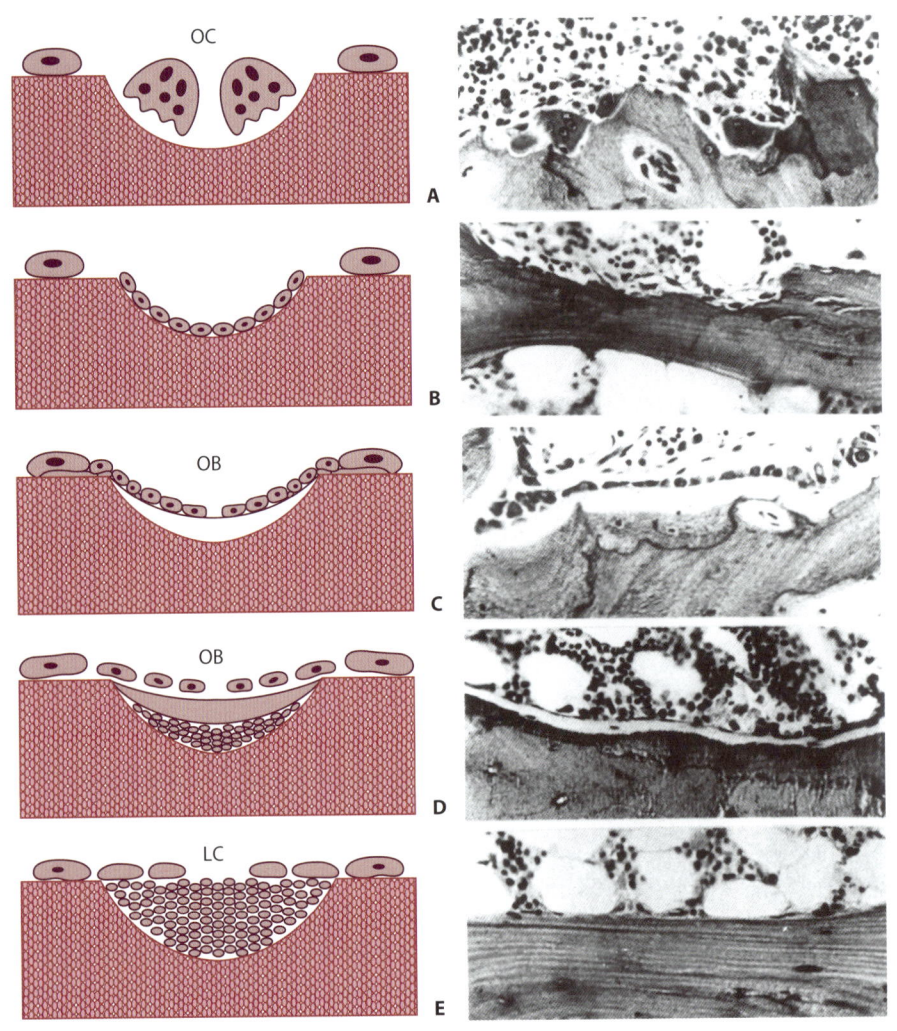

Figura 8.5. Principais estágios do ciclo de remodelação óssea representados esquematicamente (esquerda) com micrografias de luz correspondentes de biópsias da crista ilíaca (direita). **A:** Reabsorção por osteoclastos (OC); **B:** reversão com desaparecimento de OC; **C:** formação de OC com a deposição de osteoide pelos osteoblastos (OB); **D:** mineralização do osteoide; **E:** conclusão do ciclo com células de revestimento ósseo na superfície (LC). (Micrografia de luz reproduzida com permissão, Dempster DW [1992]. *Disorders of the Bone and Mineral Metabolism*. New York: Raven Press.)

Avaliação da mulher na menopausa

O segredo de qualquer consulta associada à menopausa não é apenas avaliar o impacto da menopausa nos sistemas discutidos acima, mas também aproveitar a oportunidade para avaliar a presença de outros fatores de risco, modificáveis e não modificáveis, que podem afetar a saúde e a longevidade.

Fatores de risco modificáveis e não modificáveis que afetam a saúde e a longevidade

Sintomas relevantes
- Vasomotor.
- Trato urogenital, incluindo preocupações sexuais.
- Cognição.
- Dores nas articulações.
- Sangramento vaginal (se relevante).

Sinais
- Pressão arterial.
- BMI.
- Avaliação vaginal incluindo esfregaço cervical.
- Exame mamário, se indicado.

Estilo de vida
- Níveis de atividade física.
- Nutrição.
- Tabagismo e ingestão de álcool.
- Relacionamentos e história sexual.
- Necessidades contraceptivas.

História pessoal médica/ginecológica
- História obstétrica.
- Administração de medicamentos que influenciam os níveis de estrogênio.
- Idade da menopausa.
- História de câncer e tratamento de câncer.
- Doença crônica e tratamento.
- Administração de corticosteroides.
- História de fratura.

História familiar
- CVD.
- Osteoporose.
- Doença tromboembólica.

Raramente há necessidade de investigações para confirmar a menopausa. Embora um nível sérico de FSH superior a 30 IU/L seja altamente suspeito de menopausa, o diagnóstico pode ser feito com confiança na maioria das mulheres com base apenas na anamnese; as principais características são oligo/amenorreia e os sintomas típicos vasomotores, dores articulares e pequenas alterações cognitivas.

O momento em que uma mulher na perimenopausa se apresenta para uma avaliação, estando ou não na menopausa, é uma oportunidade importante para a assistência preventiva à saúde. É importante abordar seus motivos de consulta, mas também avaliar sua conformidade com vários programas nacionais de exames, sua saúde geral e oportunidades de melhoria na saúde. No âmbito nacional, reconhece-se que nem todas as mulheres procuram espontaneamente esse tipo de aconselhamento e, atualmente, existem campanhas nacionais para solicitar financiamento para que pelo menos um desses exames de saúde ocorra na menopausa ou próximo dela.

Tratamento

O segredo para o tratamento da mulher na pós-menopausa é, como discutido anteriormente, abranger a principal mensagem de prevenção de problemas de saúde a longo prazo no contexto de tratamento de qualquer sintoma relacionado com a menopausa.

Dieta e estilo de vida

Existem muitas evidências para apoiar a melhoria da longevidade com a introdução de exercícios regulares, suspensão do tabagismo e redução do consumo de álcool. A maioria das pacientes está ciente dos efeitos benéficos das medidas acima, que são bem divulgadas, incluindo redução de risco da doença cardíaca e prevenção de câncer de pulmão e doença hepática. No entanto, poucas estarão cientes dos benefícios adicionais dessas ações, que devem ser enfatizados na consulta da menopausa (Tabela 8.4).

Tabela 8.4 Efeitos benéficos de várias mudanças no estilo de vida em mulheres pós-menopausa

Parar de fumar	Prevenção do câncer de pulmão
	Redução de CVD
	Efeitos benéficos na perda óssea
Redução no consumo de álcool	Redução da ingestão de calorias
	Menos sintomas vasomotores
	Efeitos benéficos na perda óssea
	Prevenção de danos hepáticos relacionados com álcool
	Redução na incidência de câncer de mama
	Redução de CVD
BMI normal	Redução da ingestão de calorias
	Menos sintomas vasomotores
	Efeitos benéficos na perda óssea
	Redução na incidência de câncer de mama
	Redução na incidência de câncer endometrial
	Redução de CVD

BMI, índice de massa corporal; CVD, doença cardiovascular.

Uma das mensagens mais difíceis de se comunicar às mulheres após a menopausa é que, em média, o peso corporal aumenta em aproximadamente 1 kg por ano e isso, juntamente com uma distribuição de gordura mais androide, contribui para maior sensação de excesso de peso. Muitas vezes as mulheres que iniciam a HRT no início da menopausa a culpam erroneamente por esse ganho de peso. Elas devem ser informadas de que não há evidências para apoiar a crença de que a terapia hormonal causa ganho de peso.

Abordagens não hormonais

A maioria das mulheres que vivencia os primeiros sintomas da menopausa procura uma solução entre a ampla gama de alternativas "naturais" disponíveis em farmácias conceituadas, supermercados, lojas de produtos naturais, herbalistas, clínicas e fornecedores on-line com diversos níveis de confiabilidade. Normalmente a mulher procura uma orientação médica depois de ter tentado ou desaprovado algumas das medidas acima. Ela deve ser informada dos efeitos benéficos das medidas de estilo de vida antes de explorar medidas não hormonais apropriadas.

Tratamentos alternativos e complementares

Esse grupo de tratamento está amplamente disponível (Tabela 8.5), mas tem pouca base científica que a profissão médica exige para tomar decisões clínicas com base em evidências. Isso pode dificultar o aconselhamento completo sobre a eficácia do tratamento, a duração de qualquer efeito e, o mais importante, a segurança da terapia. A eficácia geralmente é limitada e de curta duração, com potencial para interações com outros agentes farmacêuticos.

Quando aconselhamos uma mulher a tomar hormônios "naturais", é importante conscientizá-la de que estes são, essencialmente, uma HRT fraca e que, se estiverem tomando uma terapia com altas doses, existe a possibilidade de se exporem aos riscos conhecidos da TRH.

Tratamentos não hormonais

Esse grupo de terapias (Tabela 8.6) é cada vez mais importante e deve ser considerado no tratamento para redução das ondas de calor quando hormônios não são desejados ou contraindicados, por exemplo, diagnósticos prévios de cânceres sensíveis a hormônios, como o câncer de mama.

Outras questões específicas da menopausa também podem ser tratadas sem hormônios, usando preparações específicas. Estas incluem hidratantes vaginais e lubrificantes para secura vaginal e algumas das muitas terapias para o tratamento da osteoporose, que incluem bisfosfonatos, raloxifeno, denosumabe e teriparatida.

Tabela 8.5 Tratamentos alternativos e complementares

Terapias complementares sem medicamentos (fornecidas por um profissional)	Acupuntura Reflexologia Magnetismo Reiki Hipnose
Preparações à base de plantas/naturais (concebidas para serem ingeridas)	Acteia (Actaea racemosa) Dong Quai (Angelica sinensis) Óleo de prímula (Oenothera biennis) Gingko (Gingko biloba) Ginseng (Panax ginseng) Kava kava (piper methysticum) Erva-de-são-joão (Hypericum perforatum)
Hormônios "naturais" (concebidos para serem ingeridos ou aplicados na pele)	Fitoestrogênios, como isoflavonas e trevo vermelho Gel de progesterona natural Di-hidroepiandrosterona (DHEA)

Tabela 8.6 Tratamentos não hormonais para sintomas vasomotores

Agonistas alfa-adrenérgicos	Clonidina
Betabloqueadores	Propranolol
Moduladores da neurotransmissão central	Venlafaxina Fluoxetina Paroxetina Citalopram Gabapentina

Terapia de reposição hormonal

A HRT tem sido a base do tratamento dos sintomas da menopausa há décadas. Seu uso sempre atraiu controvérsias, inicialmente em sua promoção como uma droga com capacidade de rejuvenescimento e, depois, como uma droga com benefícios a longo prazo na prevenção da osteoporose e prevenção de CVD, com base em grandes estudos de coorte que estavam aparecendo. Em 2002, um grande estudo randomizado destacou uma série de riscos potenciais do uso da HRT. Isso atraiu tanta atenção da mídia que muitas mulheres interromperam o tratamento ou seus médicos pararam de prescrever.

Desde a publicação inicial deste estudo houve mudanças significativas nos dados apresentados a partir do estudo. Esses novos dados, juntamente com estudos subsequentes, reduziram ou afastaram significativamente os riscos inicialmente descritos. É importante, ao interpretar os riscos da terapia hormonal, que publicações recentes (preferencialmente após 2010) sejam consideradas.

Tipos de hormônios contidos no HRT

Estrogênios

Existe um grupo de hormônios com atividade estrogênica. Se o estrogênio for administrado sem oposição progestogênica, existe o risco de que, com o tempo, a hiperplasia endometrial e o câncer possam se desenvolver. A HRT apenas com estrogênio sistêmico é adequada a mulheres que não têm mais o útero após histerectomia.

Estrogênio com progestogênio

A administração de progestogênio é necessária para proteger o endométrio em mulheres que não fizeram histerectomia. Normalmente é administrado ciclicamente em preparações ao longo de um ciclo de 28 dias, dos quais 16-18 dias fornecerão estrogênio isoladamente e 10-12 dias fornecerão estrogênio e progesterona combinados (HRT cíclica). Isso resulta em menstruação regular mensal e é adequado para mulheres durante a perimenopausa ou nos primeiros anos da pós-menopausa.

O estrogênio e a progesterona podem ser administrados de forma contínua (HRT contínua combinada) em mulheres na pós-menopausa ou com idade acima de 54 anos. Estas preparações apresentam, em geral, a mesma dose diária de estrogênio combinada com uma dose menor de progestogênio, que deve ser tomado todos os dias. Esses regimes normalmente resultam na ausência de sangramento em cerca de 90% das mulheres.

Vários tipos de progestogênios são usados na HRT por diferentes fabricantes. Ocasionalmente, é necessária uma alteração do tipo, dose ou via do progestogênio para reduzir os efeitos secundários indesejados do medicamento.

Hormônios usados na HRT

- Estrogênios:
  - Estradiol (o principal estrogênio fisiológico);
  - Sulfato de estrona;
  - Oestriol;
  - Estrogênio equino conjugado.
- Progestogênios:
  - Noretisterona;
  - Levonorgestrel;
  - Didrogesterona;
  - Acetato de medroxiprogesterona;
  - Drospirenona;
  - Progesterona micronizada.

Testosterona

A testosterona tem sido indicada, tradicionalmente, para mulheres com distúrbios do desejo sexual ou com baixo nível de energia e que não responderam à HRT. Esses efeitos benéficos da testosterona são bem documentados; no entanto, existem poucos estudos a longo prazo sobre os efeitos adversos da testosterona.

Nos últimos anos, os fabricantes pararam de fabricar medicamentos com testosterona para mulheres e atualmente as únicas preparações disponíveis são aquelas licenciadas para uso em homens. Isso geralmente significa que a testosterona precisa ser prescrita sob os cuidados de um médico com conhecimento especializado em menopausa.

Vias de administração da terapia hormonal

As duas principais vias de administração da HRT são oral e transdérmica. A via oral, em geral corresponde a tomada de um comprimido diário que contém combinação de estrogênio e progestogênio, que varia dependendo da preparação. A via oral é conveniente e barata, mas influencia o metabolismo lipídico e o sistema de coagulação por meio de seus efeitos sobre o fígado durante o metabolismo de primeira passagem.

A via transdérmica pode ser usada na forma de adesivos aplicados à pele do tronco ou na forma de gel e também é eficaz, com a vantagem da liberação de estradiol diretamente na circulação, evitando os efeitos potencialmente adversos sobre o fígado e o sistema de coagulação. O estradiol também está disponível na formulação de pequenos comprimidos vaginais e de um anel vaginal, e o estriol na formulação de cremes vaginais, que são importantes no tratamento dos sintomas do trato genital inferior.

O progestogênio sob a forma de levonorgestrel pode ser administrado como um sistema de libertação intrauterino (IUS), o Mirena®. Este dispositivo não só fornece contracepção e controle de sangramento anormal, mas também fornece proteção endometrial por até 5 anos (Capítulo 17, *Cirurgia Ginecológica e Terapêutica*).

Efeitos benéficos da terapia hormonal

Sintomas vasomotores

O principal motivo para a realização de HRT é a melhora dos sintomas vasomotores. Mais de 90% das mulheres notam uma melhora significativa dentro de 6 semanas de uso, com redução na frequência e gravidade das ondas de calor e dos suores noturnos e consequentes melhoras no sono e níveis de energia durante o dia, bem como na concentração.

Esqueleto

Os efeitos protetores da HRT no esqueleto incluem a prevenção da perda óssea e a prevenção de fraturas osteoporóticas do quadril e da coluna vertebral. O uso da HRT é fortemente recomendado para mulheres após a POF, pois correm risco muito maior de osteoporose. A maioria das mulheres na pós-menopausa deve considerar a HRT como um meio de prevenir a perda óssea, especialmente se elas necessitarem da HRT para outra sintomatologia.

Principais benefícios da HRT

- Melhora dos sintomas:
  - Sintomas vasomotores;
  - Padrões de sono;
  - Desempenho durante o dia.
- Prevenção da osteoporose:
  - Aumento da densidade mineral óssea;
  - Redução da incidência de fraturas por fragilidade.
- Trato genital inferior:
  - Secura;
  - Sensibilidade;
  - Dispareunia;
  - CVD: efeito preventivo, se iniciado precocemente na menopausa.

Trato genital inferior

A HRT sistêmica e HRT administrada localmente tem efeitos benéficos significativos no trato genital inferior. Há boas evidências de que sua administração melhora a secura vulvovaginal, a irritação, a sensibilidade e a dispareunia. Há também melhora nos sintomas de cistite e, ocasionalmente, disúria. É improvável que a terapia hormonal local possa curar o prolapso, mas pode melhorar alguns dos sintomas de prolapso. Não há evidências de que a HRT local melhore a incontinência. Muitas mulheres que consideram a HRT local são dissuadidas de seu uso em razão das preocupações com os riscos publicados. Elas podem ser tranquilizadas de que se usarem a forma da terapia hormonal local como um comprimido vaginal de 10 µg, duas vezes por semana, estarão administrando apenas aproximadamente o equivalente a um comprimido oral de 1 mg durante um ano inteiro.

Sistema cardiovascular

Os benefícios cardiovasculares da HRT foram primeiramente demonstrados em grandes estudos de coorte observacionais. Os principais benefícios foram a redução da doença cardíaca isquêmica e a mortalidade geral. No entanto, o grande estudo randomizado do Women's Health Initiative (WHI) demonstrou reduções na sobrevida de CVD em mulheres que tomam HRT. Este estudo tem sido amplamente criticado em decorrência de população com excesso de peso e geralmente mais idosa estudada, provavelmente uma população com maior risco de CVD. O entendimento atual é que há uma "janela de oportunidade" nos anos da perimenopausa ou da pós-menopausa, durante os quais a administração da HRT pode reduzir a morbidade e a mortalidade por CVD pela prevenção da formação de ateroma.

Embora a prevenção de CVD não seja atualmente uma indicação licenciada para a HRT, os dados são suficientes para incluir uma discussão com as mulheres sobre considerar esses benefícios.

Cólon

Embora o estudo WHI tenha demonstrado um claro benefício da HRT na incidência e mortalidade por câncer de cólon, o uso da HRT para prevenir essa malignidade não está indicado.

Prescrição e efeitos colaterais da terapia hormonal

Antes de prescrever a HRT é importante ponderar as indicações, os benefícios propostos e os riscos potenciais para cada paciente individualmente. Por exemplo, a terapia hormonal pode ser contraindicada em um paciente com história prévia de câncer de mama ou doença tromboembólica.

Em geral, os efeitos colaterais com a HRT são poucos e de menor gravidade. Antes de iniciar a HRT é importante verificar se existe alguma contraindicação para a HRT e avaliar a história prévia de efeitos colaterais graves associados ao uso de pílula contraceptiva, como trombose venosa ou enxaqueca com aura.

A maioria dos efeitos adversos pode ser controlada com uma mudança na dose de estrogênio ou uma mudança no tipo de progestogênio. Alguns pacientes também podem-se beneficiar de uma mudança na via de administração. Muitas mulheres acham o IUS um dispositivo útil, uma vez que ele libera muito menos progestogênio na circulação, reduzindo assim os efeitos adversos progestogênicos.

A duração pela qual uma mulher deve tomar a HRT é frequentemente debatida. Há pouca evidência clara sobre a duração do tratamento, mas não existe uma recomendação de uma idade máxima exata em que a mulher deve parar a HRT, o mais importante é realizar uma avaliação regular da mulher e suas necessidades, juntamente com a revisão do tipo e da dose da HRT que ela está tomando.

Riscos da terapia hormonal

Os riscos atribuídos à HRT atraíram muita atenção da mídia. Atualmente, por conta da reanálise de dados dos estudos prévios associada à avaliação dos resultados, de novos estudos e de melhor compreensão do risco, muitas mulheres estão considerando a HRT no tratamento da menopausa.

Câncer

O câncer de mama é, sem dúvida, o câncer que atrai mais preocupação das pacientes e mais atenção da mídia mundial. Os estudos realizados ainda não têm informações sobre os riscos adicionais associados a exposição à HRT. Dados úteis para citar incluem a informação de que o risco de câncer de mama na faixa etária de 50 a 59 anos é de 22,5 por 1.000 mulheres por 7,5 anos de uso de HRT e pode haver um risco adicional de 2-6 cânceres com uso combinado de HRT, e esse risco diminui após a interrupção HRT. É importante estar ciente de que dados recentes de HRT com estradiol sugerem que a mortalidade do câncer de mama não está aumentada e que certos tipos de HRT podem promover o crescimento de células malignas preexistentes em vez de iniciar tumores.

O câncer de endométrio e o câncer de ovário não são considerados riscos significativos com o uso da HRT. O risco de malignidade endometrial é amplamente eliminado se as mulheres recebem progestogênios. Não foi demonstrado que a incidência de câncer de ovário aumenta significativamente com o uso de HRT.

Doença cardiovascular e acidente vascular cerebral

Como discutido anteriormente, a maioria dos efeitos da HRT no sistema cardiovascular, quando administrada a mulheres mais jovens, é benéfica. No entanto, quando administrada a mulheres mais velhas, os efeitos podem-se tornar deletérios. O grau em que isso acontece não está claro, mas é provável que seja maior em mulheres que tomam HRT combinada.

Contraindicações e potenciais efeitos colaterais

- Contraindicações absolutas:
  - Suspeita de gravidez;
  - Câncer de mama;
  - Câncer do endométrio;
  - Doença hepática ativa;
  - Hipertensão não controlada;
  - Tromboembolismo venoso atual (TVA) conhecido;
  - Trombofilia conhecida (p. ex., Fator V de Leiden);
  - Otosclerose.
- Contraindicações relativas:
  - Sangramento anormal não investigado;
  - Grandes miomas uterinos;
  - Histórico prévio de doença benigna da mama;
  - Histórico pessoal não confirmado ou forte história familiar de TVA;
  - Doença hepática estável crônica;
  - Enxaqueca com aura.
- Efeitos colaterais associados ao estrogênio:
  - Sensibilidade ou inchaço mamário;
  - Náusea;
  - Cãibras nas pernas;
  - Dores de cabeça.
- Efeitos colaterais associados ao progestogênio:
  - Retenção de fluidos;
  - Sensibilidade mamária;
  - Dores de cabeça;
  - Mudanças de humor;
  - Depressão;
  - Acne.

O efeito sobre a incidência de acidentes vasculares cerebrais é semelhante ao efeito da idade, com a incidência aumentada na mulher mais velha. O efeito é pequeno e observado somente em relação à incidência de acidente vascular cerebral isquêmico, acredita-se que ocorra um aumento adicional de 2 mulheres por 10.000 mulheres por ano quando fazem HRT.

Tromboembolismo venoso

A influência da HRT no sistema de coagulação é semelhante à do contraceptivo oral. A incidência de todos os VTEs em mulheres com mais de 50 anos de idade é baixa (aproximadamente 15-20 por 10.000) e a HRT duplica esse risco. Há evidências que sugerem que a HRT transdérmica, por evitar efeitos sobre o fígado, pode não ter efeito tão grande sobre a incidência de VTE.

PONTOS-CHAVE DE APRENDIZAGEM

- A menopausa é um momento-chave na vida de uma mulher.
- As alterações fisiológicas que ocorrem têm efeitos significativos sobre a mulher como um todo, afetando vários sistemas corporais.
- O cuidado das mulheres durante os anos pós-reprodutivos deve ser manejado de forma holística, abordando as questões de estilo de vida e de saúde geral primeiro. Essa abordagem pode envolver muitos elementos de saúde, melhorando a longevidade e a qualidade de vida.
- A HRT existe em uma variedade de apresentações e é eficaz na melhora dos sintomas da menopausa e da densidade mineral óssea.
- O uso potencial de HRT na prevenção de doenças, embora tenhamos que considerar os pequenos riscos adicionais que seu uso implica, significa que, nos próximos anos, ela pode-se tornar um meio econômico de melhorar a vida de um número cada vez maior de mulheres na menopausa na população global.

Leitura adicional

Lobo RA1, Davis SR, De Villiers TJ, et al. (2014). Prevention of diseases after menopause. *Climacteric* 17(5):540-56.

Panay N, Hamoda H, Arya R, Savvas M; British Menopause Society and Women's Health Concern (2013). The 2013 British Menopause Society & Women's Health Concern recommendations on hormone replacement therapy. *Menopause Int* 19(2):59-68.

Rees M, Stevenson J, Hope S, Rozenberg S, Palacios S (2009). *Management of the Menopause*, 5th Edition. London: Royal Society of Medicine Press and British Menopause Society Publications.

Autoavaliação

HISTÓRIA DE CASO

A Sra. A é uma mulher de 36 anos de idade. Ela teve um filho de parto normal 6 anos antes, após um breve período de infertilidade. Após o parto dessa criança ela teve 4 anos de menstruações pouco frequentes e nos últimos 2 anos ela ficou amenorreica e teve dificuldade para dormir, muitas vezes acordando com sensação de calor.

A Qual é o provável diagnóstico?

B Como o diagnóstico seria confirmado?

C Após o diagnóstico, a Sra. A pergunta quais são as questões imediatas e de longo prazo e como elas podem ser administradas. Descreva os principais problemas.

RESPOSTAS

A POI.

B A associação dos casos clínicos e dos níveis séricos de FSH geralmente é suficiente para confirmar o diagnóstico. Um exame com resultado com nível elevado de FSH deve ser repetido em um intervalo de no mínimo 6 semanas após o primeiro exame, para confirmar o diagnóstico.

C Uma das primeiras questões sobre o diagnóstico de POI é informar à Sra. A que ainda existe um risco apreciável de ovulação imprevisível e, como tal, suas necessidades contraceptivas devem ser discutidas. A questão da proteção óssea deve ser explicada a ela. Com sua entrada precoce na POI, ela pode ter osteoporose ou osteopenia. A consideração da densitometria óssea e do tratamento com HRT ou bifosfonatos deve ser considerada.

Os benefícios da HRT devem ser explicados a ela. Muitas vezes é útil ressaltar que, por ter perdido o estrogênio endógeno em idade precoce, em comparação com seus pares, se ela tomasse HRT não estaria se expondo a nenhum risco apreciável de HRT até os 51 anos de idade.

PERGUNTAS SBA

1 Mulher de 68 anos de idade apresenta episódios recorrentes de sangramento na pós-menopausa. O volume de perda de sangue é muito pequeno e frequentemente, mas não exclusivamente, acompanha o ato sexual. Seu histórico ginecológico prévio não apresenta alterações relevantes e os esfregaços cervicais sempre foram normais. Ela não está tomando qualquer medicamento, incluindo HRT. A ultrassonografia pélvica e a biópsia endometrial são normais. O exame vaginal demonstra secura vaginal, pequenas petéquias e perda da rugosidade vaginal.

Qual é a próxima etapa mais apropriada em seu tratamento? Escolha a melhor resposta.

A Avaliação histeroscópica ambulatorial do endométrio.
B HRT combinada contínua transdérmica.
C Lubrificantes vaginais à base de água.
D Pessários vaginais contendo estrogênio.
E Cistouretroscopia flexível.

RESPOSTA

D A ultrassonografia e o endométrio normais indicam que não há preocupação com a patologia do endométrio, incluindo malignidade. Portanto, a histeroscopia ambulatorial ou o exame da bexiga com cistouretroscopia flexível são desnecessários. Lubrificantes vaginais são úteis para relações sexuais dolorosas, o estrogênio local induzirá a recuperação da elasticidade e da lubrificação vaginal. A terapia estrogênica transdérmica não é necessária, a menos que haja sintomas sistêmicos de hipoestrogenismo.

2 Com relação às alterações hormonais que acompanham a menopausa, qual das seguintes afirmações é verdadeira? Escolha a melhor resposta.

A Quando a função ovariana falha, os níveis séricos de FSH aumentam.
B 12 meses após a última menstruação, os níveis séricos de testosterona se aproximam de zero.
C A secreção de GnRH do hipotálamo aumenta significativamente na menopausa tardia para estimular a atividade ovariana.
D Os níveis de progesterona são indetectáveis na perimenopausa.
E Altos níveis de estrogênios produzidos perifericamente reduzem a frequência e a gravidade das ondas de calor em mulheres obesas.

RESPOSTA

A O FSH aumenta em resposta ao aumento da pulsatilidade do GnRH, ele próprio respondendo à queda da inibina, à medida que os folículos se esgotam na perimenopausa. Posteriormente, há um declínio progressivo na pulsatilidade do GnRH e queda geral dos níveis de GnRH.

Apenas 30-50% da produção de testosterona é ovariana, e os níveis caem lentamente após a menopausa porque sua produção é independente do eixo neuroendócrino. Embora o tecido adiposo produza estrogênio, é um isolante que interfere na dissipação de calor; ondas de calor são piores em mulheres obesas.

Há apenas um declínio lento na progesterona durante a perimenopausa e, portanto, os níveis permanecem detectáveis.

Problemas geniturinários

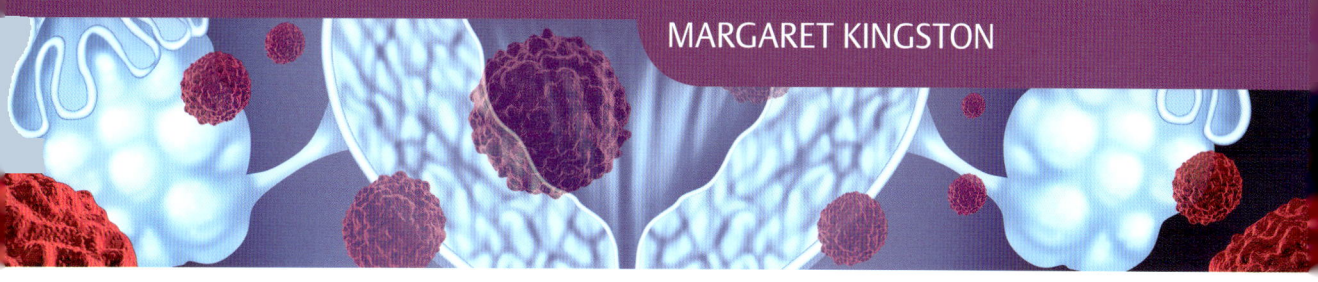

CAPÍTULO 9

MARGARET KINGSTON

Introdução 121
Colhendo a história sexual 122
Testando para STIs e condições associadas 123
Vírus da imunodeficiência humana 129

Conclusão 132
Leitura adicional 132
Autoavaliação 132

OBJETIVOS DE APRENDIZAGEM

- Compreender a importância das doenças sexualmente transmissíveis (STIs) em ginecologia.
- Descrever os testes, o diagnóstico e a forma de transmissão das STIs mais comuns e dos vírus de transmissão pelo sangue (BBVs).
- Entender que é necessário apoio para que os pacientes possam realizar os exames.
- Entender que o vírus da imunodeficiência humana (HIV) não representa mais uma doença letal e representa agora uma condição crônica e tratável.
- Aprender como colher uma anamnese sobre a história sexual.
- Compreender o diagnóstico e exame do HIV.
- Descrever os cuidados com a mãe e a criança soropositivas.

Introdução

A compreensão das STIs e suas complicações é importante na prática ginecológica. O assunto frequentemente é mal-entendido e o impacto sobre as mulheres afetadas, seus parceiros e, às vezes, seus filhos, pode ser considerável. As STIs costumam ser assintomáticas, mas ainda podem ser transmitidas a outras pessoas e causar problemas significativos no momento da infecção ou no futuro; por exemplo, a associação entre infecção por papilomavírus humano (HPV) e câncer do colo do útero. As STIs afetam, com frequência muito maior, os mais jovens, mas cada vez mais são identificadas em pessoas mais velhas, nas quais o diagnóstico muitas vezes não é considerado e, portanto, pode passar despercebido. Frequentemente, as STIs coexistem e, quando uma é diagnosticada, é necessário investigar as outras.

Os testes para STIs melhoraram imensamente nos últimos anos, com o advento de testes moleculares altamente sensíveis e precisos que são muito fáceis de usar e podem detectar várias infecções em um único esfregaço ou amostra de urina. Além disso, os testes sorológicos para BBVs e sífilis também aumentaram sua precisão e podem ser realizados mais precocemente após uma possível exposição. Em geral, as mulheres são diagnosticadas antes, durante as consultas para os cuidados do pré-natal e de saúde reprodutiva. Elas precisam de apoio para informar os parceiros atuais (e quando necessário) os parceiros prévios, para que também possam fazer os testes de diagnóstico e receber tratamento para sua própria saúde, a fim de evitar a reinfecção e/ou transmissão contínua dentro da comunidade. As crianças também podem exigir testes e tratamento se tiverem sido expostas durante a gravidez, parto ou amamentação. Esse aspecto do gerenciamento de STIs pode ser muito desafiador, mas é muito importante. A consulta pode identificar uma situação de risco e levar à consideração a proteção das mulheres e meninas que possam estar expostas à violência sexual ou doméstica, abuso, coerção ou exploração, situação que pode-se tornar aparente somente neste contexto.

O tratamento e o manejo da infecção pelo HIV têm evoluído, e a doença se transformou em uma condição de saúde crônica tratável, não representando uma doença letal. Além disso, o tratamento eficaz também impede a transmissão para parceiros sexuais e filhos. Os tratamentos são mais simples, com menos toxicidade e a ampla disponibilidade de medicamentos genéricos mais baratos resultou em terapias aceitáveis, acessíveis e gerenciáveis, exigindo menos monitoramento do que antes.

Infelizmente, as STIs e o HIV continuam a ser condições estigmatizantes para muitas mulheres, que acham difícil informar seus parceiros ou compartilhar a notícia de qualquer diagnóstico com amigos ou familiares. Consequentemente, elas podem se sentir isoladas e podem precisar de apoio dos profissionais de saúde. Respeitar e manter a confidencialidade é vital ao lidar com mulheres com diagnóstico de STI ou HIV.

Colhendo a história sexual

Este é o primeiro passo para identificar e tratar STIs. A anamnese permite quantificar o risco, auxilia a tomada de decisão sobre quais testes diagnósticos são necessários e se eles precisam ser repetidos mais tarde e obtém as informações necessárias ao tratamento. Além disso, proporciona uma oportunidade para os pacientes expressarem preocupações e fazerem perguntas. Falar sobre STIs pode causar uma surpresa e é importante começar pela garantia da privacidade e depois explicar por que o assunto está sendo abordado, pedir permissão para prosseguir e tranquilizar o paciente sobre confidencialidade. Pontos importantes a serem tratados estão resumidos na *Tabela 9.1*. Abuso, exploração ou

Tabela 9.1 Pontos para abordar em uma história sexual e questões de triagem para investigação sexual

Justificativa para perguntas	Pontos a serem abordados nas perguntas
Avaliação da necessidade clínica e sintomas	Por que o paciente está participando Se os sintomas estiverem presentes, explore suas características específicas Histórico de STIs passadas ou atuais, incluindo o *status* de HIV
Exposições sexuais e outras exposições para orientar tomada de decisões de quais testes realizar	Exposição sexual: quantos parceiros sexuais nos últimos 3 meses e quando, que tipo de exposição sexual ocorreu em cada caso, foram utilizados preservativos Detalhes do parceiro: qual é o sexo de cada parceiro, qual é seu país de origem, são contactáveis, tinham sintomas ou possuem alguma STI, qual era a natureza da relação, é estável Outras exposições: uso de drogas intravenosas, tatuagens de alto risco ou *piercings* ou procedimentos médicos
Necessidades de contracepção e avaliação de risco de gravidez	Data da última menstruação, qualquer risco atual de gravidez e necessidade de teste de gravidez Oportunidade de fornecer contracepção
Outras necessidades de saúde sexual	Citologia cervical; oportunidade de fornecer, se necessário Vacinação: HPV ou hepatite B, oportunidade de fornecer, se apropriado Outros geralmente mencionados pelo paciente (p. ex., função e satisfação sexual)
Avaliação de comportamentos de risco abertos à promoção da saúde	Álcool, tabagismo, avaliação de uso de drogas recreativas, intervenções breves ou orientação para serviços
Avaliação da exploração/violência/abuso	Qualquer sexo forçado ou violência ou outro abuso de parceiros sexuais Qualquer sexo coercivo; a mulher está em uma posição vulnerável em relação ao seu parceiro sexual ou, ocasionalmente, sua família ou amigos Para os mais jovens e todos os menores de 16 anos, qual é a idade do seu parceiro sexual, eles recebem presentes em troca de sexo, eles frequentam a escola e têm familiares e amigos que conhecem o(s) parceiro(s), há outras preocupações de vulnerabilidade

HIV, vírus da imunodeficiência humana; HPV, papilomavírus humano; STI, doença sexualmente transmissível.

coerção podem acontecer a qualquer um, mas especialmente as mulheres mais jovens e sexualmente ativas e as crianças apresentam risco maior, e perguntas de triagem para isso também estão incluídas na *Tabela 9.1*.

Testando para STIs e condições associadas

Os avanços tecnológicos aumentaram a acurácia dos exames não invasivos para o diagnóstico da maioria das STIs. Os testes realizados no local de atendimento (POCTs) estão disponíveis para muitas infecções, inclusive o HIV, mas podem apresentar sensibilidade e/ou especificidade abaixo do ideal, e é importante estar ciente dessas limitações. O contato próximo com a equipe local do laboratório é crucial para assegurar que os melhores testes disponíveis sejam usados, adequadamente interpretados e comunicados em tempo hábil. A *Tabela 9.2* resume os testes apropriados e diagnóstico.

Causas infecciosas do corrimento vaginal (Figura 9.1)

Vaginose bacteriana

A causa mais comum de corrimento vaginal anormal, vaginose bacteriana (BV) tem sido relatada em 5-50% das coortes femininas em todo o mundo. Não se conhece a causa da vaginose, mas a depleção dos lactobacilos na flora vaginal saudável é observada, juntamente com uma elevação do pH vaginal acima de 4,5. A existência de um biofilme epitelial vaginal consistindo em *Gardnerella vaginalis* e outras espécies foi descrita mais recentemente. Outros fatores de risco incluem as duchas vaginais, raça negra, tabagismo, ter um novo parceiro sexual e receber sexo oral.

Os sintomas incluem corrimento vaginal abundante, que frequentemente é relatado como tendo um mau cheiro de peixe, e no exame é observado um corrimento vaginal branco e homogêneo com pH elevado. O diagnóstico é feito pela avaliação da coloração de Gram do corrimento vaginal usando um método validado, como os critérios Hay-Ison ou Nugent, ou, menos frequentemente na prática moderna, usando os critérios de Amsels (3 de 4 são necessários: corrimento homogêneo, pH elevado, *clue cells* na microscopia e um odor de peixe quando hidróxido de potássio a 10% é adicionado a uma amostra do corrimento). A BV está associada a várias patologias, incluindo doença inflamatória pélvica (PID), celulite do manguito vaginal pós-histerectomia e, na gravidez, parto prematuro e ruptura de membranas e aborto espontâneo. Um aumento do risco de aquisição do HIV é observado em mulheres com BV.

Tabela 9.2 Testes para STIs e condições relacionadas em mulheres

Vaginose bacteriana	Microscopia do corrimento vaginal ou critérios de Amsel Não necessário caso assintomático
Candidíase	Microscopia do corrimento vaginal +/– cultura, não necessário caso assintomático
Tricomoníase	Teste NAAT de esfregaço vulvovaginal Cultura ou microscopia de esfregaço de secreção vaginal Não necessário caso assintomático
Clamídia	Teste NAAT de esfregaço vulvovaginal Se histórico de sexo oral ou anal, esfregaço desses locais
Gonorreia	Teste NAAT de esfregaço vulvovaginal Cultura necessária se o teste for positivo antes do tratamento ou como teste alternativo Se houver histórico de sexo oral ou anal, esfregaço desses locais
HIV	Sorologia para anticorpos combinados e HIV 1 + 2, preferencialmente em combinação com o antígeno p24 do HIV Testes também disponíveis em amostras de sangue seco e saliva, alguns como testes de pacientes próximos
Sífilis	Sorologia para teste treponêmico (geralmente EIA), se positivo teste não treponêmico
Hepatite B e C	Sorologia para anticorpos do núcleo da hepatite B ou antígeno de superfície ou ambos, anticorpo para hepatite C Estes testes devem ser feitos em mulheres que vivem em áreas de alta prevalência ou em risco adicional de infecção (p. ex., exposição conhecida ou provável, uso de drogas intravenosas, trabalho sexual)

EIA, imunoensaio ligado à enzima; HIV, vírus da imunodeficiência humana; NAAT, teste de amplificação de ácido nucleico.

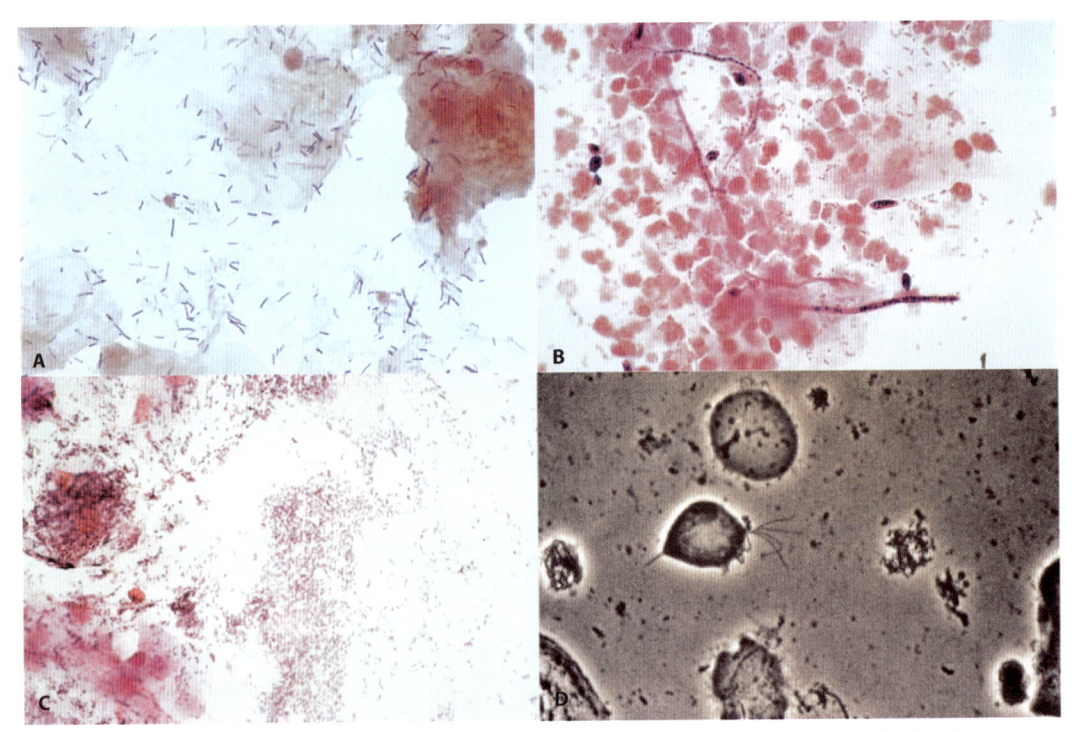

Figura 9.1 Flora vaginal e cervical (×1.000 ampliada). **A:** Normal: os lactobacilos – vistos como bacilos Gram-positivos – predominam. As células epiteliais escamosas são Gram-negativas, com grande quantidade de citoplasma. **B:** Candidíase: há esporos Gram-positivos e pseudo-hifas longas visíveis. Existem numerosos polimorfos presentes e a flora bacteriana está anormal, parecendo vaginose bacteriana. **C:** Vaginose bacteriana: há crescimento excessivo de organismos anaeróbicos, incluindo *Gardnerella vaginalis* (pequenos cocos Gram-variáveis) e diminuição no número de lactobacilos. Uma *clue cell* é vista. Esta é uma célula epitelial coberta de pequenas bactérias, de modo que a borda da célula é obscurecida. **D:** Tricomoníase: esfregaço a fresco de secreção vaginal de mulher com infecção por *Trichomonas vaginalis*. Há um organismo flagelado em forma de cone no centro, com uma ponta terminal e quatro flagelos visíveis. Na prática, o organismo é identificado ao microscópio pelo movimento, com movimento ameboide e seus flagelos acenando.

Tratamentos orais ou intravaginais com metronidazol ou clindamicina são indicados para mulheres com sintomas ou naquelas em que é feito o diagnóstico e existe outra indicação para tratamento – especialmente antes de procedimentos cirúrgicos ginecológicos. As mulheres com BV devem ser avisadas de que a ducha vaginal ou a lavagem genital excessiva deve ser evitada.

Candidíase vulvovaginal

Esta condição ocorre quando a levedura da espécie *Candida*, mais frequentemente *C. albicans*, causa inflamação vulvar e vaginal. A vagina é colonizada com *Candida sp.* em até 20% das mulheres em seus anos reprodutivos, chegando a 40% na gravidez e, na maioria das vezes, são assintomáticas. Quando os sintomas ocorrem, incluem coceira, irritação e um corrimento vaginal tipicamente branco e turvo. Ao exame, podem ser observados sinais de inflamação, incluindo eritema, edema e fissuras da vulva e da vagina, juntamente com o corrimento. Os sintomas podem ser mais frequentes e persistentes quando a mulher é diabética, imunocomprometida e durante a gravidez. O diagnóstico é feito por meio de esfregaço bacteriano para microscopia e cultura e tratamento com cremes ou óvulos intravaginais tópicos ou imidazólicos orais são eficazes. Os antifúngicos tópicos para a vulva e o uso de creme aquoso como agente emoliente e de limpeza proporcionam alívio sintomático. Esta não é uma STI e parceiros sem sintomas não requerem tratamento.

Tricomoníase

A infecção vaginal e uretral com o protozoário flagelado *Trichomonas vaginalis* (TV) resulta em sintomas de corrimento vaginal com aparência e sintomas variáveis e/ou sinais de vulvovaginite. A infecção assintomática é observada em até 50% das mulheres e na maioria de seus parceiros sexuais masculinos. A TV é transmitida sexualmente e o tratamento simultâneo de parceiros sexuais atuais e recentes é necessário. Há alguma evidência de uma associação ao resultado da gravidez: parto prematuro, baixo peso ao nascer e sepse materna pós-parto, embora sejam necessárias mais pesquisas. O teste é indicado em mulheres sintomáticas, e o padrão-ouro é um teste de amplificação de ácido nucleico (NAAT), preferencialmente em esfregaço vaginal ou endocervical ou na urina, com sensibilidade e especificidades acima de 95%, dependendo da amostra e do teste. Alguns NAATs também detectam *Neisseria gonorrhoea* e *Chlamydia trachomatis* na mesma amostra; para estes, o teste ideal é um esfregaço vulvovaginal. Microscopia e cultura de amostra do corrimento vaginal e POCT usando diferentes técnicas também são usados, mas são limitados pela sensibilidade reduzida. O tratamento é feito com um regime sistêmico de metronidazol.

Cervicite e doença inflamatória pélvica

Gonorreia (Figura 9.2)

Esta condição é causada por infecção com a bactéria *Neisseria gonorrhoea*. A infecção ocorre por contato sexual e é necessário o tratamento simultâneo de parceiros sexuais atuais e recentes. A infecção endocervical é assintomática em até 50% dos casos, o sintoma mais comum é corrimento vaginal alterado, e menos frequente é a queixa de dor abdominal que ocorre em até 25%. A infecção retal ocorre por disseminação transmucosa e sexo anal receptivo, e infecção faríngea em decorrência de sexo oral receptivo; o último é quase sempre assintomático. O exame geralmente é normal, embora cervicite com ou sem secreção mucopurulenta possa ser observada. A infecção ascendente pode resultar em PID e, raramente, a disseminação hematogênica pode causar infecção gonocócica disseminada com erupção cutânea purpúrica, que não desaparece com pressão e/ou artralgia ou artrite, que normalmente é monoarticular, acometendo uma articulação de suporte de peso. A infecção oftálmica ocorre por conta da inoculação de secreções genitais infectadas, e a infecção neonatal ocorre quando a mãe tem infecção endocervical no momento do parto.

A investigação é indicada para mulheres sintomáticas ou que tenham outra STI. Os testes NAAT são altamente sensíveis e específicos, e se a *N. gonorreia* for identificada, é importante obter amostra para teste de cultura e sensibilidade, pois tem ocorrido desenvolvimento de resistência antimicrobiológica generalizada que requer vigilância cuidadosa. Exames para outras STIs é crucial, particularmente para *C. trachomatis*, que é a infecção associada mais é comum. O tratamento da infecção não complicada deve ser feito com uma de terceira geração de uso parental e mais azitromicina; a recente adição de azitromicina aos regimes de tratamento tem o objetivo de evitar o desenvolvimento de resistência aos medicamentos.

Clamídia

A infecção por clamídia é a mais comum das STIs e as mulheres com menos de 25 anos de idade são afetadas mais frequentemente. A infecção por *C. trachomatis*, em geral, é assintomática, mas pode provocar PID subclínica e complicações subsequentes. Por esse motivo, foram desenvolvidos programas de rastreamento para essa faixa etária e há algumas evidências de que eles reduzem as taxas de PID. O teste também é indicado para mulheres com outros fatores de risco, incluindo um novo parceiro sexual, ou com sintomas que incluem corrimento vaginal alterado, sangramento intermenstrual ou pós-coito ou dor abdominal. O exame costuma ser normal, mas cervicite com secreção mucopurulenta pode estar presente. A infecção em mucosas de outros locais ocorre como na gonorreia (mas, acredita-se, que em menor extensão) e, da mesma forma, os neonatos nascidos de mães com infecção cervical podem desenvolver conjuntivite. Pode ocorrer uma artrite reativa, que é tipicamente monoarticular,

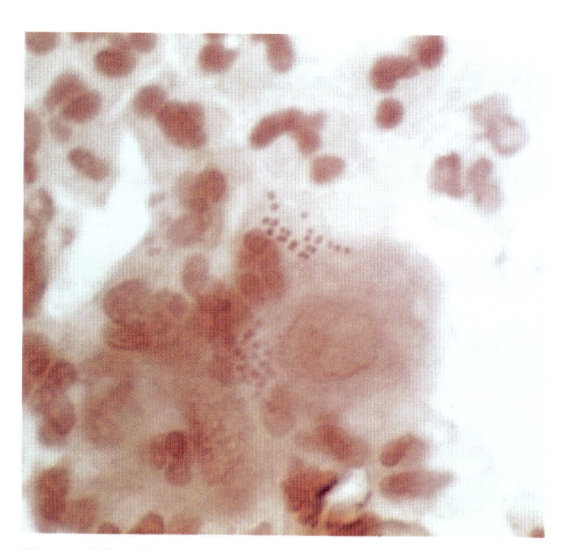

Figura 9.2 Esfregaço de secreções cervicais com coloração Gram mostrando polimorfismos e diplococos intracelulares Gram-negativos (×1.000). Essa aparência é altamente sugestiva de gonorreia.

afetando as articulações que suportam peso, mas é mais comum em homens.

Os testes NAAT estão amplamente disponíveis para *C. trachomatis* e alguns testam simultaneamente para *N. gonorreia* com a opção de adicionar testes para TV em mulheres com sintomas sugestivos. Esses testes apresentam altos níveis de sensibilidade e especificidade, e em mulheres, a amostra genital ideal é um esfregaço vulvovaginal que pode ser autorrecolhido pela mulher sem comprometer a precisão do diagnóstico. Para clamídia genital sem complicações, os regimes de tratamento igualmente eficazes incluem azitromicina ou doxiciclina; o benefício do primeiro é a dose única e a boa tolerância. É necessário o tratamento simultâneo de parceiros sexuais atuais e recentes.

Doença inflamatória pélvica

Ocorre quando há infecção ascendente da endocérvice para o trato reprodutivo superior. É uma complicação reconhecida da clamídia e, menos frequentemente, da gonorreia, mas geralmente não estão isoladas e outros organismos envolvidos incluem *Mycoplasma genitalium*, bem como os da microflora vaginal. O diagnóstico de PID costuma ser feito clinicamente e os sintomas incluem dor abdominal baixa bilateral, dispareunia, secreção vaginal alterada e IMB ou PCB. Sintomas sistêmicos de infecção podem estar presentes. Achados clínicos característicos incluem sensibilidade pélvica, dor a mobilização cervical e cervicite, assim como um teste para exclusão da gravidez. Onde houver suspeita de PID, o tratamento empírico deve ser iniciado imediatamente, pois o atraso no tratamento aumenta o risco de complicações. As complicações incluem endometrite e salpingite com sequelas e danos, que aumentam o risco de infertilidade, gravidez ectópica e dor pélvica crônica. A dor no quadrante superior direito causada por peri-hepatite gonocócica é uma complicação incomum chamada síndrome de Fitz-Hugh-Curtis (**Figura 9.3**).

Os achados da laparoscopia em mulheres com PID podem mostrar um quadro de fibrose e formação de aderências entre as estruturas da pelve e o desenvolvimento de hidrossalpinge nas tubas. Existe uma predisposição para gravidez ectópica (**Figura 9.4**). Se um dispositivo intrauterino (IUD) estiver *in situ*, é aconselhável considerar sua remoção, embora o risco de gravidez, caso tenha havido sexo desprotegido na última semana, deva ser considerado. Os regimes de tratamento devem cobrir todos os patógenos comuns e duração de duas semanas; eles geralmente incluem um macrolídeo ou tetraciclina mais metronidazol e uma cefalosporina parenteral de terceira geração, no início. Os parceiros sexuais devem fazer exames simultâneos e tratamento empírico, geralmente com azitromicina. As mulheres precisam de informações claras sobre possíveis sequelas de sua infecção.

STIs virais e manifestações sistêmicas

Herpes genital

Existem dois tipos de vírus herpes que causam essa condição; vírus herpes simples (HSV) tipo 1 e tipo 2. O HSV-1 pode causar o herpes orolabial e é frequentemente adquirido na infância, embora seja uma causa comum de herpes genital juntamente com o HSV-2. Após a aquisição, o vírus estabelece latência nos gânglios sensitivos locais e pode reativar, resultando em proliferação do vírus, com ou sem sintomas. A infecção primária é a primeira infecção do HSV-1 ou -2; infecção não primária é infecção subsequente com o outro tipo. A maioria das infecções iniciais é assintomática, embora o indivíduo permaneça infectado e as recorrências subsequentes podem ser sintomáticas. As taxas de recorrência são significativamente maiores com o HSV-2 e reduzem sua frequência com o passar do tempo.

Os sintomas incluem dor genital e disúria, e no exame há, geralmente, múltiplas úlceras superficiais sensíveis e com linfadenopatia regional (embora isso possa estar limitado à infecção inicial). O diagnóstico é feito pela detecção do vírus nas lesões genitais, colhido gentilmente com um esfregaço. O teste de escolha é um teste de reação em cadeia da polimerase (PCR)

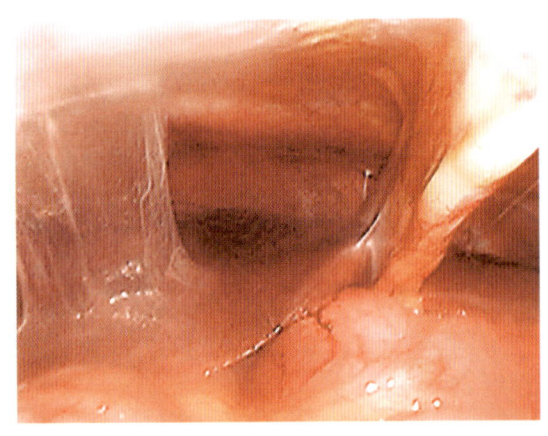

Figura 9.3 Síndrome de Fitz-Hugh-Curtis exibindo aderências peri-hepáticas (aparência de corda de violino).

que tipifica o vírus, embora métodos de cultura menos sensíveis ainda sejam usados em alguns centros. Sorologia específica do tipo, teste de imunoglobulina (Ig) G e IgM para HSV-1 e -2, pode ser útil para estabelecer se um indivíduo está ou não em risco de infecção ou se a infecção é primária, não primária ou recorrente. Na prática clínica, isso é útil ao avaliar mulheres e seus parceiros sexuais durante a gravidez.

O herpes neonatal é uma infecção devastadora com uma taxa de mortalidade de até 30% e consequente morbidade neurológica vitalícia em até 70%. É mais comumente adquirido durante o parto se a mãe tiver infecção primária ou não primária inicial no terceiro trimestre e, especialmente, nas últimas seis semanas, quando as taxas de infecção neonatal relatadas são de até 41%. A IgG do vírus no soro atravessa a placenta e fornece proteção neonatal contra a infecção, e o risco de herpes neonatal quando a mãe apresenta lesões de infecção recorrente presentes no parto é menor que 3%. Por esta razão, a via recomendada de parto para mulheres com herpes genital de primeira aquisição no terceiro trimestre é cesariana antes do início do trabalho de parto, e naquelas com lesões recorrentes comprovadas, o parto vaginal pode ser realizado se outros fatores obstétricos permitirem.

O tratamento dos sintomas do herpes genital é feito com um ciclo de aciclovir, que é muito seguro e eficaz, inclusive na gravidez, ou um composto relacionado (como o valaciclovir). Esses medicamentos são mais eficazes quando administrados o mais precocemente possível após o desenvolvimento dos sintomas, e regimes episódicos e supressivos são eficazes no controle dos sintomas de recorrências repetidas. É importante informar os pacientes sobre a natureza crônica da infecção, sobre a possibilidade de disseminação assintomática e, portanto, sobre o risco para os parceiros sexuais e a necessidade de revelar o diagnóstico e sobre a eficácia do preservativo (até 50%) e dos antivirais na limitação da transmissão.

Verrugas genitais

Estes são tumores epiteliais benignos causados pela infecção por HPV. Existem mais de 100 genótipos de HPV e os tipos 6 e 11 causam mais de 90% das verrugas genitais. A infecção pelo HPV no epitélio genital através da transmissão sexual é extremamente comum, com a grande maioria dos casos sendo subclínica. A infecção com os genótipos oncogênicos, incluindo os tipos 16 e 18, também ocorre por meio do sexo, mas causam displasia anogenital e câncer, não verrugas. A vacinação

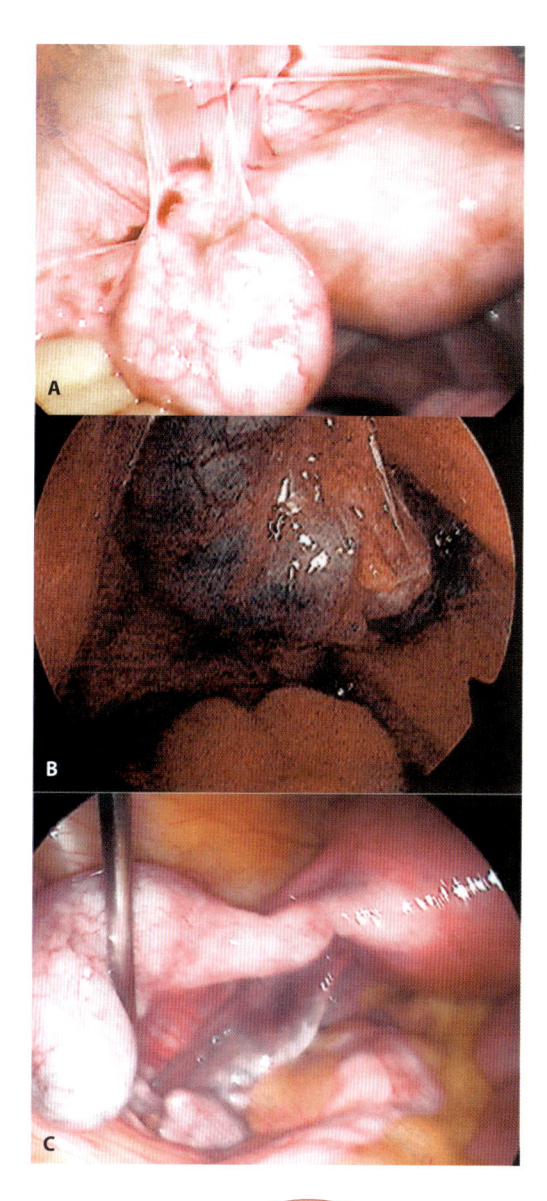

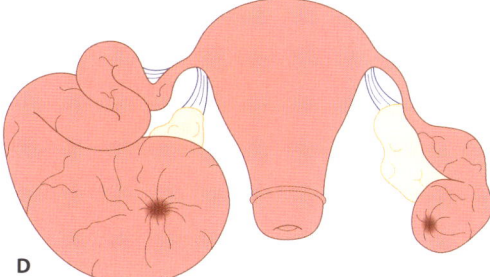

Figura 9.4 A: Aderências peritubárias da tuba uterina esquerda. **B:** Gravidez ectópica na hidrossalpinge. **C:** Hidrossalpinge da tuba uterina esquerda. **D:** Hidrossalpinge grande da tuba uterina esquerda com pequena hidrossalpinge no lado direito.

contra o HPV está disponível como vacina bivalente (contra os tipos 16 e 18) ou quadrivalente (tipos 6, 11, 16 e 18), e em coortes onde esta última tenha sido introduzida (como em meninas na Austrália), observou-se uma queda drástica nos casos de verrugas genitais.

O diagnóstico é feito por meio de exame clínico e os tratamentos incluem terapias ablativas, como a aplicação de nitrogênio líquido ou técnicas cirúrgicas, ou terapias tópicas aplicadas pelo paciente, incluindo preparações contendo podofilotoxina ou o imunomodulador local imiquimod. Como estas são lesões benignas, o tratamento é opcional. Quando as verrugas genitais estão presentes na gravidez, o tratamento é limitado a opções ablativas. Raramente, as verrugas podem se tornar muito grandes e obstruir o canal do parto, necessitando de parto por cesariana. Muito raramente, o recém-nascido pode desenvolver papilomatose respiratória, mas o risco é extremamente pequeno e o benefício da cesariana em sua prevenção não está comprovado. A triagem para outras STIs é necessária e a triagem para câncer do colo do útero é feita como de costume.

Sífilis

A sífilis é causada pela infecção pela bactéria *Treponema pallidum* subespécie *pallidum*, que ocorre pelo contato direto com secreções de uma lesão infecciosa ou pela passagem transplacentária da bactéria durante a gestação. Esta infecção é multissistêmica e tem diversas características clínicas que podem imitar outras condições. Se não tratada, as lesões regridem e complicações tardias podem se apresentar muitos anos após a infecção original. A infecciosidade diminui com o tempo e o tratamento com regimes com base em penicilina é curativo, embora a reinfecção possa ocorrer. Aqueles que vivem em países africanos e asiáticos e na Europa Oriental são mais afetados, e nas últimas duas décadas houve ressurgimento da infecção observada em homens homossexuais nos países ocidentais.

A infecção é classificada como congênita ou adquirida e tardia ou precoce. Na sífilis precoce adquirida, a manifestação inicial é o "cancro", que se desenvolve no local da exposição. Geralmente esta é uma lesão genital única, mas é cada vez mais vista em outros locais, como a cavidade oral, e pode ser múltipla. Em geral a lesão é indolor, endurecida e exsuda um líquido seroso contendo *T. pallidum*, e há linfadenopatia regional. Essa lesão desaparece dentro de algumas semanas e, depois disso, ocorre a disseminação da bactéria associada a uma grande variedade de sinais e sintomas clínicos. Estas manifestações incluem o aparecimento de *rash* cutâneo eritematoso disseminado, incluindo, tipicamente, as palmas das mãos e solas dos pés, pode ocorrer alopecia, lesões das mucosas orais e genitais e lesões elevadas, geralmente na área anogenital, denominadas "condiloma *lata*".

As complicações incluem envolvimento neurológico, resultando em meningite, paralisia do oitavo nervo e consequente surdez ou zumbido e envolvimento oftálmico, na maioria das vezes uveíte. Esse estágio também desaparece espontaneamente, se a resposta imune do hospedeiro for eficaz no controle da infecção, embora possa ocorrer uma reativação em até dois anos, que é considerado o limite de tempo aceito para infecção precoce, e aproximadamente dois terços dos indivíduos infectados não sofrem mais efeitos nocivos.

As complicações tardias incluem:

- Lesões gomosas: lesões granulomatosas, localmente destrutivas, acometendo, geralmente, pele e osso.

- Envolvimento cardiovascular: geralmente afeta a aorta ascendente, resultando em incompetência da válvula aórtica.

- Envolvimento neurológico: classificado como doença meningovascular, *tabes dorsalis* e doença demencial progressiva, paresia geral.

A infecção congênita também consiste em muitos sintomas e sinais que estão resumidos na *Tabela 9.3*. O risco maior de infecção congênita é quando a sífilis é adquirida logo antes da gravidez ou durante a gravidez. O rastreamento da sífilis na gravidez está bem estabelecido, permitindo tratamento eficaz da maioria das mulheres, embora a infecção possa ocorrer depois da realização do teste.

O diagnóstico é feito por sorologia e/ou detecção direta do *T. pallidum* em lesões infecciosas, geralmente por microscopia de campo escuro ou, mais recentemente, por testes de PCR, embora a disponibilidade deste último seja limitada. Os testes sorológicos não treponêmicos incluem o teste de reagina plasmática rápida (RPR) e o Laboratório de Referência de Doenças Venéreas (VDRL), que demonstram títulos crescentes durante infecções agudas e ativas, que diminuem com o tempo e após o tratamento e, portanto, podem ser usados para monitorar o tratamento. O resultado destes exames pode ser negativo na infecção precoce, falsamente positivos em outros estados fisiológicos (como gravidez) ou de doença (incluindo várias condições reumatológicas) e, portanto, requerem confirmação por testes não treponêmicos, como enzimas ou imunoensaios

Tabela 9.3 Características clínicas da sífilis congênita

Inicial (dentro de 2 anos)	Tardio

Manifestações comuns (uma delas é observada em 40-60% das crianças):
    Erupção cutânea
    Rinite hemorrágica (obstrução nasal com sangue)
    Linfadenopatia/hepatoesplenomegalia generalizada
    Anormalidades esqueléticas
 	
Outras manifestações:
    Condiloma lata
    Lesões vesiculobolhosas, osteocondrite
    Periostite
    Pseudoparíase
    Manchas mucosas
    Fissuras periorais
    Hidropsia não imune
    Glomerulonefrite neurológica +/− envolvimento ocular
    Hemólise e trombocitopenia
	Estes são chamados de "estigmas da infecção congênita":
	    Ceratite intersticial
	    Articulações de Clutton
	    Anormalidades dentárias incluindo "incisivos de Hutchinson" e "molares de amora"
	    Arco palatino elevado
	    Rágades
	    Surdez sensineural
	    Bossa frontal
	    Maxilar curto
	    Protuberância da mandíbula deformidade de nariz em sela, espessamento esternoclavicular, hemoglobinúria paroxística do frio
	    Envolvimento neurológico incluindo incapacidade intelectual, paralisias de nervos cranianos

quimioluminescente (EIA/CLIA) ou ensaios de partículas ou hemaglutinação de *T. pallidum* (TPPA/TPHA). Esses testes treponêmicos também podem ser negativos nos estágios iniciais da doença, e se negativos, nos casos suspeitos devem ser repetidos após 4-6 semanas. Testes sorológicos para sífilis podem positivos por toda a vida, mas em caso de reinfecção ocorre um rápido aumento da titulação não treponêmica. Diferentes algoritmos são aplicados de acordo com os testes localmente disponíveis e são necessários o conhecimento e a avaliação integrada a informações da anamnese clínica completa para interpretar os resultados adequadamente. O tratamento é curativo e envolve preparações de depósito de penicilina; diferentes regimes para diferentes estágios de infecção são o tratamento de escolha. O tratamento simultâneo de parceiros sexuais atuais é necessário, especialmente no início da doença. Quando o momento da infecção não é conhecido, é necessário rastrear e testar parceiros anteriores e, quando aplicável, filhos.

Vírus da imunodeficiência humana

História natural, epidemiologia, testes e tratamento

Inicialmente a infecção pelo HIV causa uma doença viral aguda seguida por um declínio crônico na imunidade celular devido à depleção progressiva de linfócitos T CD4-positivo, resultando, por fim, em uma ou mais doenças definidas como a síndrome da imunodeficiência adquirida (AIDS). Estas estão listadas na *Tabela 9.4* e, importante na prática ginecológica, incluem câncer de colo do útero, neoplasia intraepitelial cervical (CIN) grau 2/lesão intraepitelial escamosa de alto grau (HSIL) ou mais grave e neoplasia intraepitelial vaginal. A infecção pelo HIV afeta desproporcionalmente os que vivem ou são originários da África subsaariana e seus parceiros, homens homossexuais e usuários de drogas intravenosas, sem acesso a práticas de uso seguro de drogas. O fardo global da infecção pelo HIV está representado na **Figura 9.5**. A terapia antirretroviral altamente ativa (HAART) transformou a vida das pessoas soropositivas e suas famílias, tornando o diagnóstico e tratamento precoces cruciais para permitir a manutenção da saúde do indivíduo e proteger seus parceiros e crianças da infecção. Por essa razão, as diretrizes dos EUA recomendam a oferta de testes de HIV a todos aqueles com idades entre 13 e 64 anos e acesso a tratamento médico e terapia antirretroviral para todos os portadores de HIV positivo. A notificação de parceiros atuais e anteriores e, se aplicável, de crianças, é crucial, pois o tratamento nos estágios iniciais assintomáticos melhora os resultados e previne a transmissão subsequente.

Complicações ginecológicas em mulheres HIV positivas

Mulheres com infecção por HIV são mais propensas a ter infecção por HPV 16 ou 18 e apresentam maior

Tabela 9.4 Doenças que definem a AIDS

Infecções bacterianas múltiplas ou recorrentes*
Candidíase de brônquios, traqueia ou pulmões
Candidíase de esôfago†
Câncer cervical, invasivo§
Coccidioidomicose disseminada ou extrapulmonar
Criptococose extrapulmonar
Criptosporidíase, intestinal crônica (> 1 mês de duração)
Doença por citomegalovírus (que não fígado, baço ou nódulos), idade de início > 1 mês
Retinite por citomegalovírus (com perda de visão)
Encefalopatia associada ao HIV
Herpes simples: úlceras crônicas (> 1 mês de duração) ou bronquite, pneumonite ou esofagite (idade de início > 1 mês)
Histoplasmose, disseminada ou extrapulmonar
Isosporíase intestinal crônica (> 1 mês de duração)
Sarcoma de Kaposi†

Pneumonia intersticial linfoide ou complexo de hiperplasia linfoide pulmonar*†
Linfoma, Burkitt (ou termo equivalente)
Linfoma, primário, do cérebro
Mycobacterium avium complex ou *Mycobacterium kansasii*, disseminado ou extrapulmonar†
Mycobacterium tuberculosis em qualquer lugar, pulmonar,†§ disseminado† ou extrapulmonar†
Mycobacterium, outras espécies ou espécies não identificadas, disseminadas† ou extrapulmonares†
Pneumonia por *Pneumocystis jiroveci*†
Pneumonia, recorrente†§
Leucoencefalopatia multifocal progressiva
Septicemia por *Salmonella*, recorrente
Toxoplasmose do cérebro, idade de início > 1 mês†
Síndrome debilitante atribuída ao HIV

Fonte: http://www.cdc.gov/mmwr/preview/mmwrhtml/rr5710a2.htm
* Somente entre crianças com idade inferior a 13 anos. (CDC. 1994 Sistema de classificação revisado para infecção por vírus da imunodeficiência humana em crianças com menos de 13 anos de idade. *MMWR* 1994;43[No RR-12].)
† Condição que pode ser diagnosticada presuntivamente.
§ Somente entre adultos e adolescentes com idade superior a 13 anos. (CDC. 1993 Sistema de classificação revisado para infecção por HIV e definição expandida de casos de vigilância para AIDS entre adolescentes e adultos. *MMWR* 1992;41 [No. RR-17]
HIV, vírus da imunodeficiência humana.

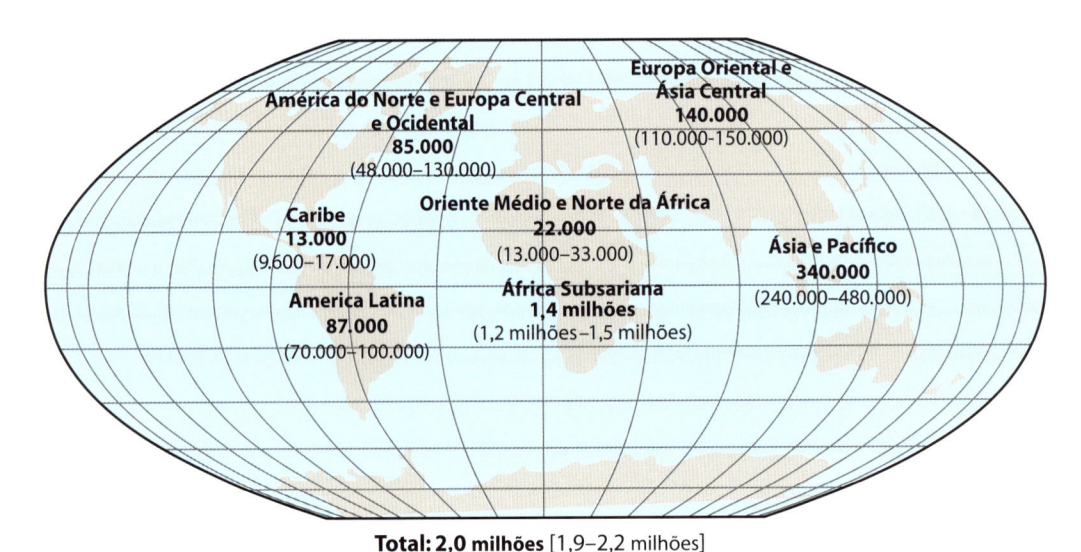

América do Norte e Europa Central e Ocidental
85.000
(48.000–130.000)

Europa Oriental e Ásia Central
140.000
(110.000–150.000)

Caribe
13.000
(9.600–17.000)

Oriente Médio e Norte da África
22.000
(13.000–33.000)

Ásia e Pacífico
340.000
(240.000–480.000)

America Latina
87.000
(70.000–100.000)

África Subsariana
1,4 milhões
(1,2 milhões–1,5 milhões)

Total: 2,0 milhões [1,9–2,2 milhões]

Figura 9.5 Prevalência global da infecção humana. (Adaptada a partir de dados da UNAIDS, 2014).

prevalência e incidência de CIN/HSIL. Por essa razão, a citologia cervical anual é recomendada, com a maioria das diretrizes recomendando tratamento subsequente, similar ao das mulheres HIV negativo. Deve-se salientar que outras neoplasias anogenitais resultantes da infecção oncogênica pelo HPV também ocorrem mais frequentemente e em uma idade mais jovem em pessoas HIV positivas.

Contracepção e tratamento pré-concepção

Muitos antirretrovirais interagem com os contraceptivos hormonais, resultando em redução da eficácia contraceptiva. No entanto, isso depende da combinação de medicamentos específicos, e uma avaliação holística é necessária para avaliar a adequação da mulher e a disponibilidade de ambos os tratamentos. O *site* de interação dinâmica dos medicamentos contra o HIV da Universidade de Liverpool (consulte Leitura complementar) fornece informações precisas sobre as interações medicamentosas específicas. Contraceptivos não hormonais, como preservativos e IUDs, são apropriados na maioria das circunstâncias.

Antes de tentar engravidar, a saúde de uma mulher soropositiva e do seu parceiro deve ser otimizada. Isso inclui a promoção padrão dos cuidados de saúde e aconselhamento para os casais sorodiscordantes quanto à prevenção da transmissão do HIV. A prevenção é possível através do controle ótimo da infecção pelo HIV, uma vez que a transmissão entre parceiros sexuais é extremamente baixa quando o parceiro soropositivo tem níveis de ácido ribonucleico (RNA) do HIV indetectáveis (denominados "carga viral") no soro. Além disso, a triagem e o tratamento de STIs coexistentes e, quando os recursos permitem, a avaliação da fertilidade de ambos os parceiros é uma boa prática. É adequado oferecer tratamento de fertilidade quando isso é indicado para casais em que um ou ambos são soropositivos, obedecendo os padrões que regulam.

Tratamento da mãe soropositiva e de seu filho

Todas as mulheres grávidas devem conhecer seu *status* atual de HIV, e aquelas que são soropositivas requerem acesso a cuidados médicos e obstétricos de alta qualidade. A terapia antirretroviral eficaz, garantindo uma carga viral indetectável no soro no final da gravidez, proporciona uma excelente proteção do recém-nascido. A **Figura 9.6** apresenta informações do estudo nacional do Reino Unido sobre o HIV na gravidez e na infância, o que demonstra claramente isso. A maior parte da transmissão de mãe para filho (MTCT) ocorre durante o parto ou amamentação. A infecção intrauterina é incomum e o risco é aumentado por intervenções que causem lesões placentárias (p. ex., amniocentese). O parto por cesariana antes do início do trabalho de parto reduz ainda mais as taxas de transmissão MTCT, quando a carga viral do HIV é detectável. Os fatores de risco obstétricos que aumentam o risco de transmissão incluem ruptura prolongada das membranas, procedimentos que causam lesão do tegumento fetal (como os eletrodos do couro cabeludo fetal) ou que aumentam a exposição a sangue materno no canal

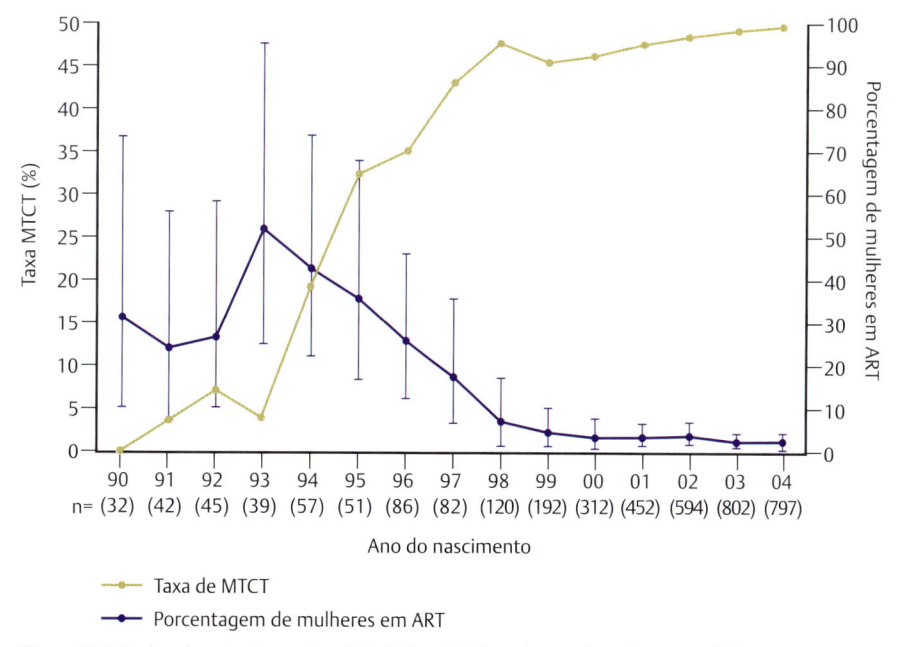

Figura 9.6 Dados do estudo nacional do Reino Unido sobre o vírus da imunodeficiência humana (HIV) na gravidez e na infância, demonstrando a eficácia da terapia antirretroviral materna (ART) na prevenção da transmissão mãe para filho (MTCT) do HIV. (Adaptada de dados de CROI, 2007.)

do parto; no entanto, esses riscos são reduzidos pelo controle efetivo do HIV materno.

Mesmo com níveis bem controlados de HIV, as taxas de transmissão para a criança durante a amamentação são de até 3%, portanto, em circunstâncias em que a alimentação com fórmula é segura, isso é preferível. Onde a amamentação é mais segura do que a fórmula, a amamentação exclusiva nos primeiros seis meses de vida com desmame rápido, de modo que não ocorra alimentação mista, é a opção mais segura, já que a alimentação mista resulta nas taxas mais altas de MTCT.

Conclusão

O conhecimento de testes modernos e o tratamento de STIs e condições relacionadas foram resumidos neste capítulo. Isso é importante na prática ginecológica, uma vez que essas condições são comuns em mulheres e têm sérias implicações, mas podem ser tratadas com eficácia para minimizar o risco de complicações e transmissão. O HIV, em particular, transformou-se de uma condição mortal em uma condição crônica que pode ser tratada embora seja crucial oferecer teste e tratamento adequado da condição e das comorbidades associadas e de saúde reprodutiva em mulheres HIV positivas.

Leitura adicional

The British Association for Sexual Health & HIV: http://www.bashh.org/BASHH/Guidelines/Guidelines/BASHH/Guidelines/Guidelines.aspx.
The British HIV Association: http://www.bhiva.org/guidelines.aspx.
The Centres for Disease Control and Prevention CDC: http://www.cdc.gov/std/tg2015/.
The International Union against STIs: http://iusti.org/sti-information/guidelines/default.htm.
United States HIV treatment guidelines: https://aidsinfo.nih.gov/guidelines.
Spotting the signs of child sexual exploitation: http://www.bashh.org/documents/Spotting-the-signs-A%20national%20proforma%20Apr2014.pdf.
The University of Liverpool HIV Drug interactions website: http://www.hiv-druginteractions.org/.

Autoavaliação

HISTÓRIA DE CASO

Mulher de 29 anos de idade se apresenta na unidade de ginecologia de emergência com história dor abdominal e pélvica há 5 dias, de início leve e piora progressiva nas últimas 24 horas. Ela também refere mal-estar geral e calafrios. Teve vários parceiros nos últimos meses e foi diagnosticada com clamídia há algumas semanas. Não tem certeza se completou todo o tratamento e não fez um novo teste de controle. Nega o uso de qualquer forma de contracepção e teve relações sexuais desprotegidas recentemente.

Ao exame, o estado geral é regular. A temperatura está elevada a 38°C e está taquicárdica. No exame abdominal há dor e defesa. No exame de espéculo, o colo do útero parece inflamado com profusa descarga mucopurulenta. São feitos esfregaço vaginal, esfregaço endocervical e esfregaço uretral. No exame pélvico há acentuada sensibilidade cervical. Existe aumento da sensibilidade à palpação da pelve com dor intensa ao exame. O teste de gravidez é negativo.

A   Qual é o diagnóstico?
B   Quais testes são necessários?
C   Qual é o tratamento?

RESPOSTAS

A   O diagnóstico clínico é sugestivo de PID aguda com peritonite pélvica.
B   Serão colhidos esfregaços vaginal e cervical (conforme disponibilidade, dependendo do seu serviço de microbiologia local), bem como uma amostra de urina, hemograma completo e proteína C reativa (CRP). Ultrassonografia pélvica mostra a possibilidade de massa anexial com algum fluido livre na pelve.
C   Ela é admitida e começou o tratamento com antibióticos intravenosos (ceftriaxona + metronidazol) e doxiciclina oral. Ela também recebe fluidos intravenosos, analgésicos e paracetamol regular.

O quadro persiste com uma temperatura elevada mesmo após 48 horas de antibióticos. Em razão da evolução, foi tomada a decisão de realizar uma laparoscopia. Normalmente o tratamento conservador é o preferido, mas quando não é bem-sucedido após 24-48 horas, a laparoscopia está indicada. Na cirurgia, foi identificado um abscesso tubo-ovariano com 7 cm e um processo inflamatório grave do útero e da outra trompa. O abscesso é drenado e a paciente melhora acentuadamente após a cirurgia. No esfregaço endocervical foi identificado clamidia e anaeróbios no esfregaço vaginal.

Houve melhora do quadro ao longo de alguns dias e foi feito o tratamento com antibióticos orais por duas semanas. Recebeu aconselhamento sobre as implicações da infecção e foi encorajada a contatar seus parceiros atuais e anteriores para testes, e um deles teve o resultado positivo para clamídia, sendo tratado subsequentemente. No futuro, ela pode necessitar de apoio mais precoce de serviços de fertilidade, se não conseguir conceber. Exames iniciais na gravidez são indicados para confirmar a gravidez intrauterina, pois o risco de uma gravidez ectópica é aumentado.

PERGUNTAS SBA

1 Mulher de 32 anos de idade se apresenta na clínica reprodutiva comunitária com corrimento vaginal alterado e leve dor abdominal. No exame, há corrimento mucopurulento profuso de colo do útero inflamado.

Qual é o tratamento adequado? Escolha a melhor resposta.

A Tratar com cefalosporina para presumível infecção por gonorreia.
B Realizar o teste NAAT, tratar presuntivamente com antibióticos de amplo espectro.
C Tratar com penicilina e testar para outras STIs.
D Tratar com cefalosporina e azitromicina e realizar o teste NAAT se não responder.
E Realizar o teste NAAT, a cultura e a sensibilidade, testar para outras STIs e tratar com cefalosporina e azitromicina.

RESPOSTA

E O provável diagnóstico é GC e o tratamento aceito é testar outras STIs, já que a infecção dupla é comum. O teste NAAT para clamídia, gonorreia ou infecção dupla é realizado, mas a cultura e as sensibilidades também são realizadas em razão do aumento da resistência antibacteriana. O tratamento é iniciado com cefalosporinas e azitromicina e, é claro, o rastreamento dos contatos. Se o exame bimanual demonstra dor, mobilização cervical e sensibilidade aumentada na região dos anexos, duas semanas de doxiciclina e metronidazol também devem ser administradas.

2 Quais das seguintes infecções podem ser diagnosticadas em microscopia a fresco? Escolha a melhor resposta.

A Candidíase.
B Gonorreia.
C Tricomoníase.
D Sífilis.
E BV.

RESPOSTA

B Cada um desses patógenos/infecções tem características específicas na microscopia, mas alguns apenas na coloração Gram. Candida tem pseudo-hifas; *Neisseria gonorrhoeae* é um diplococo intracelular Gram-negativo; a sífilis é causada por uma bactéria espiroqueta que é visível na microscopia de luz escura; e BV está associada a *clue-cells*. A tricomoníase é causada por um protozoário flagelado, *Trichomonas vaginalis*, visível em um esfregaço a fresco.

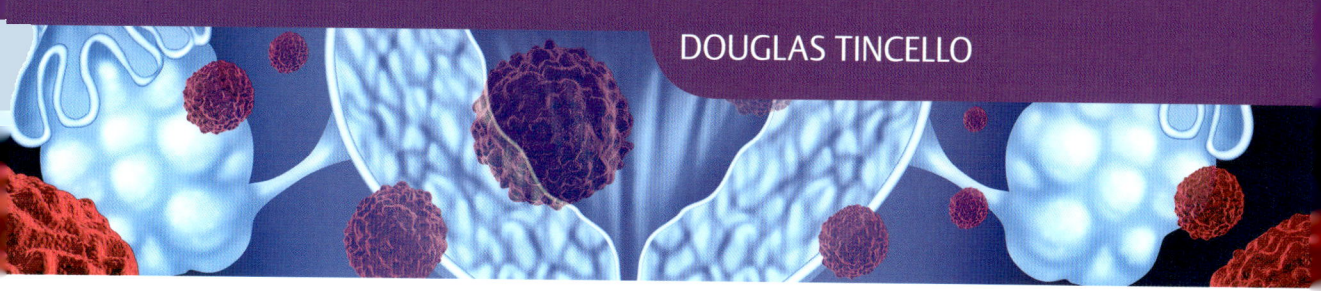

Uroginecologia e problemas do assoalho pélvico

CAPÍTULO 10

DOUGLAS TINCELLO

Terminologia de sintomas urinários 135	Avaliação clínica do prolapso 148
Anatomia funcional relevante 136	Tratamento do prolapso 150
Avaliação clínica da incontinência 138	Leitura adicional 151
Tratamento de incontinência 140	Autoavaliação 152
Prolapso 146	

OBJETIVOS DE APRENDIZAGEM

- Entender a anatomia dos ligamentos de suporte e da fáscia dos órgãos pélvicos femininos.
- Entender o mecanismo da continência nas mulheres e como um distúrbio deste mecanismo causa sintomas.
- Compreender as relações entre prolapso anatômico e sintomas funcionais, inclusive as disfunções urinária, intestinal e sexual.
- Aprender como avaliar uma paciente com incontinência ou prolapso através da anamnese, dos exames e investigações apropriados.
- Entender os princípios da urodinâmica.
- Entender os princípios do tratamento do prolapso e da incontinência e ser capaz de descrever a eficácia de cada tratamento, além de compreender as potenciais complicações e efeitos colaterais.

Terminologia de sintomas urinários

Os sintomas urinários podem ser associados a problemas de armazenagem ou de esvaziamento da urina. Os sintomas da incontinência urinária de esforço (escape por tosse, força, exercício etc.) podem-se manifestar de forma isolada, mas a maioria dos pacientes apresenta o tipo misto, ou seja, quando a incontinência de esforço ocorre com aumento da frequência e urgência e incontinência de urgência. A bexiga hiperativa (OAB) é a denominação dada a esta associação de sintomas. Sintomas de esvaziamento são incomuns em mulheres que não passaram por cirurgia para incontinência.

> **Sintomas da armazenagem de urina**
> - Frequência: o paciente acredita que urina muitas vezes ao dia.
> - Noctúria: acorda à noite uma ou mais vezes para urinar.
> - Urgência: uma súbita vontade de urinar, difícil de controlar, perda involuntária.
> - Bexiga hiperativa: vazamento involuntário acompanhado ou precedido por urgência imediata.
> - Incontinência de esforço: escape involuntário sob tensão, esforço, espirro ou tosse.
> - Enurese noturna: perda de urina durante o sono.
>
> **Sintomas do esvaziamento de urina**
> - Micção lenta: percepção de fluxo reduzido de urina.
> - Jato urinário espalhado: urina sem fluxo uniforme.
> - Fluxo intermitente: urina escoa e para.
> - Hesitação: dificuldade em iniciar a urinação, retardando o esvaziamento.
> - Gotejamento terminal: fim prolongado de micção, quando o fluxo diminui terminando em gotas.

Anatomia funcional relevante

Normalmente, a bexiga armazena e depois ocorre o esvaziamento da urina. Isso é chamado de ciclo de micção. Na maior parte do tempo, o músculo detrusor da bexiga está relaxado, permitindo o armazenamento de volumes crescentes de urina, sem aumento da pressão. Quando a capacidade de enchimento da bexiga é atingida, sinais sensoriais dos receptores de distensão existentes nas paredes vesicais são enviados, causando a sensação de enchimento e ocorrendo o fechamento do esfíncter. Em adultos é possível retardar a micção voluntariamente, até um momento social adequado, pela inibição cortical do arco reflexo espinhal. Antes de esvaziar, a inibição é suspensa e o assoalho pélvico e os esfíncteres uretrais relaxam de modo coordenado, permitindo a contração do detrusor e o esvaziamento da bexiga. O músculo detrusor apresenta inervação colinérgica muscarínica do sistema nervoso parassimpático (contração detrusora); e o esfíncter uretral, neurônios noradrenérgicos do sistema simpático (contração esfincteriana) e fibras somáticas (contração e relaxamento voluntários) do nervo pudendo.

Nas mulheres, o mecanismo esfincteriano uretral é um sistema funcional que inclui esfíncteres internos (músculo liso) e externos (músculo estriado), os músculos do assoalho pélvico e o ligamento pubouretral, que sustenta a uretra dentro da cavidade abdominal. Aumentos de pressão abdominal são transmitidos igualmente à bexiga e colo vesical (**Figura 10.1A**). Nas mulheres em pré-menopausa, o epitélio uretral tem um rico suprimento sanguíneo e contribui para a continência atuando como um lacre.

Incontinência de esforço

A avaliação isolada de cada um dos sintomas da incontinência de esforço fornece indicação da presença de incompetência de um esfíncter uretral. Na maioria dos casos, a insuficiência esfincteriana uretral deve-se à hipermobilidade, quando o assoalho pélvico e os ligamentos não conseguem sustentar a uretra e ocorre sua descida através do hiato urogenital, durante os aumentos de pressão abdominal, impedindo a transmissão da pressão à uretra e o consequente escape de urina (**Figura 10.1B**).

A deficiência intrínseca do esfíncter (ISD) é menos comum, ocorrendo quando a pressão de fechamento da uretra é menor, sem qualquer mobilidade uretral. A ISD ocorre por insuficiência dos músculos esfincterianos e perda do efeito de lacre e de amortecimento da uretra.

A insuficiência do esfíncter uretral está fortemente ligada ao histórico de parto natural e diversos fatores de risco relacionados e com alguns fatores não obstétricos. Fatores de risco obstétricos atuam em uma combinação de efeitos de distensão e dano do nervo pudendo e superestiramento, ou mesmo avulsão, dos músculos do assoalho pélvico, de suas inserções na parede lateral pélvica. O dano muscular direto resulta em perda do mecanismo de apoio do assoalho pélvico e, portanto, hipermobilidade uretral. Dano ao nervo pudendo provoca enfraquecimento dos músculos do assoalho pélvico e do esfíncter uretral. Atualmente, é possível identificar os defeitos do músculo elevador do ânus em mulheres sintomáticas por meio de ressonância magnética ou ultrassonografia transperineal/vaginal. A maioria dos fatores de risco pode não ser modificável (com as exceções marcadas por asteriscos, indicadas abaixo).

Fatores de risco da incontinência urinária de esforço

- Multiparidade (particularmente partos naturais).
- Parto a fórceps*.
- Trauma perineal.
- Parto prolongado*.
- Analgesia epidural.
- Peso ao nascer > 4 kg.
- Idade avançada.
- Pós-menopausa.
- Pesquisas mostraram que significativa perda de peso entre mulheres obesas está associada a grandes melhorias dos sintomas da incontinência urinária.
- Doenças do tecido conectivo.
- Tosse crônica (p. ex., bronquiectasia ou doença pulmonar obstrutiva crônica).
- Doxazosina (antagonista alfa-adrenérgico) para hipertensão provoca relaxamento do esfíncter uretral*.

Hiperatividade do detrusor

Hiperatividade do detrusor (DO) é caracterizada por contrações involuntárias do músculo durante a fase de enchimento da micção (que pode ser observada durante investigação urodinâmica, como descrito adiante). Mulheres com DO, em geral, apresentam sintomas de OAB, mas podem não apresentar incontinência, se a função do esfíncter uretral não estiver comprometida ou se as contrações do detrusor não forem extremamente fortes, vencendo a resistência uretral (**Figura 10.1C**).

A etiologia da DO é mal compreendida, no entanto, estudos laboratoriais têm identificado diferenças na inervação sensorial e intersticial na parede vesical de pacientes comparadas ao grupo controle e alterações na manifestação de muitos dos diferentes neurotransmissores e seus receptores.

Identificaram-se menos fatores de risco para a DO, dos quais os modificáveis são a obesidade e o fumo. Toda cirurgia de incontinência traz um risco de 5-10% de nova DO.

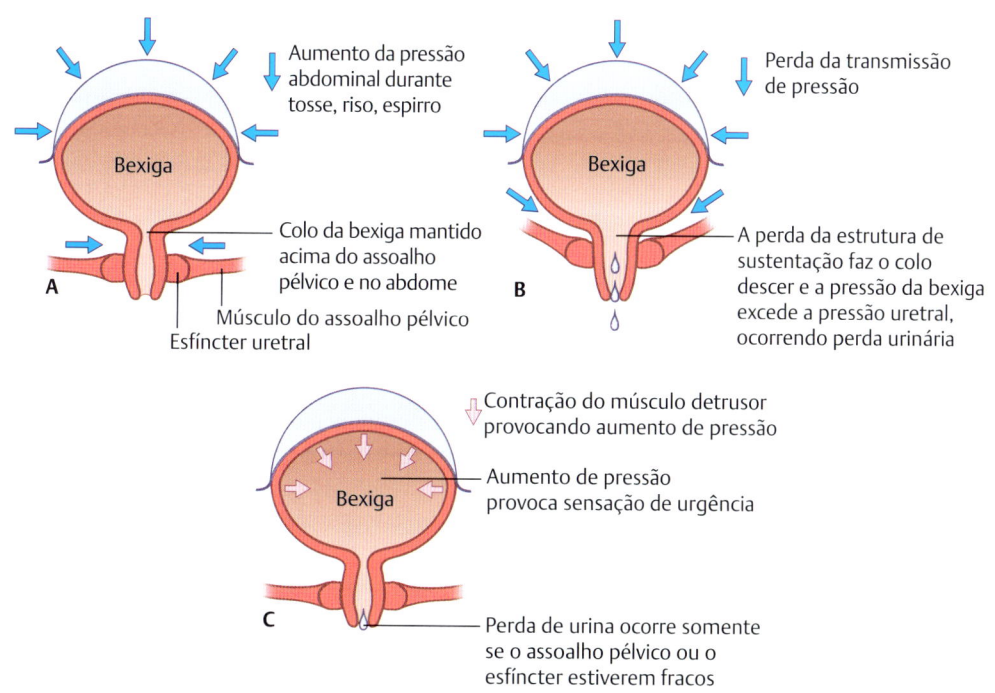

Figura 10.1 Mecanismo da continência. **A:** Em mulheres normais, o colo da bexiga é mantido acima do assoalho pélvico e os aumentos de pressão abdominal são transmitidos ao colo. **B:** A perda de apoio do colo resulta na sua descida e perda da transmissão de pressão, resultando em perdas durante tosse, tensão etc. (incontinência de esforço). **C:** Hiperatividade do detrusor provoca aumento de sensação; o escape ocorre somente se a pressão de contração exceder a pressão do assoalho pélvico e do esfíncter.

> **Fatores de risco da hiperatividade do detrusor**
>
> - Enurese noturna infantil.
> - Obesidade.
> - Fumo.
> - Histerectomia precedente.
> - Cirurgia de incontinência precedente.

Avaliação clínica da incontinência

Um histórico detalhado é necessário, a fim de se obter os sintomas da paciente, identificar se há apenas sintomas de incontinência de esforço, de OAB ou sintomas mistos. Se forem mistos, deve-se avaliar a predominância. É necessário um registro do grau de severidade que inclua: número de episódios por dia de micção (frequência), urgência e perda; se absorventes de incontinência são necessários e, nesse caso, quantos e de que tamanho; se por causa perda, o paciente precisa trocar a roupa de baixo ou a externa; e quais mudanças de comportamento têm sido adotadas. Normalmente, as mulheres reduzirão o consumo de líquidos e podem limitar suas atividades sociais a lugares onde já conhecem a localização dos banheiros. Sintomas associados de prolapso (ver adiante), incontinência fecal (poucas vezes admitidos pela paciente) e de alguma dificuldade sexual devem ser obtidos, assim como um histórico médico detalhado para identificar potenciais predisposições e condições médicas ou cirúrgicas em curso que possam influenciar o tratamento (inclusive comorbidades que possam aumentar o risco de anestesia ou exigir precauções e contraindicações a medicamentos). Lembre-se de utilizar alertas com "bandeiras vermelhas", sugerindo malignidades como hematúria, sangramento retal ou dor intensa.

O exame físico deve incluir avaliação geral e exame pélvico e abdominal. O exame abdominal deverá identificar qualquer cicatriz cirúrgica, evidência de obesidade e presença ou ausência de alguma massa pélvica que possa ser fator da frequência urinária. A presença de grande útero miomatoso ou de cistos ovarianos na pelve é um achado incomum, contudo, estes achados podem causar sintomas de aumento da frequência urinária por ocupar espaço pélvico, onde a bexiga cheia normalmente repousa. Em tais casos, a remoção cirúrgica da massa será indicada e deve melhorar os sintomas. O exame médico de mulheres incontinentes deve ser feito, de preferência, em posição litotômica, usando espéculo de Sims, ângulo reto (**Figura 2.4**), para avaliar cada parede vaginal adequadamente observando o prolapso associado (ver adiante). Deve-se verificar se há perda visível de urina durante tosse ou manobra de Valsalva; e uma avaliação da habilidade de contração e sustentação da contração dos músculos do assoalho pélvico é essencial.

Todas as pacientes devem colher uma amostra de urina de jato médio, a fim de excluir infecção ou bacteriúria assintomática. As investigações adicionais simples incluem: um diário miccional (3 dias, geralmente, é suficiente) para registrar o montante, tipo e frequência das bebidas ingeridas, além de registrar o tempo, frequência e volume dos esvaziamentos (**Figura 10.2**). Pode ser um exercício muito útil para a própria paciente anotar exatamente o que ela bebe e a micção. O diário miccional também fará a paciente registrar episódios de escape e a urgência. O preenchimento de um instrumento de avaliação de medidas, que devem ser implementadas para melhorar a qualidade de vida, pode ser fornecido às pacientes e serve para avaliar o impacto dessas medidas sobre o seu problema. Após o tratamento, o mesmo instrumento pode ser utilizado para avaliar os resultados, o que é extremamente útil para a auditoria do serviço e para uma estimativa clínica individual e revalidação. É possível obter uma medida objetiva da perda mediante um *pad test* (teste do absorvente). Nesse exame, a paciente usa um ou mais absorventes, previamente pesados, com variável duração de tempo (entre 1 hora, na clínica; e 24 horas, em casa), enquanto pratica testes específicos de provocação (p. ex., lavar as mãos, subir escadas, tossir) ou atividades do dia a dia. A mudança de peso (g) é a medida da quantidade de urina perdida em mL. Só o absorvente de 24 horas mostrou ser um teste confiável e reprodutível. Os *pad tests* têm-se tornado muito menos comuns nos últimos 5-10 anos.

Ultrassonografia pélvica e/ou do trato renal pode ser indicada se houver sintomas de dor pélvica, suspeita clínica de massa pélvica, hematúria, dor na bexiga ou infecção recorrente do trato urinário. Para paciente com sintomas mistos, ou para aqueles com problemas recorrentes após tratamento prévio, é útil discutir planos de controle em encontros com uma equipe multidisciplinar (MDT), que inclua ginecologista, urologista, enfermeira especializada, fisioterapeuta; e, possivelmente, medicamentos para as pacientes mais idosas. No Reino Unido a orientação atual para boas práticas é de que todas as mulheres (mesmo casos primários)

Avaliação clínica da incontinência 139

Data: Domingo, 27 de novembro de 2016
Levantei às 7h   Fui dormir às 10:30h

Hora	Consumo de líquidos (tipo e quantidade)	Volume de urina (mL)	Condição após perda, circule se você estava:	A cada vez que urina, circule a severidade da urgência:
6h			Quase Seca Úmida Molhada Ensopada	Nula Leve Moderada Grave
7h		400 mL	Quase Seca Úmida Molhada Ensopada	Nula Leve Moderada Grave
8h	1 xícara de chá 200 mL		Quase Seca Úmida Molhada Ensopada	Nula Leve Moderada Grave
9h		200 mL	Quase Seca Úmida Molhada Ensopada	Nula Leve Moderada Grave
10h	1 xícara de chá 200 mL		Quase Seca Úmida Molhada Ensopada	Nula Leve Moderada Grave
11h		200 mL	Quase Seca Úmida Molhada Ensopada	Nula Leve Moderada Grave
Meio dia	1 copo de vinho 150 mL 1 xícara de café 200 mL	100 mL 150 mL	Quase Seca Úmida Molhada Ensopada	Nula Leve Moderada Grave
13h			Quase Seca Úmida Molhada Ensopada	Nula Leve Moderada Grave
14h	1 copo de laranja 200 mL		Quase Seca Úmida Molhada Ensopada	Nula Leve Moderada Grave
15h		250 mL	Quase Seca Úmida Molhada Ensopada	Nula Leve Moderada Grave
16h		100 mL	Quase Seca Úmida Molhada Ensopada	Nula Leve Moderada Grave
17h	1 xícara de chá 200 mL		Quase Seca Úmida Molhada Ensopada	Nula Leve Moderada Grave
18h		200 mL	Quase Seca Úmida Molhada Ensopada	Nula Leve Moderada Grave
19h			Quase Seca Úmida Molhada Ensopada	Nula Leve Moderada Grave
20h	1 lata de ref. 240 mL	100 mL	Quase Seca Úmida Molhada Ensopada	Nula Leve Moderada Grave
21h		100 mL	Quase Seca Úmida Molhada Ensopada	Nula Leve Moderada Grave
22h	1 xícara de chocolate quente 150 mL	100 mL	Quase Seca Úmida Molhada Ensopada	Nula Leve Moderada Grave
23h			Quase Seca Úmida Molhada Ensopada	Nula Leve Moderada Grave
Meia noite			Quase Seca Úmida Molhada Ensopada	Nula Leve Moderada Grave
1h			Quase Seca Úmida Molhada Ensopada	Nula Leve Moderada Grave
2h			Quase Seca Úmida Molhada Ensopada	Nula Leve Moderada Grave
3h			Quase Seca Úmida Molhada Ensopada	Nula Leve Moderada Grave
4h			Quase Seca Úmida Molhada Ensopada	Nula Leve Moderada Grave
5h			Quase Seca Úmida Molhada Ensopada	Nula Leve Moderada Grave

Lembretes

1. Não se esqueça de registrar a hora em que acordou de manhã e a hora de dormir
2. Não se esqueça de registrar fatos durante a noite
3. Experimente e faça um registro logo após algo acontecer
4. Registre fatos do momento mais recente
5. Registre o tipo e quantidade do consumo (p. ex., 2 xícaras de chá, 1 lata de refrigerante)

Escala de severidade da urgência

Nula: sem urgência
Branda: consciência da urgência, mas facilmente tolerada
Moderada: desconforto de urgência suficiente, interferindo com as atividades normais
Grave: urgência extrema, interrompe abruptamente as atividades

Figura 10.2 Exemplo de diário miccional, incluindo colunas de consumo de líquidos (volume e quantidade), volume esvaziado, quantidade de perdas e severidade da urgência.

devem participar destes encontros antes de iniciar qualquer tipo de tratamento cirúrgico.

> **PONTOS-CHAVE DE APRENDIZAGEM**
>
> - A incontinência de esforço é, em geral, resultado de um esfíncter uretral fraco, frequentemente como consequência de parto.
> - A DO provoca urgência, frequência e noctúria; mas nem todos as pacientes têm perda urinária.
> - O histórico deve incluir perguntas diretas sobre incontinência fecal ou perdas durante o ato sexual.
> - O exame clínico deve excluir massas pélvicas (p. ex., mioma uterino) e avaliar a capacidade de a paciente contrair os músculos do assoalho pélvico e a força da contração.
> - Exames de radiologia e cistoscopia do trato renal de mulheres com dor, hematúria ou infecções recorrentes devem ser realizados.

Tratamento de incontinência

Tratamento conservador e o papel da avaliação urodinâmica.

Por muitos anos, a maioria dos ginecologistas e urologistas indicaram os exames urodinâmicos em todas as mulheres, antes de iniciar o tratamento. Entretanto, ficou claro que testes urodinâmicos têm uma taxa razoável de resultados falso-negativos, um pequeno risco de infecção do trato urinário e não identifica com segurança as mulheres com risco de complicações depois de operações ou aquelas que podem-se beneficiar do tratamento medicamentoso. Também ficou evidente que um programa de tratamento conservador oferece considerável melhora dos sintomas das mulheres com incontinência de esforço, OAB e incontinência mista, independentemente dos achados do exame urodinâmica (**Figura 10.3**).

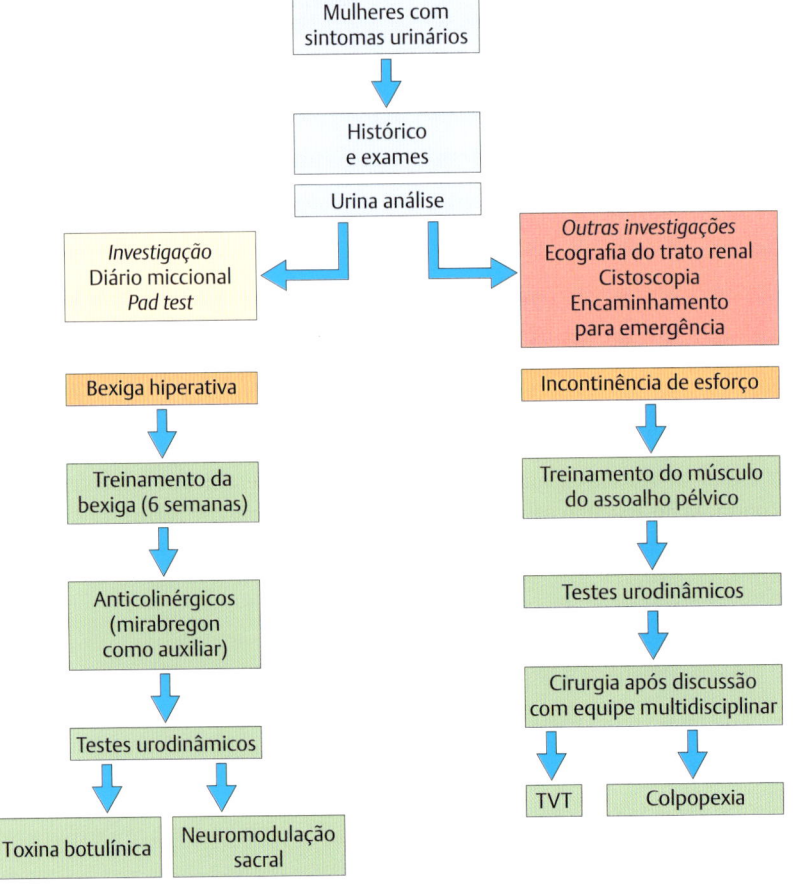

Figura 10.3 Fluxograma do controle da paciente (com base no guia UK NICE). TVT, *tension-free vaginal tape*.

Por isso, o tratamento de escolha para mulheres com qualquer tipo de incontinência, que não apresentem patologias graves associadas, é a instituição de um programa de medidas conservadoras, que pode ser supervisionado por uma enfermeira especializada, enfermeira clínica ou fisioterapeuta. O balanço hídrico é um aspecto importante do manejo; obviamente, o consumo exagerado (mais de 2,5 L) resultará em aumento da frequência, mas, paradoxalmente, reduzir o consumo (o que muitas fazem) pode acarretar aumento da sensação de urgência, em razão de maior concentração de urina. Deve-se encorajar as mulheres a ingerir entre 1,5 a 2,5 L de água por dia, reduzindo ou evitando bebidas cafeinadas, além das artificialmente adoçadas ou carbonatadas (efervescente), pois evidências experimentais mostram as bebidas adoçadas podem aumentar a contratilidade do detrusor, *in vitro*.

> **Elementos do tratamento conservador para incontinência urinária**
>
> - Aconselhamento sobre o balanço hídrico.
> - Redução de cafeína.
> - Reeducação vesical.
> - Exercício dos músculos do assoalho pélvico.

Exercício do músculo do assoalho pélvico

Paralelamente ao controle de líquidos, a maioria das mulheres deve receber orientação para fazer os "exercícios do assoalho pélvico", com contração dos músculos do assoalho pélvico e isto deve ser feito enquanto estão sendo examinadas, de modo que possam identificar com segurança o complexo do músculo elevador do ânus. 40% das mulheres são capazes de iniciar corretamente a contração do assoalho pélvico, se uma orientação prática não for feita. Programas de exercícios individualizados podem ser preparados para cada paciente, com aumento gradativo do número e da duração das contrações realizadas consecutivamente. Esta abordagem é importante para aumentar a força e o tônus muscular, ambas essenciais na melhora da função de continência. A adesão ao programa de exercícios do assoalho pélvico pode levar à resolução da incontinência em mais de 50% das pacientes e melhoria em 75% ou mais. A principal barreira ao sucesso é a disposição das mulheres em perseverar no período de várias semanas, a fim de atingir o máximo benefício; contudo, a vantagem mais óbvia é que o exercício não traz qualquer risco de complicações! Os exercícios de assoalho pélvico atuam na incontinência urinária e na OAB. No último caso, é provável que o benefício se deva ao fortalecimento do músculo, o que dá às mulheres confiança para resistir à sensação de urgência sem medo de perda urinária e também porque a contração do assoalho pélvico provoca uma ação reflexa inibidora sobre a contração do músculo detrusor.

Reeducação vesical

Nas mulheres com OAB ou incontinência mista, o treinamento da musculatura do músculo do assoalho pélvico deve ser combinado com exercícios para reeducação da bexiga. O treinamento da bexiga envolve reeducação da paciente (e de sua bexiga), de forma a aumentar os intervalos entre os esvaziamentos, para reestabelecer a frequência normal. Para muitas mulheres com OAB, o escape associado à urgência (ou o medo que isso provoca) faz com que elas assumam um padrão reflexo de necessidade de esvaziamento sempre que tiverem noção de bexiga cheia. Uma sensação de bexiga cheia é um sinal fisiológico normal que ocorre uma vez ou mais quando a bexiga enche, mas antes de atingir sua capacidade plena. A readaptação da bexiga (em conjunto com o treino do músculo do assoalho pélvico) inclui instruir as mulheres sobre a sensação normal da bexiga, a velocidade de produção de urina (normalmente 1-2 mL/min) e a capacidade normal da bexiga (350-500 mL); e então elas devem ser encorajadas a retardar o esvaziamento por vários minutos, além do momento em que elas normalmente esvaziariam. Normalmente, isso é feito por etapas, em fases de 5-10 minutos, em vez de tentar por uma hora. A readaptação da bexiga poder ser bem-sucedida na redução da frequência e da urgência, mas exige, como os exercícios de assoalho pélvico, perseverança e determinação por parte da paciente.

É importante aconselhar as mulheres sobre os benefícios da redução de peso, para as de sobrepeso ou obesas. A obesidade está associada ao aumento de risco e à severidade da incontinência de esforço, em razão do aumento da pressão abdominal, e também associada ao aumento de severidade da OAB. Diversos estudos mostraram que a perda de peso conduz a melhora na incontinência de esforço e na OAB, podendo resultar em cura.

Teste urodinâmico

O propósito do teste urodinâmico é reproduzir um ciclo de micção (enchimento e esvaziamento da bexiga) enquanto registra as pressões abdominal e vesical além de tentar reproduzir os sintomas da paciente, para obter um diagnóstico.

> **Diagnósticos comuns em urodinâmica**
>
> - DO: a presença de uma contração do detrusor, com ou sem sensação, durante a fase de enchimento da urodinâmica.
> - Incontinência DO: perda pela uretra associada a uma contração do detrusor e aumento na pressão da bexiga.
> - Incontinência de esforço urodinâmica: perda pela uretra associada a aumento de pressão abdominal (p. ex., tosse) sem contração do detrusor (sinal de fraqueza do esfíncter uretral).
> - Incontinência mista: presença de incontinência de esforço e DO.

Uma fina sonda uretral é inserida na bexiga e uma segunda sonda, no reto; a bexiga é cheia com solução salina morna, enquanto são feitos registros, com a paciente sentada em cadeira sanitária (**Figura 10.4A**). A pressão gerada por qualquer contração do detrusor pode ser deduzida por subtração (pressão da bexiga – pressão abdominal = pressão do detrusor). Durante o exame, pede-se à paciente que descreva a sensação inicial da bexiga enchendo (normalmente cerca de 150 mL), uma forte vontade de esvaziar (cerca de 350 mL) e início da urgência (até 500 mL, dependendo da capacidade da bexiga) (**Figura 10.4B**). Com o relato da urgência (e a capacidade funcional da bexiga atingida), o enchimento é encerrado e a paciente executa diversas ações para provocar perda e/ou contrações do detrusor (p. ex., tossir, pular, escutar água corrente), antes de esvaziar, com a sonda ainda inserida. Um teste urodinâmico fornece evidência de esfíncter uretral insuficiente (**Figura 10.4B**) ou de DO (**Figura 10.4C**), como também identifica função de esvaziamento normal ou anormal.

O teste urodinâmico é destinado a pacientes em que o manejo com as medidas conservadoras falhou, e também a pacientes com sintomas recorrentes ou aquelas com história complexa ou que passaram por cirurgia de incontinência ou prolapso (**Figura 10.4**). Para mulheres com OAB, muitos clínicos começam o tratamento com medicações antes da urodinâmica (ver adiante) e somente farão o exame quando considerarem a necessidade de uma intervenção de segunda linha.

Entretanto, a relação entre sintomas urinários e diagnóstico urodinâmico não é forte. O sintoma de incontinência de esforço, isolado, é um bom preditor do achado de insuficiência do esfíncter uretral no teste de urodinâmica, no entanto, os sintomas de OAB não apresentam uma associação confiável com os achados do teste (**Figura 10.5**). Não existem evidências que demonstrem a eficácia do teste urodinâmico para melhorar o resultado da cirurgia; para predizer disfunções pós-operatórias de disfunção de esvaziamento em mulheres, ou o benefício sobre os sintomas da incontinência de esforço isolada. Para mulheres com incontinência mista ou OAB, nas quais as medidas conservadoras e o tratamento medicamentoso não tiveram sucesso, permanece boa prática a indicação de realizar um teste urodinâmico antes de instituir tratamentos de segunda linha.

> **PONTOS-CHAVE DE APRENDIZAGEM**
>
> - Tratamento conservador com orientação sobre ingestão de líquidos, exercícios de assoalho pélvico e readaptação da bexiga, representam a primeira linha no manejo de todas as pacientes com incontinência ou OAB, devendo ser apresentado no tratamento primário.
> - A motivação da paciente é importante para o sucesso do tratamento conservador.
> - O exame urodinâmico nem sempre é necessário antes de instituir um tratamento com medicamentos ou antes de uma cirurgia em mulheres com queixas somente de incontinência de esforço.
> - A avaliação urodinâmica deve ser realizada em mulheres que não responderam ao tratamento com anticolinérgicos; ou em mulheres com sintomas mistos, para as quais a cirurgia é considerada.

Tratamento medicamentoso

Tratamentos com medicamentos para incontinência urinária estão indicados basicamente para os casos com sintomas de OAB e DO. Os medicamentos anticolinérgicos têm sido o esteio do tratamento por muitos anos, por serem os nervos parassimpáticos os estimuladores da contração do músculo detrusor. Há uma ampla gama de diferentes compostos e preparação disponível. O principal local de ação dos anticolinérgicos é a placa terminal motora da junção neuromuscular, onde antagonizam a ação da acetilcolina nos recepto-

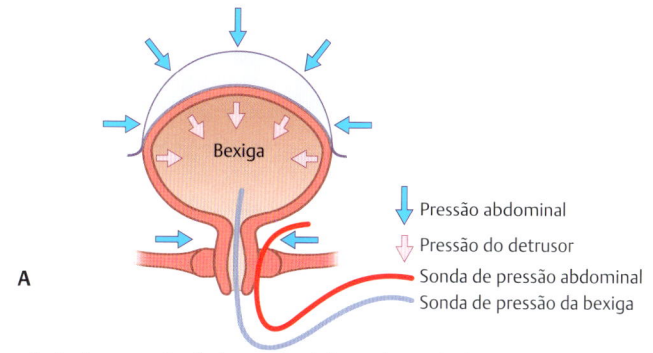

Tratamento de incontinência 143

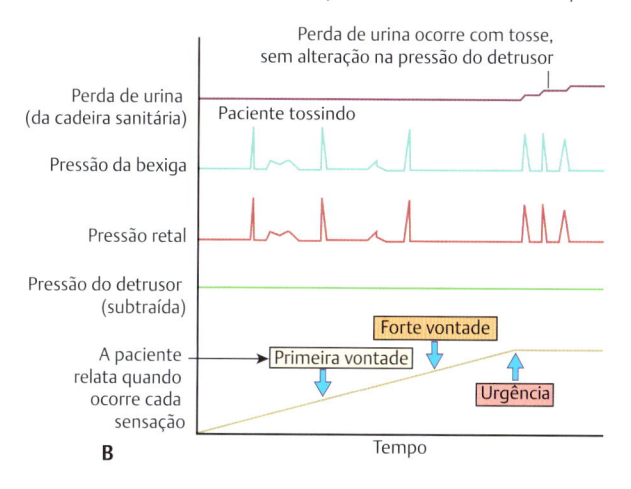

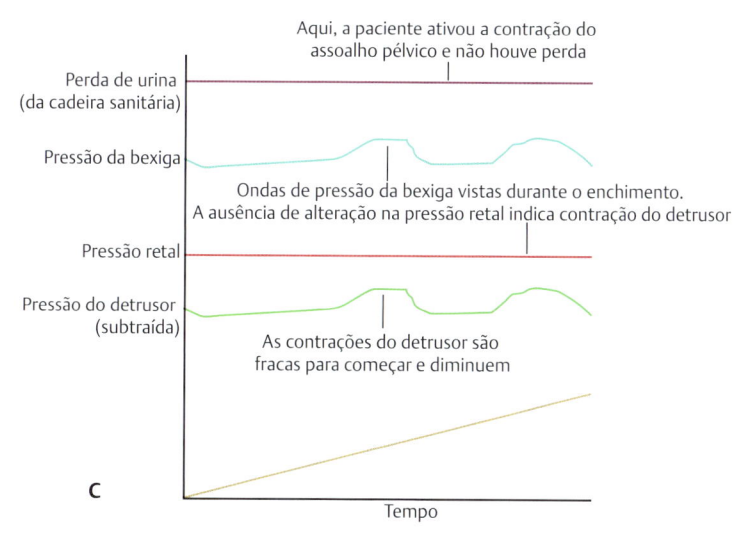

Figura 10.4 Investigação urodinâmica (cistometria) registra a pressão da bexiga e a pressão abdominal (normalmente via sonda retal). **A:** calcula a pressão do detrusor por subtração. Durante o enchimento, **B:** a paciente relata a ocorrência da primeira vontade de esvaziar (geralmente 150 mL), forte vontade e urgência (na capacidade funcional da bexiga). Com a urodinâmica da incontinência de esforço, vemos perda com aumento da pressão abdominal (p. ex., tosse) sem alteração na pressão do detrusor. Com a hiperatividade do detrusor, **C:** as contrações deste são vistas durante a fase de enchimento. Isso pode ou não resultar em perda, mas, normalmente, está associado a aumento da sensação.

Figura 10.5

Sintomas → **Diagnóstico urodinâmico**

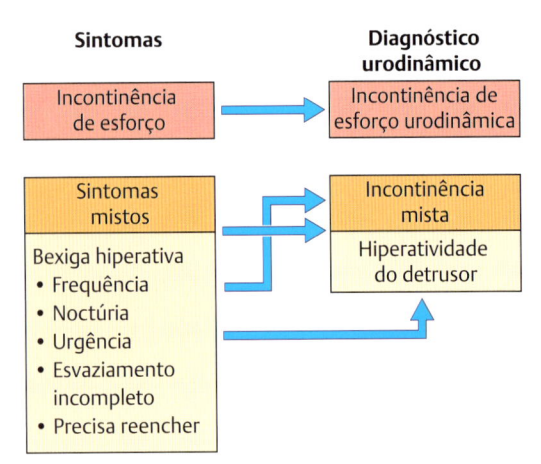

- Incontinência de esforço → Incontinência de esforço urodinâmica
- Sintomas mistos → Incontinência mista
- Bexiga hiperativa:
  - Frequência
  - Noctúria
  - Urgência
  - Esvaziamento incompleto
  - Precisa reencher
  → Hiperatividade do detrusor

Figura 10.5 A relação entre sintomas e diagnóstico urodinâmico.

res muscarínicos e inibem a contração do detrusor. Nos últimos 5 anos, ficou claro que a acetilcolina também é um importante neurotransmissor nas vias aferentes e sensoriais da bexiga e, por isso, os medicamentos têm um efeito direto na redução da sensação de enchimento da bexiga, pela inibição dos receptores dos sinais aferentes.

Medicamentos anticolinérgicos

- Oxibutinina: 2,5-5 mg até 3 vezes ao dia; primeira opção recomendada pelo UK National Institute for Health and Care Excellence (NICE); preparação modificada de 5 mg 1 vez ao dia; aumento semanal de 5 mg até a dose máxima de 20 mg diariamente.
- Propiverina: 15 mg uma a 3 vezes ao dia.
- Tróspio: 20 mg 2 vezes ao dia.
- Tolterodina: 2 mg 2 vezes ao dia; reduzir para 1 mg em caso de dano hepático; dose modificada 4 mg 1 vez ao dia.
- Fesoterodina: 4 mg 1 vez ao dia, máximo 8 mg 1 vez ao dia (fesoterodina está associada à tolterodina).
- Solifenacina: 5 mg 1 vez ao dia; pode ter aumento até 10 mg 1 vez ao dia.
- Darifenacina: 7,5 mg 1 vez ao dia.

Todos os medicamentos anticolinérgicos têm eficácia semelhante, estudos randomizados publicados, têm demonstrado um decréscimo nos episódios de urgência e de incontinência em média de 1-2 por dia, comparado ao placebo. O registro de efeitos colaterais é similar em todos, como boca seca, constipação e visão borrada sendo os mais comuns.

O Mirabregon é o mais recente medicamento desenvolvido para a OAB; é um agonista beta 3-adrenérgico. Atua na inervação simpática da bexiga para aumentar o relaxamento do detrusor. Portanto, atua mais na função de armazenagem da bexiga do que os anticolinérgicos, que atuam suprimindo esvaziamento. O Mirabregon pode ser usado simultaneamente com um anticolinérgico.

Em mulheres na pós-menopausa o uso de estrogênio vaginal tópico, por 3 meses, pode produzir sensível melhora na sensação da bexiga e na urgência associada.

A Duloxetina é usada apenas ocasionalmente para incontinência. É um inibidor seletivo de recaptação de serotonina e noradrenalina, tem uma licença dual para tratamento de depressão em doses mais altas. Atua no centro da micção, na medula espinhal sacral, para aumentar o estímulo do nervo simpático ao esfíncter uretral e aumentar o tônus. Testes aleatórios têm mostrado uma melhora de 50% dos sintomas de perda em mais da metade das pacientes tratadas. Entretanto, os efeitos colaterais, inclusive náusea, levam muitas mulheres a pararem o tratamento.

Tratamento cirúrgico

Incontinência de esforço

Para mulheres com incontinência de esforço (com base em uma história de perda por esforço unicamente ou pela avaliação urodinâmica) é uma opção de tratamento altamente eficiente. Os procedimentos mais eficazes e, por isso, a primeira opção são o *sling* de terço médio da uretra (**Figura 10.6**) ou uma colpopexia de Burch (**Figura 10.7**). Em grande parte do Reino Unido, Europa e EUA, os procedimentos de *sling* substituíram quase por completo a colpopexia como tratamento principal, durante os anos 1990 e seguintes, embora melhor compreensão das potenciais complicações possam levar ao retorno da colpopexia. Certamente, em ambientes onde os *slings* não estejam disponíveis, a colpopexia se mantém uma operação eficaz e segura.

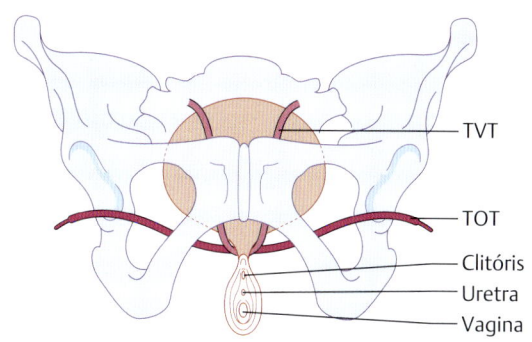

Figura 10.6 Posição do *sling* retropúbico (TVT) e do transobturador de uretra média (TOT). O TVT está sob a uretra-média e no espaço retropúbico, entre a pelve e a bexiga. O trocarte passa através do diafragma urogenital e da bainha do reto. O TOT está em posição mais horizontal, sob a uretra média e sai pelo forame obturador, enlaça o músculo obturador e o tendão adutor longo na coxa.

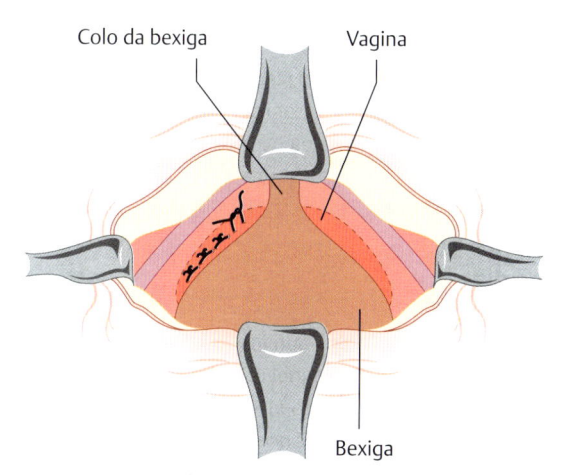

Figura 10.7 Um esboço de colpopexia por uma incisão de Pfannenstiel. A cabeça da paciente está no alto do quadro e pontos separados foram feitos na fáscia paravaginal, no nível do colo da bexiga através do ligamento pectíneo, na superfície posterior do ramo púbico superior.

Existem hoje diversos tipos de *sling* disponíveis, mas o princípio subjacente é o mesmo. Uma malha não absorvível de polipropileno permanente, que forma uma fita de aproximadamente 1 cm de largura, é colocada através de uma pequena incisão vaginal sob a médio--uretra e, em forma de U, por trás da sínfise pubiana, através de duas pequenas incisões suprapúbicas (técnica retropúbica) ou é colocada em forma de rede, por trás do ramo púbico inferior e através do forame obturador, por meio de uma pequena incisão em cada lado da região inguinal (técnica transobturadora) (**Figura 10.6**). As fitas médio-uretrais têm uma taxa de cura para incontinência de esforço de 80-85%; persiste a longo prazo (10 anos ou mais). As complicações específicas das fitas médio-uretrais relacionam-se ao polipropileno não absorvível. Em poucos casos, a fita pode interferir com a cicatrização da parede vaginal, levando a exposição da porção central do *sling*, ou erosão através do epitélio vaginal, em alguns pontos da fita.

As complicações operatórias comuns incluem:

- Dificuldade de esvaziamento (normalmente prazo curto) em 2-5%.
- Perfuração vesical durante o procedimento (2-5%).
- Surgimento de novos sintomas de OAB após a cirurgia (5%).

A colpopexia de Burch foi o procedimento principal para incontinência de esforço por muitos anos, antes das fitas médio-uretrais surgirem. Na colpopexia, o espaço retropúbico é aberto via incisão de Pfannenstiel, no abdome; com a bexiga rebatida mediamente, em cada lado, para permitir a colocação de duas ou três suturas (absorvíveis ou permanentes) na fáscia paravaginal em cada lado, ao nível do colo da bexiga (**Figura 10.7**). Essas suturas são colocadas pelo ligamento pectíneo, no ramo púbico do mesmo lado, e depois ligados para prover apoio ao colo da bexiga e impedir queda durante tosse ou compressão. A taxa de cura é a mesma das fitas médio-uretrais (80-85%) e as complicações assemelham-se.

A colpopexia traz o risco, a longo prazo, de desenvolvimento de prolapso da parede vaginal posterior (5-10%), em razão do levantamento da parede vaginal anterior.

Uma terceira opção de cirurgia é a injeção periuretral de material que aumenta o volume do colo da bexiga e reveste a mucosa uretral prevenindo a perda. Três produtos estão amplamente disponíveis (Macroplastique, Durasphere e Bulkamid). São todos polímeros sintéticos; na forma de grânulos microscópicos ou líquido viscoso. O procedimento é executado sob anestesia local e está disponível para mulheres que apresentam contraindicação para o uso de medicamento ou para serem submetidas a procedimentos anestésicos; ou para mulheres com perda residual após *sling* ou colpopexia (**Figura 10.8**). Taxas de cura após esses procedimentos são da ordem de 60-80%; mas a cura a longo prazo é menos eficaz, por isso, algumas pacientes exigem dois ou mais tratamentos. Não existem estudos

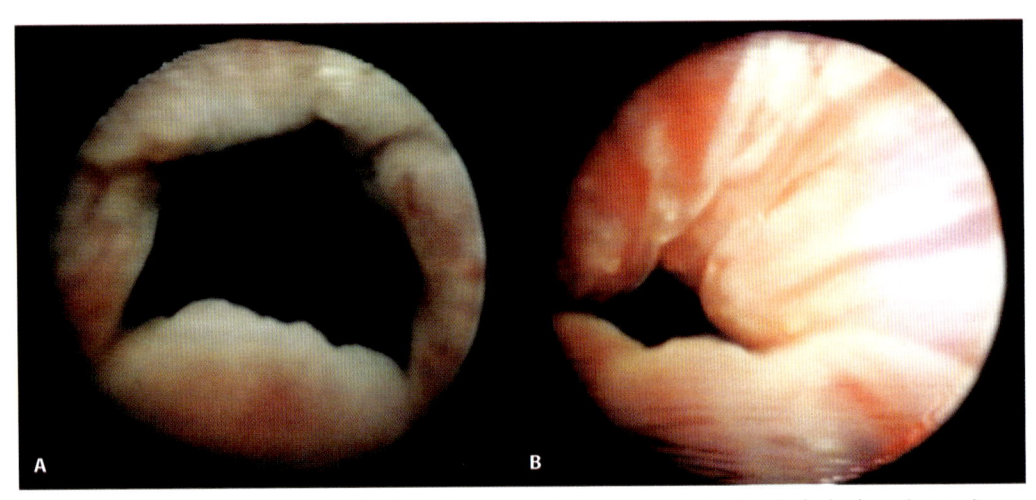

Figura 10.8 Cistoscopia mostrando colo de bexiga aberto, **A:** antes da injeção; **B:** colo fechado após injeção.

randomizados de boa qualidade para avaliação desses produtos, em decorrência disso esta terapia é considerada de terceira linha ou de "resgate", embora em alguns cenários algumas mulheres estão escolhendo os injetáveis como tratamento de primeira linha, em vista da possibilidade de realizarem um tratamento ambulatorial.

Hiperatividade do detrusor

Para DO, a opção cirúrgica pode ser considerada tratamento de segunda linha (**Figura 10.3**). A toxina botulínica A (Botox ou Dysport) tem se mostrado muito eficaz, em estudos randomizados recentes. A toxina botulínica é uma molécula de ação longa que impede a liberação de neurotransmissores da vesícula da placa terminal motora e causa uma paralisia flácida no músculo tratado. Uma simples injeção intramuscular pode durar 3-6 meses. A toxina é administrada via cistoscópio rígido ou flexível, injetada em diversos pontos na cúpula da bexiga, cessando as contrações involuntárias do detrusor, causadoras dos sintomas. Foram relatadas redução dos episódios de urgência e perda urinária acima de 50-80% taxas de continência ficaram acima de 40%. A principal desvantagem deste tratamento é a ocorrência de uma dificuldade de esvaziamento que pode acontecer em 8-15% dos casos e que pode persistir durante o tempo de duração do efeito, sendo um problema para a paciente manejar. Entretanto, muitas pacientes são capazes de realizar a autocateterização com pouca dificuldade e ainda acham, em comparação ao tratamento anterior, que isso lhes dá um alto grau de independência social.

A neuromodulação sacral também é uma opção cirúrgica eficiente.

> **PONTOS-CHAVE DE APRENDIZAGEM**
> - A cirurgia de incontinência de esforço é altamente eficaz, com taxas de cura de 85% ou mais.
> - Os *slings* médio-uretrais e a colpopexia são igualmente eficientes, contudo, o custo-benefício da cirurgia com *sling* é melhor, em razão da curta permanência em hospital e rápido retorno às atividades.
> - Pacientes devem ser advertidos sobre os riscos da disfunção de esvaziamento, danos à bexiga e novos sintomas de OAB após a cirurgia.
> - Complicações da malha são incomuns após a cirurgia da fita médio-uretral; mas podem ser difíceis de tratar. Pacientes devem receber informação completa sobre os riscos e potenciais cirurgias para lidar com as complicações.
> - A toxina botulínica e a neuromodulação sacral são tratamentos de segunda linha altamente eficazes na hiperatividade do detrusor.

Prolapso

Sintomas de prolapso dos órgãos pélvicos

O prolapso dos órgãos pélvicos pode causar sintomas diretos, do órgão deslocado; ou indiretos, de disfunção secundária ao deslocamento da posição anatômica. Os sintomas do prolapso incluem uma sensação de vagina abaulada, peso ou protrusão no introito vaginal ou além dele. As pacientes também descrevem dor no baixo ventre ou lombar, uma sensação de peso que alivia ao deitar ou sentar.

Os sintomas indiretos dependerão de quais órgãos estejam envolvidos no prolapso, mas podem incluir dificuldade para esvaziar a bexiga ou os intestinos (defecação obstruída); sensações de esvaziamento incompleto da bexiga ou do reto. As pacientes podem ter necessidade de apoiar ou reduzir o prolapso com os dedos para conseguirem esvaziar a bexiga ou evacuar completamente (o que recebe o nome de digitação, diferente da evacuação manual do reto). Incontinência urinária ou fecal também pode estar presente. É importante perguntar sobre a atividade sexual, mesmo para as pacientes mais idosas, indagar sobre dificuldades de penetração, dor ou desconforto durante o ato sexual; e perda de sensibilidade e dificuldade de orgasmo devido à frouxidão da vagina ou do introito vaginal.

As pacientes podem experimentar sangramento vaginal de um prolapso externo, ulcerado e irritado; mas em mulheres com útero, é importante excluir carcinoma endometrial mediante biópsia e ultrassom, se necessário.

Os fatores de risco que predispõe ao prolapso são semelhantes àqueles que predispõe a incontinência de esforço. Pesquisas realizadas têm demonstrado que o nervo pudendo pode sofrer danos com o parto, com o aumento do tempo de trabalho de parto e estudos da anatomia pélvica com ultrassom de mulheres com prolapso demonstraram afinamento ou avulsão do músculo puborretal desde a sua inserção no ramo púbico, uni ou bilateralmente em uma alta proporção de casos.

Considerações anatômicas

O prolapso uterino é causado pela falha da interação entre os músculos elevadores do ânus e os ligamentos da fáscia que sustentam os órgãos pélvicos. Para uma descrição detalhada das relações e função dessas estruturas, veja resenha de Wei & De Lancey em Leituras adicionais. Os músculos elevadores do ânus são o puborretal, o pubococcígeo e o iliococcígeo. Estão fixados nos ossos púbicos a cada lado da parede lateral pélvica, anteriormente (pubococcígeo), e se estendem sobre a fáscia do obturador interno até a espinha isquiática, formando um músculo com forma de taça, preenchendo a saída pélvica e sustentando os órgãos pélvicos (Capítulo 1, *Desenvolvimento e Anatomia dos Órgãos Sexuais Femininos e da Pelve*). Há um espaço entre as fibras do músculo puborretal, permitindo a passagem da uretra, vagina e reto, chamada hiato urogenital. Os músculos elevadores sustentam os órgãos pélvicos e impedem uma carga excessiva sobre os ligamentos e fáscia.

Há três níveis de ligamentos e fáscia que formam a estrutura de sustentação, que trabalham em conjunto, proporcionando um sistema global e dinâmico que sustenta o útero, a vagina e órgãos associados (**Figura 10.9**). Suporte de nível 1 (apical) é provido pelos ligamentos uterossacros que ligam a cérvice ao sacro. O apoio a este nível é crucial para a sustentação das paredes vaginais que estão ligadas à cérvice (**Figura 10.10A**). Defeitos no nível 1 de suporte podem ser identificados ao exame pela descida do útero dentro da vagina. O suporte de nível 1 é importante mesmo após histerectomia, por isso é preciso fixar os ligamentos uterossacros à abóbada vaginal. Nas mulheres que realizaram histerectomia, os defeitos de nível 1 aparecerão como prolapso da abóbada vaginal (**Figura 10.10B**).

O suporte de nível 2 é provido pela fáscia que circunda a vagina, anterior e posteriormente, entre a vagina e a bexiga (fáscia pubocervical) e o reto (fáscia retovaginal). Estas camadas fasciais fundem-se na borda vaginal e se fixam à parede lateral pélvica, fundindo-se com a fáscia do obturador interno sobreposto. Esses ligamentos fasciais mantém a vagina como um tubo achatado (lateralmente) no estado de repouso. Defeitos na fáscia de nível 2 levam a um prolapso da parede vaginal para dentro do lúmen vaginal (causando prolapso anterior ou posterior) (**Figura 10.10C, D**). A bexiga ou o reto descem por trás da parede vaginal devido à fixação à fáscia. No exame, a parede vaginal afetada será vista abaulando a vagina.

O suporte de nível 3 é provido pela fáscia da vagina posterior, que está fixada na sua extremidade caudal ao corpo perineal. O corpo perineal é uma densa massa de tecido conjuntivo, que se encontra no terço inferior da parede vaginal posterior, onde se inserem fáscia vaginal posterior, as fibras do elevador do ânus e o músculo perineal transverso. É o corpo perineal que sofre laceração ou é seccionado (episiotomia) durante o parto. Defeitos do corpo perineal normalmente causam prolapso da parede vaginal posterior, mas a perda do corpo perineal aumenta a abertura vaginal e,

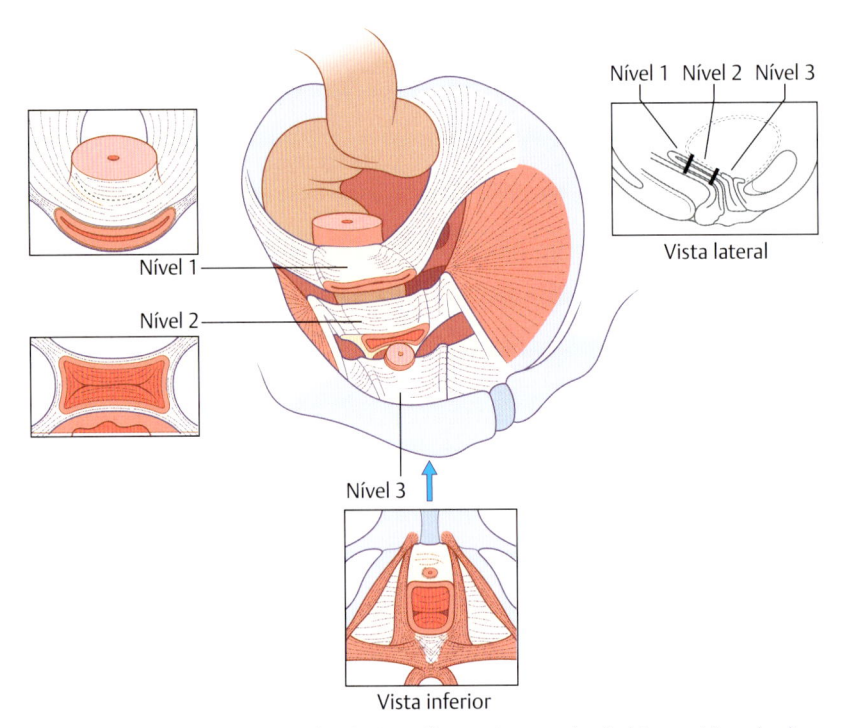

Figura 10.9 Estruturas das fáscias de sustentação dos órgãos pélvicos. Suporte de nível 1, provido pelos ligamentos, suspendendo o útero e fixados à abóbada vaginal. Nível 2 (médio-vagina), provido pela fáscia situada entre a vagina e a bexiga ou reto, que se funde lateralmente e se estende para se fixar à parede lateral pélvica. Nível 3, provido pelo corpo perineal, que tem fáscia vaginal posterior unida à sua superfície superior.

portanto, predispõe também ao prolapso vaginal anterior (**Figura 10.10C, D**).

PONTOS-CHAVE DE APRENDIZAGEM

- Os músculos elevadores do ânus (puborretal, pubococcígeo e iliococcígeo) sustentam os órgãos pélvicos e aliviam a pressão excessiva dos ligamentos e da fáscia.
- Os ligamentos uterossacros são essenciais ao suporte apical (suporte de nível 1).
- A fáscia vaginal sustenta a vagina (suporte de nível 2).
- O corpo perineal é muito importante para o suporte da parte inferior da vagina (suporte de nível 3).
- Todas as estruturas fornecem um sustento integrado e dinâmico aos órgãos pélvicos.

Avaliação clínica do prolapso

A anamnese das pacientes com incontinência deve elucidar os sintomas e a gravidade e deve incluir questões que identifiquem a coexistência de outros sintomas urinários, fecais ou sexuais, como discutido acima. Deve-se ter sensibilidade para o aspecto emocional, todavia sobre desconforto sexual e dificuldade de orgasmo. Para mulheres não ativas sexualmente, deve-se ponderar a possibilidade de haver uma relação dos sintomas do prolapso com a questão sexual ou deve-se ponderar se outras questões, pessoais ou sociais estão associadas (p. ex., saúde do parceiro). Algumas mulheres evitam o sexo por causa de ansiedade ou embaraço com a aparência da genitália e perda de atratividade.

Preferencialmente, os exames clínicos devem ser feitos na posição litotômica com um espéculo de Sims

Avaliação clínica do prolapso   149

A
Ligamentos apicais (creme), músculo elevador intacto e corpo perineal (vermelho) sustentam a vagina contra pressões abdominais

Abertura vaginal é estreita

B
Perda do suporte apical faz o ápice da vagina descer

Intróito vaginal alargado em razão de dano ao corpo perineal

C
Perda de suporte do elevador provoca prolapso vaginal anterior

Intróito vaginal alargado em razão de dano ao corpo perineal

D
Prolapso posterior desenvolve-se por perda de corpo perineal

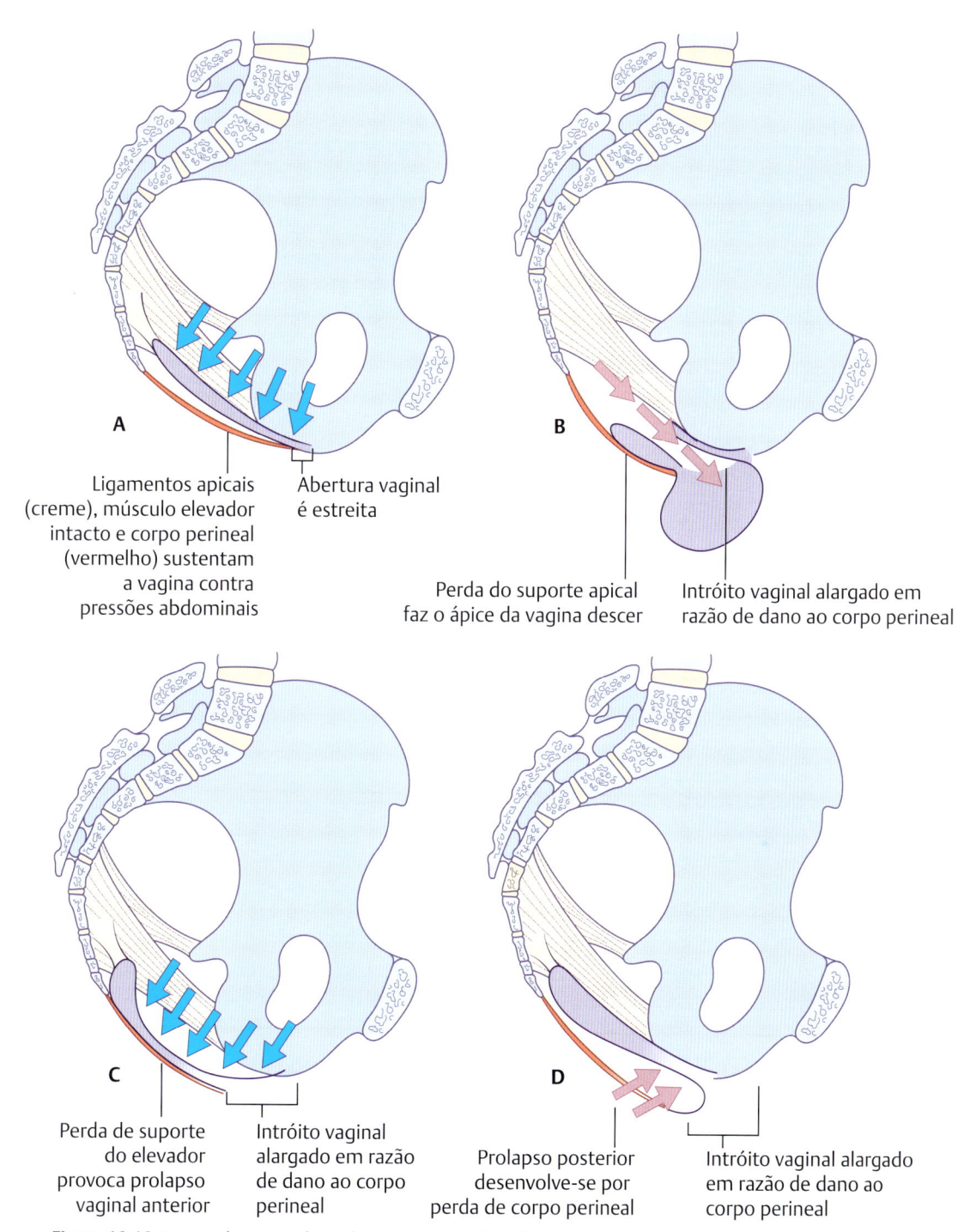

Intróito vaginal alargado em razão de dano ao corpo perineal

Figura 10.10 Desenvolvimento do prolapso. **A:** o assoalho pélvico e os ligamentos atuam juntos, fornecendo suporte contra aumentos de pressão abdominal. O prolapso está quase invariavelmente associado ao dano corpo perineal, causando alargamento da abertura vaginal. O prolapso pode, então, ocorrer se o sustento apical (nível 1) **B:** for perdido; **C:** se os músculos do assoalho pélvico forem ineficientes ou **D:** diretamente como resultado de deficiência do corpo perineal. Frequentemente, uma combinação dos fatores está atuando.

(ver Capítulo 2, *História Ginecológica, Exames e Investigações*, **Figura 2.4**). Isso permite a retração da parede vaginal anterior e posterior, facilitando plena avaliação do grau de prolapso e o quanto de descida a cérvice e o útero apresentam. O prolapso é descrito em três estágios de descida, devendo-se indicar se isso ocorre sob esforço da paciente ou durante descanso e se foi aplicada tração:

- Estágio 1: o prolapso não atinge o hímen.
- Estágio 2: o prolapso atinge o hímen.
- Estágio 3: o prolapso está a maior parte ou totalmente para fora do hímen. Quando o útero desce totalmente, denomina-se procidência.

Em mulheres que realizaram uma histerectomia, a abóbada vaginal pode descer (**Figura 10.10B**). O prolapso vaginal anterior (do compartimento anterior) é também conhecido como cistocele, na metade superior ou uretrocele, no terço superior. O prolapso vaginal posterior (do compartimento posterior) é também conhecido como enterocele, no terço superior ou, abaixo deste, retocele (**Figura 10.10D**). O prolapso é formalmente descrito usando-se os métodos mencionados acima, a mais importante avaliação, porém, é se o prolapso vaginal atinge ou ultrapassa o hímen. Finalmente, é importante avaliar se o corpo perineal está intacto ou se está distendido, resultando em alargamento da abertura vaginal.

Para mulheres com sintomas apenas de pressão ou vagina abaulada, é raramente necessário a realização de exames complementares, são necessários somente exames associados à avaliação pré-anestésica (Capítulo 17, *Cirurgia Ginecológica e Terapêutica*). Considerando a complexa relação entre prolapso e as funções da bexiga ou dos intestinos, se as mulheres apresentarem sintomas adicionais, é sensato providenciar avaliação urodinâmica ou testes funcionais do intestino baixo, que podem incluir um ultrassom endoanal, para verificar defeitos de esfíncter, manometria retal, sigmoidoscopia flexível e um proctograma de defecação. Idealmente, tais pacientes devem ser reavaliados investigação completa em encontro MDT, incluindo ginecologista, cirurgião colorretal, enfermeira especializada e fisioterapeuta.

Tratamento do prolapso

Tratamento conservador

O tratamento conservador de prolapso inclui exercícios do músculo do assoalho pélvico e pessários vaginais. Para mulheres com sintomas urinários ou intestinais, o tratamento conservador pode ser iniciado juntamente com o do prolapso. Um método de exercícios pélvicos supervisionados pode reduzir os sintomas e pode ser uma tentativa inicial para as mulheres que desejam evitar o tratamento cirúrgico, embora haja menos evidências de que os exercícios reduzam a extensão anatômica do prolapso improvável que possam auxiliar as mulheres cujo prolapso está além do introito vaginal.

Uma alternativa nestes casos é o uso de um pessário vaginal para reduzir o prolapso, o que conduz à solução de diversos sintomas. O uso do pessário pode ser eficaz para aliviar os sintomas e tem a vantagem de evitar a cirurgia e os riscos associados, algo extremamente útil em pacientes idosas e que apresentam contraindicação para tratamento medicamentoso. Uma gama grande de formas de pessários está disponível (**Figura 10.11**). Pessários em formato de anel são a primeira tentativa, contudo, um corpo perineal intacto é necessário para sua retenção. Pessários em forma de concha, pessário de Gelhorn e outros são úteis para mulheres com deficiência do corpo perineal. É comum a revisão a cada 6 meses para recolocação do pessário e reavaliação da paciente e observação de sinais de ulceração vaginal, embora esta periodicidade seja comum, não existem evidências para apoiar está prática. Complicações são incomuns e normalmente pequenas (sangramento, leucorreia), embora os pessários possam raramente ficar encarcerados, exigindo anestesia geral para a remoção e em casos raros pode ocorrer a formação de fístula retovaginal ou vesicovaginal. Teoricamente, o ato sexual é possível com um pessário em forma de anel bem colocado, mas não com os outros tipos, não sendo em geral apropriados para mulheres sexualmente ativas. Pacientes interessadas podem aprender a inserir e retirar seus pessários, caso desejem manter atividade sexual.

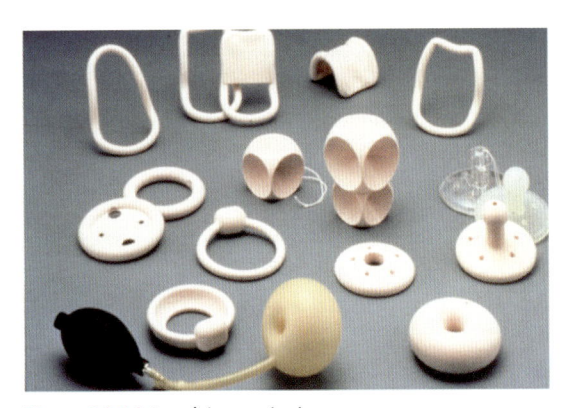

Figura 10.11 Pessários vaginais.

Cirurgia de prolapso de órgão pélvico

O tratamento cirúrgico de prolapso é comum e pode ser indicado quando ocorreu falha do tratamento conservador ou se a paciente preferir a cirurgia inicialmente. Existe uma ampla gama de procedimentos específicos que são descritos na Capítulo 17, *Cirurgia Ginecológica e Terapêutica*. O procedimento escolhido depende do compartimento que está afetado, do desejo da mulher manter seu útero e da escolha da via cirúrgica vaginal ou abdominal. Os princípios essenciais da cirurgia de prolapso aplicam-se a todos os procedimentos. A cirurgia de prolapso é executada através da vagina, para restaurar os ligamentos de sustentação do ápice, das paredes vaginais anterior e posterior (reparo anterior e reparo posterior) e reparo do corpo perineal. A via vaginal pode também ser usada para o prolapso da abóbada vaginal que ocorre após histerectomia, unindo a abóbada vaginal ao ligamento sacroespinhoso direito com suturas de absorção lenta ou não absorvíveis. Neste caso, uma abordagem abdominal para executar uma sacrocolpopexia é a melhor opção para alcançar resultados excelentes de cura a longo prazo. Os méritos relativos da cirurgia abdominal comparada à vaginal e os prazos de recuperação normais são discutidos no Capítulo 17, *Cirurgia Ginecológica e Terapêutica*. Nos últimos 3-5 anos, há um número crescente de mulheres que desejam evitar a histerectomia durante cirurgia de prolapso. Nestes casos, pode-se executar a fixação sacroespinhosa e a sacrocolpopexia, fixando uma fita ou uma sutura à cérvice.

Reparos vaginais usando fita melhoram o resultado anatômico e reduzem o risco de recorrência do prolapso. Entretanto, dados de estudos com avaliação a longo prazo não apontam uma diferença no alívio de sintomas entre o reparo padrão e o reparo com fita. A fita tem o risco de que ocorra uma erosão tardia, com necessidade de remoção, o que é uma cirurgia desafiadora. Portanto, muitos cirurgiões só consideraram o reparo com fita em mulheres com prolapso vaginal recorrente. Nesses casos, o procedimento somente é realizado após o aconselhamento informado e completo sobre os benefícios relativos e potenciais riscos cirúrgicos.

PONTOS-CHAVE DE APRENDIZAGEM

- Prolapso uterovaginal provoca sintomas desconfortáveis, todavia, não é ameaça à vida.
- Um método de exercícios de assoalho pélvico pode reduzir sintomas e a progressão do prolapso em mulheres com prolapso médio/moderado.
- Pessários vaginais são tratamentos conservadores úteis, contudo, não servem a todas as mulheres.
- A cirurgia de prolapso é eficaz, tendo, porém, uma taxa de recorrência de cerca de 5%.
- Não é indispensável executar histerectomia para prolapso.
- Reparos com fita para o prolapso, permitem cura anatômica, no entanto, não há evidência convincente de que o alívio dos sintomas seja diferente da cirurgia padrão.
- Complicações com o uso de fita são comuns e podem ser extremamente difíceis de resolver.

Princípios da cirurgia de prolapso

- Remove/reduz o abaulamento vaginal.
- Restaura os ligamentos e tecidos de sustentação do ápice, vagina anterior e posterior.
- Recoloca os órgãos em suas posições corretas.
- Preserva comprimento e largura vaginais suficientes para o ato sexual.
- Restaura o corpo perineal.
- Corrige ou evita incontinência urinária.
- Corrige ou evita incontinência fecal.
- Corrige obstrução da defecação.

Leitura adicional

Dmochowski RR, Blaivas JM, Gormley EA, et al. (2010). Update of AUA guideline on the surgical management of female stress urinary incontinence. *J Urol* **183**:1906-14.

Smith A, Bevan D, Douglas HR, James D (2013). Management of urinary incontinence in women: summary of updated NICE guidance. BMJ **347**:f5170. doi: 10.1136/bmj.f5170.:f5170.

Wei JT, De Lancey JO (2004). Functional anatomy of the pelvic floor and lower urinary tract. *Clin Obstet Gynecol* **47**:3-17.

Autoavaliação

HISTÓRIA DE CASO

Uma paciente de 47 anos, advogada, apresenta sintomas clínicos de perda de urina durante tosse, espirro e exercício, tendo urgência urinária.

A Descreva partes importantes do caso a serem anotadas.
B Descreva as investigações requeridas.
C Descreva o melhor tratamento.

RESPOSTAS

A Primeiro, anote a história ginecológica, sintoma menstrual grave (neste caso, uma histerectomia dever ser considerada), AUB ou menopausa. Identifique o número e tipo de partos. Destaque qualquer cirurgia abdominal. Quando anotar o histórico, tenha em mente os efeitos dos tratamentos sobre a vida da paciente e indicações, pró ou contra, do tratamento médico ou cirúrgico.

Depois, uma detalhada história uroginecológica é necessário, como discutido neste capítulo.

A paciente revela não ter problemas menstruais, teve três partos e nenhuma cirurgia abdominal. Apresenta bom estado de saúde geral e não tem sobrepeso; exercita-se regularmente. Consome um volume normal de líquidos, toma poucos cafeinados por dia. Evita vinho tinto porque piora sua bexiga.

Ela percebe perdas urinárias durante exercícios, tosse e espirro ou no sexo. Tem tido ardência ao urinar nas semanas recentes. Tem urgência com incontinência, mesmo com a bexiga pouco cheia. Tem sensação de urgência muito forte. Urina cerca de 8 vezes por dia e 1 vez à noite.

O exame mostrou deficiência perineal, moderada cistocele e mínima retocele. Tem fraco tônus pélvico.

B Uma amostra de urina de jato médio (MSU) deve ser colhida, pois os sintomas são bem recentes. A urodinâmica não é uma avaliação indicada de primeira linha, pois sua relação com a instabilidade do detrusor não é boa.

C O tratamento de primeira linha são exercícios supervisionados de assoalho pélvico. Caso a MSU mostre infecção, antibióticos devem ser prescritos.

EMQ

A Avaliação urodinâmica.
B Cistoscopia flexível urgente.
C Ultrassom do trato renal.
D Inserção de *sling* médio-uretral.
E Imediata disponibilização de oxibutinina.
F Estrogênio tópico.
G Antibióticos orais.
H Injeção de toxina botulínica.
I Duloxetina.

Para cada descrição abaixo, escolha apenas uma resposta da lista de opções acima.
Cada opção pode ser usada mais de uma vez ou ser ignorada.

1 Conduta imediata de mulher de 73 anos com frequência, urgência e hematúria.
2 Conduta de mulher de 38 anos com sintomas de incontinência isolada, que completou um curso de exercícios de assoalho pélvico sem melhoras.
3 Deve ser executada após falha do manejo conservador e/ou médico, antes de tratamentos de segunda linha para incontinência.
4 Medicamento de primeira linha para OAB.

RESPOSTAS

1B Por causa da hematúria, cistoscopia é indicada para excluir malignidade.
2D É sensato inserir um *sling* médio-uretral sem investigações, nesta situação, porque não há sintomas de incontinência mista.
3A A avaliação urodinâmica excluirá um quadro de incontinência mista, o que é necessário antes de tratamentos mais invasivos.
4E Disponibilização imediata de oxibutinina trata eficazmente os sintomas de bexiga hiperativa, sendo desnecessárias mais investigações antes dos tratamentos.

PERGUNTAS SBA

1 Mulher de 45 anos chega ao ambulatório com queixas de incontinência de esforço, urgência, com história de 3 anos. Perde urina cerca de 4 vezes por dia, tem de usar fraldas o tempo inteiro e raramente viaja, por causa da urgência e necessidade de urinar 8 ou 9 vezes durante o dia. Exames revelam uma BMI normal, com pouca força no músculo do assoalho pélvico.

Qual seria a recomendação de primeira linha? Escolha a melhor resposta.

A Iniciar medicamento anticolinérgico oral por 8 semanas.
B Providenciar avaliação urodinâmica para definir a causa subjacente do problema.
C Providenciar um curso de 6-8 semanas de exercícios pélvicos supervisionados e de readaptação da bexiga.
D Internar a paciente para cistoscopia.
E Teste de urina para infecção e tratamento com antibióticos.

RESPOSTA

C Exercícios de reforço da musculatura pélvica melhorarão em até 50% a incontinência de esforço, podendo evitar a necessidade de tratamento da urgência com anticolinérgicos. A urodinâmica é desnecessária antes do tratamento de primeira linha. O exame de urina para infecção não é uma indicação de primeira linha, mas deve ser feito para excluir infecção do trato urinário. Neste caso, a cistoscopia não deve mostrar qualquer anormalidade.

2 Mulher de 73 anos chega à clínica com grande prolapso. Devido a menstruações intensas, passou por histerectomia aos 42 anos. Posteriormente, precisou de uma segunda laparotomia, em razão de grande cisto ovariano esquerdo, com complicações causadas por densas aderências abdominais. Não apresenta outros registros expressivos. Em exames, apresenta prolapso da abóbada vaginal, que se estende além do introito, tendo também um períneo muito deficiente com grande abertura vaginal. É casada e deseja poder retomar o sexo.

Qual a melhor opção de tratamento para essa paciente? Escolha a melhor resposta.

A Inserção de pessário vaginal.
B Colpocleise.
C Sacrocolpopexia abdominal.
D Reparo vaginal com fixação sacroespinhosa.
E Reparo anteroposterior.

RESPOSTA

D A cirurgia abdominal dever ser evitada nessa paciente em decorrência de adesões. Um pessário vaginal não ajudará a retomar a vida sexual. Reparos das paredes vaginais não ajudarão na deficiência perineal ou no prolapso da abóbada. Colpocleise é o fechamento da vagina, para tratar eficazmente o prolapso, executado em mulheres mais velhas, que não desejam fazer sexo.

Condições benignas do ovário e da pelve

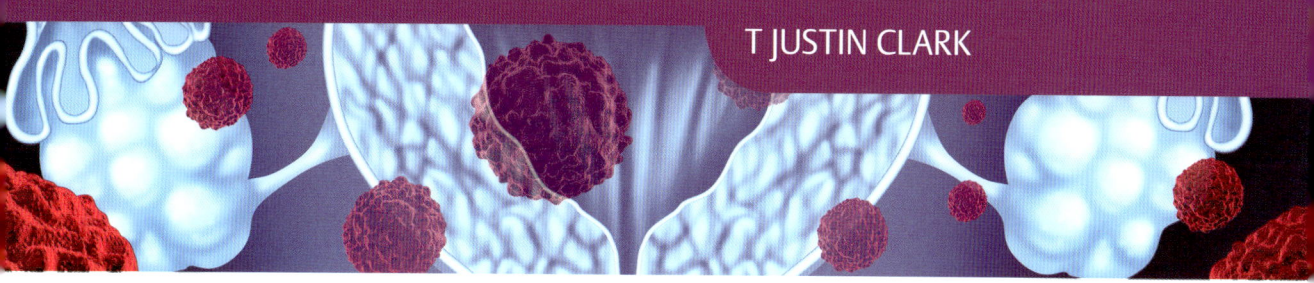

CAPÍTULO 11

T JUSTIN CLARK

Doenças benignas do ovário 155
Endometriose 158
Dor pélvica crônica 163
Leitura adicional 165
Autoavaliação 165

OBJETIVOS DE APRENDIZAGEM

- Descrever os tipos de cistos ovarianos benignos, seus sintomas, diagnóstico e tratamento.
- Descrever a apresentação e controle da dor pélvica aguda.
- Entender a patologia da endometriose e reconhecer seu envolvimento na dor pélvica crônica e na infertilidade.
- Entender como fazer o diagnóstico e como tratar a endometriose.
- Listar as potenciais causas da dor pélvica crônica (CPP).
- Compreender a natureza multifatorial da CPP e opções do manejo.

Doenças benignas do ovário

Tumores benignos do ovário estão listados na *Tabela 11.1*. A maioria dos tumores benignos de ovário é diagnosticada durante a investigação de mulheres que se consultam com queixas de dor pélvica crônica (CPP) ou aguda ou que referem ter percebido uma massa abdominal. Podem, também, ser encontrados acidentalmente, durante o exame ginecológico ou na ultrassonografia pélvica (USS). O diagnóstico diferencial de massa pélvica inclui tumores das estruturas adjacentes (útero, bexiga e intestino) e gravidez.

Existem diferentes tipos de tumores ovarianos benignos, e a sua apresentação varia com a idade. Cis-

Diagnóstico diferencial de massa pélvica

- Ginecológico: cisto ovariano benigno ou maligno; torção de mioma, ovário ou cisto; cisto paraovariano; gravidez ectópica; hidrossalpinge; piossalpinge; abscesso tubo-ovariano; malignidade tubária; gravidez; miomas; malignidade uterina.
- Gastrointestinal: pequena ou grande obstrução intestinal; abscesso diverticular/apendicular; intussuscepção; tumor maligno.
- Urológico: hidronefrose; rim pélvico; malignidade renal/vesical.
- Outros: linfocele pélvica; cisto peritoneal; abscesso do músculo psoas; linfoma; neuroblastoma; aneurisma da aorta.

Tabela 11.1 Tipos de cisto ovariano benigno

Funcional	Cisto folicular
	Cisto de corpo lúteo
	Cisto de tecaluteínico
Inflamatório	Abscesso tubo-ovariano
	Endometrioma
Célula germinativa	Teratoma benigno (cisto dermoide)
Epitelial	Cistadenoma seroso
	Cistadenoma mucinoso
	Tumor de Brenner
Cordão sexual/estroma	Fibroma
	Tecoma

tos funcionais são comuns em jovens, adolescentes e mulheres em idade reprodutiva. Tumores de células germinativas ocorrem mais comumente em mulheres jovens, ao passo que tumores epiteliais benignos prevalecem em mulheres mais velhas e na pós-menopausa.

O diagnóstico pode ser realizado pela presença de sintomas de desconforto pélvico ou de compressão sobre os intestinos ou bexiga. A presença de dor aguda pode representar torção de cisto, ruptura ou hemorragia interna. Exames pélvicos, abdominal e bimanual, podem identificar massa pélvica/abdominal, de consistência macia na região anexial e separada do útero.

A investigação de primeira linha para mulheres com massa pélvica suspeita ou dor pélvica é uma USS. A TVUSS tem melhor resolução para massas pélvicas. Uma ultrassonografia transabdominal (TAUSS) é indicada em mulheres que nunca tiveram atividade sexual ou junto com a TVUSS, para avaliar grandes massas ovarianas que se estendem além da pelve, para o abdome. Exames adicionais de imagem como tomografia computadorizada (CT) ou ressonância magnética (MR) podem definir melhor a natureza dos cistos ovarianos, principalmente onde existe risco de maior de malignidade. Marcadores sorológicos de tumor também devem ser utilizados para auxiliar na determinação do tipo de cisto ovariano e diferenciar entre neoplasma benigno e maligno (*Tabela 11.2* e Capítulo 14, *Doença Maligna do Ovário*). Um teste de gravidez deve ser realizado para excluir a gravidez. Marcadores inflamatórios, como a proteína C-reativa (CRP) e contagem de células brancas (WCC), são importantes se o

> **Torção ovariana**
>
> - Torção de um ovário ocorre pela rotação do pedículo vascular que supre o ovário, causando interrupção de seu suprimento sanguíneo. O risco de torção é maior, quando existe aumento do volume ovariano, como no caso dos cistos de ovário. Até 15% dos cistos dermoides apresentam-se agudamente com torção.
> - Os sintomas iniciais, em geral, são de dor no baixo ventre associada a náusea e vômito. A realização de uma USS pélvica com Dopplerfluxometria pode ser útil no diagnóstico, para confirmar a presença de um cisto e interpretar o fluxo no ovário. Torção de um ovário normal é pouco provável de ocorrer.
> - Nesses casos é necessário realizar uma cirurgia de emergência para desfazer a torção do pedículo ovariano e restaurar o fluxo sanguíneo e remoção do cisto ovariano. Entretanto, se essa complicação não for identificada dentro de poucas horas, podem ocorrer infarto e gangrena, tornando necessária a remoção do ovário necrótico. A decisão de operar deve ser tomada com base em achados clínicos, com apoio de ultrassonografia transvaginal (TVUSS).

Tabela 11.2 Marcadores de tumor usados na investigação e acompanhamento de cistos ovarianos

Marcador de tumor	Tipo de tumor ovariano	Utilização
Ca 125	Neoplasia ovariana epitelial (serosa), tumores *borderline* de ovário	Pré-operatório, acompanhamento
Ca 19-9	Neoplasia ovariana epitelial (mucinosa), tumores *borderline* de ovário	Pré-operatório, acompanhamento
Inibina	Tumores de células da granulosa (tipo de tumor de cordão sexual/estroma)	Acompanhamento
Beta-hCG	Disgerminoma, coriocarcinoma (tumores de células germinativas)	Pré-operatório, acompanhamento
AFP	Endoderma do saco vitelino, teratoma imaturo (tumores de células germinativas)	Pré-operatório, acompanhamento

AFP, alfa-fetoproteína; hCG, gonadotrofina coriônica humana.

diagnóstico diferencial incluir apendicite ou abscesso tubo-ovariano.

Cistos ovarianos funcionais

Este grupo de cistos ovarianos inclui os cistos foliculares, luteal e tecaluteínicos. O risco de desenvolvimento de cistos funcionais é reduzido pelo uso de pílulas contraceptivas orais combinadas (COCP). Sabe-se pouco sobre sua etiologia e o diagnóstico é realizado quando o cisto mede mais de 3 cm (folículos ovulatórios normais medem até 2,5 cm). Raramente crescem além de 10 cm e aparecem, na ultrassonografia, como cistos simples uniloculares (**Figura 11.1A**). O manejo depende do quadro clínico; se assintomático, a paciente pode ser tranquilizada e a USS de controle deve ser realizada para conferir a resolução ou redução do cisto e, depois disso, a paciente pode ser informada sobre a não necessidade de outros controles adicionais. Se o quadro for sintomático, a paciente pode ser encaminhada para realizar uma cistectomia laparoscópica eletiva.

Cistos de corpo lúteo ocorrem após a ovulação e podem causar dor em decorrência de ruptura ou hemorragia, que ocorre, geralmente, na fase tardia do ciclo menstrual (**Figura 11.1B**). O tratamento é expectante, com analgesia. Ocasionalmente, podem ser necessárias cirurgia e cistectomia, caso tenha havido sangramento considerável com acúmulo na pelve.

Cistos tecaluteínicos estão associados à gravidez, particularmente gravidez múltipla, com o diagnóstico sendo feito, em geral, de forma acidental, por meio de uma ultrassonografia de rotina. Geralmente são bilaterais. A maioria se reduz espontaneamente durante a gravidez.

Cistos ovarianos inflamatórios

Cistos ovarianos inflamatórios estão normalmente associados à doença inflamatória pélvica (PID) (Capítulo 9, *Problemas Geniturinários*), sendo mais comum em mulheres jovens. A massa inflamatória pode envolver a tuba, o ovário e o intestino e é descrita, nos exames de imagem, como massa ou abscesso. Ocasionalmente, a massa tubo-ovariana pode desenvolver-se em decorrência de causas infecciosas, por exemplo, apendicite ou doença diverticular.

O diagnóstico é semelhante ao da PID e os marcadores de atividade inflamatória são úteis e o tratamento pode incluir antibióticos, drenagem cirúrgica

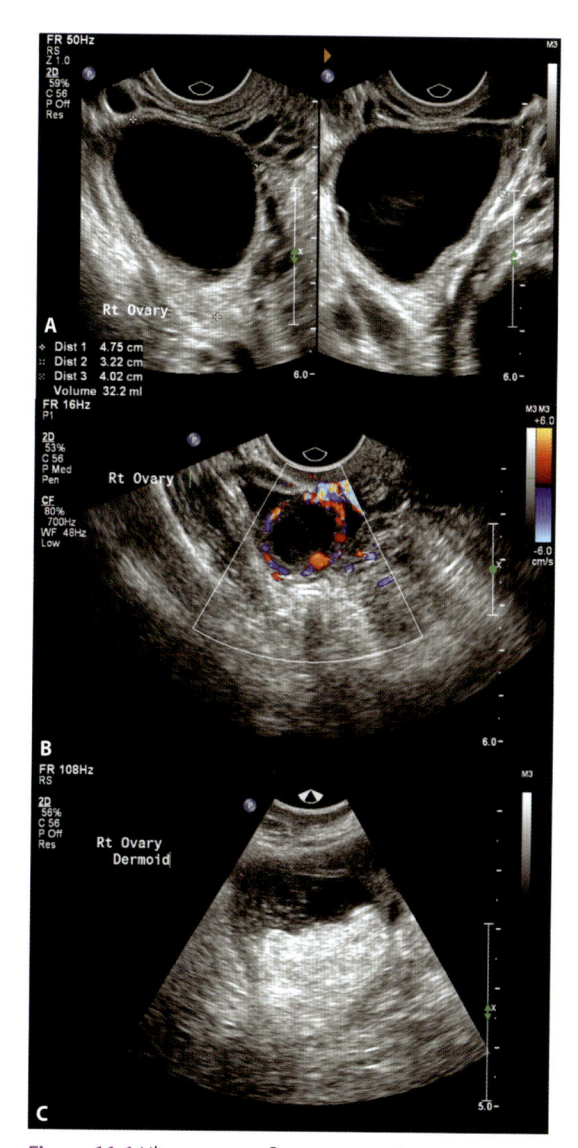

Figura 11.1 Ultrassonografia transvaginal. **A:** Cisto ovariano simples; **B:** cisto de corpo luteínico; **C:** cisto dermoide.

ou excisão. A cirurgia definitiva é, normalmente, protelada até que a infecção aguda se tenha resolvido, em decorrência dos riscos de infecção sistêmica perioperatória e sangramento aumentado pela manipulação de tecidos infectados e com inflamação aguda.

As pacientes podem apresentar endometriomas, em geral conhecidos como "cistos de chocolate" pela presença de sangue alterado no interior do ovário. Têm a aparência característica de "vidro moído" na USS. Tratamento adicional da endometriose é discutido na próxima seção.

Tumores de células germinativas

Estes são os tumores ovarianos mais comuns em mulheres jovens, com idade entre 20-40 anos, contabilizando 50% dos tumores ovarianos nesta faixa etária e o pico de incidência é na faixa etária de 20 anos. A forma mais comum de tumor benigno de célula germinativa é o cisto dermoide maduro (teratoma cístico), que contém tipos de tecidos totalmente diferenciados derivados de todas as três camadas celulares germinativas embrionárias (mesenquimal, epitelial e estroma). Cabelo, dente, gordura, pele, músculo, cartilagem, osso e tecido endócrino estão frequentemente presentes. Até 10% dos cistos dermoides são bilaterais. O risco de transformação maligna é raro (< 2%), normalmente ocorrendo em mulheres acima de 40 anos. O diagnóstico é, em geral, confirmado com USS pélvica (**Figura 11.1C**) e, em razão do alto conteúdo de gordura presente nos cistos dermoides, a MR também pode ser útil, quando houver dúvidas. Geralmente, indica-se cistectomia ovariana, pois a resolução espontânea é pouco provável. A cirurgia é especialmente indicada se o cisto dermoide for sintomático (**Figura 11.2**), tiver mais 5 cm de diâmetro ou estiver crescendo. A cistectomia previne uma torção ovariana e permite a análise histológica.

Tumores epiteliais

A frequência dos tumores epiteliais benignos aumenta com a idade, sendo mais comum em mulheres na perimenopausa. Os tumores epiteliais mais comuns são os cistoadenomas serosos, que representam 20-30% dos tumores benignos em mulheres abaixo dos 40 anos. Geralmente são uniloculares e unilaterais, ao passo que os cistoadenomas mucinosos são grandes e multiloculares; e bilaterais em 10% dos casos.

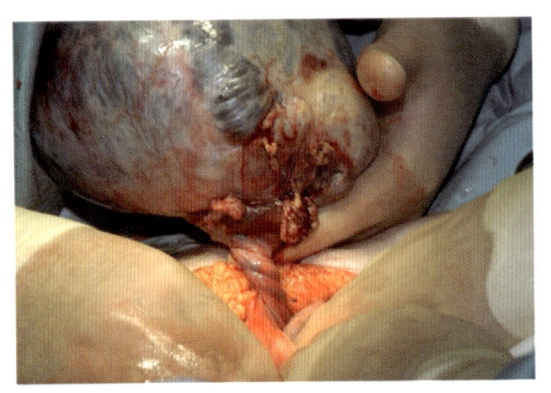

Figura 11.2 Torção de cisto dermoide em uma laparotomia.

Tumores de Brenner são pequenos, muitas vezes encontrados acidentalmente, dentro do ovário. Contêm epitélio urotelial e podem, raramente, secretar estrogênio.

Tumores estromais de cordão sexual

Fibromas ovarianos são os tumores estromais de cordão sexual mais comuns. São tumores ovarianos sólidos compostos de células estromais. Aparecem em mulheres mais velhas, e, muitas vezes, sofrem torção em decorrência do peso do ovário. Ocasionalmente, as pacientes podem apresentar síndrome de Meigs (efusão pleural, ascite e fibroma ovariano). Após a remoção do fibroma ovariano, a efusão pleural normalmente se soluciona.

Os tecomas são tumores estrogênio-secretores benignos. Em geral aparecem depois da menopausa, com manifestação de sangramento pós-menopausa, decorrente da produção aumentada de estrogênio. Apesar de benigno, podem induzir o carcinoma endometrial.

Outros cistos ovarianos

Outros cistos, não ovarianos, podem, ocasionalmente, simular os cistos ovarianos. Cistos fimbriais e paratubários originam-se da tuba uterina adjacente e do ligamento largo do útero. Os atípicos cistos paraovarianos de Morgagni, de formação embrionária, são um grande ajuntamento em forma de cacho de uva com origem no paraoóforo (paraovário).

Endometriose

Endometriose é uma condição comum, definida pela presença de tecido endometrial localizado, fora da cavidade uterina. Normalmente é encontrado dentro da pelve, estando comumente situado no peritônio, recobrindo a parede lateral pélvica, saco de Douglas, ligamentos uterossacros e bexiga. Esse tecido endometrial "ectópico" pode induzir fibrose e ser encontrado infiltrando tecidos mais profundos como o septo retovaginal e a bexiga. Quando o tecido endometrial está implantado dentro do ovário, forma-se um endometrioma. Este cisto pode ser grande e contém sangue velho e alterado, com aparência grossa e marrom; por esta razão frequentemente é chamado de "cisto de chocolate". Menos comum, os depósitos endometriais podem ser encontrados em outros pontos, como umbigo, cicatrizes abdominais e cavidade pleural.

Os tecidos endometriais reagem a alterações hormonais cíclicas e, portanto, sofrem sangramentos cíclicos e reações inflamatórias locais. Esses repetidos episódios de sangramento e cicatrização levam à fibrose e formação de aderências entre os órgãos pélvicos, provocando dor e infertilidade. Em casos extremos, origina-se uma "pelve congelada", em que extensas adesões fixam os órgãos pélvicos e obstruem a anatomia pélvica normal.

Adenomiose é uma condição uterina muitas vezes associada à endometriose, em que focos de endométrio são encontrados infiltrados no miométrio subjacente (Capítulo 12, *Condições Benignas do Útero, Cérvice Uterina e Endométrio*).

Incidência

A endometriose ocorre em aproximadamente 5-10% das mulheres em idade reprodutiva. É identificada em pelo menos um terço das mulheres que realizam laparoscopia para dor pélvica ou infertilidade. É uma condição dependente de estrogênio e, portanto, com resolução após a menopausa ou quando o tratamento é dirigido para provocar uma pseudomenopausa.

Etiologia

A etiologia da endometriose é desconhecida, embora haja diversas teorias. É improvável que uma simples teoria explique sua etiologia, mas as duas mais comumente aceitas são:

- Teoria da implantação, de Sampson: sangue menstrual pode ser visto dentro da pelve durante laparoscopia realizada na época da menstruação. A teoria postula que ocorra um fluxo menstrual retrógrado de glândulas e de tecido endometrial localizado junto as tubas uterinas abertas, com subsequente implantação na superfície peritoneal pélvica causando a endometriose. Em modelos animais/primatas, induziu-se endometriose com sangue menstrual. A implantação de endométrio em cicatrizes cirúrgicas humanas após cesariana ou reparo perineal, posterior a parto, dá suporte a esta teoria.

- Teoria da "metaplasia celômica", de Meyer supõe que as células peritoneais e endometriais derivam da mesma linhagem celular do ducto de Müller e que podem se desdiferenciar e depois sofrer uma transformação em células endometriais. Esta transformação pode ocorrer em virtude de estímulos hormonais ou irritação inflamatória.

Fatores imunológicos e genéticos

Tem sido sugerido que fatores imunológicos e genéticos possam alterar a suscetibilidade de uma mulher, predispondo ao desenvolvimento da endometriose. Parece haver uma incidência aumentada em parentes de primeiro grau e diferenças raciais, observando-se incidência aumentada entre mulheres orientais e baixa prevalência em mulheres de origem afro-caribenhas.

Disseminação linfática e vascular

Disseminação de êmbolos por via vascular e linfática para pontos distantes tem sido comprovada e explica os raros achados de endometriose em localizações fora da cavidade peritoneal, como os pulmões.

Características clínicas

As principais características clínicas são dor pélvica cíclica, intensa e sem cólica, que ocorre no período perimenstrual, algumas vezes associada a sangramento intenso. Os sintomas podem começar poucos dias antes do fluxo menstrual, persistindo até o final da menstruação. Entretanto, as mulheres muitas vezes se queixam de dor crônica não cíclica e fadiga. É bem reconhecida a falta de uma correlação entre a extensão da doença e a intensidade dos sintomas.

Dor pélvica com cólicas durante o ciclo menstrual pode estar associada a sintomas da síndrome de intestino irritável. Dor profunda no ato sexual (dispareunia) e na defecação (disquesia) são indicadores de endometriose profunda localizada no fundo de saco de Douglas.

Endometriose em pontos distantes podem causar sintomas locais, por exemplo, epistaxe cíclica, com depósitos endometrióticos na passagem nasal e sangramento retal cíclico, com depósitos intestinais (*Tabela 11.3*).

Diagnóstico

Exame físico

A acurácia do exame clínico no diagnóstico de endometriose é limitada e a suspeita da condição é necessária mesmo com um exame vaginal normal. Resultados positivos, que indicam endometriose, incluem espessamento ou nodulação dos ligamentos uterossacros, sensibilidade no fundo de saco de Douglas, presença de massa anexial ou útero retrovertido fixo. Entretanto, a sensibilidade pélvica isoladamente não é específica e o diagnóstico diferencial inclui PID crônica e endometrite, malignidade ovariana ou cervical. Nestas condições, outros aspectos sugestivos estão, normalmente, presentes e os exames de imagem podem descartar a presença de sinais de malignidade.

Ultrassonografia

A TVUSS pode detectar endometriose envolvendo os ovários (endometriomas ou cistos de chocolate), mas seu uso para o diagnóstico de lesões menores é limitado, apesar de achados como ovários fixos aderidos um ao outro (ovários se beijando) ou fixos na parede uterina podem reforçar o diagnóstico. Em mulheres com sintomas e sinais de endometriose retal, a TVUSS pode ser útil para identificar enfermidade retal, embora um resultado negativo não exclua a doença.

Ressonância magnética

A MR pode detectar lesões com tamanho > 5 mm, particularmente, em tecidos profundos, por exemplo, no septo retovaginal. Esse exame pode facilitar o planejamento cuidadoso pré-cirúrgico em casos diferenciados.

Tabela 11.3 Sintomas de endometriose relacionados com o local da lesão

Local	Sintomas
Trato reprodutivo feminino	Dismenorreia
	Dor pélvica e no baixo abdome
	Dispareunia
	Ruptura/torção de endometrioma
	Dor lombar
	Infertilidade
Trato urinário	Hematúria/disúria cíclica
	Dor lombar/flanco (obstrução uretal)
Trato gastrointestinal	Disquezia (dor na defecação)
	Sangramento retal cíclico
	Obstrução
Cicatrizes cirúrgicas/ umbigo	Dor cíclica, inchaço e sangramento
Pulmão	Hemoptise cíclica
	Hemopneumotórax

Laparoscopia

Apesar de a laparoscopia permanecer como método tradicional para diagnóstico, baseia-se na acuidade visual das lesões endometrióticas, o que depende da experiência do cirurgião. As lesões endometrióticas podem ser vermelhas, enrugadas, pretas ("*matchstick*" – palito de fósforo) ou brancas e fibrosas (**Figura 11.3**). A vantagem da laparoscopia é que permite a biópsia das lesões para confirmação histológica do diagnósti-

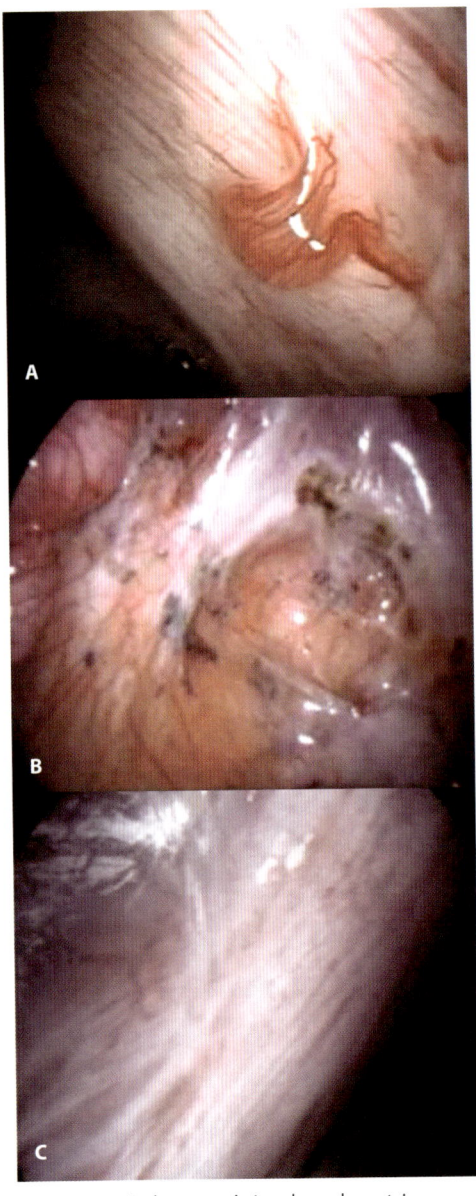

Figura 11.3 Visão laparoscópica da endometriose. **A:** Lesões vermelhas no peritônio. **B:** Lesões pretas "queimadas". **C:** Lesão branca fibrosa.

co e permite cirurgia simultânea, diatermia e/ou excisão das lesões endometriais, além de estadiamento da doença. A permeabilidade das tubas uterinas também pode ser verificada.

Biomarcadores

É recente o interesse no diagnóstico da endometriose, usando-se biomarcadores, como o CA 125, em plasma, urina ou soro. Entretanto, até agora, essas abordagens não invasivas são demasiado imprecisas para uso na prática clínica.

Endometriose e infertilidade

Estima-se que entre 30 e 40% das pacientes com endometriose apresentam alguma dificuldade de concepção. Em muitas pacientes existe uma patogênese multifatorial envolvida na infertilidade (Capítulo 7, *Infertilidade*). Não está definido se e por que os depósitos endometriais mínimos podem tornar uma paciente infértil. Entretanto, nos estágios mais graves de endometriose, normalmente há uma distorção anatômica, com adesões perianexias e destruição de tecido ovariano associado ao desenvolvimento de endometriomas. Vários mecanismos possíveis têm sido descritos com o intuito de relacionar endometriose leve à infertilidade (*Tabela 11.4*).

Com base nas evidências disponíveis, o tratamento médico da endometriose não melhora a fertilidade, não devendo ser aplicado a pacientes que desejam conceber. No entanto, a ablação/excisão cirúrgica de endometriose mínima e leve aumenta as chances de fertilidade. Não está claro se o tratamento cirúrgico dos endometriomas aumenta as taxas de gravidez espontânea ou por fertilização *in vitro* (IVF), pois existe um risco de lesão do tecido ovariano, que deve ser ponderada em relação ao benefício da cirurgia. O consenso dos especialistas em fertilidade, atualmente, é de não manipular os endometriomas antes de IVF, a menos que sejam sintomáticos ou interfiram no acesso à coleta de ovos.

Tratamento

Analgésicos e supressão hormonal da função ovariana podem ser eficazes no tratamento de dor pélvica cíclica e não cíclica associada à endometriose. Tratamento médico de endometriose presumida pode ser feito se exames clínicos e a TVUSS forem normais, sem a necessidade de laparoscopia, mais invasiva. Entretanto, sem alívio de sintomas, após 3-6 meses de tratamento, uma laparoscopia deve ser considerada. Muitas vezes,

Tabela 11.4 Infertilidade e endometriose – possíveis mecanismos

Função ovariana	Luteólise causada por prostaglandina F2
	Defeitos de maturação de oócitos
	Endocrinopatias
	Síndrome do folículo luteinizado não roto
	Hiperprolactinemia
	Anovulação
Função tubária	Alteração das fímbrias para captação de oócito
	Mobilidade tubária alterada
Função sexual	Dispareunia profunda – redução de frequência sexual
Função espermática	Anticorpos causam inativação
	Fagocitose macrófaga de espematozoides
Falha precoce de gravidez	Induzida por prostaglandina Reação imune Deficiência na fase lútea

pacientes com endometriose são difíceis de tratar, não apenas do ponto de vista físico, mas, frequentemente, também por questões psicológicas associadas à sua dor. Deve-se elaborar estratégias de longo prazo quando possível. Doenças adicionais coexistentes, como síndrome de intestino irritável e constipação (presentes em até 80% dos casos) também devem ser tratadas para melhorar as taxas de sucesso em geral. A endometriose é conhecida por recorrer ao longo da vida reprodutiva, sendo impossível garantir cura completa. O tratamento deve, portanto, ser adaptado à paciente conforme sua idade, sintomas, extensão da doença e seu desejo de ter filhos. Em um número expressivo de pacientes, observa-se uma melhora com o decorrer do tempo e isso pode ser reconfortante. Verifica-se um atraso no diagnóstico devido à grande variedade das manifestações, com pesquisas indicando em média 6 anos de atraso. Algumas pacientes se sentem aliviadas, quando realizam uma laparoscopia que confirme seus sintomas.

Terapia médica
Analgésicos

Medicamentos anti-inflamatórios não esteroides (NSAIDs) são potentes analgésicos e úteis em reduzir a gravidade da dismenorreia e da dor pélvica. Contudo, não têm impacto específico sobre a doença e, portanto, seu uso é apenas para controle dos sintomas. Deve-se evitar o uso adicional de codeína/opiáceos, já que podem piorar os sintomas de intestino irritável coexistentes, exacerbando a dor pélvica.

Contraceptivos orais combinados

Na ausência de contraindicações (Capítulo 6, *Contracepção e Aborto*) ou vontade de engravidar, o COCP deve ser considerado, pois já foi comprovado que reduz a dispareunia associada a endometriose, dismenorreia e dores não menstruais, também fornecendo controle de ciclo e contracepção. O COCP pode ser ingerido sequencialmente à pílula normal de 7 dias, podendo, porém, ser mais eficaz em aliviar sintomas de dor, principalmente dismenorreia cíclica, se for em três ciclos (em que três pacotes são consumidos intercalados) ou continuamente, sem pausa, induzindo amenorreia. Caso o COCP alivie os sintomas, a terapia pode prosseguir por vários anos até que se decida engravidar. Se os sintomas persistirem, o diagnóstico deve ser revisto e as condições comuns coexistentes, como doença de intestino irritável e constipação devem, tratadas (p. ex., incentivando uma dieta rica em fibras e consumo adequado de líquidos). Tratamentos médicos ou cirúrgicos alternativos devem ser considerados (ver adiante).

Progestógenos

Em situações em que há fatores de risco com uso de COCP, os progestógenos devem ser usados para induzir amenorreia. Os contraceptivos reversíveis de longa duração (LARCs), acetato de medroxiprogesterona de depósito e o sistema intrauterino de levonorgestrel (LNG-IUS) (Mirena®) são particularmente efetivos e proporcionam efeitos terapêuticos a longo prazo, sobretudo, após tratamento cirúrgico. O efeito está relacionado com a adesão de 100% ao tratamento.

Agonistas do hormônio liberador de gonadotrofina

Os agonistas do hormônio liberador de gonadotrofina (GnRH-a) são eficientes no alívio da gravidade e sintomas da endometriose. Os GnRHs foram discutidos no Capítulo 4, *Distúrbios do Sangramento Menstrual*. Apesar dos efeitos colaterais, os medicamentos são bem tolerados por algumas pacientes e firmaram-se como agentes de diagnóstico (se a CPP for de origem ginecológica [p. ex. endometriose], então os sintomas serão erradicados) e tratamento de endometriose. Estão disponíveis como *sprays* e são usados em aplicações intranasais de uso diário, mas são normalmente administrados na forma de depósito de liberação prolongada, com duração de 1 mês ou mais. Uso prolongado acima de 6 meses, está associado à osteoporose induzida e deve ser evitado. A recorrência dos sintomas com a interrupção da terapia, normalmente, é rápida.

Outros agentes hormonais

No passado, os agentes supressivos ovarianos, danazol e gestrinona, eram usados devidos aos bons resultados, contudo, não são mais apropriados, pois novos tratamentos se tornaram disponíveis, em particular, o LNG-IUS. Apresentam diversos efeitos colaterais como ganho de peso, pele oleosa e acne e também provocam alterações nos perfis lipídicos e função hepática, além de apresentarem um risco potencial de engrossar a voz.

Tem havido algum interesse em uma nova classe de medicamentos, inibidores da aromatase, que inibem a ação desta enzima, o que converte androgênios em estrogênios e abundante nos tecidos endometriais. Há pesquisas em curso sobre uso em casos refratários.

Tratamento cirúrgico

Cirurgia preservadora da fertilidade

A maioria das cirurgias de endometriose pode ser realizada por laparoscopia. Os cistos sintomáticos de chocolate devem ser não só drenados como ter excisada a cobertura cística interna, a fim de reduzir o risco de recorrência. Entretanto, isso envolverá o risco de dano ao tecido funcional ovariano. Portanto, quando a drenagem é realizada com o objetivo de auxiliar na fertilidade, deve-se considerar a realização apenas da drenagem. A ablação ou excisão dos depósitos superficiais de endometriose peritoneal pode ser facilmente feita durante a laparoscopia, usando-se diatermia ou *laser*.

Nos casos em que existem extensas adesões distorcendo a anatomia pélvica normal ou envolvendo outros órgãos como reto, intestino grosso ou bexiga, ou quando houver nódulos retovaginais da doença, uma cirurgia especializada é necessária. O risco de recorrência após cirurgia conservadora fica em torno de 30% e, portanto, a terapia médica simultânea a longo prazo, é necessária, devendo ser iniciada logo após a operação.

Histerectomia ou ooforectomia

Histerectomia com remoção dos ovários e de todas as lesões endometriais visíveis devem ser consideradas somente em mulheres que tenham completado sua família e não tenham respondido ao tratamento conservador. Elas devem ser informadas que a histerectomia não resolverá, necessariamente, os sintomas ou a doença. Terapia de reposição hormonal com estrogênio (HRT) pode ser iniciada logo após a cirurgia, pois não existe limitação da mobilidade. Alguns cirurgiões preferem adiar o início da HRT por até 6 meses, a fim de prevenir ativação de qualquer doença residual. HRT combinada (estrogênio e progesterona) também pode ser considerada um tratamento supressivo, quando há suspeita de reativação de uma doença nova ou residual.

Dor pélvica crônica

CPP é um sintoma debilitante entre as mulheres, com grande impacto na qualidade de vida, produtividade laboral e cuidados com a saúde. O Royal College of Obstetricians and Gynaecologists (RCOG) definiu a CPP como "dor intermitente ou constante no baixo abdome ou pelve de uma mulher com, pelo menos, 6 meses de duração, não ocorrendo exclusivamente com menstruação (dismenorreia) ou ato sexual e não associada à gravidez".

Incidência

CPP apresenta-se no tratamento primário com a mesma frequência da enxaqueca, asma ou dor lombar, representando 20% de todas as pacientes ambulatoriais em tratamento secundário ginecológico. As estimativas de prevalência variam amplamente, acreditando-se que seja entre 10 e 20%.

Etiologia

As potenciais causas de CPP em mulheres estão listadas na *Tabela 11.5*. Em comparação com a dor pélvica aguda, muitas vezes há mais de uma causa subjacente contribuindo para a CPP. A experiência de dor é afetada por fatores físicos, psicológicos e sociais.

Tabela 11.5 Causas de dor pélvica crônica em mulheres

Ginecológica	Endometriose e adenomiose* Aderências incluindo PID crônica* Miomas uterinos Cistos ovarianos
Sistema nervoso central e periférico	Alterações nas vias, aferente e eferente nos sistemas nervosos central e periférico, modificando percepção de dor (p. ex., "hiperalgesia visceral" e "dor neuropática")
Gastrointestinal	Síndrome de intestino irritável* (desordem caracterizada pela presença de um agrupamento de sintomas e sinais: cólica, dor abdominal, gases, hábitos intestinais alterados, intolerância alimentar e inchaço) Constipação Doença intestinal inflamatória Doença celíaca
Urológica	Síndrome da bexiga dolorosa (antes conhecida como cistite intersticial, consiste em dor, pressão ou desconforto relacionado com bexiga junto a, pelo menos, outro sintoma urinário (p. ex., urgência ou frequência), na ausência de qualquer outra patologia) Infecções recorrentes do trato urinário Cálculos no trato urinário
Musculoesquelético	Dor articular irradiada para pelve ou dor por lesão dos músculos na parede abdominal ou assoalho pélvico (p. ex., doença articular degenerativa, espondilolistese)
Aprisionamento do nervo	Aprisionamento de fibras nervosas dentro do tecido cicatricial, fáscia ou forame estreito pode resultar em dor e disfunção na área de distribuição do nervo, fortemente localizada e exacerbada por movimentos específicos
Problemas sociais e psicológicos	Depressão, ansiedade e distúrbios do sono são comuns em mulheres com dor crônica e podem ser a consequência e não a causa da dor Abuso sexual e físico Massas pélvicas

*Mais comumente encontrada. PID, Doença inflamatória pélvica.

Diagnóstico

Um histórico minucioso deve incluir questões sobre o padrão de dor e sua associação com outros problemas, como sintomas psicológicos, urinários e do trato gastrointestinal, além de observar os efeitos da dor sobre a mobilidade e postura. Exame abdominal e pélvico deve procurar por áreas de sensibilidade dolorosa e massa pélvicas, bem como observar desvios, aderências ou prolapso de órgãos pélvicos.

Investigações

Investigações para considerar quando avaliar mulheres com CPP são mostradas na *Tabela 11.6*. Achados dos históricos e exames determinarão a necessidade de mais testes; CPP refratária a tratamento médico ou associada a achados anormais, como hiperplasia, sensibilidade, irregularidade ou fixação de estruturas pélvicas, indicará necessidade de exames adicionais. TVUSS é o método menos invasivo e de primeira linha no imageamento da pelve. Laparoscopia diagnóstica é o teste mais invasivo na avaliação da pelve feminina e tem sido vista como referência na investigação da CPP. Entretanto, dependendo da abordagem da investigação, 40% dos diagnósticos falham em mostrar quaisquer causas para os sintomas de CPP. Patologias estruturais identificadas por laparoscopia podem, muitas vezes, ser tratadas cirurgicamente, ao mesmo tempo.

Tratamento

A natureza multifatorial da CPP deve ser discutida e explorada com a paciente desde o início. Recomendações gerais de saúde, incluindo importância de dieta, hidratação e saúde sexual, devem ser dadas. Analgesia, como NSAIDs, opiáceos e paracetamol, para controle da dor devem ser discutidos. Onde houver exames clínicos e USS, deve-se oferecer às mulheres com CPP cíclica uma tentativa terapêutica, usando tratamento hormonal para suprimir a função ovariana por um período de 3-6 meses, antes de um diagnóstico por laparoscopia. Tratamentos hormonais incluem COCP, progestógenos (LNG-IUS) sistêmico e local e análogos de GnRH. As patologias estruturais podem ser tratadas por cirurgia, normalmente laparoscopia, incluindo remoção de massas anexas, tratamento de endometriose e adesiólise. Se, antes de tudo, vemos a natureza da CPP como não ginecológica, devemos, então, encaminhar a paciente a cuidado profissional apropriado, como gastroenterologista, urologista, médico geniturinário, fisioterapeuta, psicólogo ou conselheiro psicossexual. Se, a despeito das intervenções anteriores, a dor seguir sem controle adequado, deve-se considerar encaminhamento a uma equipe ou clínica especializada em dor pélvica.

Tabela 11.6 Investigações comuns da dor pélvica crônica

Investigação	Indicação	Potenciais diagnósticos
Swabs de trato genital	Deve-se realizar a triagem de todas as mulheres sexualmente ativas para STIs, como *Chlamydia trachomatis* ou *gonococcus*	Infecção pélvica/PID
USS pélvica	Suspeita de massas pélvicas	Massas anexias – cistos ovarianos, incluindo endometriomas, hidrossalpinge, abscessos tubo-ovarianos Patologia uterina – adenomiose, miomas
MRI	Avaliação adicional de massas pélvicas ou suspeita de infiltração profunda de endometriose	Favorece caracterização de massas vistas em USS Endometriose retovaginal
Laparoscopia	Onde há suspeitas de massas pélvicas, endometriose ou aderências	Infiltração superficial ou profunda de endometriose Aderências abdominopélvicas Massas pélvicas

MR, ressonância magnética; PID, doença inflamatória pélvica; STI, infecção sexualmente transmissível; USS, ultrassonografia.

PONTOS-CHAVE DE APRENDIZAGEM

- Os tumores ovarianos benignos normalmente encontrados incluem cistos funcionais, teratomas (cistos dermoides) e endometriomas.
- Os cistos ovarianos podem ser assintomáticos ou apresentar dor ou massa abdominal. Dor aguda pode ocorrer em decorrência de "acidente" do cisto, como hemorragia, ruptura ou torção.
- TVUSS é o teste básico usado no diagnóstico de diferentes tipos de cisto ovariano. Junto ao marcador sorológico de tumor serológico CA 125, ultrassonografia pode ser utilizada para ajudar a diferenciar entre tumores ovarianos benignos e malignos.
- O tratamento é com base nos sintomas, tamanho e tipo do cisto. Cistectomia ovariana, ou mesmo ooforectomia, pode ser necessária; e isso normalmente é realizado usando-se abordagem laparoscópica.
- Endometriose refere-se ao achado de glândulas endometriais e estroma fora do útero e é uma das condições mais comuns em ginecologia, afetando 5-10% das mulheres em idade reprodutiva.
- A endometriose normalmente se apresenta com dor pélvica cíclica sem cólicas, no período perimenstrual, às vezes estando associada à intensa perda menstrual. Entretanto, as mulheres afetadas também podem apresentar dor pélvica crônica não cíclica, dispareunia, disquezia e fadiga grave.
- Endometriose está associada a danos tubários e ovarianos, formação de aderências e pode comprometer a fertilidade.
- O tratamento médico da endometriose envolve supressão dos níveis de estrogênio para induzir amenorreia, com uso de COCP, progestógenos ou agonistas GnRH.
- Cirurgia laparoscópica conservadora da endometriose envolve excisão ou ablação das lesões visíveis. Laparoscopia excisional mais radical pode ser necessária em infiltrações endometrióticas mais profundas envolvendo intestino e o septo retovaginal. Histerectomia total e salpingo-oforectomia bilateral são, muitas vezes, realizadas por causa de sintomas refratários.
- CPP normalmente é multifatorial, envolvendo fatores físicos, psicológicos e sociais. O tratamento deve ser direto nas causas subjacentes e incluir orientação geral de saúde, analgésicos, terapias hormonais e cirurgia. Uma abordagem multidisciplinar de dor pélvica é necessária nos casos graves, refratários.

Leitura adicional

Dunselman GA, Vermeulen N, Becker C, et al. (2014). ESHRE guideline: management of women with endometriosis. *Hum Reprod* **29**(3):400-12. doi: 10.1093/humrep/det457.

NHS Clinical Knowledge Summaries on Endometriosis. Available from: www.cks.nhs.uk/endometriosis. April 2015.

RCOG Green-top Guideline No. 34: Ovarian cysts in postmenopausal women. RCOG 2010 [on line source: https://www.rcog.org.uk/globalassets/documents/guidelines/gtg34ovariancysts.pdf].

RCOG Green-top Guideline No. 41: The initial management of chronic pelvic pain. RCOG 2012 [on line source https://www.rcog.org.uk/globalassets/documents/guidelines/gtg_41.pdf].

RCOG Green-top Guideline No. 62: Management of suspected ovarian masses in premenopausal women. RCOG 2011 [on line source: https://www.rcog.org.uk/globalassets/documents/guidelines/gtg_62.pdf].

Autoavaliação

HISTÓRIA DE CASO

Estudante de Direito, 26 anos, apresenta-se com história de CPP com 2 anos de evolução. Revela ter dieta pobre, apesar de mostrar-se saudável. Contraiu clamídia em uma relação antiga, há 3 anos, mas mantém, atualmente, uma relação nova e estável. Realizou-se um teste de gravidez urinário com resultado negativo.

A Que perguntas devem ser feitas sobre a presente queixa?

B Que características do histórico sugerem causa ginecológica para a dor?

C Que elementos do exame pélvico bimanual apontariam uma causa ginecológica para a dor?
D Liste possíveis causas ginecológicas para a CPP.
E Liste possíveis causas não ginecológicas para a CPP.
F Aponte testes diagnósticos que você realizaria.
G Como trataria a paciente?

RESPOSTAS

A Determine a natureza da dor usando, por exemplo, o mnemônico SOCRATES para avaliação da dor – Sítio, Ocasião (p. ex., relação com a clamídia), Caráter, Radiação (dor ginecológica pode ser bilateral e irradiar às costas, virilhas e vagina), Associações, Tempo (especialmente relação com o ciclo menstrual), Exacerbação/alívio (fatores) (p. ex., ato sexual, esvaziamento, defecação), Severidade (p. ex., efeito sobre atividades diárias, uso de analgésicos etc).

B Ocasião e exacerbação em relação ao ciclo menstrual, junto à profunda dispareunia, é indicativo de uma origem ginecológica da dor, embora a CPP seja frequentemente multifatorial.

C Presença de uma massa pélvica sugere lesão de anexos (p. ex., cisto ovariano, hidrossalpinge) ou útero aumentado (p. ex., miomas, adenomiose). Sensibilidade, órgãos pélvicos fixos, imóveis sugerem aderências secundárias à endometriose ou infecção e presença de nodularidade nos ligamentos uterossacros indicam endometriose profunda. Todas essas alterações são outros aspectos a serem avaliados.

D PID crônica causando aderências e/ou um abscesso tubo-ovariano deve ser considerada em razão da história de infecção transmitida sexualmente. Endometriose é comum em mulheres em idade reprodutiva e, normalmente, surge na segunda ou terceira décadas. O cisto ovariano deve constituir parte do diagnóstico diferencial.

E A avaliação de causas gastrointestinais, como síndrome de intestino irritável ou constipação, precisa ser feita em função da história de dieta pobre. Um teste negativo de gravidez exclui gravidez ectópica. Problemas geniturinários, como síndrome da bexiga dolorosa, causas musculoesqueléticas, dor neuropática e fatores psicológicos devem ser avaliados dependendo da história e dos exames.

F *Swabs* do trato genital e amostra de urina de jato médio (se houver sintomas) devem ser colhidos. A USS pélvica é o exame de primeira linha para identificação de massas uterinas e de anexos. Laparoscopia é indicada para detectar aderências e endometriose, caso a dor seja resistente ao tratamento médico ou se o exame ginecológico estiver anormal.

G Isso depende da causa. Recomendação geral de saúde, analgésicos e tratamentos hormonais (p. ex., COCP, LNG-IUS sistêmico e local, para suprimir ovulação por, pelo menos, 3-6 meses, presumindo possível origem ginecológica da dor crônica e ausência de massa anexial exigindo remoção cirúrgica. Cirurgia laparoscópica deve ser considerada na presença de aderências (adesiólise), endometriose (excisão ou ablação dos depósitos endometriais) ou patologias anexiais (remoção de massas anexas [p. ex. cistectomia ovariana]).

EMQ

A Endometriose.
B Adenomiose.
C Síndrome da bexiga dolorosa.
D Síndrome de intestino irritável.
E Constipação.
F Depressão.
G Aprisionamento de nervo.
H Torção de cisto ovariano.
I Endometrioma.
J Cisto dermoide (teratoma benigno).
K Cisto ovariano funcional.
L Abscesso tubo-ovariano.

Para cada descrição a seguir, escolha a resposta mais apropriada da lista de opções acima. Cada opção pode ser usada mais de uma vez ou ser ignorada.

1 Mulher de 36 anos, recém-divorciada, apresenta dor pélvica generalizada com evolução há 6 meses, insônia, fadiga, constipação e dores de cabeça. Em entrevistas adicionais admite estar ansiosa e chorosa.
2 Mulher com filhos e mais de 30 anos apresenta queixas de períodos menstruais cada vez mais fortes e dolorosos, durante os 5 dias de duração. Sem dores pelo restante do mês. Nos exames, apresenta útero volumoso.
3 Mulher de 22 anos apresenta história de CPP e dispareunia. Tem história de clamídia aos 19 anos. Nos exames vaginais, uma massa dolorosa é palpável, a ultrassonografia pélvica confirma presença de massas complexas bilaterais em anexos.
4 Mulher de 24 anos apresenta dor pélvica de longa duração. Suas menstruações são dolorosas no primeiro dia, mas regulares e leves. Tem dores ocasionais no ato sexual. Reconhece-se ansiosa e com dor em peso, pratica exercícios diariamente. As evacuações ocorrem em dias alternados, e, às vezes, tem diarreia, além de sentir-se inchada, principalmente antes de menstruar.
5 Mulher de 38 anos reclama de dor pélvica nos últimos 5 anos. A dor pode piorar ciclicamente, contudo, sem padrão definido. Tem sido tratada por seu clínico geral por infecções recorrentes do trato urinário, com queixas de dor e pressão durante o esvaziamento da bexiga, além de urgência e frequência. Entretanto, muitas dessas infecções não foram confirmadas em exames microbiológicos de urina de jato médio (MSUs). Laparoscopia realizada 3 anos atrás foi normal.

RESPOSTAS

1F Os sintomas somáticos generalizados de depressão são claros aqui, além de dor abdominal ser comum nesta situação. Se a dor persistir após a melhora dos problemas emocionais, é necessário realizar investigações adicionais. A investigação realizada antes de avaliar a questão emocional pode aumentar a ansiedade e só deve ser indicada se os achados clínicos forem sugestivos de alguma patologia.

2B O sintoma básico aqui é a dor com sangramento que persiste durante a menstruação. Essa característica torna pouco provável o diagnóstico de endometriose, pois a endometriose, geralmente, está associada à dor pré-menstrual. Patologia tubo-ovariana não causaria dor menstrual cíclica.

3L Doença inflamatória pélvica pode causar obstrução tubária e hidrossalpinge. Subsequentemente, a infecção pode provocar abscesso tubário e pode envolver o ovário, causando abscesso tubo-ovariano, que pode ser bilateral. A inflamação circundante pode causar aderências entre os órgãos pélvicos, reduzindo a mobilidade e tornando-os fixos e dolorosos caracterizando uma pelve congelada. O diagnóstico diferencial seria endometriose. Todavia, a história e os achados de TVUSS tornam isso improvável. TVUSS com endometriose grave mostraria a presença de endometriomas ovarianos, mas, normalmente, as tubas não estariam envolvidas.

4D As menstruações normais (dor no primeiro dia, uma reclamação comum, não patológica) e ausência de sintomas específicos na pelve tornam a causa ginecológica da dor improvável. As pacientes são frequentemente encaminhadas para avaliação de uma causa ginecológica de dor, pois há dificuldades em apontar o local da dor. A alteração nos hábitos intestinais e o inchaço são aspectos importantes para o diagnóstico diferencial de intestino irritável. É, frequentemente, pior na pré-menstruação porque a progesterona da fase lútea provoca relaxamento no músculo liso do intestino.

5C Os sintomas apontam a bexiga como local da dor. Foi proveitoso o GP ter realizado MSUs para excluir infecções recorrentes do trato urinário. Ocasionalmente, há pontos de endometriose, provocando dor na bexiga, contudo, isso foi excluído pela laparoscopia de 3 anos antes.

PERGUNTAS SBA

1 Mulher multípara de 25 anos dá entrada no hospital com dor aguda em cólica no lado esquerdo. Sem secreção vaginal anormal nem sintomas urinários ou intestinais. Está apirética e taquicárdica. O exame físico mostra abdome plano, não distendido e sem sensibilidade dolorosa. Não há atraso menstrual e seu teste urinário de gravidez deu negativo. Precisa de morfina para aliviar a dor.

Qual teste diagnóstico você consideraria de primeira linha nesta situação? Escolha a melhor resposta.

A Exame Beta-hCG.
B MR.
C CT.
D USS pélvica transabdominal + transvaginal.
E Laparoscopia.

RESPOSTA

D A avaliação clínica dessa paciente sugere que ela tem dor considerável, necessitando de analgesia narcótica, sem, contudo, ter um abdome cirúrgico agudo. Deste modo, cirurgia imediata, na forma de laparoscopia ou laparotomia, não é indicada. Na ausência de sintomas geniturinários ou gastrointestinais, febre ou significativa sensibilidade abdominal, infecção e/ou peritonite são improváveis. Um acidente cístico ovariano é o diagnóstico mais provável. Dos testes de imagem listados, a USS pélvica é o mais seguro e mais prontamente disponível, além de fornecer excelentes imagens das massas císticas de anexos. Uma complicação precoce de gravidez, como gravidez ectópica, é improvável, pois não há história de atraso menstrual e o teste de gravidez urinário (UPT) foi negativo; o UPT é de alta sensibilidade e, por isso, a quantificação de soro Beta-hCG é desnecessária.

2 Mulher de 32 anos realiza uma TVUSS para investigação de infertilidade primária. O exame mostra ovários no fundo de saco de Douglas, com ecos difusos, hipoecogênicos e imagem de vidro moído. A paciente relata dismenorreia e dispareunia graves.

Que provável tipo de cisto ovariano é este? Escolha a melhor resposta.

A Cistos ovarianos funcionais hemorrágicos.
B Cistos dermoides.
C Endometriomas.
D Abscessos tubo-ovarianos.
E Cistadenomas serosos.

RESPOSTA

C A idade da paciente, seu histórico de infertilidade e dor cíclica são consistentes com a presença de endometriose (cistos de chocolate). Ademais, a proximidade dos ovários, "beijando-se", é causada por aderências, o que é considerado sinal de endometriose pélvica e causadora de dor no ato sexual. A descrição na ultrassonografia, de "ecos" homogêneos de baixo nível, representa sangue velho alterado e é, também, característica de endometriomas. Entretanto, a aparência sólida também pode refletir um cisto hemorrágico, cisto dermoide ou abscesso tubo-ovariano. Um abscesso também pode estar associado à infertilidade ou dispareunia, embora, normalmente, não esteja relacionado com a dor cíclica. Os outros cistos listados são, comumente, assintomáticos ou presentes com dor pélvica não cíclica. Cistadenomas serosos raramente são bilaterais; normalmente assintomáticos, a menos que grandes (> 10 cm), e claros, sem componentes sólidos.

Condições benignas do útero, cérvice uterina e endométrio

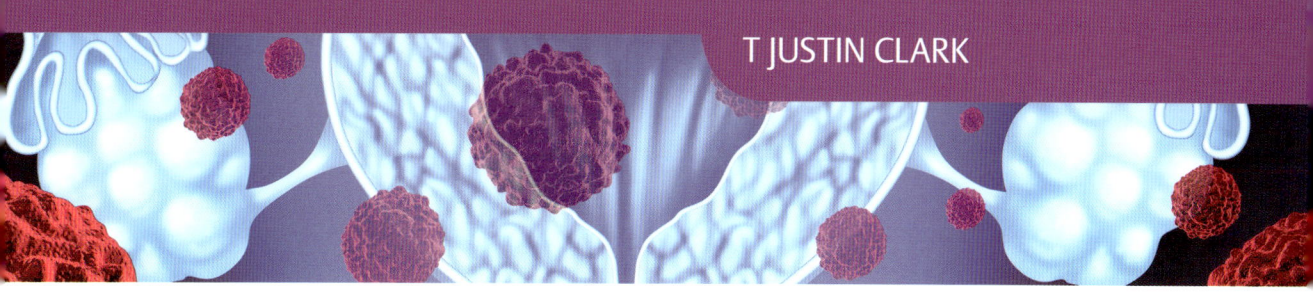

CAPÍTULO 12

T JUSTIN CLARK

Lesões benignas da superfície cervical 169
Lesões endometriais benignas 170
Lesões benignas do miométrio 171
Leitura adicional 177
Autoavaliação 177

OBJETIVOS DE APRENDIZAGEM

- Descrever as condições benignas comuns que afetam o útero, de acordo com o tecido de origem: o colo uterino, o endométrio e o miométrio.
- Entender os sintomas apresentados e os achados de exames associados à patologia uterina benigna.
- Descrever os testes comuns usados na avaliação do útero e cavidade endometrial.
- Explicar as opções de tratamento disponíveis para os miomas uterinos e adenomiose e descrever o racional para sua escolha.

Cérvice uterina

A cérvice uterina é a extremidade cilíndrica inferior do útero e consiste principalmente em fibras colágenas. A parte vaginal do colo, chamada de ectocérvice, é coberta por um epitélio escamoso estratificado não ceratinizado, com aparência rosada. O orifício externo é visível no centro da ectocérvice, como uma área escura circular ou em fenda, com abertura para o canal endocervical, que é coberto por epitélio colunar simples. Há uma clara demarcação desta transformação entre os dois tipos de epitélio, chamada de "junção escamocolunar". Esta junção anatômica flutua sob influência hormonal, como descrito no Capítulo 1, *Desenvolvimento e Anatomia dos Órgãos Sexuais Femininos e da Pelve*, e no Capítulo 16, *Doenças Pré-Maligna e Maligna do Trato Genital Inferior*. Lesões benignas podem ocorrer na superfície ou na estrutura da cérvice.

Lesões benignas da superfície cervical

Ectrópio cervical

Em mulheres com idade reprodutiva, o epitélio colunar é visível na ectocérvice como uma área circular, vermelha circundando o orifício cervical externo (**Figura 12.1A**). Este é um achado normal e não deve ser chamado de "erosão cervical", pois isto implica, erroneamente, em ser uma úlcera. A ectopia normalmente se desenvolve sob influência de três fatores: puberdade, anticoncepcionais e gravidez. O frágil epitélio colunar glandular de uma grande ectopia cervical pode predispor a sangramento intermenstrual e após relação sexual (IMB, PCB). Algumas mulheres podem apresentar uma secreção mucosa excessiva, clara, inodora. Para reduzir a ectopia e os sintomas associados, as mulheres devem substituir os contraceptivos à base de estrogênio. Outra opção é a ablação cervical, que pode ser realizada em regime ambulatorial. Em geral, é feita com um criocautério para ablação das células colunares secretoras visíveis. Antes de realizar o tratamento, devem ser colhidos *swabs* cervical e do trato genital para excluir clamídia e outras infecções sexualmente transmissíveis e para confirmar uma citologia cervical normal e excluir pré-malignidade e malignidade (ver Capítulo 16, *Doenças Pré-Maligna e Maligna do Trato Genital Inferior*).

Cistos de Naboth

Algumas vezes, ocorre a obstrução das glândulas colunares dentro da zona de transformação, formando pequenos cistos cheios de muco, visíveis na ectocérvice. São chamados de "Cistos de Naboth", sem patologia associada. Geralmente, não é necessário tratamento, embora, alguns possam crescer muito, e nesses casos podem ser drenados com uma agulha de grosso calibre (**Figura 12.1B**).

Pólipos cervicais

Os pólipos cervicais são tumores benignos originados no epitélio endocervical e podem ser vistos como leves projeções avermelhadas. Normalmente, são assintomáticos, sendo identificados acidentalmente durante teste rotineiro de Papanicolaou, todavia, como na ectopia cervical, podem provocar secreção vaginal, sangramentos intermenstruais e após relação sexual. São facilmente removidos por avulsão com fórceps de pólipo em pacientes ambulatoriais.

Estenose cervical

A estenose cervical é o estreitamento patológico do canal endocervical, sendo, normalmente, um fenômeno iatrogênico causado por um evento cirúrgico. O tratamento de doença pré-maligna com biópsia em cone ou alça diatérmica e a ablação endometrial, que atinge o orifício cervical, podem causar estenose cervical. Como consequência, pode ocorrer acúmulo de sangue menstrual no útero (hematometra), o que pode provocar dismenorreia cíclica sem sangramento menstrual associado. O tratamento é feito por dilatação cirúrgica da cérvice sob controle com ultrassonografia ou por cirurgia histeroscópica.

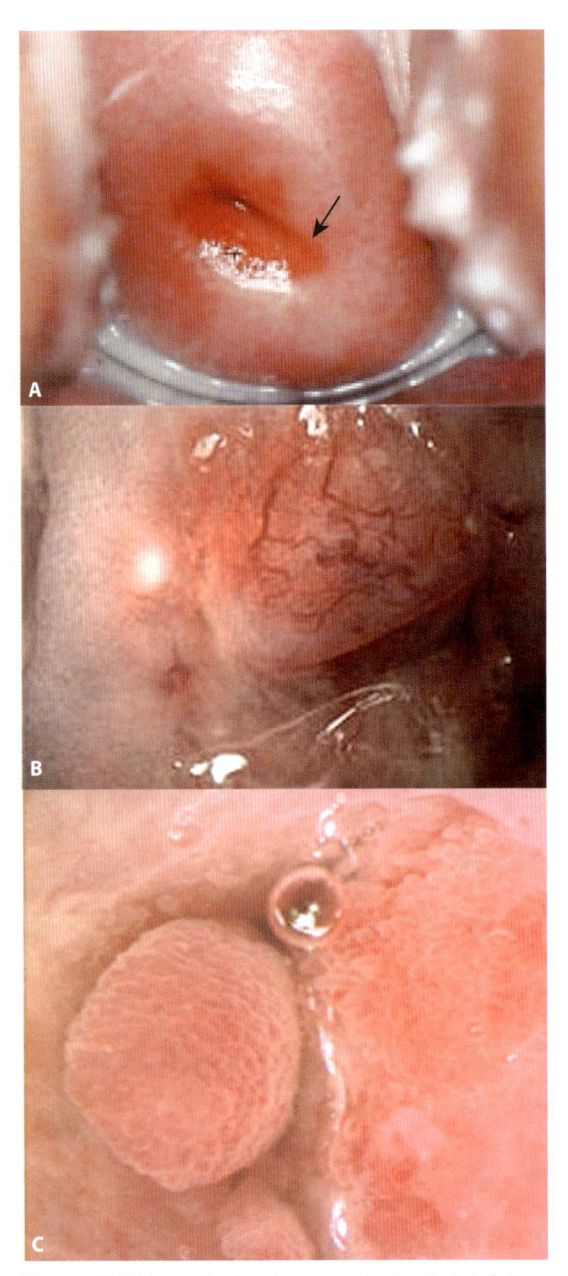

Figura 12.1 Alterações benignas na cérvice. **A:** Ectrópio cervical; **B:** cisto de Naboth; **C:** pólipo cervical.

Lesões endometriais benignas

Pólipos endometriais

Os pólipos endometriais são protuberâncias endometriais focais, contendo uma variável quantidade de glândulas, estroma e vasos sanguíneos, que determinam sua imagem microscópica. Podem ser assintomáticos, mas podem causar sangramento uterino anormal (AUB), fluxo menstrual intenso [HMB] e sangramento pós-menopausa [PMB] e podem ter um efeito adverso sobre a fertilidade. São comuns e estão presentes em cerca de 10-20% das mulheres com AUB e 10% daquelas com infertilidade. Os fatores de risco para desenvolvimento de pólipos endometriais incluem obesidade, menopausa tardia, uso do agonista estrogênico, tamoxifeno e, possivelmente, o uso de terapia de reposição hormonal (HRT). A maioria dos pólipos não parece sujeita aos mecanismos celulares normais que regulam o endométrio. Consequentemente, são relativamente insensíveis às alterações hormonais cíclicas, persistindo e provocando sangramento vaginal irregular. Os pólipos endometriais podem apresentar focos hiperplásicos em 10-25% dos casos sintomáticos, e em 1% podem ser malignos. O risco de doença endometrial grave aumenta depois da menopausa e com o uso de tamoxifeno. Os pólipos endometriais podem ser pediculados ou sésseis, solitários ou múltiplos e variam em tamanho (0,5-4 cm).

Os pólipos endometriais podem ser diagnosticados por ultrassonografia transvaginal (TVUSS), mas a avaliação mais acurada pode ser feita por histeroscopia ambulatorial (OPH) e histerossonografia (SIS), pois estes exames envolvem a distensão da cavidade uterina com solução salina e com isto melhora sua detecção (**Figura 12.2**). Os pólipos endometriais menores podem resolver-se espontaneamente, porém a maioria persiste, e sua remoção (polipectomia) está indicada para aliviar os sintomas de AUB, otimizar a fertilidade e excluir hiperplasia ou neoplasia maligna. Polipectomia é um procedimento simples que pode ser realizado ambulatorialmente sob anestesia geral. Porém, é cada vez mais comum realizá-la com ou sem anestesia local. Um histeroscópio é utilizado para visualizar o(s) pólipo(s) e permite a passagem de equipamento cirúrgico delicado e de calibre mínimo, como tesouras, eletrodos ou morceladores para a polipectomia.

Síndrome de Asherman

Ocorre em razão de um dano irreversível na camada basal única do endométrio, que não permite a sua regeneração normal. A cavidade endometrial apresenta fibrose e aderências, sendo chamada de síndrome de Asherman. O resultado é a redução ou ausência de fluxo menstrual e infertilidade. Em geral, isto ocorre após uma gravidez complicada por infecção do útero (endometrite) ou após uma curetagem agressiva da cavidade uterina realizada depois de um aborto espontâneo ou após hemorragia pós-parto. Neste caso, o útero está amolecido e "macio", e ao tentar evacuar os produtos de concepção retidos (RPOC), usando instrumentos de metal ou cânulas de aspiração, o miométrio (inclusive a camada basal) pode ser inadvertidamente destruído. Por causa do potencial efeito adverso sobre a fertilidade, é importante adotar abordagens conservadoras ou menos traumáticas no trato de RPOC, evitando a formação de sinéquias uterinas e endometrite. No tratamento da síndrome de Asherman, são necessárias técnicas histeroscópicas para desfazer as adesões intrauterinas (adesiólise). Entretanto, o tratamento pode ser difícil, e existe risco de trauma uterino adicional.

Para tratamento de HMB, foram desenvolvidos métodos cirúrgicos que deliberadamente destroem a camada basal, chamados de ablação endometrial (ver Capítulo 4, *Distúrbios do Sangramento Menstrual*).

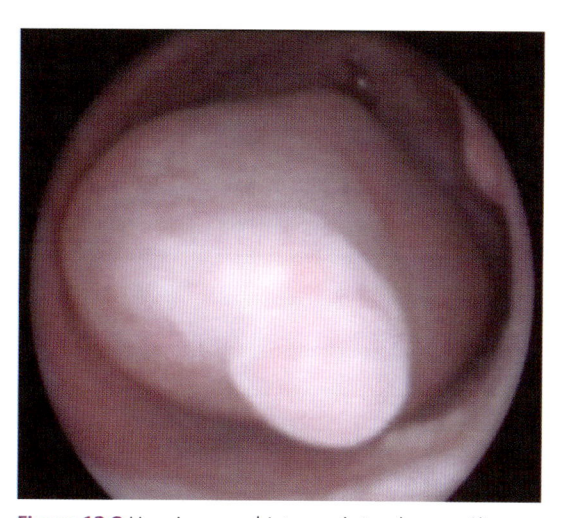

Figura 12.2 Uma imagem histeroscópica de um pólipo endometrial.

Lesões benignas do miométrio

Miomas uterinos e adenomiose são as duas condições predominantes que afetam o miométrio.

Miomas

Classificação

Os miomas são tumores benignos do músculo liso uterino, chamado de "leiomioma". A aparência é de um tumor bem delimitado, firme, estriado. São frequentes, sendo encontrados em aproximadamente 40% das mulheres em geral, mais comumente em nulíparas e obesas e nas pacientes com história familiar ou nas afrodescendentes. Em geral, são múltiplos e podem aumentar substancialmente o tamanho do útero. São classificados de acordo com sua localização em relação à parede do útero (**Figura 12.3**). Excepcionalmente, os miomas podem surgir separados do útero, especialmente no ligamento largo adjacente, provavelmente desenvolvidos de restos embrionários.

Sintomas causados pelos miomas

A maioria dos miomas é pequena e assintomática, mas pode estar associada a seguintes condições:
- AUB (normalmente HMB e IMB).
- Falha reprodutiva.
- Infertilidade.
- Recorrência de aborto espontâneo.
- Efeito de compressão sobre estruturas adjacentes na pelve.
- Pressão e dor.
- Disfunção da bexiga e intestinos.
- Distensão abdominal.

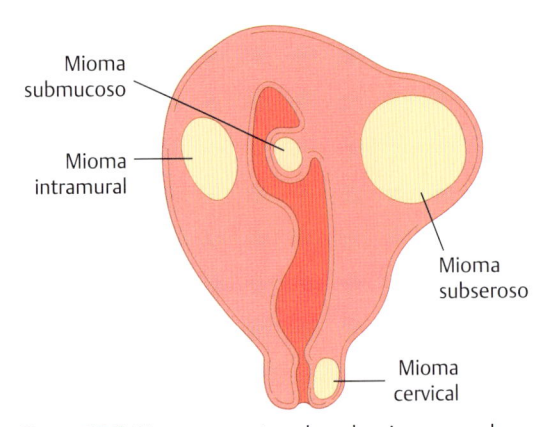

Figura 12.3 Diagrama mostrando os locais comuns de miomas uterinos.

História natural

Os miomas são tumores benignos, estrogênio-dependentes, que podem crescer durante a gravidez em reação à condição hiperestrogênica, tornam-se comuns com o avanço da idade reprodutiva e se reduzem após a menopausa, quando cessa a produção de estrogênio. Podem sofrer alterações degenerativas, em decorrência do crescimento desproporcional em relação ao suprimento sanguíneo. São reconhecidas três formas de degeneração:

- Vermelha – hemorragia e necrose ocorrem dentro do mioma, geralmente, manifestando-se na gravidez, em meados do segundo trimestre, com dor aguda.

- Hialina – amolecimento e liquefação assintomáticos do mioma.

- Cística – necrose central assintomática deixando áreas císticas no centro. Alterações degenerativas podem causar a deposição de cálcio, levando à calcificação. Raramente, ocorrem degenerações malignas ou sarcomatosas, contudo, a incidência destas é de 1:350 casos ou menos. A suspeita é maior no período pós-menopausa, quando há um rápido aumento de tamanho do mioma.

Aspectos clínicos

Os miomas podem causar diversas queixas ginecológicas e são uma das indicações mais comuns para histerectomia. Entretanto, a grande maioria é assintomática. Exames abdominais podem identificar a presença de uma massa de consistência endurecida na pelve. A menos que provoquem sintomas, não exigem qualquer tratamento. Os sintomas comuns incluem distúrbios menstruais e sintomas associados à compressão ou "aumento do volume", principalmente aumento da frequência urinária e infertilidade. Dor é incomum, exceto em circunstâncias especiais de degeneração vermelha aguda ou torção de um mioma pediculado (**Figura 12.4**).

Infertilidade pode resultar de distorção mecânica ou da oclusão das tubas uterinas, a distorção acentuada da cavidade endometrial por miomas submucosos pode impedir a implantação de um óvulo fertilizado. A remoção de miomas submucosos pode melhorar a fertilidade e também os resultados com técnicas de reprodução assistida, como fertilização *in vitro* (IVF). Apesar disso, a eficácia da remoção cirúrgica de outros tipos de miomas é menos evidente, e o risco de uma histerectomia está em torno de 1% dos casos, por causa do expressivo sangramento intraoperatório. Por isso, esses miomas

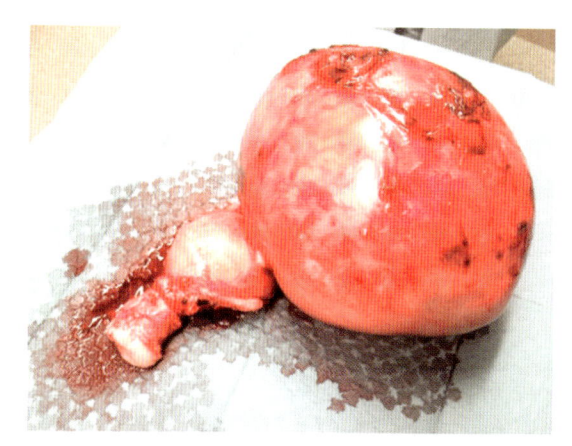

Figura 12.4 Mioma pediculado, subseroso em uma imagem de histerectomia.

Testes úteis na suspeita de miomas uterinos

- TVUSS: adequada para detecção e localização de miomas submucosos e pequenos miomas intramurais.
- TAUSS: adequada para detecção de grandes miomas intramurais e subserosos e para excluir hidronefrose por causa da compressão dos ureteres.
- Histerossonografia (SIS): adequada para detecção e localização de miomas submucosos e pólipos endometriais.
- Histeroscopia:
  - adequada para detecção de miomas submucosos e pólipos endometriais;
  - adequada para planejamento de subsequente tratamento cirúrgico histeroscópico;
  - histeroscopia cirúrgica pode remover pólipos, aderências e miomas submucosos.
- Ressonância magnética (MR):
  - adequada para descrever a morfologia e localizar miomas;
  - indicada antes de uma embolização arterial e para monitorar a reação ao tratamento.

somente devem ser removidos se sintomáticos e onde houver infertilidade constatada sem causa aparente. No entanto, uma vez confirmada a gravidez, os riscos de aborto espontâneo não aumentam. No final da gravidez, os miomas localizados na cérvice ou no segmento uterino inferior podem causar uma distocia de posição fetal. Após o parto, pode ocorrer hemorragia decorrente da contração uterina ineficiente.

Achados de exame físico sugestivos de miomas uterinos

- Geral: sinais de anemia.
- Exame abdominal: massa abdominal visível e/ou palpável na pelve*.
- Exame bimanual: útero palpável, aumentado, rijo, liso ou irregular, indolor #.

*ver Capítulo 2, *História Ginecológica, Exames e Investigações*; # dor pode sugerir degeneração vermelha.

Diagnóstico

Com frequência, as características clínicas obtidas apenas com a história e exame físico serão suficientes para constituir o diagnóstico. Um hemograma completo deve ser realizado em mulheres com HMB. A presença de anemia severa associada à HMB pode ser uma indicação provável de miomas.

A ultrassonografia pélvica via abdominal (TAUSS e TVUSS) é a base do diagnóstico e auxilia na identificação da origem de uma massa pélvica clinicamente detectada (isto é, distingue entre um mioma uterino e um tumor ovariano, além de localizar a posição e tamanho dos miomas). Na presença de grandes miomas, a ultrassonografia também é útil para excluir hidronefrose por compressão dos ureteres. Ressonância magnética é ocasionalmente usada para demarcar a morfologia, tamanho e localização dos miomas uterinos antes de intervenção cirúrgica ou radiológica (**Figura 12.5**).

Tratamento dos miomas

Tratamento médico

O manejo dos miomas assintomáticos, identificados acidentalmente, é conservador. Os principais métodos clínicos para tratamento para HMB (ver Capítulo 4, *Distúrbios do Sangramento Menstrual*), que incluem o sistema intrauterino levonorgestrel (LNG-IUS), ácido trenaxâmico, ácido mefenâmico e o contraceptivo oral combinado (COCP), tendem a ser ineficazes na presença de miomas submucosos ou útero aumentado, palpável no abdome (> 12 semanas de tamanho). O único tratamento médico eficaz é o agonista do hormônio liberador de gonadotrofina (GnRH) injetável, que induz menopausa, por bloqueio da produção ovariana de estradiol. Entretanto, o tratamento com GnRH não é tolerado por todas as mulheres por causa dos graves sintomas da menopausa.

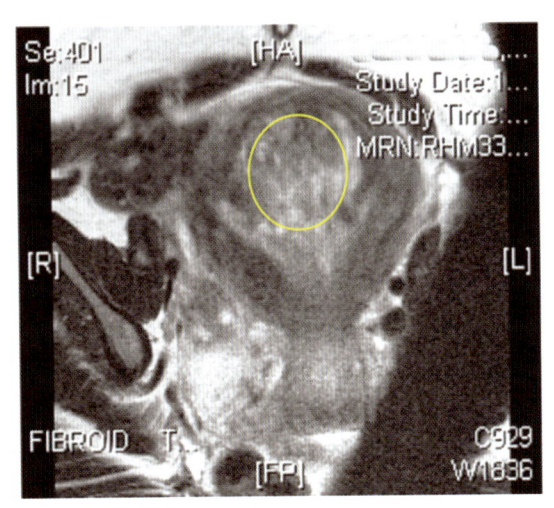

Figura 12.5 Ressonância magnética de um mioma uterino aumentado.

Ultimamente, o modulador seletivo dos receptores de progesterona (SPRM), o acetato de ulipristal, tem-se mostrado tão eficaz quanto os agonistas GnRH na redução do volume dos miomas e no alívio dos sintomas da HMB, apesar de não ser, ainda, largamente aceito na prática clínica. Além de ser um comprimido oral, o SPRM não induz menopausa e sintomas associados. Entretanto, nem o GnRH nem o SPRM representam uma opção viável em longo prazo. Ademais, com o retorno das funções ovarianas, os miomas recobram suas dimensões anteriores.

Tratamento cirúrgico

A escolha do tratamento cirúrgico é determinada pela queixa apresentada e pretensões da paciente de fertilidade e funções menstruais. A cirurgia histeroscópica, minimante invasiva, pode ser usada para eliminar um mioma submucoso ou pólipo fibroide, ajudando a resolver os sintomas de HMB, mesmo com presença de outros tipos de miomas (ver Capítulo 4, *Distúrbios do Sangramento Menstrual* e Capítulo 7, *Infertilidade*).

Caso o útero miomatoso, com grande volume, provoque sintomas de compressão ou no caso de HMB refratária a intervenções médicas, as opções são miomectomia, para remover os miomas cirurgicamente, conservando o útero; ou a histerectomia. A miomectomia é a opção favorita quando se pretende preservar a fertilidade. Este procedimento pode ser realizado por uma incisão de laparotomia ou, cada vez mais, por laparoscópio, com "morcelação" dos miomas, reduzindo o tumor e facilitando sua remoção por uma pequena porta laparoscópica de 15 mm. Um importante aspecto para discussão, durante o aconselhamento pré-operatório para a miomectomia, é a informação sobre o pequeno, porém significativo, risco de sangramento incontrolável durante a cirurgia, que pode levar à histerectomia.

O pré-tratamento com agonista GnRH pode facilitar a histerectomia ou miomectomia, deve ser realizado por um período de 3 meses, objetivando reduzir o volume e a vascularização dos miomas. Os benefícios desta abordagem são possibilitar uma incisão suprapúbica (transversal baixa) em vez de abdominal mediana e facilitar uma histerectomia vaginal em vez de abdominal, ambas favorecendo uma recuperação mais rápida e menos complicações pós-operatórias. O pré-tratamento com agonista GnRH pode mascarar os planos teciduais ao redor dos miomas, tornando a cirurgia mais difícil. Contudo, a perda sanguínea e a necessidade de transfusão são reduzidas.

Radiológico

A embolização da artéria uterina (UAE) é uma técnica realizada por radiologia intervencionista. Envolve embolização de ambas as artérias uterinas sob orientação radiológica. Uma pequena incisão é feita na virilha sob anestesia local e uma cânula introduzida na artéria femoral, guiada até as artérias uterinas. Partículas de embolização são injetadas, reduzindo o suprimento de sangue ao útero, o que induz infarto e degeneração dos miomas, provocando a redução geral no volume em cerca de 50%. Após a embolização, as pacientes devem ficar internadas um dia, por causa da dor causada pela oclusão arterial, necessitando de analgesia opiácea. Complicações incluem febre, infecção, expulsão de miomas e potencial falha ovariana.

Devem-se orientar cuidadosamente as mulheres que desejem manter a fertilidade antes de realizar a UAE, visto que os efeitos subsequentes sobre a função reprodutiva são incertos. Há bibliografia com relatos de gravidez, mas os cuidados permanecem sobre a falha ovariana e os efeitos sobre o endométrio que possam levar à placentação anormal. O procedimento é equivalente à miomectomia para aliviar sintomas de compressão e HMB relacionada com miomas. Entretanto, 1/3 das mulheres necessita, subsequentemente, de intervenção adicional médica, radiológica ou cirúrgica cinco anos após a UAE. Desse modo, ao orientar mulheres sobre opções de tratamento de miomas sintomáticos, é importante avaliar a natureza menos invasiva da UAE comparada à miomectomia cirúrgica em vista da probabilidade muito mais alta da necessidade de tratamentos adicionais.

Adenomiose

Normalmente, há uma demarcação clara entre o endométrio e o miométrio subjacente. Adenomiose é um transtorno em que as glândulas endometriais e o estroma encontram-se dentro do miométrio. A adenomiose só pode ser definitivamente diagnosticada após exames histopatológicos de um espécime de histerectomia. É identificada, em 40% dos exames histopatológicos de histerectomias de uma população em geral feminina em idade reprodutiva.

Vantagens e desvantagens relativas aos tratamentos de miomas uterinos sintomáticos

Médico
- Ácido tranexâmico/medicamentos anti-inflamatórios não esteroides (NSAIDs)/COCP/LNG-IUS (Mirena®): todos são simples e não interferem na fertilidade (embora COCP/LNG-IUS sejam contraceptivos) e evitam intervenções mais invasivas, sendo menos eficazes na presença de miomas submucosos ou quando o volume do útero é > 12 semanas, com expectativa de cavidade aumentada.
- COCP: contém estrogênio, o que pode aumentar o crescimento de miomas estrogênio-dependentes.
- LNG-IUS: a probabilidade de expulsão está aumentada, se a cavidade uterina estiver aumentada ou distorcida por miomas submucosos.
- Agonistas GnRH: reduzem o volume dos miomas antes de cirurgia, contudo, induzem "menopausa" estrogênio-deficiente temporária, impossibilitando seu uso por longo período.
- Acetato de ulipristal (SPRM): medicação oral e, como os agonistas GnRH, reduz o volume do mioma antes de cirurgia, todavia, mais informações sobre segurança com uso prolongado são necessárias.

Cirúrgico
- Miomectomia histeroscópica: minimamente invasiva, procedimento ambulatorial para miomas submucosos e evita incisões cirúrgicas, eficaz em resolver HMB e na melhora de fertilidade. Não trata outros tipos de miomas.
- Miomectomia: normalizadora de fertilidade, trata HMB e sintomas de inchaço. Normalmente, exige laparotomia, no entanto, uma abordagem menos invasiva é possível, se forem poucos e pequenos miomas. Associada a sangramento intraoperatório dos miomas vascularizados, a risco de 1% de histerectomia não planejada e aderências intra-abdominais pós-operatórias.
- Histerectomia: indicada para mulheres sem desejo futuro de gravidez. Pode ser realizada pela vagina, por laparoscopia ou cirurgia aberta, dependendo do tamanho do útero. Definitiva, garante amenorreia, sendo, porém, tão invasiva quanto a miomectomia.

Radiológico
- Embolização da artéria uterina: minimamente invasiva, evita anestesia geral e cirurgia. Apesar de normalizar a fertilidade, há preocupações com efeitos subsequentes sobre a função reprodutiva. A paciente tem grau de satisfação comparável ao da miomectomia, contudo, há necessidade muito maior de tratamentos adicionais.
- Diferentes tratamentos radiológicos são, atualmente, explorados para destruir os miomas mediante a ablação térmica. Estes incluem ultrassonografia focada de alta intensidade guiada por MR e ablação transcervical intrauterina por alta frequência guiada por ultrassonografia. Entretanto, a eficácia e a segurança destas intervenções precisam de mais estudos antes que possam ser consideradas para uso clínico rotineiro.

Esse endométrio ectópico é responsivo a alterações hormonais cíclicas que resultam em sangramento dentro do miométrio, levando à dismenorreia secundária cada vez mais grave (dor durante a menstruação), aumento de útero e HMB.

Em geral, mulheres com adenomiose são multíparas, e o diagnóstico é feito entre o fim dos 30 e início dos 40 anos. O exame físico pode revelar um útero volumoso e, às vezes, macio, esponjoso, sobretudo em exames realizados nos períodos perimenstruais. Ultrassonografia pode ser útil no diagnóstico, quando a adenomiose apresenta focos específicos, mostrando acúmulo hemorrágico, glândulas endometriais distendidas. Algumas vezes isto pode gerar um desenvolvimento nodular irregular dentro do útero, muito parecido com o de miomas uterinos. Ressonância magnética é o exame mais indicado, pois fornece excelentes imagens do miométrio, do endométrio e de áreas da adenomiose. No entanto, é uma opção cara (**Figura 12.6**).

Em razão da dificuldade prática de diagnóstico pré-operatório da adenomiose, a cirurgia conservadora e os tratamentos médicos são, até agora, pouco desenvolvidos. Em geral, qualquer tratamento que induza amenorreia será útil, pois bloqueia o endométrio ectópico, aliviando a dor e o sangramento excessivo. Por isso, devem-se considerar os contraceptivos reversíveis de longa duração contendo progestina (LARCs, ver Capítulo 6, *Contracepção e Aborto*), como LGN-IUS e medroxiprogesterona de depósito, além de agonistas de curta ação GnRH. Com a parada do tratamento os sintomas retornam rapidamente na maioria das pacientes, com a histerectomia permanecendo como o tratamento definitivo.

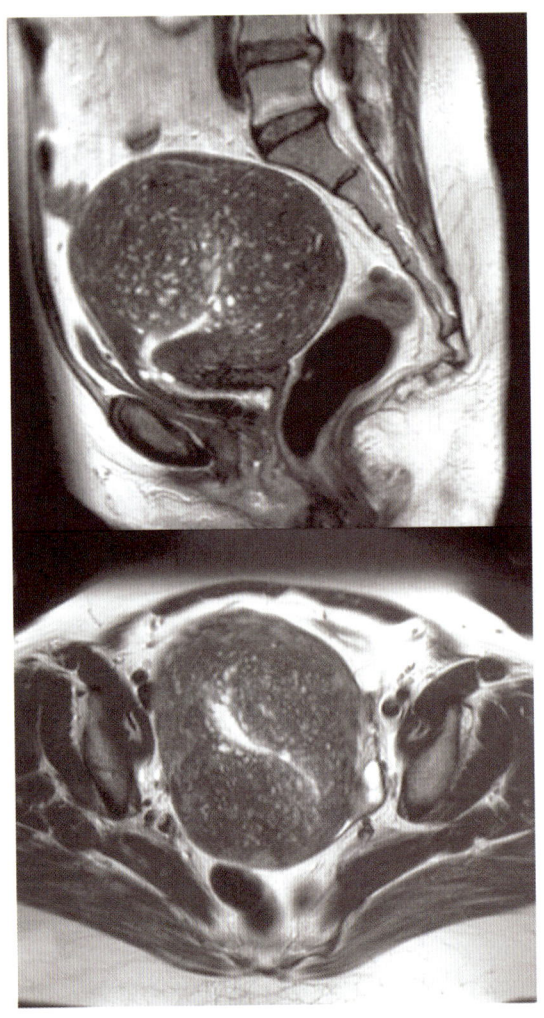

Figura 12.6 MR mostrando adenomiose – observe os reflexos brilhosos do endométrio central e manchas do endométrio ectópico no miométrio subjacente.

PONTOS-CHAVE DE APRENDIZAGEM

- Uma ectopia cervical é um achado normal em mulheres em idade reprodutiva e, comumente, causada por influência hormonal – três fatores: puberdade, anticoncepcionais e gravidez.
- Testes para avaliar o útero incluem TVUSS, SIS, MRI, histeroscopia e biópsia endometrial.
- Pólipos endometriais são comuns, normalmente são lesões focais benignas que surgem no endométrio. Podem provocar padrões anormais de sangramento uterino, incluindo HMB, IMB e PMB.
- Remoção cirúrgica de pólipos endometriais, conhecida como polipectomia, é um procedimento simples, normalmente realizado em ambulatório com auxílio direto de um histeroscópio.
- Miomas (leiomiomas) são tumores comuns do miométrio, estrogênio-dependentes, benignos, com presença estimada em cerca de 40% das mulheres acima de 30 anos de idade. Após a menopausa, sofrem atrofia. Alterações malignas com transformação para leiomiossarcomas ocorrem em 1:350 miomas. Em geral, estão associadas a um crescimento rápido e AUB em mulheres na pós-menopausa.
- Os miomas são classificados de acordo com sua relação à parede uterina, sendo descritos como submucosos ou intramurais ou subserosos. Podem ser detectados em exames pélvicos abdominais e/ou bimanuais como uma massa pélvica avolumada de origem uterina.

- Os miomas podem provocar HMB e compressão com sintomas, por causa do volume abdominal e, em alguns casos, infertilidade. Entretanto, a grande maioria é assintomática. O tratamento é indicado para os miomas sintomáticos. Intervenção cirúrgica ou radiológica é frequentemente exigida, pois o tratamento medicamentoso é menos eficiente.
- Remoção cirúrgica dos miomas é chamada de miomectomia. Os miomas submucosos expandem-se para dentro da cavidade uterina e, por isso, podem ser removidos com técnicas histeroscópicas. Os miomas intramurais e subserosos são removidos via laparotomia ou laparoscopia, dependendo do tamanho, localização e quantidade.
- Adenomiose é um distúrbio em que glândulas endometriais e estroma são encontrados dentro do miométrio, o que pode causar dismenorreia, HMB e aumento do útero. O mecanismo pelo qual os miomas afetam a fertilidade não está claro.
- Tratamentos médicos, como LNG-IUS (Mirena®), que podem induzir amenorreia, aliviam sintomas associados à adenomiose. A histerectomia permanece o único tratamento definitivo.

Leitura adicional

American Association of Gynecologic Laparoscopists (2012). AAGL practice report: practice guidelines for the diagnosis and management of endometrial polyps. *J Minim Invasive Gynecol* **19**:3-10.

Garcia L, Isaacson K (2011). Adenomyosis: review of the literature. *J Minim Invasive Gynecol* **18**:428-37.

Gupta JK, Sinha A, Lumsden MA, Hickey M (2014). Uterine artery embolization for symptomatic uterine fibroids. *Cochrane Database Syst Rev* **12**:CD005073.

Munro MG, Critchley HOD, Fraser IS (2012). The FIGO systems for nomenclature and classification of causes of abnormal uterine bleeding in the reproductive years: who needs them? *Am J Obstet Gynecol* **207**:259-65.

Owen C, Armstrong AY (2015). Clinical management of leiomyoma. *Obstet Gynecol Clin North Am* **42**:67-85.

Autoavaliação

HISTÓRIA DE CASO

Uma mulher de 34 anos apresenta massa abdominal e ciclos menstruais cada vez mais intensos. Sabe-se que ela tem miomas uterinos. Está prestes a casar no próximo mês e planeja começar uma família em breve. Diversos tratamentos hormonais e não hormonais, prescritos por seu clínico geral, nos últimos cinco anos, falharam.

A   Que perguntas fazer para averiguar a queixa apresentada?

B   Que exame realizar e quais testes diagnósticos fazer ou solicitar?

C   Quais tratamentos médicos considerar e explicar por quê.

D   Quais tratamentos cirúrgicos ou radiológicos considerar e explicar por quê.

E   Você acha que ela deve preocupar-se com algo relacionado com sua queixa?

RESPOSTAS

A   Avaliar a natureza e gravidade do sangramento menstrual (p. ex., a cronicidade dos sintomas, a duração, regularidade e volume (p. ex., troca de absorventes) do fluxo menstrual e efeitos adversos na qualidade de vida relacionada com a saúde (p. ex., efeitos sobre trabalho, relações sociais e emocionais, funções físicas e sexuais). Verificar se há alguma IMB ou PCB que possa indicar patologia cervical. Questione sobre dismenorreia, se é primária, espasmódica e curta, ativa no início do ciclo; ou secundária, durando todo o período, o que pode apontar outras patologias ginecológicas, especialmente, se estiver associada à dor pélvica crônica. Informações relacionadas com massa pélvica devem ser obtidas (p. ex., quando foi percebida pela primeira vez, se está aumentando e pode ser percebido no abdome, sintomas de compressão e como foi feito o diagnóstico dos miomas). Planos e aspirações de fertilidade devem ser esclarecidos desde o início além dos tratamentos "frustrados", já que esta informação influenciará as opções de tratamento adequadas.

Causas gastrointestinais, como síndrome do intestino irritável ou constipação, devem ser avaliadas em função da dieta pobre. Um teste de gravidez negativo exclui gravidez ectópica. Problemas geniturinários, como síndrome da bexiga dolorosa, causas musculoesqueléticas, dores neuropáticas e adjuntos psicológicos devem ser avaliados dependendo da história e exames.

B Um exame ginecológico é necessário para caracterizar melhor a natureza e a origem da massa; o tamanho, regularidade, mobilidade e sensibilidade da massa devem ser determinados. Investigações a considerar incluem USS pélvica e, possivelmente, uma MR, caso os miomas sejam grandes, com crescimento rápido ou morfologicamente anormais na ultrassonografia. Uma biópsia endometrial, geralmente, é desnecessária em mulheres abaixo de 45 anos, a menos que apresentem fatores de risco para hiperplasia endometrial (p. ex., ciclos irregulares, obesidade, ovário policístico). Uma histeroscopia ambulatorial pode confirmar um mioma submucoso visualizado em exames de imagem radiológicos.

C Tratamentos hormonais contraceptivos devem ser evitados, pois a paciente deseja iniciar família logo, embora possam ser usados por período curto. Ácido tranexâmico e NSAIDs são boas opções, apesar de talvez já tiverem sido usados, dado o longo histórico. HMB em presença de miomas uterinos volumosos respondem mal aos tratamentos medicamentososo, e uma cirurgia deve ser considerada.

D Neste caso, deve-se conservar a fertilidade. Assim, histerectomia e ablação endometrial são contraindicadas. Miomectomia pode ser realizada, contudo, há algum risco de histerectomia emergencial, em razão do severo sangramento intraoperatório. Esta opção deve ser evitada, a menos que ela não seja capaz de conceber após um ano de tentativa. No entanto, a miomectomia histeroscópica é indicada, caso haja miomas submucosos, pois é uma cirurgia minimamente invasiva, podendo tratar HMB e melhorar a fertilidade. UAE é outra opção, embora os efeitos sobre a reprodução permaneçam vagos.

E A paciente pode preocupar-se com os efeitos dos miomas sobre a fertilidade e subsequente gravidez em razão do casamento próximo. Pode também temer a possibilidade de alterações malignas, caso sinta a massa uterina aumentar o tamanho.

EMQ

A Biópsia endometrial (EB).
B SIS.
C Histeroscopia ambulatorial (OPH).
D TVUSS.
E TAUSS.
F MR.
G *Swabs* de trato genital.
H Laparoscopia.
I Tomografia computadorizada (CT).
J Exame de Papanicolau.
K Colposcopia +/− biópsia cervical.
L Histerossalpingografia (HSG).

Para cada descrição a seguir, escolha uma resposta apropriada nas opções anteriores.
Cada opção pode ser usada mais de uma vez ou ser ignorada.

1 Uma mulher obesa, com diabetes, 49 anos, apresenta sangramento menstrual irregular, intenso e prolongado.
2 Uma mulher de 32 anos com IMB, infertilidade, com imagem em USS suspeita de pólipo endometrial de 2 cm.
3 Virgem de 22 anos com HMB e massa pélvica percebida na palpação em exame abdominal.
4 Mulher obesa, 44 anos, com menstruação regular, intensa e dolorosa e alguma PCB. Exame fisíco do trato genital parece normal, possui história atualizada de esfregaço cervicovaginal normal.
5 Mulher de 32 anos com histórico de amenorreia e infertilidade secundária, após uma curetagem com dilatação cervical (D&C) realizada pós-parto para RPOC 2 anos atrás.
6 Mulher de 44 anos, para a qual está sendo considerada uma embolização de artéria uterina (UAE) para tratamento de útero miomatoso com volume aproximado de 34 semanas.

RESPOSTAS

1A Esta mulher apresenta alto risco de carcinoma. Conforme as diretrizes para HMB e considerando os riscos, uma EB é indicada. Outros testes, como esfregaço para Papanicolau, *swabs* e TVUSS podem também ser necessários posteriormente, dependendo do histórico.

2C IMB é provável por causa do pólipo, que pode também estar afetando a implantação. OPH permite a visualização direta e a ressecção. SIS é desnecessária, pois o pólipo já foi visualizado, a HSG é desnecessária neste momento.

3E A visualização do útero é necessária, mas a TVUSS não é adequada, pois a paciente é virgem, e a massa é grande. Ainda não é necessário realizar exames de imagem adicionais, como a CT ou MR, que são dispendiosos e invasivos. Procedimentos operatórios não estão indicados neste caso, nem esfregaços, *swabs* ou colposcopia.

4D São desnecessários exames adicionais da cérvice, considerando a história de esfregaços normais de Papanicolau. É necessário realizar uma TVUSS para avaliar o útero e a estrutura cervical. Dependendo da história, os *swabs* podem ser necessários posteriormente. Exames mais caros e invasivos, como MR e CT, são desnecessários.

5C A história sugere uma causa endometrial para a amenorreia. Embora a TVUSS possa mostrar sinéquias, com imagem de uma linha brilhosa no endométrio, e a SIS possa mostrar uma aderência das paredes endometriais com oclusão da cavidade uterina, a OPH permite tratar as aderências por ressecção. Portanto, é o procedimento mais eficaz.

6F Antes de realizar uma UAE, a MR é essencial para identificar o tamanho e a localização exata dos miomas e assegurar que a UAE seja possível. A TVUSS também permite identificar os miomas, mas MR é uma modalidade com qualidade melhor de imagem para a avaliação de miomas maiores e atípicos.

PERGUNTAS SBA

1 Uma mulher multípara de 35 anos queixa-se de fluxo menstrual cíclico doloroso e intenso. Nos exames, um útero amolecido é identificado e juntamente com a TVUSS sugere a possibilidade de adenomiose. A família está completa e atualmente utiliza preservativos para contracepção. Fuma dez cigarros por dia e apresenta bom estado de saúde geral.

Que tratamento se consideraria mais apropriado? Escolha a melhor resposta.

A LNG-IUS (Mirena®).
B COCP.
C Histerectomia.
D Análogos de GnRH.
E Ablação endometrial.

RESPOSTA

A Apesar do diagnóstico, uma adenomiose só pode ser definitivamente confirmada após histerectomia com exame histológico do útero. A história, o exame físico e os achados de imagem são sugestivos de condição benigna do útero. Com família completa, pode-se considerar uma histerectomia, todavia não é a primeira escolha devido a potencial morbidade associada. Qualquer tratamento que induza amenorreia traz benefícios, pois bloqueia o atividade do endométrio ectópico, aliviando os sintomas de dor e sangramento excessivo. Tratamento com progestógeno local, usando LNG-IUS, pode induzir amenorreia e também proporciona mais eficiência contraceptiva, desse modo, parece a melhor opção. Análogos de GnRH nãos são tratamentos de longa duração e a ablação endometrial é, primordialmente, um tratamento para HMB de origem endometrial com ausência de outras patologias.

2 Miomas submucosos não estão associados a quais das apresentações abaixo? Escolha a melhor resposta.

A IMB.
B Infertilidade.
C Aborto espontâneo.
D HMB.
E Compressão e dor.

RESPOSTA

E Miomas submucosos são mais comumente diagnosticados em investigações de sangramento uterino anormal ou infertilidade. Dor e compressão não são sintomas característicos de miomas confinados na cavidade uterina, a menos que miomas submucosos coexistam com outros miomas intramurais e/ou subserosos, levando a significativo aumento do útero.

Condições benignas da vulva e da vagina, distúrbios psicossexuais e mutilação genital feminina

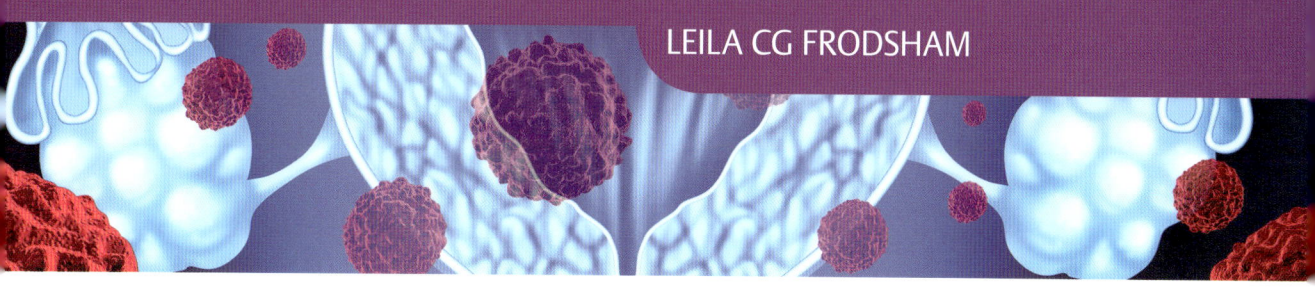

CAPÍTULO 13

LEILA CG FRODSHAM

Anatomia e histologia 181	Como abordar nas consultas 187
Visão vulvar geral 182	Mutilação genital feminina 188
Avaliação 182	Leitura adicional 190
Medicina psicossexual 186	Autoavaliação 191

OBJETIVOS DE APRENDIZAGEM

- Descrever a apresentação e o manejo de condições benignas comuns da vulva e da vagina.
- Descrever as causas das dispareunias superficial e profunda.
- Compreender o impacto das condições vulvares e vaginais na função sexual.
- Entender a definição de transtornos psicossexuais.
- Descrever o diagnóstico, impacto e manejo dos transtornos psicossexuais.

Anatomia e histologia

A vulva é o termo usado para descrever a genitália feminina externa, constitui os órgãos sexuais. Inclui os grandes e pequenos lábios, o clitóris e a fúrcula. O vestíbulo vulvar é definido anatomicamente como a área entre a extremidade inferior do canal vaginal no anel himenal e os pequenos lábios. As diferentes áreas anatômicas da genitália externa têm diferentes características histológicas e origens embriológicas. Os pequenos e grandes lábios são cobertos por epitélio escamoso, pigmentado e ceratinizado. Os grandes lábios são duas grandes dobras de tecido adiposo cobertas por pele, contendo folículos pilosos e glândulas sebáceas e sudoríparas. Em contraste, os pequenos lábios são desprovidos de tecido adiposo e folículos pilosos, mas contêm folículo sebáceo. O vestíbulo vulvar normal é coberto por epitélio escamoso não ceratinizado e não pigmentado e é desprovido de anexos cutâneos. Dentro do vestíbulo vulvar estão os ductos das glândulas vestibulares menores, as glândulas periuretrais de Skene, o meato uretral e os ductos das glândulas de Bartholin. As glândulas de Bartholin (glândulas vestibulares maiores) são as principais glândulas do vestíbulo e encontram-se profundamente dentro do períneo. Ambas as glândulas vestibulares maior e menor contêm ácinos secretores de muco com ductos revestidos por epitélio de transição. Os ductos das glândulas de Bartholin saem no introito logo acima da fúrcula, aproximadamente, entre cinco e sete horas no períneo, e os ductos das glândulas vestibulares menores estão distribuídos no vestíbulo vulvar. A vagina e a vulva são comumente conhecidas como o trato genital inferior, com a vagina levando ao trato genital superior (útero, colo do útero, tubas e ovários). A vagina tem uma estrutura tubular e duas paredes anterior e posterior que estão acoladas.

A pele vulvar tem propriedades fisiológicas diferentes quando comparada às outras regiões do corpo, como os antebraços. A perda de água transepidérmica é o dobro da quantidade na pele vulvar em comparação à pele do antebraço. Isto sugere que o estrato córneo, a camada protetora da pele vulvar, funcione mal como uma barreira cutânea quando comparado a outras áreas da pele, e isto pode explicar por que a pele vulvar é mais suscetível à irritação.

Visão vulvar geral

As condições benignas da vulva têm um impacto abrangente na saúde e no estilo de vida das mulheres e, no entanto, há escassez de médicos capazes de fornecer uma abordagem holística para os cuidados. Aproximadamente 20% das mulheres terão sintomas vulvares, como prurido, alterações na pele ou dor em algum momento. O controle eficaz de doenças vulvares incorpora habilidades em dermatologia, oncologia, doenças infecciosas e medicina psicossexual. O treinamento atual nessas áreas para ginecologistas é escasso, e as mulheres são, na melhor das hipóteses, vistas em clínicas de vulva com uma abordagem de equipe multidisciplinar (MDT). Na pior das hipóteses, elas podem passar pelos atendimentos primário, secundário e terciário, sentindo-se cada vez mais frustradas e descontentes, pois ninguém parece entender ou ser capaz de ajudá-las. Por sua vez, isto pode tornar a especialidade menos atraente para os médicos. A recente pesquisa, Tomorrow's Specialist, do Royal College of Obstetricians and Gynaecologists (RCOG), sugere que as mulheres esperam habilidades psicosexuais, dermatológicas e cirúrgicas de seu ginecologista. Embora este capítulo não vise a cobrir todas essas áreas em detalhes, espera-se dar uma visão geral na gestão desses casos para que um único clínico possa gerenciar a maioria destes sozinho. É claro, sempre haverá casos em que o atendimento terciário é necessário, mas a grande parte das pacientes deve permanecer nos níveis primário e secundário.

Avaliação

Uma história completa e exame clínico (com esfregaços vaginais opcionais e biópsias) são essenciais para o diagnóstico. A pele vulvar é uma extensão das superfícies gerais da pele e é importante no histórico perguntar sobre problemas gerais de pele, pois isto pode indicar o diagnóstico. Por exemplo, a psoríase ou o eczema podem afetar de forma síncrona a vulva e os membros. A história deve-se concentrar na apresentação das queixas. É importante discutir os métodos atuais de cuidados com a pele (p. ex., uso de produtos perfumados que podem agravar os sintomas), quais tratamentos tópicos estão sendo usados (p. ex., alguns cremes, como antifúngicos, podem agravar o problema) e o impacto dos sintomas no funcionamento sexual. O exame clínico deve incluir todas as superfícies da pele, e a área da vulva deve ser examinada sistematicamente com uma boa fonte de luz.

Prurido vulvar, dor e dispareunia superficial são sintomas comuns, e a *Tabela 13.1* ilustra o diagnóstico diferencial das causas associadas, embora esta não seja uma lista exaustiva. Confusamente para o clínico, a maioria dos pacientes tem mais de um sintoma.

Coceira vulvar (prurido) e desconforto

Os sintomas de condições da vulva benigna mais comumente apresentados são coceira, desconforto, dor, descarga vaginal e dispareunia (sexo doloroso). Mulheres com doença vulvar apresentam-se em todas as idades, mas existe uma preponderância de mulheres na pós-menopausa com condições dermatológicas

Tabela 13.1 Diagnóstico diferencial de queixas vulvares

Prurido vulvar	Dor vulvar	Dispareunia superficial
Infecções (p. ex.: candidíase, *Trichomonas vaginalis*)	Infecções (p. ex.: candidíase)	Condições da pele (p. ex.: líquen escleroso [causa fissuras vulvares])
Condições da pele (p. ex., eczema, líquen escleroso, VIN)	Condições da pele (p. ex., eczema, líquen escleroso, VIN)	Vulvodinia
Dermatite de contato	Vulvodinia	Fissuras Vulvares
	Infecção da glândula de Bartholin	Estrias na pele da vulva

VIN, neoplasia intraepitelial vulvar.

benignas. Este grupo particularmente está exposto ao uso de múltiplos fármacos, pois a patologia pode ter múltiplas etiologias (p. ex., vaginites atróficas e vulvites ou líquen escleroso) e necessita uma abordagem mais holística. As mulheres nesta faixa etária podem não estar dispostas a procurar aconselhamento precocemente, e a disfunção sexual já é mais comum. Além disso, esse grupo de pacientes pode-se sentir muito "sozinho" com sua doença e pode realmente se beneficiar da adesão a grupos de apoio que realizam oficinas educativas regulares, como a Vulval Pain Society.

As mulheres mais velhas podem ficar particularmente angustiadas com o prurido e podem se sentir humilhadas ao acordar seus parceiros por causa de sua coceira involuntária noturna. Como resultado de coceira noturna, algumas mulheres podem apresentar disúria, por ardência quando a urina passa pela pele vulvar escoriada, e a patologia macroscópica pode parecer alarmante. Também é importante considerar os efeitos das incontinências urinária e fecal, pois isso pode danificar a função de barreira da pele e provocar uma dermatite vulvar por si só.

Redução de alérgenos

O aparecimento da dermatite vulvar muitas vezes não é específico e está fortemente associado a uma história de atopia e outras dermatoses. Portanto, é prudente reduzir os alérgenos em todos os pacientes com sintomas de prurido vulvar.

É aconselhável desencorajar as mulheres de lavar com quaisquer sabões ou detergentes (incluindo sabonetes íntimos femininos), que perturbam o equilíbrio bacteriano da vagina e podem causar uma dermatite vulvar. A água é preferível, mas algumas mulheres acham que os óleos de oliva (ou outros naturais não perfumados) oferecem hidratação e uma limpeza melhor. As mulheres que desejam ter um banho perfumado e hidratante podem usar óleos similares com algumas gotas de óleo de melaleuca (*tea tree*).

As mulheres devem ser encorajadas a usar roupas íntimas de algodão (com tintas mínimas) e lavar roupas com um detergente e amaciantes de lavagem não perfumado, não biológico. Também vale a pena considerar o efeito da protetores/absorventes sanitários para incontinência urinária. Não é incomum ver mulheres com dermatite vulvar grave, em razão do uso de absorventes de marcas populares (particularmente a variedade de toalha sanitária superfina com gel), que se podem beneficiar do fornecimento de proteção orgânica, com o uso de copo coletor lavável ou o "Moon Cup".

Uso recorrente de antifúngicos

As mulheres frequentemente se automedicam e recebem receitas de vários cursos de tratamento com antifúngicos, como creme de clotrimazol e pessários, muitas vezes sem serem examinadas. No início, isto pode melhorar os sintomas, mas pode precipitar uma reação de hipersensibilidade que aumenta os sintomas, e ainda assim as mulheres se sentem obrigadas a usar o que é oferecido já que o "médico é o especialista", e seus sintomas são tão angustiantes.

As condições vulvares e vaginais de infecção por candidíase ou "tordo" (hiperemia com leucorreia grumosa, em placas) são comuns e afetam particularmente as mulheres em idade reprodutiva (ou usando terapia de reposição hormonal, HRT), onde os níveis de estrogênio são altos (e há um aumento da prevalência na gravidez). É incomum em meninas pré-púberes e mulheres na pós-menopausa, e outras causas de irritação e outras formas de tratamento devem ser procuradas, em vez de depender de antifúngicos prontamente disponíveis. Mulheres hipoestrogênicas, portanto, devem ser avaliadas na busca de outras causas de prurido e devem ser examinadas antes da prescrição de antifúngicos. É muito importante considerar o diabetes como causa de candidíase recorrente. Uma vez excluída uma causa genuína de infecção por candidíase, o tratamento deve ser feito com um ciclo de 150 mg de clotrimazol (2%) vaginal aplicado todas as noites durante 3 noites consecutivas. Em mulheres menstruadas esta aplicação é mais útil pós-menstrual, quando a *Candida* é mais comum por causa da alteração do pH vaginal. Fluconazol oral é um tratamento de segunda linha após clotrimazol. Uma combinação de redução de alérgenos e o método acima é suficiente na maioria dos casos. É desnecessário tratar os parceiros, a menos que tenham sintomas e não haja nenhum benefício comprovado em fazê-lo. Um encaminhamento para a medicina geniturinária (saúde sexual) pode ser de grande benefício em casos recorrentes de *Candida* resistente ao tratamento.

Ferritina baixa

Cerca de 5% das mulheres com prurido vulvar podem ter baixa ferritina, e a correção disso melhorará os sintomas, por isso deve ser sempre verificada nos estágios iniciais.

Biópsia na doença vulvar

A biópsia só deve ser realizada em tratamento de primeira linha, se houver supeita de malignidade. Se houver leucoplasia difusa ou eritema, recomenda-se o tratamento com esteroides e emolientes e, caso os sintomas não se resolvam, a biópsia deve ser considerada. A biópsia com *punch* de Keyes obtém uma amostra de pele de 4 mm que pode ser colhida sob anestesia local na clínica (**Figura 13.1**). A histopatologia de uma amostra permite que um diagnóstico preciso seja feito, e o tratamento correto seja iniciado. As biópsias devem ser realizadas quando houver lesão pigmentada, área elevada ou endurecida e úlcera persistente.

Líquen plano

O líquen plano é um distúrbio autoimune que afeta 1-2% da população (particularmente em pessoas com mais de 40 anos) e afeta a pele, genitália e mucosas oral e gastrointestinal. Não há nenhum fator precipitante conhecido, embora a compressão possa aumentar os sintomas (p. ex., roupas íntimas restritivas). Em geral, os sintomas são prurido e/ou dispareunia superficial. As lesões na boca podem-se apresentar na forma reticular, como teias de aranha, e a inspeção oral deve ser realizada, se houver suspeita do diagnóstico. As lesões podem ocorrer nos tornozelos, e pode haver uma apresentação característica atingindo o leito ungueal, que se apresenta como estrias longitudinais e ficam ásperas dando um efeito de lixa.

As lesões genitais podem ser longitudinais, anulares, ulcerativas, hiperpigmentadas e podem causar estenose vaginal e, consequentemente, disfunção sexual. O tratamento é feito com o uso de esteroides tópicos de alta potência. Disfunção sexual é comum por causa da dor e estenose. Se houver estenose vaginal, deve-se primeiro tentar a dilatação manual (dedos ou dilatadores), evitando os meios cirúrgicos como primeira opção.

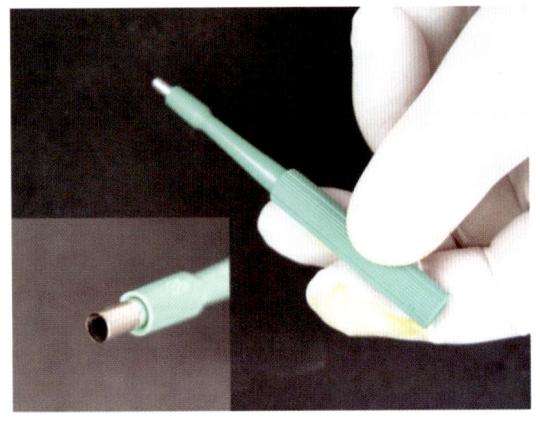

Figura 13.1 Biópsia por punção com *punch* de Keyes.

Líquen escleroso

O líquen escleroso é uma condição inflamatória destrutiva da pele que afeta principalmente a área anogenital da mulher. Estima-se que afete 1 em 300 mulheres e acredita-se que a causa seja autoimune. Muitos pacientes têm outras condições autoimunes, como doença da tireoide e anemia perniciosa. A natureza destrutiva da condição é decorrente da inflamação subjacente nas camadas subdérmicas da pele, o que resulta em hialinização da pele. Isto leva à fragilidade e uma aparência de "pergaminho" branco da pele e apagamento da anatomia vulvar. A condição pode envolver o prepúcio nos homens, causando fimose. O líquen escleroso pode ser evidente em outras partes do corpo em 15% dos pacientes. Os principais sintomas na vulva são coceira e dor subsequente, geralmente por causa de coçar. Uma biópsia pode confirmar o diagnóstico, e o tratamento é uma combinação de bons cuidados com a pele e o uso de pomadas fortes de esteroides, como as que contêm clobetasol. O líquen escleroso está associado ao câncer vulvar, mas não é uma causa. Muitas mulheres com câncer de vulva têm líquen escleroso no momento do diagnóstico, e estima-se que haja um baixo risco de desenvolvimento de câncer em uma mulher com líquen escleroso (em torno de 3 a 5%). O líquen escleroso apresenta-se caracteristicamente em um padrão de "figura de 8" ao redor da vulva e do ânus. Há frequentemente hipopigmentação, perda da anatomia, estenose vaginal e rachaduras (particularmente na fúrcula), mas a aparência pode ser sutil na doença em estágio inicial (**Figura 13.2**). O tratamento de ambos os líquens plano e escleroso é feito com esteroides tópicos de alta potência (propionato de clobetasol), aplicando diariamente uma medida equivalente ao tamanho de uma ervilha por 1 mês, em dias alternados para o segundo mês e duas vezes por semana durante o terceiro mês. Se não houver resolução completa dos sintomas, a biópsia é indicada. As mulheres devem ser aconselhadas a procurar aconselhamento, se a lesão se tornar elevada ou resistente ao tratamento. Uma vez completado o tratamento, o creme de esteroides pode ser usado, quando necessário e como recomendado.

Cistos vulvares

Os cistos de Bartholin, o cisto da glândula de Skene e o cisto de inclusão mucosa podem afetar a área vulvar e causar um nódulo com ou sem desconforto vulvar. Se eles não causarem nenhum problema ao paciente, eles podem ser monitorados ou excisados. O cisto de Bar-

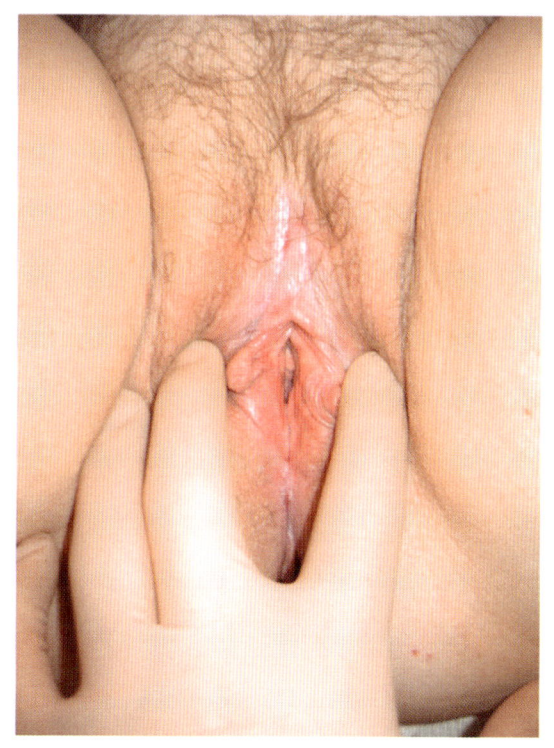

Figura 13.2 Líquen escleroso.

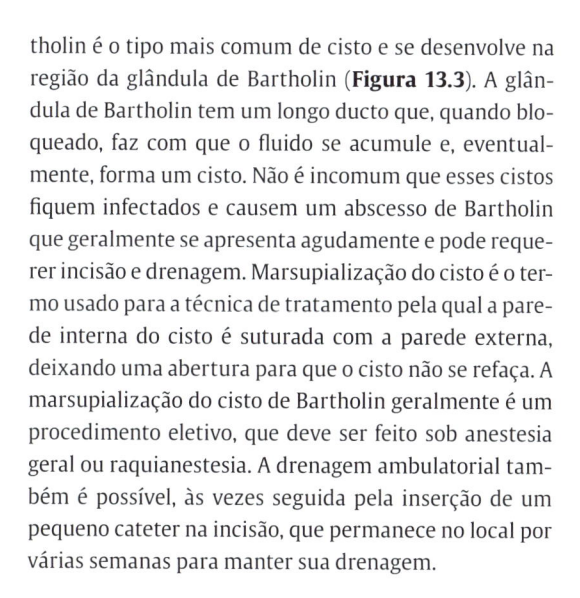

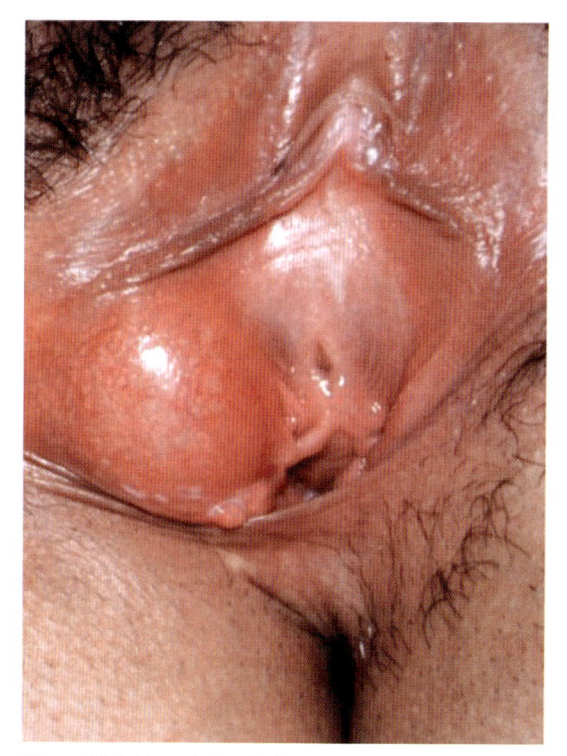

Figura 13.3 Cisto de Bartholin.

tholin é o tipo mais comum de cisto e se desenvolve na região da glândula de Bartholin (**Figura 13.3**). A glândula de Bartholin tem um longo ducto que, quando bloqueado, faz com que o fluido se acumule e, eventualmente, forma um cisto. Não é incomum que esses cistos fiquem infectados e causem um abscesso de Bartholin que geralmente se apresenta agudamente e pode requerer incisão e drenagem. Marsupialização do cisto é o termo usado para a técnica de tratamento pela qual a parede interna do cisto é suturada com a parede externa, deixando uma abertura para que o cisto não se refaça. A marsupialização do cisto de Bartholin geralmente é um procedimento eletivo, que deve ser feito sob anestesia geral ou raquianestesia. A drenagem ambulatorial também é possível, às vezes seguida pela inserção de um pequeno cateter na incisão, que permanece no local por várias semanas para manter sua drenagem.

Vulvodinia

A vulvodinia é a condição de dor na vulva mais frequentemente descrita como uma dor em queimação, ocorrendo na ausência de doença de pele ou infecção. É semelhante a uma síndrome de dor neuropática. A dor pode ser ainda classificada pelo local anatômico (p. ex., generalizado, localizado ou clitoriano) e também se a dor é provocada ou não provocada. A vulvodinia pode ocorrer em qualquer idade e causa grande sofrimento aos pacientes. É essencial excluir causas físicas, como a dermatite. A Vulval Pain Society pode ser uma fonte inestimável de informação e apoio às pacientes que sofrem com esta condição. Há evidências recentes de que os neuromoduladores têm um benefício limitado na vulvodinia, mas algumas mulheres os acham úteis (particularmente, quando se a dor interfere com o sono e, nessa situação, um neuromodulador sedativo, como a amitriptilina, pode ser usado).

É importante ter um histórico detalhado sobre o início dos sintomas, o momento e a relação com o histórico sexual. Mulheres com vulvodinia podem ter disfunção psicossexual primária ou secundária, como descrito adiante. Algumas mulheres podem-se beneficiar da massagem perineal, que pode auxiliar na dessensibilização vulvar, reduzir o espasmo muscular e reassociar as mulheres à sua própria genitália. Óleos (como o de coco) podem atuar como uma barreira aos fatores precipitantes (alérgenos, atrito de esportes ou roupas) e permitir uma melhor lubrificação para a função sexual. Embora isto possa ser iniciado com orientação de um ginecologista, os fisioterapeutas de saúde da mulher estão fazendo um trabalho e uma pesquisa inestimáveis nessa área, e deve haver um baixo limiar para o encaminhamento nesse grupo de pacientes.

Muitas mulheres com vulvodinia consultam vários clínicos e tentam terapias convencionais e alternativas sem resolução dos sintomas até que o manejo inclua uma abordagem com avaliação dos sentimentos em relação ao diagnóstico e outras questões do seu relacionamento, além de orientar uma técnica de massagem perineal. As mulheres precisam de apoio para recuperar suas vidas sexuais. Idealmente, isto deve ser feito por alguém que aprecie os aspectos físicos e psicossociais de sua dor, não um "especialista", mas um profissional de saúde com um ouvido empático capaz de trabalhar com o paciente. Uma gestão dos sintomas, em vez de resolução completa da dor, é mais realista.

> **Visão do paciente**
>
> *"Durante 8 anos senti que não estou vivendo a minha vida, mas sim gerenciando a minha dor diariamente. Já vi inúmeros especialistas, usei todos os cremes e comprimidos possíveis e me senti uma decepção para os médicos que querem me ajudar a melhorar, mas não conseguem. Nos últimos meses meu padrão de dor foi reduzido, minha vida sexual melhorou e eu posso ver que um dia, como uma borboleta, ele voará para longe."* Sofredora de vulvodinia.

Dispareunia

A dispareunia é definida como dor durante a relação sexual. A dispareunia pode estar associada a muitos problemas ginecológicos e é descrita como superficial ou profunda, esta última por vezes associada a patologias, como endometriose ou doença inflamatória pélvica (PID). Em muitas ocasiões, apesar de investigações apropriadas, nenhuma causa pode ser encontrada, e apoio psicológico deve ser oferecido.

> **Dispareunia**
>
> - Definição: dor durante ou após a relação sexual, que pode ser classificada como superficial, afetando a vagina, o clitóris ou os lábios, ou profunda com dor na pelve.

> - Epidemiologia: a prevalência estimada é entre 10 e 20%, embora isso possa ser subestimado, já que muitas mulheres podem não apresentar. Os fatores de risco incluem mutilação genital feminina (FGM), suspeita de PID e endometriose, estado pré/pós-menopausa, depressão ou estados de ansiedade e história de agressão sexual.
> - Avaliação clínica:
>   - a história clínica deve explorar a natureza e o início da dor, a relação com o ato sexual, os sintomas associados à dor pélvica crônica, a história reprodutiva e médica. O histórico psicossexual deve ser considerado especialmente para dispareunia superficial;
>   - o exame abdominal e pélvico deve procurar lesões do trato genital inferior (p. ex., distúrbios cutâneos, cicatrizes, anormalidades anatômicas), vaginismo (contração involuntária dos músculos vaginais durante o exame vaginal), áreas de sensibilidade no trato genital inferior e superior e evidências de alteração pélvica (massas, sensibilidade, fixação em outros órgãos).
> - Investigações:
>   - dispareunia superficial: considere uma biópsia de lesões do trato genital inferior e esfregaço vaginal;
>   - dispareunia profunda: considere a ultrassonografia transvaginal (TVUSS), esfregaço vaginal e laparoscopia.
> - Tratamento:
>   - dispareunia superficial: tratar qualquer causa identificável;
>   - dispareunia profunda: tratar como se fosse dor pélvica crônica.

Medicina psicossexual

Problemas psicossexuais podem ser primários ou secundários.

> **Disfunção psicossexual**
>
> - Disfunção psicossexual primária descreve dificuldades sexuais onde pode haver dor psicossomática.
> - Disfunção psicossexual secundária descreve dificuldades sexuais resultantes de dor ou problemas emocionais.

Como abordar nas consultas

Distúrbios vulvares são invariavelmente ligados à disfunção sexual feminina (e, ocasionalmente, a masculina secundária). Seja primária ou secundária, e independentemente da etiologia, é importante explorá-la na consulta.

O Institute of Psycosexual Medice usa o modelo LOFTI para auxiliar na consulta.

Modelo LOFTI

Ouvindo
- Perguntas abertas e períodos de silêncio permitem ao paciente refletir e elaborar informações essenciais.
- Qual é o seu tom/estilo de linguagem?
- O que é/não é dito? Como e quando?

Observando
- Padrões de comportamento (p. ex., cancelamentos frequentes/evitar as consultas).
- Urgência, comportamento, estilo de vestimenta e maneirismos.
- As cartas de referência do clínico geral (GP) podem ser detalhadas e podem evidenciar uma pressão, enfatizando a urgência do encaminhamento (um exemplo de transferência, o redirecionamento inconsciente de sentimentos do paciente para o GP).

Sentimentos
- Esteja ciente dos seus sentimentos na sala.
- Como o paciente faz você se sentir?
- Sentimentos despertados em qualquer médico pela linguagem do paciente, comportamento e a atitude do médico para com o paciente são vistos como possíveis evidências de sentimentos inconscientes do próprio paciente.

Refletindo
- Observe que tipo de médico você está sendo na consulta – um pai? Professor?
- Por que esse paciente está se apresentando agora? Como o paciente chegou a ter a consulta/qual a motivação deles?
- Observe como você se sente antes e depois da consulta.

Interpretação
- Avalie o quadro geral – o paciente está exibindo certos tipos de comportamento ou atitude como um mecanismo de defesa ou um meio de esconder ansiedade ou medo, como lágrimas ou raiva?
- Mecanismo de defesa inclui regressão, dissociação, introjeção, sublimação ou negação.
- O que você percebe no exame genital? Há evitação (ou seja, pacientes menstruadas em todas as consultas ou sempre tendo dificuldades para realizar um esfregaço)?

Vaginismo e não consumação

Casos de vaginismo são muitas vezes os mais desafiadores para os ginecologistas e terapeutas psicossexuais. O vaginismo pode levar à não consumação da relação sexual, e todos os ginecologistas devem avaliar o enorme impacto de tal disfunção sexual nos relacionamentos e vida dos pacientes.

Muitas vezes há uma pressão de tempo (problemas de fertilidade ou de relacionamento), além das preocupações do paciente com uma anomalia física, que podem levar o ginecologista a realizar uma intervenção física, como o procedimento de Fenton. Embora isto possa satisfazer um desejo em curto prazo para um paciente, ampliar o que parece ser uma abertura muito pequena raramente consegue fornecer uma resposta à não consumação e ao vaginismo subjacente que derrotará o parceiro na penetração.

Visão do paciente

"Por favor, você vai introduzir alguma coisa pelo bloqueio vaginal, enquanto eu durmo para que meu marido possa conseguir penetrar?" Paciente com não consumação.

Tradicionalmente, tanto os médicos quanto os terapeutas sexuais usaram dilatadores vaginais com o objetivo de auxiliar a mulher "a superar seu bloqueio", mas muitas vezes elas podem cooperar para contentar o médico, mas raramente isto se traduz em atividade sexual. Embora frequentemente prescrito, o uso de dilatadores não tem benefício comprovado, e as evidências em favor de seu uso permanecem anedóticas, sem evidência de eficácia, se não houver patologia física. Mais pesquisas são necessárias nesta área.

Visão do paciente

"Ele me deu dilatadores vaginais, mas quando eu os usei pareceu uma extensão nos dedos do médico e não me deixou mais perto de fazer sexo com meu marido." Paciente com vaginismo.

Os profissionais que realizam treinamento psicossexual começarão a reconhecer a transferência dos sentimentos do parceiro para si mesmos e a manipulação para despertar uma vontade de alargar a vagina e conseguir a penetração, que pode-se mostrar subconscientemente como uma frustração e irritação com o paciente. Além disso, eles podem se sentir inibidos de examinar mulheres com vaginismo e aceitar de bom grado a "menstruação eterna", utilizada como um meio de evitar o exame, como resultado do medo do paciente da vagina e, portanto, do exame. Além disso, isto pode levar à tentação de fornecer um exame sob anestesia e dilatação manual, o que pode reforçar positivamente a percepção do paciente sobre um problema físico que pode levar a uma cirurgia desnecessária.

As mulheres com vaginismo podem progredir mais com um profissional que é capaz de abordar as preocupações físicas por meio de "inundações" psicológicas (p. ex., prestando muita atenção à redação e à ação). Em vez de responder "muito pequeno" usando o pequeno espéculo e assim reforçando positivamente a fantasia, o exame poderia ser realizado com o paciente envolvido, por exemplo, usando um espelho, permitindo o controle durante o exame e incentivando a autoexploração em casa com massagem perineal e alongamento da vagina com os seus dedos ou os de seus parceiros. O profissional deve sempre questionar a relutância do paciente em se engajar com sua própria genitália, porque no final isto pode precipitar a revelação de uma fantasia (fantasia física). O exame genital pode levar ao "momento da verdade" em consulta, quando o paciente reconhece a influência da mente sobre o corpo em seu problema sexual. Muitas vezes, é tentador tranquilizar os pacientes de que sua anatomia é normal, mas é mais poderoso incentivá-los a ver e sentir isso sozinhos.

Além disso, as mulheres com vaginismo estão secretamente no controle de suas vidas sexuais (embora isto permaneça muitas vezes no inconsciente em ambos os parceiros). Estimulando o reconhecimento desse controle para torná-lo explícito, encorajando-as a dizer a seus parceiros que o sexo com penetração está "fora do menu" por um determinado período de tempo, pode ser terapêutico. Isto é chamado de foco sensorial modificado e pode ajudar a permitir a penetração, quando combinado com a massagem perineal e a exploração de suas defesas subconscientes (p. ex., sempre usando pijama de lã na cama ou evitando o mesmo tempo de dormir).

Em resumo, é aconselhável usar a consulta para reconhecer e refletir as ansiedades do paciente e considerar cuidadosamente se a cirurgia é a melhor opção. O Institute of Psychosexual Medicine não pretende transformar médicos e profissionais de saúde aliados em especialistas em disfunção sexual, mas sim aperfeiçoar suas habilidades para que possam ver que o paciente é o especialista, que tem a resposta, mas requer um "espelho profissional" para vê-las. Todos os profissionais de saúde atuam como camaleões em consultas (p. ex., eles adaptam seu tom de voz, linguagem corporal ou comportamento), mas os treinados em medicina psicossexual também reconhecem o que vem do paciente e o refletem de volta.

Mutilação genital feminina

Existem quatro graus de FGM praticados em diferentes áreas geográficas, como mostrado nas **Figuras 13.4 e 13.5**. Amplamente considerada nos países ocidentais como um procedimento bárbaro e inaceitável, a prevalência continua extremamente alta, com repercussões físicas, psicológicas e sociais. A posição da World Health Organization (WHO) sobre a FGM é mostrada a seguir. A FGM é frequentemente realizada em meninas a partir dos 8 anos de idade, sem analgesia ou esterelização adequada.

A FGM é definida como: "Qualquer procedimento que envolva a remoção parcial ou total da genitália externa e/ou lesão dos órgãos genitais femininos, seja por razões culturais, religiosas ou outras não terapêuticas" (WHO, 2006)

A FGM é uma prática que tem implicações agudas e crônicas de longo alcance para a saúde da mulher. As implicações são físicas, psicológicas e psicossexuais e podem, na pior das hipóteses, levar à falência renal decorrente da obstrução e infecção urinária. Existe agora uma obrigação legal no Reino Unido de documentar todos os casos no prontuário médico e relatar todos os casos pela equipe de vigilância do NHS Trusts para reduzir a incidência dessa prática em meninas e mulheres no Reino Unido. Nos casos em que a FGM é suspeita em menores, isto é classificado como abuso sexual infantil, e os serviços sociais e a polícia devem ser envolvidos.

Figura 13.4 Tipos de mutilação genital.

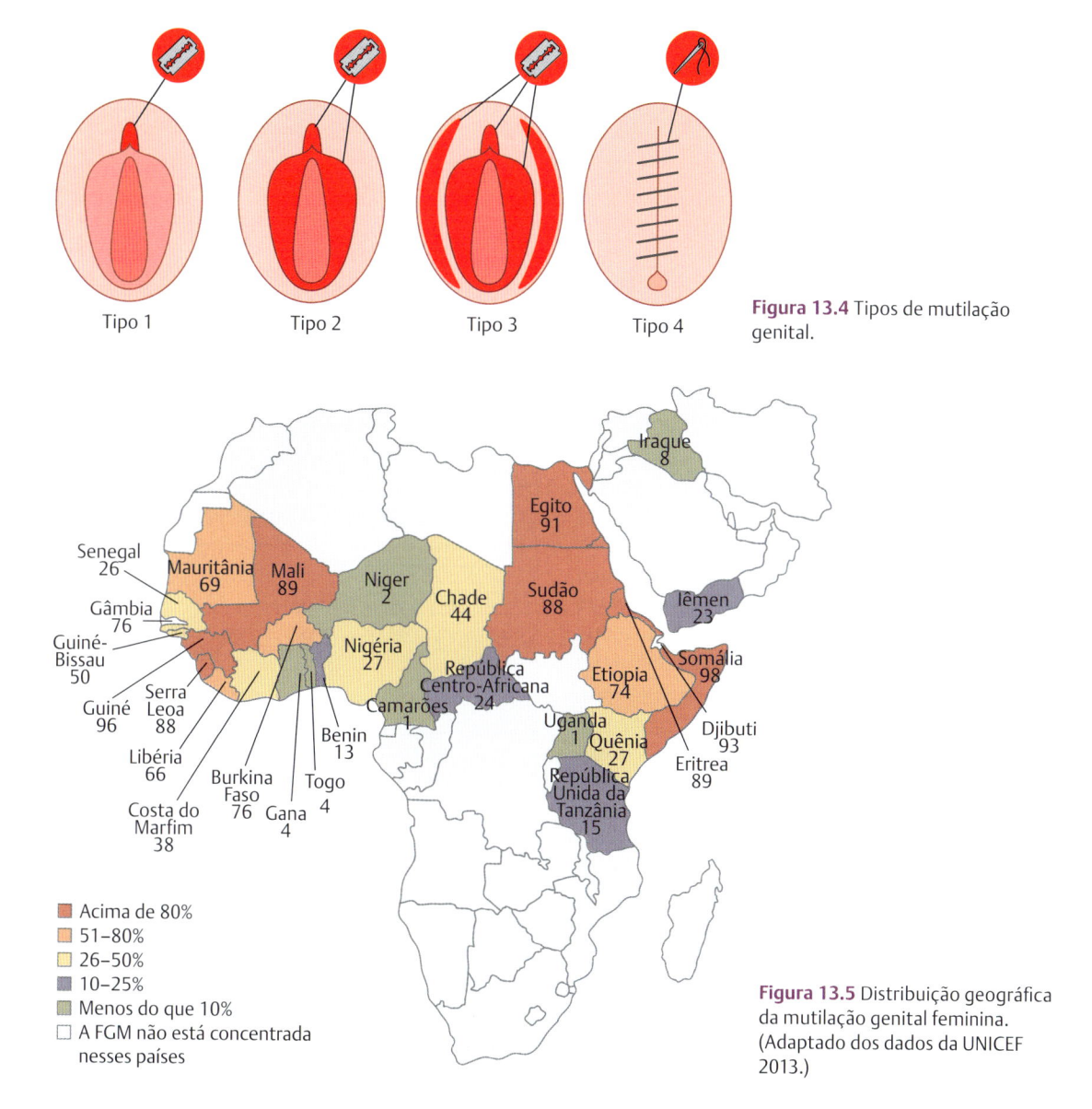

Tipo 1 — Tipo 2 — Tipo 3 — Tipo 4

Figura 13.5 Distribuição geográfica da mutilação genital feminina. (Adaptado dos dados da UNICEF 2013.)

- Acima de 80%
- 51–80%
- 26–50%
- 10–25%
- Menos do que 10%
- A FGM não está concentrada nesses países

Iraque 8
Egito 91
Senegal 26
Mauritânia 69
Mali 89
Niger 2
Chade 44
Sudão 88
Iêmen 23
Gâmbia 76
Guiné-Bissau 50
Guiné 96
Serra Leoa 88
Libéria 66
Costa do Marfim 38
Burkina Faso 76
Gana 4
Togo 4
Benin 13
Nigéria 27
Camarões 1
República Centro-Africana 24
Etiopia 74
Somália 98
Uganda 1
Quênia 27
Djibuti 93
Eritrea 89
República Unida da Tanzânia 15

Os quatro tipos principais de FGM são mostrados na **Figura 13.4**:

- Tipo 1: Clitoridectomia – excisão de prepúcio (capa do clitóris) com ou sem a remoção do clitóris.
- Tipo 2: Excisão do clitóris e remoção parcial ou total dos pequenos lábios.
- Tipo 3: Excisão de parte ou toda a genitália externa e sutura/estreitamento do infundíbulo da vagina.
- Tipo 4: Perfuração do clitóris, cauterização, corte da vagina, inserção de substâncias corrosivas. Isto também inclui quaisquer procedimentos de cirurgia plástica feitos no adulto.

Muitas vezes existe uma linha extremamente tênue entre a cirurgia estética na vulva e a FGM, e o ginecologista deve procurar aconselhamento antes de considerar tais procedimentos. A prevalência de pedidos de procedimentos de labioplastia aumentou drasticamente nos últimos anos (possivelmente como resultado da acessibilidade à pornografia e o uso de Photoshop na internet) e muitos provedores de cuidados de saúde retiraram o financiamento para tais procedimentos no NHS. Isto, por sua vez, aumentou a prática privada na área, o que pode estar associado a um apoio emocional menor para o paciente vulnerável. Os pacientes pré e pós-cirúrgicos estão agora frequentando clínicas de medicina psicossexual do NHS para ajudar na disfunção sexual, seja relacionada com a dismorfia corporal ou com os efeitos colaterais da cirurgia. Uma ferramenta útil para as mulheres usarem é "The Great Wall of Vagina", de Jamie McCartney, um artista britânico que produziu centenas de moldes de gesso de vulvas. As mulheres muitas vezes ficam agradavelmente surpresas ao ver o quão "normal" sua vulva é depois de olhar para a arte.

É difícil para os ginecologistas do Reino Unido apreciar o contexto cultural da FGM, particularmente quando se trabalha em áreas onde é frequentemente visto. O romance "*Possessing the Secret of Joy*", de Alice Walker, é uma leitura essencial para os ginecologistas interessados no impacto da FGM nas mulheres e nas influências culturais por trás da prática. A personagem principal escolhe FGM após a puberdade para se sentir mais "em sintonia com sua cultura" e eloquentemente descreve os impactos emocional e físico de sua decisão.

O obstetra deve estar alerta para formar um plano para tais pacientes no trabalho de parto, o parto no hospital é aconselhado, juntamente com um plano de cuidados detalhados. Não se sabe exatamente se pode ocorrer obstrução do trabalho de parto nestas mulheres com base nas evidências disponíveis até a data, mas é certamente uma possibilidade no Tipo 3 de FGM. Dependendo do tipo de FGM, pode ser necessário realizar episiotomia na linha média para um parto seguro. No entanto, o que é preferível é investigar no início da gravidez e consultar um centro especializado em desinfundibulação. É ilegal ressuturar (o que muitas mulheres pedem) uma FGM.

Reversão da infibulação (desinfundibulação)

Idealmente, as mulheres devem ser identificadas antes da concepção e enviadas a um centro especializado, mas podem ser manejadas durante o pré-natal. Deve ser rara a primeira identificação destes casos na sala de parto, pois as mulheres devem ter uma percepção e devem ser identificadas pelas parteiras, quando consultam e neste caso, um obstetra sênior deve estar presente. A desinfundibulação deve ser realizada com analgesia adequada para evitar *flashbacks* do procedimento de FGM (o anestésico local pode ser usado, mas pode distorcer a anatomia). A incisão deve ser feita ao longo da cicatriz incisional da vulva e a uretra identificada antes do início da cirurgia para reduzir os danos. Todas as mulheres devem fazer o rastreamento prévio de infecção urinária e receber antibioticoterapia apropriada, pois a obstrução da bexiga e as infccções são frequentes. Uma sutura delicada com fio absorvível deve ser feita e antibióticos profiláticos devem ser considerados.

Não se deve presumir que tanto a disfunção sexual como o sofrimento emocional são resolvidos pela desinfundibilização, e os centros especializados poderão acessar de forma mais adequada os serviços de especialistas e grupos de apoio para as mulheres afetadas.

PONTOS-CHAVE DE APRENDIZAGEM

- As mulheres com doença vulvar frequentemente se apresentam tardiamente com doenças extensas e debilitantes que afetam suas vidas diárias e relacionamentos íntimos.
- A doença vulvar pode causar prurido, e bons cuidados com a pele e o tratamento com esteroides podem ajudar.
- Biópsia pode auxiliar no diagnóstico e excluir malignidade.
- A dispareunia é descrita como profunda ou superficial.
- Os pacientes com transtornos psicossexuais muitas vezes apresentam sintomas de frustração e irritação e podem ser difíceis de manejar, mas representam uma oportunidade para usar todas as habilidades que todos os ginecologistas possuem de uma maneira holística para ajudá-los a melhorar os sintomas, conviver com a doença e alcançar uma vida sexual satisfatória.
- A FGM é frequentemente realizada em meninas em todo o mundo, e é essencial reconhecer a oferta de desinfundibulação.

Leitura adicional

British Association for Sexual Health and HIV UK National Guideline on the Management of Vulval Conditions 2014.
McEwan I (2007). *On Chesil Beach*. Jonathan Cape.
Royal College of Gynaecologists and Obstetricians. Female Genital Mutilation and its Management (Green-top Guideline No. 53) 2015.
Skrine R, Montford H. *Psychosexual Medicine: An Introduction*, 2nd Edition. Hodder Arnold, 2001.
Walker A (1992). *Possessing the Secret of Joy*. Harcourt Brace Jovanovich.

Sites úteis:
The institute of Psychosexual Medicine
www.ipm.org.uk
College of Sexual and Relationship Therapies
www.cosrt.co.uk
www.csp.org.uk

Autoavaliação

HISTÓRICO DE CASO

Uma mulher de 25 anos foi vista por sua parteira da comunidade e revelou "cortes" anteriores. A parteira a encaminhou com urgência para sua clínica pré-natal. Ela está grávida de 28 semanas.

Quais são os próximos passos que você deve seguir?

RESPOSTA

O exame inicial é útil para determinar o grau de FGM (1-4), pois isto afetará inicialmente o manejo e a assistência ao parto. A equipe de apoio deve estar ciente, e é essencial que a documentação, datada e cronometrada, esteja presente nas anotações. Estes são requisitos legais. Garanta que um tradutor esteja disponível, se necessário, para todas as visitas. Dependendo do tipo de FGM, a episiotomia mediana em trabalho de parto pode ser necessária. A desinfundibilização feita previamente é preferível. A sutura pós-parto deve ser realizada por um obstetra sênior. No Reino Unido, é ilegal realizar a restauração do FGM, mesmo a pedido.

PERGUNTAS SBA

1 Uma mulher obesa de 36 anos apresenta candidíase recorrente, sede aumentada e frequência de micção. Qual teste é essencial neste caso?
Escolha a melhor resposta.

A   Ferritina sérica.
B   Esfregaço vaginal.
C   Biópsia vulvar.
D   Glicemia de jejum.
E   Teste de alergia cutânea.

RESPOSTA

D   Há uma associação de diabetes e candidíase recorrente por causa do aumento da glicose sérica. Este paciente tem sintomas de diabetes, bem como fator de risco.

2 Uma mulher de 30 anos se apresenta com o parceiro incapaz de consumar seu casamento. Ela pede que você a ajude a alcançar o sexo peniano penetrante. Qual deve ser o primeiro passo? Escolha a melhor resposta.

A   Prescrever dilatadores e aconselhá-la a assistir ao filme de instruções.
B   Marcar exame e dilatação sob anestesia geral.
C   Marcar um procedimento de Fenton sob anestesia geral.
D   Providenciar injeções de Botox na musculatura perineal.
E   Realize o exame e incentive a reflexão.

RESPOSTA

E   Investigações ou tratamentos invasivos são inúteis e podem ser prejudiciais. Foi provado que dilatadores vaginais têm pouco benefício nesta circunstância. O manejo psicossexual é muito mais eficaz para este casal.

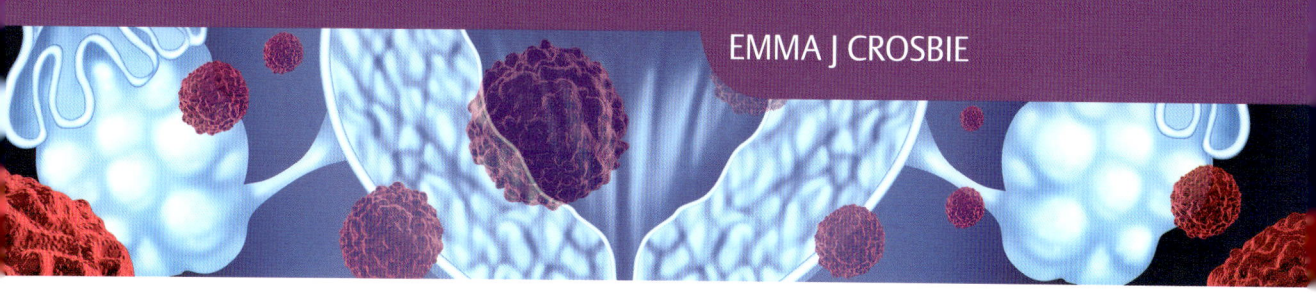

Doença maligna do ovário

CAPÍTULO 14

EMMA J CROSBIE

Introdução 193	Tumores estromais do cordão sexual 199
Câncer de ovário 193	Tumores de células germinativas 200
Tumores epiteliais 194	Leitura adicional 201
Carcinoma peritoneal primário 199	Autoavaliação 201

OBJETIVOS DE APRENDIZAGEM

- Saiba como a doença maligna do ovário, tuba uterina e peritônio se apresentam.
- Saiba como fazer a investigação e o tratamento do câncer de ovário.
- Saiba como fazer o manejo do câncer de ovário.

Introdução

O câncer de ovário é a segunda neoplasia ginecológica mais comum e a principal causa de morte por câncer ginecológico no Reino Unido. Existem aproximadamente 7.000 novos casos e 4.000 mortes por câncer de ovário por ano. Quando detectado em seus estágios iniciais, o câncer de ovário tem um excelente prognóstico. As baixas taxas de sobrevida global do câncer de ovário refletem o estágio avançado em que a maioria das mulheres se apresenta na época do diagnóstico. O rastreamento não demonstrou ser eficaz, e houve alguns avanços no desenvolvimento de tratamentos para doença avançada.

Câncer de ovário

Incidência

O risco ao longo da vida de desenvolver câncer de ovário na população geral é de 1,4% (1 em 70), e a idade média de apresentação é de 64 anos. O câncer de ovário é mais prevalente em nações de renda mais alta. Existem variações na incidência de acordo com a etnia, as mulheres brancas apresentam a maior incidência com aproximadamente 14 por 100.000, enquanto as mulheres asiáticas têm uma incidência menor de 10 por 100.000. O câncer de ovário é raro em mulheres jovens, e apenas 3% dos casos de câncer de ovário ocorrem em mulheres com menos de 35 anos. Atualmente, é cada vez mais aceito que uma grande proporção dos casos de câncer ovariano pode de fato ter origem na tuba uterina e não no epitélio da superfície ovariana, como se pensava anteriormente. Existe um fator genético significativo no câncer de ovário (ver a seguir). Reconhece-se que as mulheres com câncer hereditário apresentam a doença precocemente, com idade média no diagnóstico de 54 anos.

Classificação do câncer de ovário

Os tumores primários de ovário são epiteliais (80%), do estroma do cordão sexual e de células germinativas. O ovário também é um local comum para disseminação

Tabela 14.1 Classificação histológica dos tumores ovarianos malignos

1 Tumores ovarianos epiteliais (80%)	Seroso de alto grau Endometrioide Célula clara Mucinoso Seroso de baixo grau e *borderline* (límitrofe)
2 Tumores estromais do cordão sexual (10%)	Célula de granulosa Sertoli-Leydig Ginandroblastoma
3 Tumores de células germinativas (10%)	Disgerminoma Seio endodérmico (saco vitelino) Teratoma Coriocarcinoma Misto
4 Metastático (incluindo tumores de Krukenberg)	

de metástases, o tumor de Krukenberg é uma metástase para o ovário originada de um carcinoma primário do cólon, estômago e mamas. A *Tabela 14.1* mostra uma classificação histológica dos tumores ovarianos.

Tumores epiteliais

Os tumores epiteliais do ovário podem ser benignos, malignos ou limítrofes. Aproximadamente 10% dos tumores epiteliais são classificados como tumores ovarianos limítrofes (BOTs). Esses tumores são bem diferenciados, com algumas características de malignidade (pleomorfismo nuclear, atipia celular), mas não invadem a membrana basal. BOTs podem-se disseminar para outras estruturas pélvicas abdominais (peritônio, omento), mas não costumam recorrer após a cirurgia inicial. A maioria dos BOTs são tumores serosos. Os BOTs mucinosos podem, na verdade, originar-se de carcinomas do apêndice de baixo potencial maligno e podem estar associados ao pseudomixoma peritoneal.

Os carcinomas serosos de alto grau são responsáveis por cerca de 75% de todos os cânceres de ovário epiteliais. Os tumores mucinosos e endometrioides são menos comuns, sendo responsáveis por 10% dos casos, seguidos dos carcinomas de células claras. Os tumores serosos de alto grau são caracterizados histologicamente por anéis concêntricos de calcificação, conhecidos como "corpos de psamoma". Os carcinomas mucinosos são geralmente grandes tumores multiloculados associados ao pseudomixoma de peritônio. Os carcinomas endometrioides são semelhantes na aparência histológica ao câncer endometrial, estão associados à endometriose em aproximadamente 10% dos casos e também a um câncer endometrial síncrono em 10 a 15% dos casos. Eles tendem a ser bem diferenciados, e os índices de sobrevida são melhores em comparação aos carcinomas serosos de alto grau. Os carcinomas de células claras também podem surgir da endometriose e são caracterizados histologicamente por células claras, muito semelhantes ao câncer renal.

Etiologia e fatores de risco

Os cânceres de ovário epitelial incluem um grupo heterogêneo de tumores de diferentes subtipos histológicos e etiologias que afetam o ovário, a tuba uterina e o peritônio.

Carcinoma seroso pélvico de alto grau

Como a maioria dos carcinomas serosos pélvicos de alto grau apresenta-se com doença avançada envolvendo o ovário, a tuba uterina e as superfícies peritoneais, muitas vezes é impossível estabelecer o local anatômico de origem. Atribuir o local do tumor primário é de pouca relevância clínica, uma vez que o comportamento, prognóstico e tratamento desses tumores sejam idênticos. Assim, o termo carcinoma seroso pélvico de alto grau foi cunhado para incorporar todos os tumores serosos de alto grau provenientes do ovário, tuba uterina e/ou peritônio. Dados de mulheres com mutações na BRCA que realizaram salpingo-ooforectomia bilateral profilática (BSO) sugerem uma lesão precursora das tubas uterinas em tumores serosos pélvicos de alto grau. Esses precursores são chamados de lesões do carcinoma intraepitelial tubular seroso (STIC), e são caracterizados por mutações na p53 em células secretoras da tuba uterina distal. Até 30% dos cânceres serosos pélvicos de alto grau têm mutações na BRCA, o que tem implicações para a maioria das mulheres que apresentam doença aparentemente esporádica.

Carcinomas serosos de baixo grau e límitrofe, endometrioides, mucinosos e de células claras

Cistos de inclusão do epitélio da superfície ovariana e a endometriose podem dar origem a neoplasias de origem ovariana, que são distintas, e podem incluir carcinomas serosos límitrofes e de baixo grau, mucinosos, endometrioides e de células claras. Cânceres ovarianos associados à endometriose são geralmente do subtipo histológico de células claras ou endometrioides. A origem destes

Tabela 14.2 Fatores de risco no câncer de ovário

Diminuição do risco de câncer de ovário	Aumento do risco de câncer de ovário
Multiparidade	Nuliparidade
Pílula contraceptiva oral combinada (redução da RR em até 50%)	Dispositivo intrauterino (RR 1,76)
Ligadura tubária	Endometriose
Salpingectomia	Tabagismo (apenas tumores mucinosos)
Histerectomia	Obesidade

RR, risco relativo.

tumores envolve mutações em *KRAS, PTEN, BRAF* e *ARID1A*, em vez de *TP53*. A distinção clínica entre carcinomas serosos pélvicos de alto grau e outros subtipos histológicos é importante por causa das diferenças na progressão da doença, resposta à quimioterapia e prognóstico.

O *status* de portadora de mutação da BRCA é um fator de risco para câncer ovariano seroso de alto grau. A maioria dos cânceres de ovário, no entanto, é esporádica, e o risco está relacionado com fatores reprodutivos, que estão associados ao tratamento hormonal, uso de contraceptivos, ovulação e gravidez (*Tabela 14.2*). A teoria da "incessante ovulação" sustenta que o dano repetido ao epitélio ovariano, que ocorre na ovulação, aumenta o risco de mutações que impulsionam a carcinogênese ovariana. Acredita-se que o excesso de secreção de gonadotrofina também estimula a gênese tumoral em razão da proliferação epitelial estimulada por estrogênio com subsequente transformação maligna.

Fatores genéticos no câncer de ovário

Estima-se que pelo menos 10-15% das mulheres com câncer de ovário epitelial têm uma predisposição hereditária. Mulheres com mutações de BRCA1, BRCA2 e síndrome de Lynch têm um risco aumentado de câncer epitelial de ovário. O risco de vida na população em geral é de um em 70 (1,4%). Isto aumenta para 1 em 20 (5%) se as mulheres tiverem um membro da família afetado por um defeito em um desses genes e aumenta para 40-50% se dois parentes de primeiro grau forem afetados. Os cânceres hereditários geralmente ocorrem cerca de 10 anos antes dos cânceres esporádicos e estão associados a outros tipos de câncer (particularmente da mama, do cólon e do reto).

O câncer hereditário mais comum é a síndrome do câncer de ovário e da mama (BRCA), responsável por 90% dos cânceres hereditários. Esta síndrome é decorrente de uma mutação dos genes supressores de tumor da BRCA1 (80%) e BRCA2 (15%). A síndrome de Lynch é um câncer colorretal hereditário sem polipose (HNPCC) e está associada ao câncer endometrial e a um risco de câncer ovariano de 10% ao longo da vida. Cânceres ovarianos hereditários tendem a ser adenocarcinomas, que se apresentam em estágios mais tardios, com exceção dos tumores associados da síndrome de Lynch, e evidências recentes indicam um índice de sobrevida melhor, provavelmente por causa da boa resposta à quimioterapia com platina.

Prevenção do câncer de ovário

As mulheres que testam positivo para uma mutação da BRCA podem realizar a BSO profilática para redução do risco, quando completam suas famílias. Isto geralmente pode ser realizado por laparoscopia. A cirurgia profilática reduz o risco de câncer de ovário (em 90%) e câncer de mama na pré-menopausa (em 50%), embora não elimine o risco de câncer peritoneal primário. É importante realizar a cirurgia de redução de risco antes da idade do pico da ocorrência de câncer de ovário observado em portadores de mutação da BRCA, que é ao redor dos 30 anos no caso de mutação em BRCA1 e no início dos 40 anos em pacientes com a mutação em BRCA2. Outra sugestão para redução de risco baseia-se na teoria de que cânceres de ovário associados à BRCA realmente se originam na tuba uterina, e a realização de salpingectomia bilateral entre 30 e 40 anos com ooforectomia realizada mais tarde pode compensar a morbidade associada à menopausa cirúrgica em mulheres jovens. Esta estratégia ainda precisa ser submetida a testes rigorosos, e sua eficácia é desconhecida. Dados recentes indicam que a remoção das tubas uterinas, durante uma histerectomia para indicações benignas, também reduz o risco de câncer de ovário em mulheres com risco médio de câncer de ovário ao longo da vida. Outros procedimentos associados à redução do risco de câncer ovariano incluem laqueadura (esterilização) e histerectomia com conservação ovariana. A quimioprevenção usando a pílula contraceptiva oral combinada (COCP) reduz o risco de câncer de ovário em até 50% em portadores de mutação da BRCA e em mulheres com risco médio de câncer de ovário.

Rastreamento

Não ficou demonstrada a eficácia do rastreamento usando ultrassonografia transvaginal (TVUSS) e medição de CA 125 para melhorar o índice de sobrevida em mulheres com uma predisposição familiar ao câncer de ovário. Isto ocorre porque os tumores serosos de alto grau, que estão associados ao *status* de portador da mutação da BRCA, desenvolvem-se rapidamente, e a maioria está em um estágio avançado antes de serem identificados pela triagem. O papel do rastreamento para mulheres com risco médio de câncer de ovário ao longo da vida ainda não está claro. Os resultados do estudo UKCTOCS de base populacional, controlado e randomizado, são esperados, pois os dados iniciais publicados, em 2015, não foram confirmatórios.

Características clínicas

A maioria das mulheres com câncer de ovário tem sintomas, no entanto, esses sintomas são inespecíficos e muitas vezes vagos. A dificuldade com o diagnóstico clínico é a principal razão pela qual os pacientes com câncer de ovário apresentam doença em estágio avançado (66% apresentam doença em estágio 3 ou maior), e isto tem um efeito dramático na sobrevida. Os sintomas mais comuns são:

- Aumento do perímetro abdominal/inchaço.
- Dor pélvica e abdominal persistente.
- Dificuldade em comer e sentir-se satisfeito rapidamente.

Outros sintomas, como alteração do hábito intestinal, sintomas urinários, dores nas costas, sangramento irregular e fadiga, ocorrem com frequência, e qualquer mulher com persistência desses sintomas deve ser avaliada pelo clínico geral (GP).

Os exames pélvico e abdominal podem revelar uma massa fixa e dura que se estende na pelve. O diagnóstico diferencial de uma massa pélvica inclui o câncer ovariano não epitelial, abscesso tubo-ovariano, endometriomas ou miomas. Estes achados, em associação à presença de ascite, tornam muito provável o diagnóstico de câncer de ovário. O câncer de ovário em estágio inicial é difícil de diagnosticar em razão da posição do ovário, mas uma massa anexial pode ser palpável em uma mulher magra. Deve-se notar que menos de 20% das massas encontradas em anexos em mulheres na pré-menopausa são malignas. Em mulheres na pós-menopausa, o risco aumenta para cerca de 50%. O exame do tórax é importante para avaliar o líquido pleural, e a região cervical e a inguinal devem ser examinadas para pesquisa de linfonodos aumentados.

Diagnóstico e investigações

Se houver suspeita de câncer de ovário, uma TVUSS é a modalidade de imagem inicial de escolha para verificar a patologia pélvica. A massa pélvica é caracterizada em termos de tamanho, consistência, presença de elementos sólidos, bilateralidade, presença de ascite e doença extraovariana, incluindo espessamento peritoneal e depósitos em omento. A investigação de qualquer massa pélvica inclui a medição de marcadores tumorais (*Tabela 14.3*). O CA 125 é um marcador tumoral não específico que está elevado em mais de 80% dos cânceres ovarianos epiteliais. A alteração do CA 125 é encontrada em aproximadamente 50% dos cânceres de ovário epitelial em estágio inicial, mas também pode estar aumentado em condições benignas, como gravidez, endometriose e doença hepática alcoólica. O Índice de Risco de Malignidade (RMI) é calculado com base no estado de menopausa, nas características da ultrassonografia pélvica e no nível de CA 125 para classificação de risco de malignidade em baixo, intermediário ou alto.

As patologias pélvicas com risco intermediário ou alto risco de malignidade devem ser avaliadas com tomografia computadorizada (CT) e/ou ressonância magnética (MR). A tomografia computadorizada é particularmente útil para avaliação de doença extrapélvica e estadiamento. A ressonância magnética ajuda a definir planos teciduais e o grau de operabilidade. Outras investigações necessárias para o estudo pré-operatório incluem radiografia de tórax, eletrocardiograma (ECG), hemograma completo, ureia e eletrólitos e testes de função hepática.

Se a paciente apresentar ascite macroscópica ou derrame pleural, pode ser necessário paracentese ou aspiração pleural para alívio dos sintomas e/ou diag-

Tabela 14.3 Marcadores tumorais utilizados no diagnóstico e acompanhamento do câncer de ovário

Marcador de tumor	Tipo de tumor	Usos
CA 125	Câncer de ovário epitelial, tumores ovarianos (serosos) limítrofes	Pré-operatório, acompanhamento
CA 19-9	Câncer de ovário epitelial, (mucinoso) tumores ovarianos limítrofes	Pré-operatório, acompanhamento
Inibir	Tumores de células da granulosa	Acompanhamento
hCG	Disgerminoma, Coriocarcinoma	Pré-operatório, acompanhamento
AFP	Saco vitelino endodérmico, Teratoma	Pré-operatório, acompanhamento

AFP, alfa-fetoproteína; hCG, gonadotrofina coriônica humana.

nóstico. Uma amostra do fluido removido é enviada para avaliação citológica. Se o diagnóstico for incerto ou se a quimioterapia primária estiver sendo considerada (para doença avançada, ou em pacientes que não estão aptos a se submeter à cirurgia), uma biópsia é necessária antes que o tratamento possa ser administrado. Isto é realizado por via laparoscópica ou radiológica (biópsia guiada por ultrassonografia ou CT). Normalmente, o omento é um bom local para biópsia.

Estágios

O estadiamento do câncer de ovário é com base na avaliação clinicopatológica e, como para outros cânceres ginecológicos, é utilizado o sistema de estadiamento da FIGO

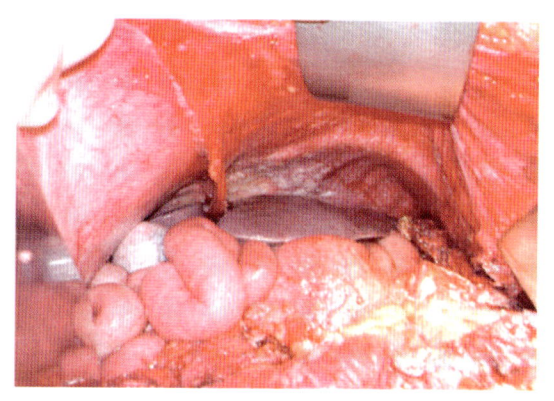

Figura 14.1 Câncer de ovário avançado ilustrando a doença peritoneal diafragmática.

Tabela 14.4 International Federation of Gynecology and Obstetrics (FIGO) estadiamento do câncer de ovário

Estágio	Definição FIGO
1	Tumor confinado a ovários
1a	Limitado a um ovário, sem tumor externo, cápsula intacta, sem ascite
1b	Limitado a ambos os ovários, sem tumor externo, cápsula intacta, sem ascite
1c	Como 1a ou 1b, mas com o tumor na superfície do ovário, com ruptura da cápsula ou com ascite positiva para células tumorais
2	Tumor confinado à pelve
2a	Extensão e/ou metástases para o útero ou tubário
2b	Extensão para outros órgãos pélvicos
2c	Como 2a ou 2b, mas tumor na superfície do ovário ou com ruptura da cápsula ou com ascite positiva para células tumorais
3	Tumor confinado a peritônio abdominal ou linfonodos retroperitoneais ou inguinais positivos
3a	Tumor grosseiramente limitado à pelve com linfonodos negativos, mas histologicamente confirmados implantes peritoneais microscópicos
3b	Implantes abdominais < 2 cm de diâmetro
3c	Implantes abdominais > 2 cm de diâmetro ou linfonodos retroperitoneais ou inguinais positivos
4	Metástases a distância. Deve ter citologia positiva em derrame pleural, parênquima hepático

(*Tabela 14.4*). No geral, 25% dos pacientes apresentam doença em estágio 1, 10% em estágio 2, 50% em estágio 3, e 15% estágio 4 da doença. A disseminação metastática é por disseminação direta para o peritônio e outros órgãos e pela disseminação linfática para os linfonodos pélvicos e para-aórticos. Uma alta porcentagem de mulheres com doença avançada tem evidência de doença peritoneal e no diafragma (**Figura 14.1**). As mulheres com câncer de ovário precoce (estágios 1 e 2) têm até 20% de disseminação metastática para os linfonodos e aumentam para 60% na doença avançada (estágios 3 e 4).

Tratamento

Cirurgia

Desde que o paciente esteja apto a se submeter à anestesia, a cirurgia continua sendo necessária para o diagnóstico, estadiamento e tratamento do câncer epitelial de ovário. Se o paciente apresentar alto risco de câncer de ovário, a cirurgia só deve ser realizada por um oncologista ginecológico, pois está demonstrado que isto melhora os desfechos. O objetivo da cirurgia é tratar com precisão a doença e remover todo o tumor visível. Isto é de vital importância no câncer de ovário, já que muitos estudos indicam que o fator prognóstico mais importante é a ausência de tumor residual após a laparotomia.

Uma incisão vertical é necessária para obter acesso a todas as áreas do abdome. Amostra de ascite ou de um lavado peritoneal deve ser colhida, e uma histerectomia abdominal total e BSO deve ser realizada juntamente com uma omentectomia. A cirurgia de citorredução completa pode exigir a ressecção de porções do intestino, de partes do peritônio ou esplenectomia para alcançar a remoção de todo tumor. A ressecção de linfonodos é importante, particularmente na doença em estágio inicial, onde estudos encontraram doença metastática oculta em nódulos em até 25% dos pacientes com tumores de estágio 1. A redução completa do tumor sem que reste doença visível varia de 40 a 80% dos casos. Muitas vezes, no câncer epitelial avançado de ovário, há disseminação difusa da doença por toda a cavidade abdominal, tornando muito difícil a remoção cirúrgica completa do tumor.

Se um paciente for operado fora de um centro de câncer e for constatada a existência de um câncer de ovário, reestadiamento deve ser oferecido, e isto pode ser realizado laparoscopicamente. Ocasionalmente, pacientes jovens que apresentam um câncer epitelial de ovário em estágio inicial desejam ter uma cirurgia conservadora, com preservação da fertilidade. Nestes casos, salpingo-ooforectomia unilateral, omentectomia, biópsias peritoneais e dissecção dos linfonodos pélvico/para-aórtico podem ser realizadas com amostragem endometrial para excluir um tumor síncrono. A cirurgia com preservação de fertilidade também pode ser realizada em pacientes com tumores limítrofes, se a fertilidade for uma questão relevante, caso contrário a retirada de todas lesões tumorais da pelve deve ser realizada. Se um paciente não estiver apto ou não quiser fazer uma cirurgia, ou se a avaliação pré-operatória indicar que é improvável conseguir uma citorredução completa, a quimioterapia primária pode ser oferecida. Se o paciente responder à quimioterapia, a cirurgia de intervalo pode ser realizada após três ciclos. Estudos recentes indicam que esta estratégia pode reduzir a morbidade pós-operatória, mas não influencia a sobrevida.

A cirurgia de "second look" é uma laparotomia planejada no final da quimioterapia. A principal função é avaliar e ressecar qualquer doença residual. O resultado dos estudos sobre cirurgia de *second look* não mostram benefício de sobrevida e, consequentemente, não é um tratamento padrão fora dos ensaios clínicos.

Após a cirurgia, o caso de todos os pacientes com diagnóstico de câncer epitelial de ovário deve ser discutido em uma reunião da equipe multidisciplinar de oncologia ginecológica (MDT), onde seu histórico, tratamento cirúrgico e histologia são revisados por oncologistas ginecológicos, oncologistas, radiologistas, patologistas e equipe de enfermagem. Se o câncer tiver sido adequadamente estadiado como estágio 1a ou b, e for histologicamente de baixo grau (bem ou moderadamente diferenciado), a quimioterapia pode ser suspensa. O papel da quimioterapia na doença do estágio 1c é incerto, mas, na prática, a maioria dos pacientes receberá quimioterapia pós-operatória como em todos os outros estágios do câncer epitelial de ovário.

Tratamento cirúrgico do câncer de ovário

- Cirurgia combinada com quimioterapia à base de platina é a base do tratamento para o câncer de ovário avançado.
- O objetivo da cirurgia é a citorredução completa ou ideal (com < 1 cm de doença macroscópica residual).
- Os depósitos tumorais no intestino, no baço, nas superfícies peritoneais e no diafragma são geralmente passíveis de ressecção, enquanto a doença que envolve o espaço portal no fígado e o mesentério intestinal não o são.
- "A cirurgia super-radical de câncer de ovário" é apropriada em mulheres com doença disseminada e com bom estado de saúde prévio, se for possível realizar a citorredução completa. Este procedimento está associado à maior morbidade e mortalidade perioperatória, e as mulheres devem ser cuidadosamente aconselhadas.
- Três ciclos de quimioterapia neoadjuvante seguida de cirurgia de citorredução apresenta resultado similar ao da cirurgia em primeira instância e tem sido comprovada a sua associação a uma taxa menor de morbidade.

Quimioterapia

A quimioterapia pode ser dada como tratamento primário, como adjuvante após a cirurgia ou para recidiva da doença. Pode ser usada para retardar a remissão e prolongar a sobrevida clínica ou pode ser feita como tratamento paliativo. Tratamento de primeira linha geralmente é uma combinação de um composto de platina com paclitaxel. A maioria dos regimes é administrada em ambulatório, com 3 semanas de intervalo durante seis ciclos.

Os compostos de platina são os agentes quimioterápicos mais eficazes no câncer de ovário. São agentes de metais pesados que causam a ligação cruzada de cadeias de ácido desoxirribonucleico (DNA), impedindo assim a replicação celular. A carboplatina é agora o principal composto de platina usado, pois é menos tóxico para os rins e causa menos náusea do que a cisplatina, mas é igualmente eficaz. A dose de carboplatina é calculada de acordo com a taxa de filtração glomerular (GFR), utilizando a área sob a curva (AUC).

O paclitaxel é derivado da casca do Teixo do Pacífico e funciona causando dano microtubular à célula. Isto impede a replicação e divisão celulares. Esteroides preventivos são administrados por causa de reações de alta sensibilidade. Os efeitos colaterais da neuropatia periférica, neutropenia e mialgia são comuns e dependentes da dose. O paclitaxel causa perda total de todos os pelos do corpo, independentemente da dose.

O bevacizumabe, um anticorpo monoclonal contra o fator de crescimento endotelial vascular (VEGF), inibe a angiogênese. Tem sido demonstrado que é clinicamente eficaz na melhoria da sobrevida livre e global da recorrência, quando administrado em combinação com carboplatina e paclitaxel em câncer de ovário avançado. O perfil de efeitos colaterais desta droga inclui hipertensão, cicatrização retardada, perfuração gastrointestinal e eventos tromboembólicos arteriais. Este medicamento não é rotineiramente prescrito como tratamento de primeira linha para o câncer de ovário avançado no NHS, por causa de problemas de custo. No entanto, está disponível para o tratamento de doença recorrente.

Após a conclusão da quimioterapia, os pacientes devem realizar uma nova tomografia computadorizada para avaliar a resposta ao tratamento. Este exame pode ser usado para comparação no futuro, se houver evidências clínicas ou bioquímicas de recorrência.

O acompanhamento dos pacientes inclui exame clínico e medição do CA 125. Estudos mostraram que os níveis de CA 125 começam a subir antes do início da evidência clínica de recorrência da doença. No entanto, o tratamento realizado com base apenas nos níveis elevados de CA 125 não melhora as chances de sobrevida. Quando a doença recorre, o tratamento é em grande parte paliativo. Se a duração da remissão for superior a 6 meses, a carboplatina pode ser usada novamente, caso contrário, o taxol pode ser administrado ou outros agentes quimioterápicos, como topotecano ou doxirrubicina lipossômica.

Prognóstico

A sobrevida depende do estágio na apresentação, do volume de doença residual após a cirurgia e do grau histológico do tumor. A sobrevida global em 5 anos do câncer de ovário é de 46% no Reino Unido (2010-2011). Os números melhoraram por causa da introdução generalizada de cuidados centralizados na MDT. A chance de sobrevida depende do estágio: os índices de sobrevida global em 5 anos para a doença no estágio 1 são superiores a 90% em comparação a 30% para a doença no estágio 3. Os fatores prognósticos na sobrevida do câncer de ovário estão listados na *Tabela 14.5*; e a *Tabela 14.6* mostra as taxas de sobrevida em 5 anos por estágio no momento do diagnóstico.

Carcinoma peritoneal primário

O carcinoma peritoneal primário (PPC) é um carcinoma seroso pélvico de alto grau. É histologicamente indistinto de tumores derivados da tuba uterina ou ovário. Existem, no entanto, diferenças morfológicas entre os dois grupos, com base nos achados clínicos da laparotomia. Os critérios para o diagnóstico incluem:

Tabela 14.5 Fatores prognósticos no câncer de ovário

Estágio da doença

Volume de doença residual pós-cirurgia

Tipo histológico e grau de tumor

Idade na apresentação

Tabela 14.6 Sobrevivência do câncer de ovário por estágio no momento do diagnóstico

Estágios da FIGO	Sobrevivência em 5 anos (%)
1	80-90%
2	65-70%
3	30-50%
4	15%

- Ovários de tamanho normal ou ligeiramente volumosos.
- Mais doença extraovariana que doença ovariana.
- Doença peritoneal de baixo volume.

O comportamento clínico, o prognóstico e o tratamento são os mesmos de outros carcinomas serosos pélvicos de alto grau, embora haja uma tendência para o uso de quimioterapia primária, uma vez que a remoção cirúrgica completa seja difícil.

Tumores estromais do cordão sexual

Estes tumores representam cerca de 10% por cento dos tumores dos ovários, mas quase 90% de todos os tumores funcionais (isto é, produtores de hormônios). Geralmente, são tumores de baixo potencial maligno com bom prognóstico em longo prazo. Algumas morbidades podem estar associadas ao estrogênio (da granulosa, da teca ou de célula de Sertoli) ou a produção de andrógenos (Seroli-Leydig ou células esteroides) características desses tumores, resultando em puberdade precoce, sangramento menstrual anormal e um aumento no risco de câncer endometrial. O pico de incidência é em torno da idade da menopausa, embora o tumor de células da granulosa juvenil, geralmente, se apresenta em meninas com menos de 10 anos de idade, causando puberdade precoce. No geral, os tumores de células da granulosa são o subtipo mais comum, representando mais de 70% dos tumores estromais do cordão sexual.

Características clínicas

Uma porcentagem significativa desses tumores apresentam manifestações decorrentes da produção hormonal, geralmente sangramento menstrual irregular, sangramento pós-menopausa ou puberdade precoce em meninas jovens. Os tumores de células da granulosa podem apresentar-se como uma grande massa pélvica ou com dor decorrente da torção/hemorragia.

Os tumores de células de Sertoli-Leydig produzem andrógenos em mais de 50% dos casos. Os pacientes apresentam massa pélvica e sinais de virilização. Os sintomas comuns são amenorreia, voz grave e hirsutismo. Ocasionalmente, este grupo de tumores produz estrogênio e, raramente, renina, causando hipertensão.

A maioria dos tumores estromais do cordão sexual se apresenta como massas ovarianas unilaterais, medindo até 15 cm de diâmetro. Macroscopicamente, o tumor é geralmente sólido com áreas de hemorragia, e a superfície de corte pode ficar amarelada por causa dos altos níveis de produção de esteroides. Os tumores de células da granulosa produzem inibina, e a sua dosagem sérica seriada pode ser usada para o controle do tratamento. Os níveis frequentemente aumentam antes da detecção clínica de recorrência.

Tratamento

O tratamento é com base na idade do paciente e no desejo de preservar a fertilidade. Se o paciente for jovem, uma salpingo-ooforectomia unilateral, amostragem endometrial e estadiamento são suficientes. No grupo de pacientes mais velhas, o estadiamento cirúrgico completo é recomendado. Os tumores de células da granulosa podem recidivar muitos anos após a apresentação inicial, e o acompanhamento em longo prazo é necessário. A recorrência geralmente é bem definida, e a cirurgia é a base do tratamento, já que não existe um regime efetivo de quimioterapia.

Tumores de células germinativas

Os tumores malignos de células germinativas ocorrem principalmente em mulheres jovens e são responsáveis por aproximadamente 10% dos tumores ovarianos. Eles são derivados de células germinativas primordiais dentro do ovário e por isso podem conter qualquer tipo de célula. A ênfase do manejo é com base principalmente na cirurgia de preservação da fertilidade e na quimioterapia.

O sintoma de apresentação mais comum é uma massa pélvica, e 10% dos casos podem se apresentar agudamente com torção ou hemorragia e por causa da idade de sua incidência, alguns são diagnosticados durante a gravidez. Setenta por cento dos tumores de células germinativas são de estágio 1; a propagação é linfática ou sanguínea.

Os disgerminomas representam 50% de todos os tumores de células germinativas. São bilaterais em 20% dos casos e ocasionalmente secretam gonadotrofina coriônica humana (hCG).

Os tumores do saco vitelino do seio endodérmico são os segundos tumores de células germinativas mais comuns, representando 15% do total. Raramente são bilaterais e secretam alfafetoproteína (AFP). Apresentam uma grande massa sólida que frequentemente causa sintomas agudos com torção ou ruptura. A propagação de tumores do seio endodérmico é um evento tardio e geralmente ocorre nos pulmões.

Os teratomas imaturos são responsáveis por 15 a 20% dos tumores malignos de células germinativas e por cerca de 1% de todos os teratomas. Eles são classificados como maduros ou imaturos, dependendo da graduação do tecido neural presente. Cerca de um terço dos teratomas secreta AFP. Ocasionalmente, pode haver transformação maligna de um tipo celular dentro de um teratoma maduro. A transformação mais comum é o tipo epitelial, geralmente carcinoma de células escamosas. Os coriocarcinomas não gestacionais são muito raros, geralmente se manifestando em meninas jovens com sangramento irregular e níveis muito altos de hCG.

Características clínicas

Os tumores de células germinativas devem ser suspeitados, se uma mulher jovem apresentar uma grande massa ovariana sólida com crescimento rápido. Marcadores tumorais, conforme detalhado na *Tabela 14.3*, são medidos no pré-operatório, pois isso pode influenciar a necessidade de quimioterapia pós-operatória. A MR é útil para avaliar a morfologia, particularmente dentro dos teratomas. A tomografia computadorizada do abdome permite a avaliação do fígado e dos gânglios linfáticos. Todos os pacientes devem fazer radiografia de tórax para excluir metástases pulmonares.

Tratamento

A cirurgia é adaptada para atender o paciente. Como a maioria das mulheres que apresentam tumores malignos de células germinativas está em idade reprodutiva, o tratamento com preservação da fertilidade pode ser preferido. Uma laparotomia exploratória é realizada para remover o tumor e avaliar a disseminação contralateral para o outro ovário (20% no disgerminoma). Se houver um cisto presente no outro ovário, ele deve ser removido. É necessária uma inspeção cuidadosa da cavidade abdominal com biópsias peritoneais e amostragem de quaisquer linfonodos pélvicos ou para-aórticos aumentados. Se doença metastática for encontrada, deve ser na cirurgia. Patologia de congelação intraoperatória pode ser necessária para avaliar o *status* de linfonodos.

A quimioterapia pós-operatória depende do estágio da doença. Os disgerminomas do estágio 1 e os teratomas de baixo grau são tratados apenas por cirurgia, e a sobrevida em 5 anos é superior a 90%. Para o restante dos tumores e para pacientes com doença fora do ovário, a quimioterapia está indicada. O regime mais comum usado é uma combinação de bleomicina, etoposida e cisplatina (BEP), administrada em três a quatro tratamentos, com intervalo de três semanas. Este regime dá taxas de sobrevida em longo prazo de mais de 90% e também preserva a fertilidade, se necessário.

Se o paciente tiver doença recorrente, 90% geralmente se apresentarão no primeiro ano após o diagnóstico, e a quimioterapia de resgate tem taxas de sucesso muito boa.

PONTOS-CHAVE DE APRENDIZAGEM

- O câncer de ovário tende a se apresentar tardiamente, com doença avançada, porque os sintomas são inespecíficos.
- O rastreamento não se mostrou eficaz usando marcadores tumorais ou TVUSS.
- O tratamento é com base na remoção cirúrgica de todo o tumor, combinado com quimioterapia à base de platina.
- O prognóstico é dependente do estágio: a doença no estágio 1 tem 80-90% de sobrevida em 5 anos, enquanto a doença no estágio 3 tem uma chance de sobrevivência de 5% em 5 anos.
- Os tumores estromais do cordão sexual geralmente apresentam efeitos endócrinos por causa do excesso de secreção de estrogênio ou andrógenos.
- Tumores de células germinativas afetam mulheres jovens, e a cirurgia com preservação da fertilidade, geralmente, é eficaz.

Leitura adicional

Barakat RR, Bevers MW, Gershenson DM, Hoskins WJ (eds) (2002). *Handbook of Gynecologic Oncology*, 2nd edn. London: Dunitz.

Chitrathara K, Rajaram S, Maheswari A (eds) (2009). *Ovarian Cancer, Contemporary and Current Management*. Delhi: Jaypee.

Jacobs IJ, Menon U, Ryan A, *et al.* (2016). Ovarian câncer screening and mortality in the UK Collaborative Trial of Ovarian Cancer Screening (UKCTOCS): a randomised controlled trial. *Lancet* **387**(10022):945-56. Erratum *Lancet* 2016;**387**(10022):944.

Autoavaliação

HISTÓRIA DE CASO

A Sra. L é uma mulher de 62 anos que se apresenta na clínica de ginecologia com dor abdominal inespecífica, alteração no hábito intestinal e distensão abdominal. Seu médico organizou uma ultrassonografia pélvica, que encontrou massas pélvicas sólidas/císticas complexas bilaterais, ascites de grande volume e formação de bolo omental.

A Qual é o diagnóstico mais provável?

B Quais são os pontos-chave no exame e na investigação?

O estadiamento da Sra. L é estágio 3 de câncer seroso de alto grau de ovário.

C Como você faria o manejo?

RESPOSTAS

A Os sintomas associados ao câncer de ovário são inespecíficos, e os médicos devem manter um alto índice de suspeita quando confrontados com sintomas persistentes de aumento do volume abdominal, intestino irritável e dor abdominal. O relatório da ecografia mostra características sugestivas de câncer de ovário avançado (massas pélvicas sólidas/císticas, ascite e doença extraovária).

B O exame pélvico pode revelar massas pélvicas de consistência endurecida e fixas, e o fluido livre no abdome (ascite) é demonstrado pela alteração do timpanismo e/ou uma sensação de fluidez. Investigações incluem níveis séricos de CA 125. Se o tumor secreta o CA 125, ele pode ser usado como um teste não invasivo para monitorar a resposta ao tratamento e subsequentemente rastrear a doença recorrente. Uma tomografia computadorizada é necessária para avaliar a extensão da doença e planejar o tratamento. Se houver um derrame pleural, geralmente é feita uma drenagem, e uma amostra é enviada para avaliação citológica. Às vezes, há ascite de grande volume, e a drenagem pode melhorar os sintomas em curto prazo, além de facilitar a biópsia de omento, que é mais difícil quando há muito líquido ao redor.

C O tratamento para a maioria das mulheres com câncer de ovário avançado é determinado após discussão na reunião do MDT de oncologia ginecológica. Se a Sra. L for adequada para cirurgia, e as investigações pré-operatórias sugerirem que a remoção completa do tumor é alcançável, a cirurgia inicial seguida por seis ciclos de quimioterapia com carboplatina e paclitaxel adjuvantes é geralmente preferida. A cirurgia envolve uma laparotomia mediana, histerectomia total (remoção do útero e do colo do útero) e BOS (remoção das tubas uterinas e dos ovários), linfonodectomia pélvica de omentectomia e remoção de qualquer depósito de tumor extraovariano. Às vezes, a cirurgia é evitada no cenário primário, porque a doença não é completamente ressecável e, nesse cenário, três ciclos de quimioterapia neoadjuvante são dados, e uma nova tomografia de CT é realizada para decidir se a cirurgia pode remover todos os depósitos tumorais. Se a cirurgia ocorrer, o paciente recebe mais três ciclos de quimioterapia depois.

EMQ

A Carcinoma seroso pélvico de alto grau.
B BOT mucinoso.
C Câncer de ovário endometrioide.
D Teratoma imaturo.
E Disgerminoma.
F Tumor de células da granulosa.
G Coriocarcinoma do ovário.
H Tumor ovariano de Sertoli-Leydig.
I Cisto dermoide.
J Tumor de Krukenberg.

Para cada descrição a seguir, escolha a resposta ÚNICA mais apropriada da lista de opções anteriores. Cada opção pode ser usada uma vez, mais de uma ou nenhuma.

1 Associada a lesões STIC na tuba uterina.
2 Comumente associado ao status de portadora de mutação BRCA.
3 Pode-se apresentar com amenorreia, voz grave, hirsutismo e acne.
4 Pode provocar puberdade precoce em meninas jovens.
5 Associado à endometriose.
6 Secreção de inibina.
7 Associado a tumores do apêndice e pseudomixoma peritoneal.
8 Pode conter cabelo, dentes, ossos, cartilagem e sebo.
9 Tumor ovariano metastático primário colorretal ou mamário.

RESPOSTAS

1A O termo carcinoma seroso pélvico de alto grau foi cunhado para incorporar todos os tumores serosos de alto grau provenientes do ovário, tuba uterina e/ou peritônio. Pode haver precursores tubários, que são chamados de lesões de carcinoma intraepitelial tubular seroso (STIC), e são caracterizados por mutações p53 nas células secretoras da tuba uterina distal.

2A Até 30% dos cânceres serosos pélvicos de alto grau têm mutações BRCA.

3H Os tumores de células de Sertoli-Leydig produzem andrógenos em mais de 50% dos casos. Os pacientes apresentam massa pélvica e sinais de virilização.

4F Os tumores de células da granulosa frequentemente secretam estrogênio. Parte do trabalho que precisa ser feito nas meninas que se apresentam dessa maneira seria excluir tumores secretores de estrogênio. Os tumores de células da granulosa também podem-se apresentar como uma grande massa pélvica ou com dor decorrente da torção/hemorragia.

5C Cânceres ovarianos associados à endometriose são geralmente do subtipo histológico de células claras ou endometrioides.
6F Os tumores de células da granulosa produzem inibina, que pode ser usada para controle de acompanhamento, os níveis frequentemente aumentam antes da detecção clínica de recorrência.
7B Os BOT mucinosos podem, na verdade, surgir dos carcinomas de apêndice de baixo potencial maligno e podem estar associados ao pseudomixoma peritoneal.
8I Dermoides são classicamente associados a tecidos, como cabelo e dentes, e uma TVUSS pode ser diagnóstica. Eles são geralmente benignos.
9J O ovário também é um local comum para disseminação metastática; os tumores de Krukenberg são metástases ovarianas associadas a cânceres primários do cólon, estômago e mama.

PERGUNTAS SBA

1 Uma mulher de 34 anos frequenta o departamento de ginecologia porque apresentou um teste positivo para uma mutação no BRCA1. Ela deseja reduzir o risco de câncer ovariano o máximo possível. Ela apresenta bom estado de saúde geral, sem histórico médico prévio. Os esfregaços cervicais estão atualizados e normais.

Qual cirurgia você recomendaria? Escolha a melhor resposta.
A Ooforectomia bilateral.
B Salpingectomia bilateral com ooforectomia tardia.
C BSO.
D Histerectomia subtotal com BSO.
E Histerectomia total com BSO.

RESPOSTA

C A menos que haja razões convincentes para a histerectomia, remover as tubas uterinas e os ovários é a melhor maneira de reduzir o risco de câncer de ovário (90%) e de câncer de mama na pré-menopausa (50%). A desvantagem é a menopausa cirúrgica que ocorrerá, mas isto pode ser efetivamente gerenciado com a terapia de reposição hormonal combinada contínua (HRT). Há poucas evidências que sugiram que isto seja prejudicial ao risco de câncer, se não houver histórico pessoal de câncer de mama (neste caso, todas as formas de HRT são evitadas).

2 Uma mulher de 58 anos apresenta uma grande massa abdominal que se estende até o nível do apêndice xifoesternal. A imagem na ecografia é heterogênea com componentes sólidos e císticos. O resto da pelve e do abdome parece normal, e não há fluido livre. O nível do CA 125 é de 430 unidades. Ela é assintomática.

Qual o melhor manejo para esse paciente? Escolha a melhor resposta.
A Cistectomia ovariana laparoscópica.
B Laparotomia, histerectomia abdominal total, BSO, amostragem de linfonodos pélvicos e linfáticos para-aórticos, omentectomia e remoção de depósitos tumorais.
C Repetir a ecografia e o CA 125 em 3 meses para verificar se houve alteração no intervalo.
D Seis ciclos de carboplatina neoadjuvante e quimioterapia com base em paclitaxel seguida por nova tomografia computadorizada em 3 meses.
E Ultrassonografia para aspiração transcutânea do líquido cístico ovariano e avaliação citológica.

RESPOSTA

B Esta paciente tem um alto índice de risco de malignidade (RMI) e, portanto, deve ser submetida a uma laparotomia de estadiamento total e a um esvaziamento completo. Se a massa ovariana for o único achado anormal na laparotomia, a patologia de congelação intraoperatória pode ser realizada para direcionar a extensão cirúrgica, pois as linfadenectomias pélvica e paraórtica não são necessárias, se o cisto for benigno. A aspiração do cisto deve ser evitada quando há suspeita de malignidade, para evitar a "disseminação" de células malignas na cavidade peritoneal.

Doença maligna do útero

CAPÍTULO 15

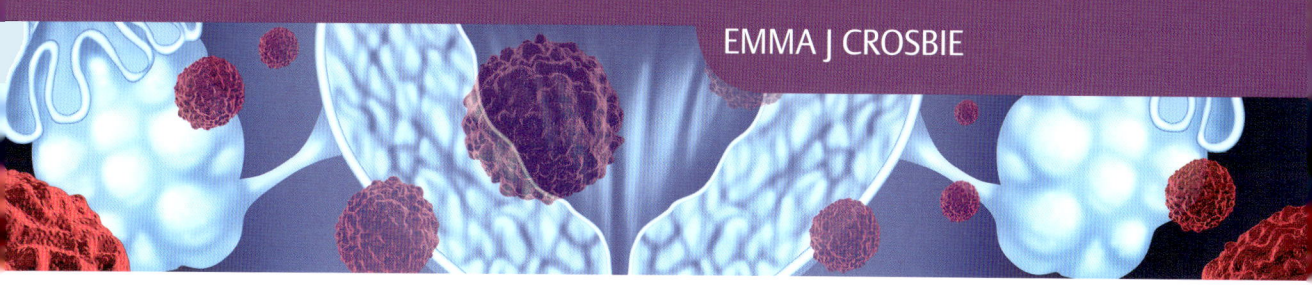

EMMA J CROSBIE

Introdução 205	Leitura adicional 210
Câncer do endométrio 205	Autoavaliação 210
Sarcomas do útero 209	

OBJETIVOS DE APRENDIZAGEM

- Descrever a classificação das doenças malignas uterinas.
- Saber como a doença maligna do útero se apresenta.
- Descrever quais investigações são necessárias para mulheres com suspeita de câncer endometrial.
- Conhecer o estadiamento do câncer endometrial segundo a International Federation of Gynecology and Obstetrics (FIGO).
- Entender o manejo do câncer endometrial.

Introdução

Câncer uterino inclui os tumores que surgem do corpo uterino (corpo do útero). De longe, os mais comuns são os tumores endometriais originários do revestimento da cavidade uterina (endométrio). Os tumores decorrentes do miométrio (sarcomas) são raros.

Câncer do endométrio

Incidência

O câncer de endométrio é a neoplasia ginecológica mais comum que afeta mulheres do Reino Unido, com uma incidência relacionada com a idade, de 95 a cada 100.000 mulheres. O risco de desenvolver câncer endometrial ao longo da vida é de aproximadamente 1 em 46. A média de idade do diagnóstico é de 62 anos, embora os cânceres possam ser diagnosticados em mulheres durante toda a vida reprodutiva. Aproximadamente 25% dos cânceres do endométrio ocorrem antes da menopausa.

A incidência de câncer endometrial tem aumentado constantemente nos últimos 20 anos como consequência do envelhecimento da população, da tendência de evitar a histerectomia por doença ginecológica benigna e por causa da epidemia de obesidade.

Classificação

O câncer endometrial geralmente surge do componente glandular do endométrio, e os tumores estromais são extremamente raros. Os cânceres de endométrio são classificados como do tipo 1 ou do tipo 2, dependendo do seu subtipo histológico (**Figura 15.1**) e são graduados de 1 a 3, sendo 3 de alto grau (composto principalmente por células anormais). Os tumores do tipo 1 são adenocarcinomas endometrioides, estrogênio dependentes e surgem a partir de uma hiperplasia endometrial. Os tumores de tipo 2 incluem os subtipos histológicos de

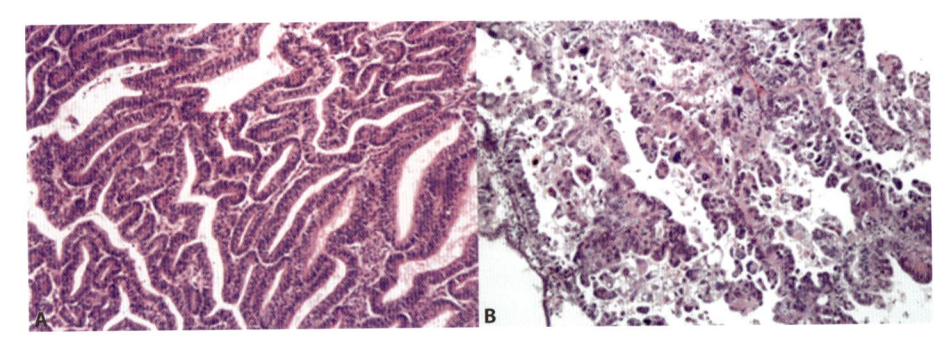

Figura 15.1 Comparação histológica do **A:** adenocarcinoma endometrial com **B:** carcinoma seroso endometrial.

células serosas e o subtipo de células claras de alto grau e surgem de um endométrio atrófico.

Etiologia

Os fatores de risco para câncer de endométrio do tipo 1 estão bem estabelecidos (*Tabela 15.1*). A maioria deles reflete uma maior exposição ao estrogênio durante a vida. O estrogênio estimula a proliferação das células do endométrio, se não houver oposição pela progesterona. Portanto, o estado hiperestrogênico aumenta o risco de câncer endometrial, enquanto os tratamentos cíclicos ou contínuos contendo hormônios reduzem o risco. As mulheres obesas apresentam um risco aumentado de câncer endometrial, porque têm uma probabilidade maior de apresentar ciclos menstruais anovulatórios e menor chance de gravidez. Além disso, a aromatização dos andrógenos para estrogênio pelo tecido adiposo mantém um suprimento contínuo de estrogênio na pós-menopausa. Além do estrogênio, a insulina e o fator de crescimento semelhante à insulina estimulam a proliferação endometrial, razão pela qual o câncer endometrial é mais comum em mulheres com diabetes. Outros fatores de risco incluem o tratamento com tamoxifeno, um modulador seletivo do receptor de estrogênio (SERM) usado para prevenir a recidiva do câncer de mama, que é um antiestrogênico na mama, mas fator de estimulação no endométrio. Os SERMs de nova geração, como o raloxifeno, têm um efeito menor no endométrio. A predisposição hereditária ao câncer de endométrio tem sido observada cada vez mais, à medida que serviços e testes genéticos estão sendo desenvolvidos. A associação mais comum é com a síndrome de Lynch, uma condição autossômica dominante causada por mutações em um dos genes de reparo de incompatibilidade MLH1, MSH2, MSH6 ou, menos comumente, PMS2. O risco de vida de câncer endometrial em mulheres com síndrome de Lynch é de 40-60%. Outras associações de tumores incluem tumores colorretais, ovarianos e uroteliais, dependendo da mutação responsável. Os fatores de risco para o câncer endometrial do tipo 2 são menos compreendidos.

Tabela 15.1 Fatores de risco e fatores de proteção para o câncer endometrial tipo 1

Fatores que aumentam o risco de câncer endometrial	Fatores que protegem contra o câncer endometrial
Obesidade	Histerectomia
Diabetes	Pílula anticoncepcional oral combinada
Nuliparidade	Contraceptivos à base de progestina, incluindo injetáveis
Menopausa tardia > 52 anos	Dispositivo intrauterino, incluindo Cu-IUD e LNG-IUS
Terapia de estrogênio sem oposição	Gravidez
Terapia com tamoxifeno	Tabagismo
Histórico familiar de câncer colorretal e endometrial	

Prevenção

Contraceptivos hormonais e dispositivos intrauterinos reduzem o risco de câncer endometrial (*Tabela 15.1*). Mulheres com síndrome de Lynch podem realizar uma histerectomia profilática após completarem a família e não tiverem mais planos de gestação.

Rastreamento

Atualmente não há evidências para apoiar o rastreamento de câncer endometrial em grupos de alto risco ou na população em geral.

Características clínicas

O câncer de endométrio geralmente se apresenta em um estágio inicial, após o início do sangramento pós-

-menopausa (PMB) (ver também o Capítulo 4, *Distúrbios do Sangramento Menstrual*). Aproximadamente 5-10% das mulheres com PMB têm uma malignidade ginecológica subjacente, e isto deve ser um sinal de "alerta vermelho", que deve sempre ser investigado. O sangramento anormal é também uma queixa muito comum em mulheres na pré-menopausa, que referem sangramento intenso, irregular ou intermenstrual (IMB). Mulheres em estágios mais avançados da doença apresentam dor abdominal, disfunção urinária, distúrbios intestinais ou sintomas respiratórios.

Às vezes, o câncer de endométrio é identificado acidentalmente em um esfregaço cervical, que mostra uma citologia glandular anormal. Os sinais de câncer de endométrio incluem sangramento pelo orifício cervical, visível no exame de espéculo e útero volumoso no exame pélvico bimanual. Na maioria das mulheres com câncer endometrial, no entanto, o exame pélvico é completamente normal.

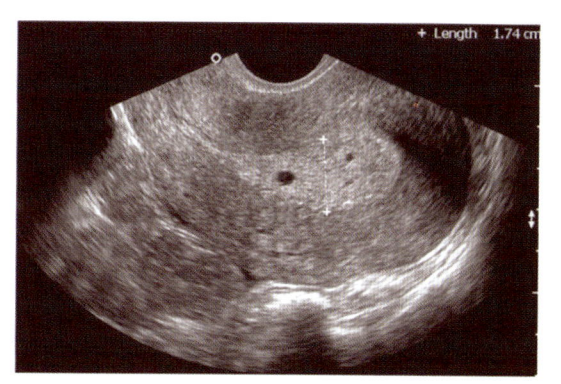

Figura 15.2 Ultrassonografia transvaginal do útero mostrando endométrio espessado.

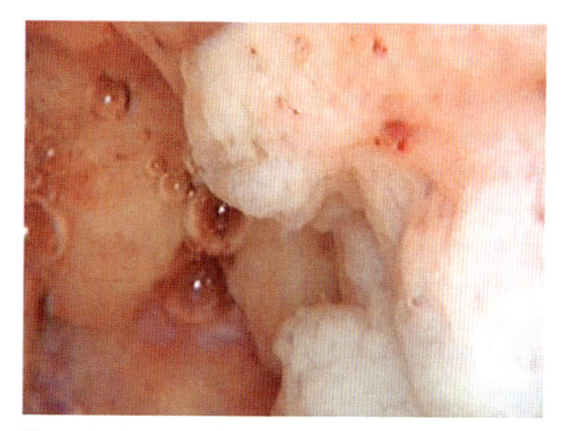

Figura 15.3 Imagem histeroscópica do carcinoma endometrial.

Sangramento pós-menopausa

- O PMB é um sinal de "alerta vermelho" para o câncer ginecológico e deve ser sempre considerado.
- A inspeção cuidadosa da genitália externa, seguida de exame com espéculo, excluirá o câncer da vulva, vaginal e do colo do útero como causa subjacente.
- O exame físico pode ser normal em mulheres com câncer de endométrio, e a exclusão desse diagnóstico só pode ser feita por ultrassonografia transvaginal (TVUSS), histeroscopia e/ou biópsia endometrial.
- Causas benignas de PMB incluem sangramento de escape na terapia de reposição hormonal (HRT) e atrofia vaginal.

Diagnóstico e investigação de PMB

Muitos hospitais têm um setor de diagnóstico rápido para investigação urgente de mulheres com PMB. Os principais pilares do diagnóstico são TVUSS, histeroscopia e biópsia endometrial.

TVUSS permite uma avaliação rápida e precisa da espessura endometrial (**Figura 15.2**). Se o endométrio medir menos de 4 mm, o câncer é muito improvável, e a investigação adicional não é necessária. Qualquer medida maior do que isso requer avaliação adicional por histeroscopia e/ou biópsia.

A histeroscopia pode ser realizada no ambulatório, sob anestesia local, sempre que possível. Um anestésico geral é necessário em pacientes com estenose cervical ou se não há tolerância para o exame. Uma câmera fina é passada pelo canal cervical até a cavidade uterina, permitindo a visualização do endométrio e uma biópsia dirigida de qualquer área anormal (**Figura 15.3**). Além disso, uma amostragem do endométrio é colhida para avaliação histológica do endométrio, conforme descrito no Capítulo 2, *História Ginecológica, Exame e Investigações*.

O laudo histológico descreve o tipo (endometrioide ou outro subtipo histológico) e grau do tumor. A hiperplasia complexa com atipia é uma condição pré-maligna que frequentemente coexiste com tumores endometrioides de baixo grau do endométrio. O risco de progressão para câncer endometrial é de 25 a 50%.

Estadiamento

A extensão da doença (estádio) é determinada por um exame de ressonância magnética (MR) (**Figura 15.4**), e os estádios definidos pela FIGO estão fundamentados nessas informações (*Tabela 15.2*). As pacientes com tumores de alto grau devem ser submetidas a uma tomografia computadorizada (CT) do tórax, abdome e pelve para excluir metástases a distância. No Reino Unido, as mulheres com tumores endometrioides em estádio inicial (estádio IA ou IB) podem ser operadas em seu hospital local. As mulheres com tumores de alto grau ou estadiamento elevado (estádio II ou acima) devem ser submetidas à cirurgia em um centro de câncer, pois esse manejo tem demonstrado melhorar os desfechos.

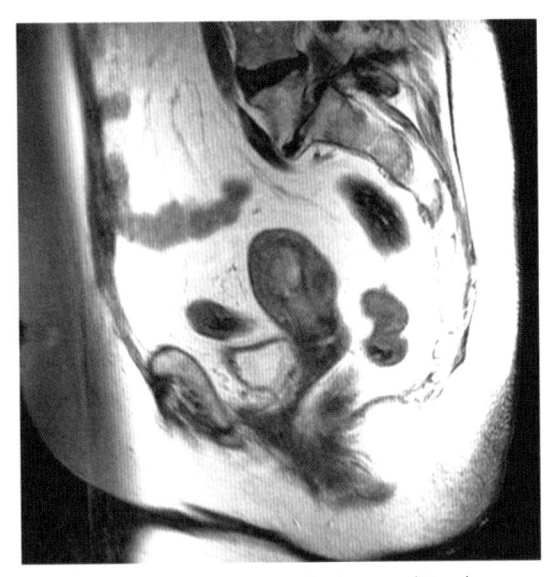

Figura 15.4 Imagem por ressonância magnética do carcinoma endometrial de estágio 1B.

Tabela 15.2 International Federation of Gynecology and Obstetrics (FIGO) estadiamento do carcinoma do útero

I	Confinado ao corpo uterino
IA	Menos de 50% de invasão
IB	Mais de 50% de invasão
II	Tumor invadindo o colo do útero
III	Disseminação local e/ou regional do tumor
IIIA	Invade serosa do útero
IIIB	Invade vagina e/ou paramétrio
IIIC	Metástases em linfonodos pélvicos e/ou para-aórticos
IV	O tumor invade bexiga ± intestino ± metástases a distância

Terminologia patológica no câncer endometrial

Tipo
- Os tumores do endométrio são classificados histologicamente como adenocarcinomas endometrioides do tipo 1 (compreendendo 75-80% de todos os tumores) ou tipo 2, incluindo tumores de células claras e serosas de alto grau.
- O tipo 2 é mais agressivo e tem pior prognóstico.

Grau
- A análise histológica diferencia os tumores de baixo grau e alto grau (grau 3), dos quais o alto grau é mais agressivo.

Etapa
- Os estádios da FIGO descrevem o tamanho e disseminação do tumor e é usado com a classificação descrita acima para fornecer informações de prognóstico aos pacientes.

Tratamento

Cirurgia

A cirurgia é a base do tratamento do câncer endometrial. A extensão da cirurgia depende de vários fatores, incluindo grau e estadiamento da doença e comorbidades do paciente.

A cirurgia padrão é a histerectomia total e a remoção das tubas uterinas e dos ovários (salpingo-ooforectomia bilateral, BSO). Isto pode ser realizado por via abdominal ou laparoscópica (total, vaginal assistida ou roboticamente). Se a ressonância magnética sugerir envolvimento cervical, deve ser realizada uma histerectomia radical modificada, que também remove o fundo de saco vaginal, tecidos paracervical e parametrial para garantir margens adequadas de excisão (**Figura 15.5**). Se o tumor for de grau elevado (grau 3) ou de histologia tipo 2, muitos centros executam a dissecção de linfonodos pélvicos e para-aórticos, porque a doença linfonodal (para cadeias de linfonodos pélvicos ou para-aórticos) é observada em um terço dos pacientes. O papel da dissecção dos linfonodos permanece controverso. Um grande estudo realizado no Reino Unido (ASTEC) não conseguiu demonstrar nenhum benefício de sobrevida em pacientes com câncer endometrial que tiveram dissecção dos linfonodos pélvicos. Os críticos do estudo argumentam que o estudo não tinha força para demonstrar o resultado de benefício

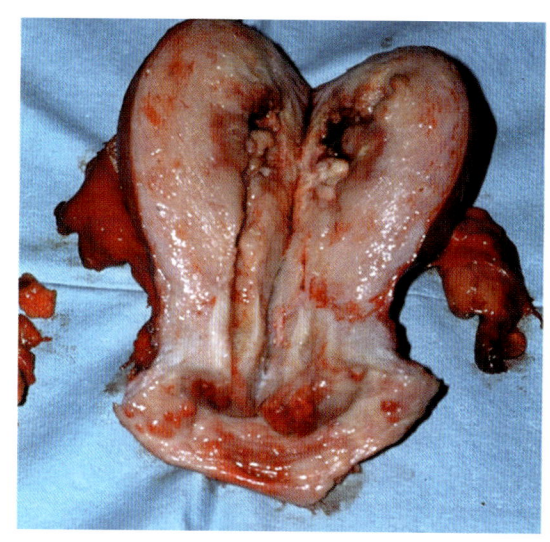

Figura 15.5 Histerectomia radical mostrando invasão cervical de câncer endometrial.

de sobrevida naqueles pacientes com maior risco de doença com linfonodos.

Tratamento adjuvante

A radioterapia pós-operatória reduz a taxa de recorrência local, mas não melhora a sobrevida. Diferentes serviços fazem a radioterapia após uma nova cirurgia ou apenas tratam se houver recidiva do câncer. As estratégias incluem radioterapia local para a cúpula vaginal durante um curto período de tempo (braquiterapia) para doença local, ou braquiterapia combinada com radioterapia por feixe externo para doença localmente avançada (estágio III). A quimioterapia é dada para doença avançada ou metastática, embora atualmente haja pouca evidência para apoiar seu uso.

Tratamento hormonal

Algumas mulheres não estão aptas à cirurgia, e outras desejam evitá-las por razões de fertilidade. O tratamento com progestágenos orais ou intrauterinos de alta dose é bem-sucedido em algumas mulheres com hiperplasia

> **Fertilidade e câncer endometrial**
> - A infertilidade primária decorrente da síndrome dos ovários policísticos (PCOS) é um fator de risco para o câncer endometrial na pré-menopausa.
> - As mulheres com diagnóstico de câncer de endométrio feito durante a investigação para infertilidade primária enfrentam dois diagnósticos devastadores de uma só vez.

> - Alternativas à histerectomia para mulheres na pré-menopausa só são possíveis para lesões pré-câncer ou para o câncer endometrial em estágio inicial de baixo grau.
> - A resposta à terapia hormonal (progestagênios orais ou LNG-IUS) é moderada e está associada a altas taxas de recidiva.
> - As mulheres que enfrentam a perda de fertilidade devem ser encaminhadas a um especialista para discutir a conservação ovariana e/ou a estimulação para recuperação de óvulos e a sub-rogação.

atípica complexa e em tumores endometriais de baixo grau no estágio IA, mas as taxas de recidiva são altas.

Prognóstico

A taxa de sobrevida para o câncer endometrial em 5 anos é de 80%, embora exista uma variação, dependendo do tipo de tumor, estádio e grau do tumor (*Tabela 15.3*). Na fase I da doença, a sobrevida global em 5 anos varia de 93% para pacientes com doença estádio IA de baixo grau para 66% em pacientes com doença de estádio IB de alto grau.

As características prognósticas adversas incluem idade avançada, tumores de grau 3, histologia do tipo 2, invasão miometrial profunda, invasão do espaço linfovascular, envolvimento de linfonodos e metástases a distância.

Tabela 15.3 Taxa de sobrevida em cinco anos para mulheres com câncer endometrial

Estágios	Sobrevida em 5 anos (%)
I	88
II	75
III	55
IV	16

Sarcomas do útero

São tumores raros, responsáveis por aproximadamente 5% de todos os cânceres uterinos. Eles são classificados em sarcomas puros, sarcomas epiteliais mistos e sarcomas heterólogos. Os tipos mais comuns são os leiomiossarcomas e os carcinossarcomas.

Sarcomas puros

Este grupo inclui os sarcomas do estroma endometrial e o leiomiossarcoma. Sarcomas do estroma do endométrio ocorrem em mulheres na perimenopausa, com sangramento irregular, e o útero é amolecido e volumoso. A maioria dos sarcomas é de baixo grau, e o tratamento principal é a cirurgia.

Os leiomiossarcomas são tumores raros do miométrio. Raramente (0,75%), estão associadas à transformação maligna de miomas benignos e apresentam uma massa pélvica de rápido crescimento e dor. O diagnóstico pré-operatório é difícil, mas pode ser auxiliado pela ressonância magnética, que pode delinear áreas de necrose dentro do fibroma, sugestivas de alteração maligna. O útero se encontra aumentado e macio à palpação. A cirurgia é o tratamento principal, e o tratamento adjuvante pode ser considerado, se a contagem mitótica for alta (acima de 10 mitoses por campo de alta potência). A disseminação metastática é geralmente por via vascular e alcança locais distantes, como pulmão e cérebro.

Sarcomas epiteliais mistos (carcinossarcoma)

Este grupo de tumores, anteriormente conhecidos como tumores müllerianos mistos e malignos, contém elementos carcinomatosos e sarcomatosos. O componente carcinomatoso é geralmente glandular, e o componente sarcomatoso é homólogo (endometrial, estromal e/ou músculo liso) ou heterólogo (tecidos normalmente não encontrados no útero, incluindo osso, cartilagem e músculo esquelético). A maioria ocorre após a menopausa e pode haver uma história de irradiação pélvica anterior. Geralmente, há uma história de PMB, e uma massa vegetante é frequentemente vista saindo pelo colo do útero, juntamente com um útero amolecido e aumentado. O tratamento é a cirurgia seguida de radioterapia pós-operatória. A sobrevida em 5 anos é de 73%, se a doença estiver restrita ao útero, mas se o tumor estiver disseminado é de apenas 25%.

Sarcomas heterólogos

Este grupo raro de tumores consiste em tecido sarcomatoso não próprio do músculo estriado, osso ou cartilagem. O mais comum é o rabdomiossarcoma, que pode se manifestar em crianças como uma massa similar a um cacho de uvas, que se projeta pelo colo do útero, com uma secreção aquosa. A histologia revela rabdomioblastos primitivos. As taxas de recorrência são altas com metástases a distância.

PONTOS-CHAVE DE APRENDIZAGEM

- O câncer endometrial é a malignidade ginecológica mais comum.
- A maioria dos cânceres apresenta doença em estágio I, e a taxa de sobrevida global em 5 anos é de 80%.
- Os tumores de tipo 2 e de alto grau têm o pior prognóstico.
- Obesidade e outros estados hiperestrogênicos desempenham um papel etiológico importante.
- A maioria dos pacientes apresenta PMB. No entanto, 25% dos casos ocorrem em mulheres na pré-menopausa.
- Cinco a dez por cento das mulheres com PMB terão uma malignidade ginecológica subjacente.
- A biópsia endometrial ± histeroscopia é o padrão mais importante para o diagnóstico, enquanto a MRI define a extensão da doença.
- A histerectomia total e BSO são o tratamento de escolha para a maioria dos pacientes.

Leitura adicional

MacKintosh ML, Crosbie EJ (2013). Obesity-driven endometrial cancer: is weight loss the answer? *BJOG* **120**:791-4.

Morice P, Leary A, Creutzberg C, Abu-Rustum N, Darai E (2015). Endometrial cancer. *Lancet* **387**:1094-108.

Autoavaliação

HISTÓRIA DE CASO

A Sra. P é uma mulher de 65 anos que se apresenta na clínica de ginecologia com o PMB. Ela é obesa e tem diabetes tipo 2. Ela não tem filhos, nunca tomou HRT e não fuma. Seus esfregaços cervicais sempre foram normais.

A Qual é o diagnóstico mais provável?

B Quais são os pontos-chave no exame e na investigação?

Foi feito um diagnóstico de um adenocarcinoma endometrioide de grau 1 estágio 1A.

C Qual o manejo que você indicaria?

RESPOSTAS

A PMB é um sinal de alerta vermelho para o câncer ginecológico. Cânceres do endométrio, de colo do útero, de vagina e de vulva, todos apresentam sangramento anormal. A história médica da Sra. P e o perfil de fator de risco tornam o câncer endometrial o diagnóstico mais provável.

B A Sra. P tem vários fatores de risco para câncer de endométrio, incluindo obesidade, diabetes tipo 2 e nuliparidade. Uma história normal e atualizada de esfregaço do colo do útero torna o câncer do colo do útero extremamente improvável. Cancros da vulva, vagina e colo do útero devem ser excluídos por inspeção cuidadosa. O sangue que sai do colo do útero indica hemorragia uterina. O exame bimanual pélvico pode encontrar um útero volumoso ou massa pélvica, embora um exame normal não exclua o câncer endometrial.

C O tratamento para a maioria das mulheres com câncer de endométrio envolve histerectomia total (remoção do útero e do colo do útero) e BSO (remoção de tubas uterinas e ovários). É importante avaliar as condições para anestesia, pois muitas mulheres com câncer de endométrio apresentam comorbidades, incluindo obesidade, diabetes tipo 2, hipertensão, doença cardiovascular, apneia do sono e pouca mobilidade, que limitam sua capacidade de tolerar a anestesia geral. A cirurgia laparoscópica é agora um tratamento padrão para mulheres com câncer de endométrio, mas isto pode ser difícil em mulheres com obesidade mórbida, que não toleram a inclinação em posição de cabeça mais baixa prolongada necessária ou onde uma cirurgia abdominal prévia resultou em aderências e cicatrizes. Todas as mulheres com câncer endometrial devem ser discutidas na reunião da equipe multidisciplinar de oncologia ginecológica (MDT). As mulheres com doença de baixo grau em estágio inicial podem ser operadas em seu hospital local, enquanto os casos de alto risco são encaminhados para atendimento em centros de referência. Todas as mulheres devem receber acompanhamento e apoio de enfermagem clínica especializada em oncologia ginecológica ou de enfermeiros Macmillan, que facilitam a transição do atendimento para o especialista e fornecem informações escritas, números de telefone de contato e apoio emocional.

EMQ

A Hiperplasia simples do endométrio.
B Hiperplasia complexa do endométrio com atipia.
C Adenocarcinoma endometrioide do endométrio.
D Carcinoma uterino seroso.
E Carcinoma de células claras do útero.
F Carcinossarcoma do útero.
G Leiomiossarcoma do útero.
H Sarcoma do estroma endometrial.
I Rabdomiossarcoma.

Para cada descrição a seguir, escolha a resposta ÚNICA mais apropriada da lista de opções anteriores. Cada opção pode ser usada uma vez, mais de uma vez ou não utilizada.

1 Malignidade uterina mais comum.
2 Tumor raro do miométrio.
3 Tumor uterino raro derivado do músculo esquelético.
4 Lesão precursora do adenocarcinoma endometrioide do endométrio.

RESPOSTAS

1C 75-80% dos tumores endometriais são do tipo 1, que são adenocarcinomas endometrioides. Os restantes são do tipo 2, incluindo o subtipo histológico de células serosas e de células claras de alto grau.

2G Os leiomiossarcomas são tumores raros do miométrio. Os carcinossarcomas contêm elementos carcinomatosos e sarcomatosos.

3I Este tumor raro pode ser diagnosticado em crianças. É um sarcoma heterólogo, pois contém tecido sarcomatoso, constituído por tecidos não próprios do útero.

4B Os adenocarcinomas endometriais tipo 1 são dependentes de hormônios e se desenvolvem a partir da hiperplasia do endométrio. Em contraste, os tumores do tipo 2 podem desenvolver-se a partir de um endométrio atrófico.

PERGUNTAS SBA

1 Uma mulher de 54 anos frequenta o departamento de ginecologia com PMB. A espessura endometrial medida pela TVUSS é de 8 mm. Uma biópsia endometrial mostra células de adenocarcinoma moderadamente diferenciadas.

Qual é a investigação mais apropriada para realizar o estadiamento? Escolha a melhor resposta.

A Raios X do tórax.
B Tomografia computadorizada do tórax, abdome e pelve.
C Histeroscopia.
D Ressonância magnética da pelve.
E Ultrassonografia transabdominal.

RESPOSTA

D A ressonância magnética é usada para determinar a extensão do tumor para estadiamento. É possível medir a disseminação do tumor no miométrio, para que a cirurgia possa ser planejada. Nenhuma outra modalidade de imagem fornecerá essa informação com precisão. Um exame de ultrassonografia é muito subjetivo, e a tomografia computadorizada não apresenta um grau de magnificação ideal dos tecidos.

2 Uma mulher de 72 anos em bom estado geral realizou uma ressonância magnética após uma biópsia endometrial que mostrou adenocarcinoma endometrioide do endométrio. O estadiamento da ressonância magnética é de grau II. Qual o manejo indicado? Escolha a melhor resposta.

A Quimioterapia com base em carboplatina.
B Histerectomia total abdominal com salpingo-oforectomia bilateral.
C Radioterapia por feixe externo para a pelve.
D Histerectomia radical modificada.
E Braquiterapia.

RESPOSTA

D Se a ressonância magnética sugere envolvimento cervical, deve ser realizada uma histerectomia radical modificada, que também remove o manguito vaginal, tecidos paracervical e parametrial para garantir margens adequadas de excisão. A histerectomia simples teria uma alta taxa de recidiva. A quimioterapia ou a braquiterapia não estão indicadas. No entanto, em pacientes idosos, sem condições clínicas para uma cirurgia, essas opções poderiam ser exploradas. A radioterapia por feixe externo também não seria um tratamento de primeira linha e não há evidências de sua eficácia para impedir a progressão do tumor.

Doenças pré-maligna e maligna do trato genital inferior

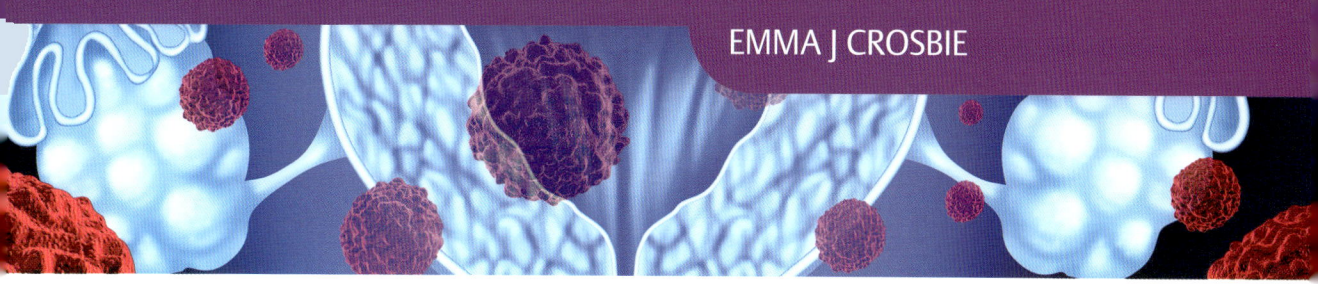

CAPÍTULO 16

EMMA J CROSBIE

Introdução 213
Doença pré-maligna do colo do útero 213
Doença maligna do colo do útero 218
Doença maligna da vagina 222
Doença maligna da vulva 223
Leitura adicional 226
Autoavaliação 226

> **OBJETIVOS DE APRENDIZAGEM**
> - Compreender a patogênese das doenças malignas do trato genital inferior.
> - Compreender a prevenção primária do câncer do colo do útero pela vacinação contra papilomavírus humano (HPV) e dos exames de rastreamento da cérvice.
> - Compreender o diagnóstico, o estadiamento definido pela International Federation of Gynecology and Obstetrics (FIGO), e o manejo das doenças pré-malignas e malignas do trato genital inferior, incluindo o colo do útero, vagina e vulva.

Introdução

O câncer do colo do útero é pouco frequente em países de alta renda por causa da implementação dos programas de rastreamento. Os carcinomas de vagina e de vulva são muito menos frequentes do que o câncer do colo do útero nos países de alta e também nos países de baixa renda. Este capítulo aborda as doenças pré-malignas e malignas do trato genital inferior.

Doença pré-maligna do colo do útero

Introdução

O programa de rastreamento do câncer cervical tem demonstrado eficácia para reduzir a incidência e o número de mortes por câncer cervical em países de renda mais alta. Estima-se que o rastreamento do câncer de colo do útero previne cerca de 5.000 mortes por ano, apenas no Reino Unido.

Epidemiologia e etiologia

A infecção persistente por HPV de alto risco é responsável pelo desenvolvimento do câncer de colo uterino. O HPV é um vírus pequeno, com DNA (ácido desoxirribonucleico) de cadeia dupla, que apresenta mais de 100 tipos diferentes. Eles são classificados como tipos de baixo risco ou de alto risco, dependendo de sua capacidade de causar câncer. Os tipos de baixo risco, HPV 6 e 11, causam verrugas benignas, enquanto os tipos de alto risco, HPV 16, 18, 31, 33 e 45, causam câncer cervical. A infecção pelo HPV é transmitida pela relação sexual, é muito comum após o início da atividade sexual, e até 80% dos adultos apresentam evidência sorológica de infecção prévia. A infecção geralmente é transitória e não tem consequência clínica, mas uma minoria de indivíduos desenvolve uma infecção genital persistente, que predispõe a alterações pré-malignas e malignas (ver adiante na história natural da CIN). O tabagismo aumenta o risco de infecção persistente, pois afeta o sistema imunológico e reduz a capacidade de eliminar o vírus. Mulheres imunocomprometidas, por exemplo, aquelas com vírus da imunodeficiência humana (HIV) e pacientes transplantados em terapia imunossupressora em longo prazo, estão particularmente em risco de doenças pré-maligna e maligna do colo do útero.

Fisiopatologia

O canal cervical é composto por estroma recoberto por epitélio escamoso na região em contato com a vagina (ectocérvice) e epitélio colunar dentro do canal cervical (endocérvice). A endocérvice é revestida por epitélio colunar simples e apresenta saliências e reentrâncias com aparência de dobras profundas, chamadas criptas. O encontro dos dois tipos de epitélio é chamado de junção escamocolunar (SCJ), e isto geralmente ocorre na ectocérvice (**Figura 16.1**). A posição da SCJ é variável ao longo da vida. Em crianças encontra-se no orifício cervical externo, na puberdade, com o aumento do colo uterino, estende-se para fora da ectocérvice, e na vida adulta retorna ao orifício cervical externo pelo processo de metaplasia, que é a transformação fisiológica do epitélio colunar em epitélio escamoso. A chamada "zona de transformação" (TZ) é definida como a área entre a SCJ original e a nova SCJ, onde o epitélio se transforma de epitélio colunar em epitelial escamoso ao longo do tempo. Quando o epitélio colunar é recoberto por epitélio escamoso, algumas vezes ocorre retenção de muco, formando os cistos de Naboth (**Figura 16.2**). A TZ é o local onde se desenvolvem as lesões pré-malignas e malignas.

Em certos indivíduos a infecção persistente pelo HPV desencadeia um processo oncogênico na região da TZ, onde ocorre a metaplasia. A integração do DNA viral nas células epiteliais basais leva à imortalização e à rápida multiplicação celular. Este distúrbio da maturação epitelial é denominado de neoplasia intraepitelial cervical (CIN) e, realmente, é uma condição intraepitelial (o diagnóstico de câncer é feito, quando ocorre quebra da barreira da membrana basal). Células imaturas são hipercromáticas, com núcleos grandes, citoplasma reduzido e figuras de mitose anormais. A CIN é classificada como doença de baixo grau (CIN 1) ou doença de alto grau (CIN 2 e 3), dependendo de onde são encontradas as células anormais, respectivamente no terço inferior ou nos dois terços superiores do epitélio cervical.

História natural da CIN

Regressão e progressão da CIN podem ocorrer. A regressão espontânea da doença de baixo grau não é incomum e provavelmente se deve à imunidade mediada por células da própria paciente. Este é o argumento que justifica o acompanhamento observacional em pacientes com anormalidade de baixo grau. A regressão espontânea na doença de alto grau é menos provável, e, por isso, essa condição exige um tratamento, pois há um risco de progressão para o câncer. Se não for tratada, o risco de desenvolvimento de câncer é de 20%. As razões para isso permanecem obscuras, mas podem incluir os subtipos de HPV de alto risco, redução da imunidade do hospedeiro e tabagismo. Existe uma ligação consistente entre

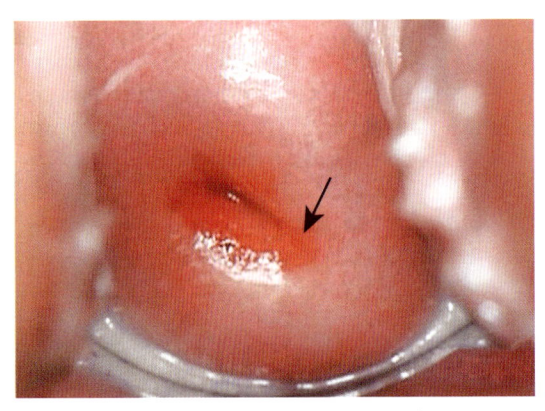

Figura 16.1 Colo do útero normal com zona de transformação.

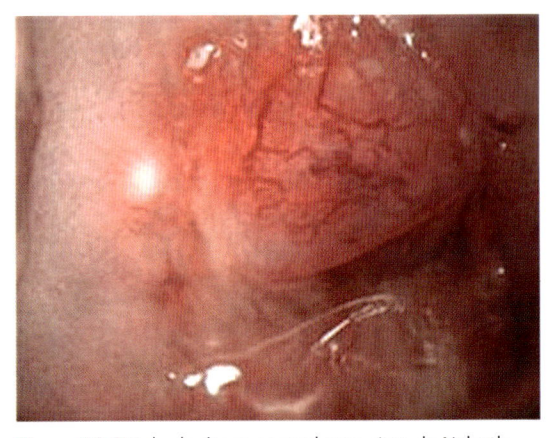

Figura 16.2 Colo do útero normal com cisto de Naboth.

CIN e câncer do colo do útero, pois na microscopia todos os cânceres do colo do útero coexistem com CIN.

Diagnóstico e investigações

Citologia cervical

O exame microscópico de um esfregaço cervical é um bom teste de rastreamento. Originalmente, o "exame de Papanicolaou" foi introduzido por Papanicolaou e consiste na colheita de células do colo do útero com uma espátula de madeira. Este material deve ser espalhado em uma lâmina de vidro e fixado. O esfregaço de Papanicolaou tem sido substituído pela citologia de base líquida (LBC). Neste método uma amostra de células da TZ é colhida com uma pequena escova, que depois é colocada dentro em recipiente com fixador. O material colhido é levado para o laboratório onde é processado e examinado sob o microscópio. A citologia cervical é normal, e as células escamosas são normais em mais de 95% das mulheres (**Figura 16.3**). A citologia cervical anormal mostra células escamosas em diferentes estágios de maturidade (discariose). Assim como a CIN, a citologia cervical é classificada como de baixo grau (anormalidades citológicas menores, mostrando discariose leve ou alterações limítrofes) ou de alto grau (discarioses moderada e grave) (**Figura 16.4**). Há alguma correlação entre o grau de anormalidade citológica e a extensão da CIN no colo do útero, mas isto não é sempre verdadeiro. A citologia cervical faz uma triagem de pacientes que necessitam de uma colposcopia (ver a seguir em Colposcopia). A sensibilidade de um único esfregaço cervical para detecção de CIN de alto grau varia entre 40 e 70%. No entanto, como a progressão de CIN para câncer é lenta, se uma lesão não for diagnosticada em um esfregaço, no exame subsequente deverá ser identificada. As mulheres que fazem regularmente a citologia do colo do útero têm um risco muito baixo de desenvolver câncer do colo do útero.

Papel do teste do HPV no rastreamento de câncer cervical

Os testes para detecção de HPV de alto risco aumentam a sensibilidade da triagem cervical. Seu valor está fundamentado no poder preditivo negativo extremamente alto, isto significa que uma mulher com teste negativo para HPV de alto risco apresenta uma probabilidade muito baixa de desenvolver câncer do colo do útero nos próximos 5 a 10 anos. A maioria das mulheres (aproximadamente 95%) tem citologia cervical normal e é colocada em programas de avaliação de rotina. As mulheres com citologia de alto grau (2%) são encaminhadas à avaliação colposcópica. Mulheres com anomalias citológicas menores são encaminhadas para testes de HPV. As mulheres HPV-negativas retornam aos programas de acompanhamento de rotina, enquanto as mulheres HPV-positivas de alto risco são encaminhadas à colposcopia. Atualmente, muitos países, incluindo o Reino Unido, estão realizando a triagem primária de HPV, ou seja, testam todas as amostras citológicas (meio líquido) para o HPV de alto risco e encaminham para citologia aquelas com resultado positivo. Isto deve reduzir os custos do programa de triagem, uma vez que o teste do HPV seja automatizado e alcance um alto rendimento, enquanto a avaliação citológica é manual e requer uma força de trabalho qualificada.

Programa Nacional de Rastreamento Cervical

Desde 1988, o Reino Unido vem oferecendo um rastreamento cervical de base populacional. Mulheres entre 25 e 64 anos são convidadas, a cada 3-5 anos, para participar do programa de triagem. O convite, o rastreamen-

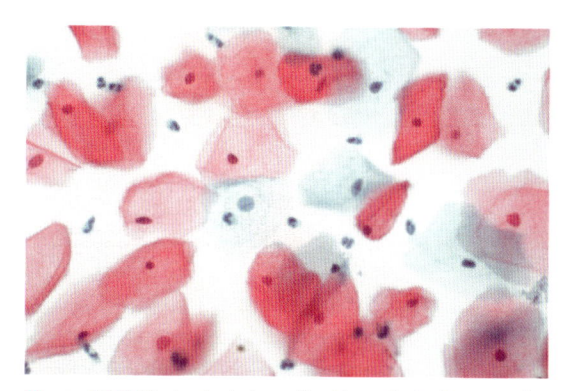

Figura 16.3 Citologia de base líquida – citologia normal.

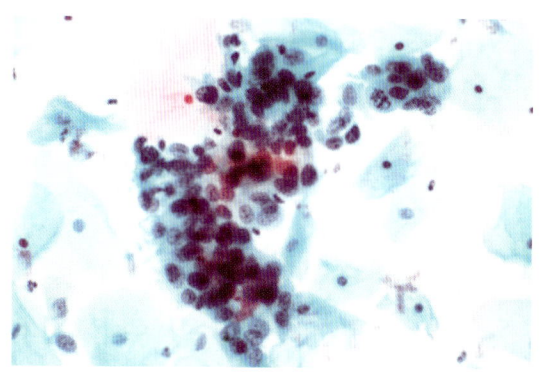

Figura 16.4 Citologia de base líquida – discariose grave.

to e o tratamento são coordenados pelo National Health Service Cervical Screening Programme (NHSCCP). A cobertura no Reino Unido alcança cerca de 70-85% da população. Recentemente, tem-se observado uma tendência de queda na captação de pacientes na faixa etária dos 25 aos 34 anos, o que é preocupante. As razões para isso permanecem obscuras, mas podem incluir desconhecimento e falha na educação sobre a importância da triagem.

Visão global

O maior impacto do câncer do colo do útero ocorre nos países de baixa renda, sendo responsável pela mortalidade de mulheres durante seus anos reprodutivos. Esse câncer "oculto" pode tirar a vida de jovens mães, que são responsáveis pela unidade familiar, causando transtornos emocionais e econômicos consideráveis. Nos países de renda mais alta, o câncer do colo do útero é uma malignidade incomum por causa do rastreamento, educação e acesso a bons cuidados médicos.

Colposcopia

A colposcopia é o exame com magnificação do colo do útero, usando uma fonte de luz (**Figura 16.5**). É usada para diagnóstico e tratamento. A mulher deve tirar a roupa e deve colocar as pernas na posição semilitotômica. Um espéculo é colocado na vagina, e o exame do colo do útero é feito com uma magnificação de 5-20 vezes. A aplicação de ácido acético e de soluções de iodo destaca áreas anormais do colo do útero, que podem ser biopsiadas. O ácido acético faz com que as proteínas dos núcleos das células coagulem temporariamente. Desta forma, as áreas com aumento da multiplicação celular, incluindo CIN, aparecem em branco (**Figura 16.6**). As áreas de CIN não têm glicogênio intracitoplasmático e não se coram quando o iodo é aplicado. A CIN é um processo pré-neoplásico, e a angiogênese (nova formação de vasos sanguíneos) pode ser vista na colposcopia de uma CIN (**Figura 16.7**). Na colposcopia a imagem de CIN pode ser classificada em baixo ou alto grau. Se a imagem colposcópica for de alto grau, o tratamento pode ser feito na mesma consulta (conhecido como "ver e tratar"). As imagens de baixo grau podem ser monitoradas com colposcopia e citologia 6 meses depois. Uma biópsia pode ajudar, nos casos em que existam dúvidas sobre o tipo de imagem ("selecionar e tratar"). Todos os médicos e enfermeiros que realizam a colposcopia devem realizar um treinamento e após devem fazer um exame, para garantir que a alta qualidade e os padrões de cuidado sejam atendidos. Além disso, cada serviço de colposcopia deve ser submetido a uma rigorosa avaliação de garantia de qualidade externa a cada 5 anos para garantir um alto padrão de qualidade.

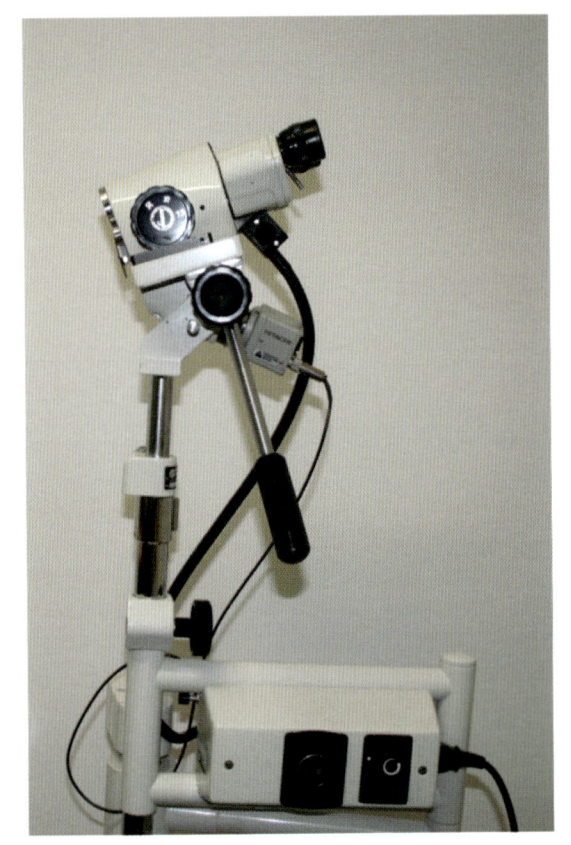

Figura 16.5 Colposcópio.

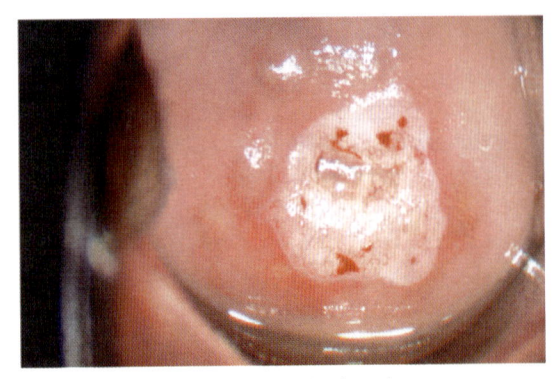

Figura 16.6 Colo do útero com ácido acético.

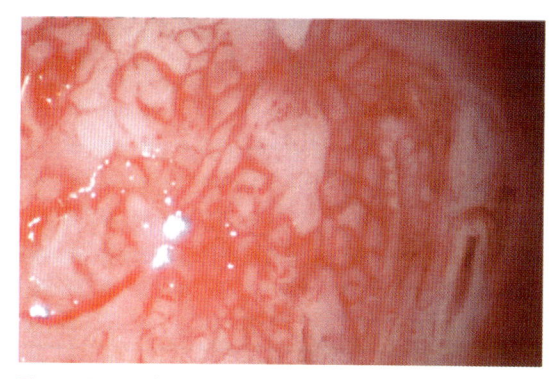

Figura 16.7 Colo do útero com neoplasia intraepitelial cervical e vasos atípicos.

Tratamento da doença pré-maligna do colo do útero

Os objetivos do tratamento são erradicar a CIN, garantindo que a citologia pós-tratamento seja negativa e minimizar os danos decorrentes do tratamento. CIN de alto grau requer tratamento, geralmente com excisão ou ablação. A CIN de baixo grau regride espontaneamente em até 60% dos casos. Portanto, um acompanhamento rigoroso com colposcopia e citologia 6 meses após o diagnóstico inicial deve ser recomendado. Esta conduta evita o sobretratamento de lesões, que podem regredir. No Reino Unido, o método preferido de tratamento para CIN de alto grau é feito com alça diatérmica (excisão da zona de transformação, LLETZ). Sob anestesia local, uma alça diatérmica é usada para remover uma parte do colo do útero e deve incluir a ZT com a área de CIN (**Figura 16.8**). A CIN pode-se desenvolver dentro das criptas do epitélio e, portanto, as técnicas de excisão precisam atingir pelo menos 7 mm de profundidade. O procedimento leva 15 minutos e pode ser feito com anestesia local. As vantagens dessa técnica de excisão incluem a eficácia (95% dos pacientes têm citologia negativa após 6 meses), o custo-benefício (os pacientes podem ser tratados na primeira visita ao hospital) e a possibilidade de exame histológico (1% das biópsias de alça têm um câncer microscópico não suspeitado). A desvantagem está relacionada com o seu potencial impacto no futuro obstétrico. É improvável que tratamentos excisionais pequenos tenham consequências obstétricas. No entanto, se uma excisão grande ou excisões repetidas removerem uma proporção substancial do colo do útero, existe um risco aumentado de aborto espontâneo de segundo trimestre e parto prematuro em gravidezes subsequentes. Essa preocupação diz respeito às mulheres jovens que não completaram a família.

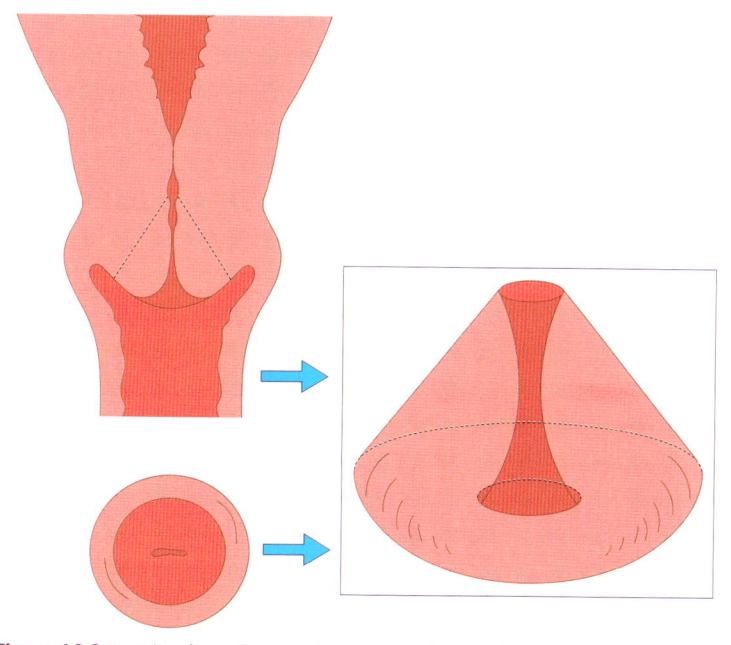

Figura 16.8 Excisão alargada com alça da zona de transformação.

O reconhecimento do risco de sobretratamento tem sido a principal razão pela qual as mulheres com menos de 25 anos não são rastreadas, pois muitas lesões nesse grupo de mulheres estão associadas à infecção pelo HPV e regridem espontaneamente sem necessidade de tratamento. Outras opções para o tratamento da CIN incluem coagulação a frio e a conização. O termo coagulação a frio é um equívoco, pois o tratamento envolve a colocação de uma sonda quente no colo do útero em pacientes ambulatoriais, sob anestesia local. É um tratamento destrutivo eficaz para CIN de alto e de baixo graus, mas não fornece uma amostra para exame histológico. A conização consiste na retirada, por corte, de um cone do colo do útero, é realizada sob anestesia geral e produz um espécime, como na LLETZ. Sua desvantagem está relacionada com a necessidade de anestesia geral, e 5% dos pacientes podem desenvolver estenose ou incompetência cervical, o que tem implicações obstétricas. Foi largamente substituído pela diatermia de alça.

Após o tratamento as pacientes devem ser reavaliadas 6 meses depois, para confirmar a cura. Isto inclui um teste de HPV de alto risco e avaliação citológica. Se negativo, a mulher deve retornar ao programa de exames de rotina, com triagem cervical em 3 anos. Se positivo, deve ser realizada uma colposcopia para identificar qualquer CIN residual. Uma mulher com história de CIN tem um risco aumentado durante toda a vida de apresentar CIN recorrente e câncer do colo do útero.

Vacinação contra o HPV

As vacinas contra o HPV demonstraram ser seguras e eficazes na prevenção da infecção persistente pelo HPV de alto risco. A imunização no nível escolar no Reino Unido é voltada para meninas de 12 a 13 anos. Portanto, precisaremos esperar muitos anos para saber se a vacinação contra o HPV pode reduzir as mortes por câncer do colo do útero. A vacina bivalente previne a infecção persistente com os tipos 16 e 18 do HPV, que juntos são responsáveis por mais de 70% dos casos de câncer do colo do útero. Em 2011, a vacina bivalente foi substituída pela vacina quadrivalente, que adicionalmente protege contra os tipos 6 e 11 do HPV, os principais agentes causadores de verrugas genitais. A adesão aos programas de vacina tem sido boa (75-85%) e espera-se que isto resulte em menos mulheres sendo encaminhadas à colposcopia, quando atingirem a idade de rastreamento. É improvável que as atuais estratégias de vacinação resultem na erradicação do câncer do colo do útero, porque outros tipos de HPV de alto risco não são incluídos, e a captação não é universal. Estratégias futuras, que incluem a vacinação de meninos e o desenvolvimento de novas vacinas polivalentes que proporcionem proteção contra outros tipos de HPV de alto risco, podem aumentar a eficácia dos programas de prevenção.

> **PONTOS-CHAVE DE APRENDIZAGEM**
>
> - O câncer cervical é agora considerado uma doença evitável em países onde os recursos permitem.
> - A vacinação profilática contra o HPV pode prevenir a infecção por tipos de HPV de alto risco, que causam câncer do colo do útero e em outros locais do trato genital inferior.
> - O rastreamento regular por citologia cervical permite que a doença pré-maligna seja detectada e tratada antes de sofrer uma transformação maligna.
> - As mulheres que são tratadas para CIN de alto grau têm um risco aumentado de câncer cervical durante toda sua vida, em comparação a outras mulheres, mas a triagem cervical regular detecta doença residual ou recorrente que pode ser tratada.

Doença maligna do colo do útero

Apresentação clínica

A apresentação clínica é variável. Muitas pacientes com doença microscópica de pequeno volume são assintomáticas e são captadas acidentalmente após uma biópsia do colo do útero por doença pré-invasiva. A maioria dos cancros do colo do útero, no entanto, apresenta-se como massas vasculares friáveis, e as pacientes apresentam sangramento anormal, em geral com sangramento pós-coito (PCB), sangramento intermenstrual (IMB) ou sangramento na pós-menopausa (PMB) (**Figura 16.9**). Qualquer mulher com esses sintomas deve ser

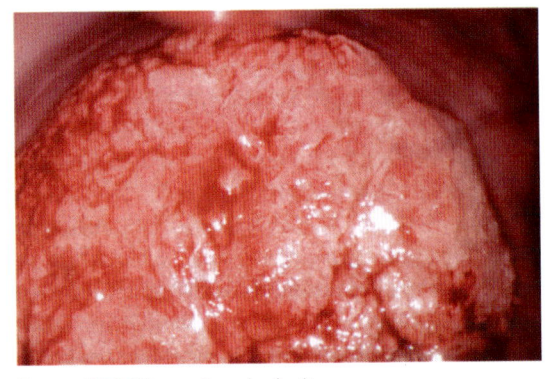

Figura 16.9 Câncer do colo do útero.

submetida a um exame pélvico, incluindo a visualização do colo do útero. Na doença avançada (estádios III-IV), as pacientes podem experimentar vários sintomas, incluindo dor (infiltração maligna da medula espinal), incontinência (por causa das fístulas vesicovaginais), anemia (por hemorragia vaginal crônica) e insuficiência renal (decorrente de um bloqueio do ureter).

Um exame pélvico e especular geralmente confirma o diagnóstico, pela visualização de uma massa cervical friável, e na doença avançada pode-se perceber uma dureza e fixação dos tecidos. Uma biópsia deve ser feita no ambulatório. Muito ocasionalmente, o diagnóstico não é feito nos casos de alguns tumores endofíticos, que não aparecem clinicamente. O clínico precisa manter um nível de suspeita na presença de sintomas sem causa aparente e deve investigar pacientes com sintomas persistentes.

Fisiopatologia

A maioria (70%) dos casos de câncer cervical são carcinomas de células escamosas, e os adenocarcinomas constituem a maior parte dos casos restantes. Em países de renda mais alta, com programas de rastreamento, houve uma relativa queda no número de tumores escamosos e um aumento relativo na incidência de adenocarcinomas. No Reino Unido, 30% dos tumores são adenocarcinomas, e a probabilidade de sua detecção na triagem cervical é menor. Os precursores do adenocarcinoma, conhecidos como neoplasia intraepitelial glandular cervical (CGIN), também podem ser detectados na colposcopia, embora as lesões se encontrem dentro do canal endocervical e possam ser difíceis de visualizar. Frequentemente, a CGIN é encontrada, por acaso, em biópsias de excisão com alça realizadas para CIN de alto grau; não é incomum que os dois precursores coexistam. Os tumores do colo do útero são infiltrados localmente na área pélvica, mas também se disseminam por via linfática e, nos estágios finais, por via hemática. O tumor pode crescer pelo colo uterino e alcançar os paramétrios (que se encontram lateralmente ao colo do útero), bexiga, vagina e reto. As metástases podem ocorrer nos linfonodos pélvicos (ilíacos e obturatórios) e para-aórticos e, nos últimos estágios, no fígado e nos pulmões.

Investigação e importância do estadiamento

Avaliar o estágio da doença é crucial para o planejamento do tratamento. O estágio da doença também se correlaciona com o prognóstico. O estadiamento do câncer do colo do útero é dado na *Tabela 16.1*. As pacientes são classificadas pelo sistema de estadiamento da FIGO. Uma biópsia deve ser feita para confirmar a malignidade e avaliar o tipo de tumor. A ressonância magnética (MR) do abdome e da pelve avaliará a disseminação local da doença no colo uterino e detectará linfonodos aumentados na região pélvica. A radiografia do tórax deve ser feita para excluir metástases pulmonares. Um exame sob anestesia pode ser útil quando, apesar dos testes anteriores, restam dúvidas sobre a operabilidade do tumor. Fazer um exame retovaginal sob anestesia pode fornecer informações importantes sobre o tumor, incluindo o tamanho da doença, o grau de fixação e o envolvimento vaginal, e uma cistoscopia pode afastar o envolvimento da bexiga. Tumores móveis pequenos favorecem uma abordagem cirúrgica, enquanto tumores fixos maiores favorecem o uso da radioterapia. O estadiamento da FIGO inclui um urograma intravenoso para garantir a integridade dos ureteres. Mas esta não é uma prática padrão em países de renda mais alta, onde a ressonância magnética substituiu esses testes. O estadiamento da doença é com base em achados clínicos, ao contrário de outros tumores ginecológicos, onde há uma dependência de cirurgia e da patologia para fazer o estadiamento final. As razões para isso são que a radioterapia é usada na doença avançada e ainda é possível determinar o estágio de pacientes em países de baixa renda onde a maioria da doença ocorre.

Tratamento

O tratamento para o câncer do colo do útero depende do estadiamento da doença, do desejo de fertilidade no futuro e do estado geral da paciente. Idealmente, todos os casos devem ser discutidos no contexto de uma equipe multidisciplinar (MDT), que inclui médicos (cirurgiões, radioterapeutas, radiologistas e patologistas) e enfermeiros, para que o tratamento mais adequado possa ser oferecido ao paciente. O preparo da paciente antes de iniciar o tratamento é muito importante, uma vez que a cirurgia radical pode não ser apropriada em uma paciente sem boas condições clínicas.

Lesões pré-clínicas: estágio IA

Esses tumores são de pequeno volume e são geralmente achados acidentalmente, após uma excisão com alça para tratamento de doença pré-maligna. As lesões pequenas devem ser removidas com uma boa margem livre, e a doença pré-invasiva (CIN), que invaria-

Tabela 16.1 Estadiamento e prognóstico do câncer do colo do útero

Estágios	Extensão da doença	Taxa de sobrevivência de 5 anos (%)
I	Tumor confinado ao colo do útero	83
	IA: Doença microscópica. A dimensão horizontal máxima é de 7 mm, e a profundidade de invasão é de 5 mm	
	IA1: A dimensão horizontal máxima é de 7 mm, e a profundidade de invasão é de 3 mm	
	IA2: Dimensão horizontal máxima é de 7 mm, e profundidade de invasão entre 3 e 5 mm	
	IB: Lesões clínicas confinadas ao colo uterino ou lesões pré-clínicas maiores que 1A	
	IB1: Lesões clínicas não maiores que 4 cm de tamanho	
	IB2: Lesões clínicas com mais de 4 cm de tamanho	
II	O tumor se estende além do colo do útero e envolve a vagina (mas não o terço inferior) e/ou o paramétrio (mas não alcança a parede lateral da pelve)	65
	IIA: O tumor envolve a vagina	
	IIB: O tumor invade o paramétrio	
III	O tumor envolve o terço inferior da vagina e/ou se estende para a parede lateral pélvica	36
	IIIA: O tumor envolve o terço inferior da vagina	
	IIIB: O tumor se estende para a parede pélvica e/ou hidronefrose ou rim não funcional por causa da obstrução ureteral causada pelo tumor	
IV	IVA: O tumor envolve a mucosa da bexiga ou do reto e/ou se estende além da pelve verdadeira	10
	IVB: Metástases para órgãos distantes	

(De acordo com o sistema de estagiamento da International Federation of Gynecology and Obstetrics [FIGO].)

velmente coexiste também, deve ser completamente extirpada, pois o câncer é frequentemente multifocal. Se a doença pré-invasiva não for completamente extirpada, deve-se repetir a biópsia com alça diatérmica ou a frio. Para lesões microscópicas (estágio IA1), a excisão local com boas margens livres é suficiente. Isto permite que a fertilidade seja preservada, e não é necessária uma histerectomia.

Carcinoma cervical invasivo clínico: estágios IB-IV

Os tumores com estadiamento 1B apresentam volumes muito maiores, e a preservação da fertilidade para esse grupo de pacientes é um desafio. Quando a doença está confinada ao colo do útero (estádio IB1), a histerectomia radical e a dissecção bilateral dos linfonodos pélvicos (histerectomia de Wertheim) são padrão de tratamento. Para as mulheres jovens que não completaram suas famílias, a traquelectomia radical (remoção cirúrgica do colo do útero e parte superior da vagina) e a dissecção bilateral dos linfonodos pélvicos são uma alternativa (Capítulo 17, *Cirurgia Ginecológica e Terapêutica*).

É importante lembrar que na fase inicial da doença IB, a radioterapia pélvica tem taxas de sucesso semelhantes às da cirurgia e, portanto, esse tratamento é considerado em mulheres com excesso de peso, para as quais uma cirurgia radical está contraindicada ou para aquelas que não têm condições clínicas para anestesia.

Quando a doença está além do colo do útero (doença estágios II-IV), a radioterapia (com ou sem quimioterapia) torna-se o tratamento ideal. A cirurgia isoladamente é questionável, uma vez que podem ocorrer complicações (hemorragia grave), e também é improvável a eliminação do tumor. A excisão incompleta do câncer por cirurgia requer radioterapia pós-operatória adjuvante, e os tratamentos combinados podem levar a altos índices de complicações. Como uma regra oncológica, não é prudente seccionar o câncer.

Cirurgia

A operação cirúrgica padrão para tumores de estágio IB é uma histerectomia radical com dissecção dos linfonodos pélvicos. Isto inclui a remoção do colo do útero, do terço superior da vagina, do útero e do tecido paracervical. A remoção dos linfonodos pélvicos inclui os obturadores, os linfonodos ilíacos internos e externos. Os ovários, em mulheres na pré-menopausa, não precisam ser removidos. A morbidade associada a esse procedimento é maior em comparação à histerectomia abdominal total padrão, envolvendo disfunção da bexiga (atonia), disfunção sexual (decorrente do encurtamento vaginal) e linfedema (causado pela remoção dos linfáticos pélvicos). Uma bexiga atônica é frequente no pós-operatório imediato, por causa da lesão neurológica associada à cirurgia, e o autocateterismo intermitente pode ser necessário, até que ocorra a recuperação do tônus vesical.

O linfedema é variável e é descrito pelos pacientes como uma sensação de peso e endurecimento nas pernas, com edema e mobilidade reduzida. O manejo inclui elevação das pernas, bons cuidados com a pele (p. ex., evitar barbear), massagem e ocasionalmente meias de compressão. Apesar desses problemas potenciais, a cirurgia é o tratamento preferido, pois a taxa de cura é alta, o tecido ovariano pode ser preservado, e o paciente evita as complicações da radioterapia (ver a seguir).

PONTOS-CHAVE DE APRENDIZAGEM

- O câncer cervical afeta mulheres jovens que podem não ter completado suas famílias.
- Muitos tumores do colo do útero estão restritos à cérvice, quando são microscópicos ou muito pequenos, tornando possível a preservação da fertilidade.
- A biópsia de cone ou a traquelectomia radical com linfadenectomia pélvica bilateral permitem a preservação dos ovários e do útero, permitindo a gravidez no futuro.
- A taxa de cura em longo prazo com a traquelectomia radical não está bem estabelecida em comparação à histerectomia radical (de Wertheim).

Radioterapia

O objetivo da radioterapia é destruir o tumor e minimizar os danos aos tecidos circundantes. O tratamento deve ser supervisionado por um radioterapeuta e pela equipe. O tratamento é feito de duas maneiras: radioterapia por feixe externo (como teleterapia) e radioterapia interna (braquiterapia). Na radioterapia por feixe externo, a fonte da radiação é de uma máquina chamada acelerador linear, e a radiação da pelve é feita a uma certa distância da paciente (**Figura 16.10**). A dose de radioterapia é cuidadosamente calculada de acordo com o paciente e o tumor, e geralmente é administrada como 45 Gy no total. Isto é dado em vários tratamentos ou "frações" em regime ambulatorial durante 4 semanas. Embora este tratamento seja administrado diariamente, o tempo de cada fração não é superior a 10 minutos. A braquiterapia é uma técnica de radioterapia em que a radiação é aplicada internamente. A fonte da radiação é geralmente o selênio, e os pacientes geralmente têm de passar por um exame sob anestesia para inserir as hastes no útero. Estas hastes são então anexadas à fonte de radioterapia. A paciente recebe este tratamento isoladamente, e a equipe deve tomar precauções para evitar a sua própria exposição. A braquiterapia tem uma alta dose de radiação do tumor, e seus efeitos nocivos sobre a bexiga e o intestino são minimizados, pois são direcionados a apenas 5 mm da haste.

Os efeitos colaterais mais frequentes podem ser sensação de letargia, e as pacientes podem apresentar urgências intestinal e urinária, por causa dos efeitos inflamatórios iniciais da radiação. A queimadura do tipo solar com eritema cutâneo não é incomum após a radioterapia por feixe externo O tratamento sintomático geralmente é necessário, como cremes anti-inflamatórios para a pele. Cerca de 5% dos pacientes experimentam um efeito colateral grave que pode interromper o tratamento, por exemplo, perfuração intestinal. Existem muitas complicações em longo prazo da radioterapia que afetam apenas uma minoria de pacientes, mas têm um impacto significativo na qualidade de vida dos pacientes.

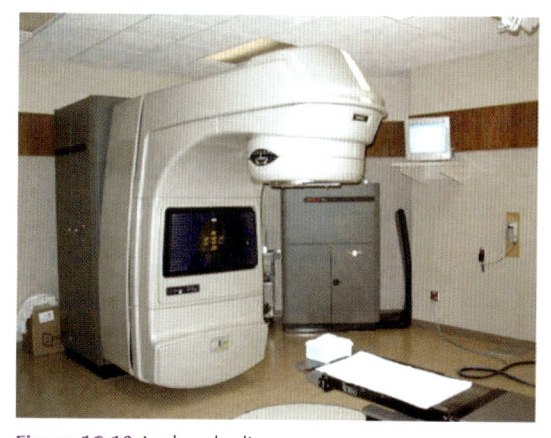

Figura 16.10 Acelerador linear.

O processo inflamatório inicial é substituído por fibrose em longo prazo. A estenose vaginal pode causar dor sexual, o dano da bexiga pode levar a sintomas semelhantes à cistite, hematúria e danos intestinais, causar má absorção e diarreia mucosa. Nenhuma dessas complicações pode ser gerenciada facilmente. As pacientes que estão na pré-menopausa serão submetidas a uma menopausa induzida por radioterapia, uma vez que os ovários são muito sensíveis a pequenas doses de irradiação.

A quimioterapia (cisplatina) é idealmente administrada em conjunto com a radioterapia, pois essa combinação aumenta as taxas de cura mais do que quando a radioterapia é usada isoladamente. Ela provavelmente funciona aumentando os efeitos da radioterapia e também pode atingir as micrometástases que estão fora do campo da radioterapia.

Tratamento paliativo

Quando não é possível oferecer tratamento curativo, o tratamento paliativo dos sintomas torna-se importante, e o envolvimento precoce da equipe é essencial para o controle dos sintomas. A doença pode ser escondida da família e dos amigos mesmo nos estágios finais. Muitos sintomas associados à infiltração local da pelve pelo câncer podem ser sentidos. Dor intensa associada à doença maligna, fístulas do reto e/ou vesicovaginal e sangramento podem ocorrer. A disseminação a distância é frequentemente um estágio muito tardio da doença. A radioterapia pode ser considerada com intenção paliativa; por exemplo, um tratamento único pode ser usado para metástases ósseas sintomáticas.

Doença maligna da vagina

Epidemiologia e etiologia

O câncer vaginal é raro, representando apenas 1-2% das neoplasias malignas ginecológicas. A maioria dos tumores vaginais surge da disseminação metastática do endométrio e do colo do útero. Os cânceres primários da vagina geralmente são carcinomas de células escamosas, embora os adenocarcinomas de células claras e os melanomas malignos ocorram ocasionalmente. A idade de pico da incidência é de 60 a 70 anos de idade. O sarcoma botrioide é um tumor vaginal raro que afeta meninas jovens, com um pico de incidência aos 8 anos de idade.

Mais de 60% dos tumores primários vaginais são associados ao HPV, e os fatores de risco para a doença incluem doenças maligna e pré-maligna prévia do colo do útero e neoplasia intraepitelial vaginal (ValN), uma doença pré-maligna com 10% de risco de progressão para doença invasiva. O câncer vaginal também é visto por vezes em mulheres com história prévia de radioterapia pélvica.

Apresentação clínica e diagnóstico

Sangramento anormal ou secreção vaginal com sangue é a queixa mais comum. O exame especular revela uma massa ou uma úlcera, geralmente na cúpula da vagina. A doença avançada se apresenta com hematúria, constipação, dor pélvica ou tenesmo, que é uma sensação de esvaziamento incompleto do reto. O diagnóstico é confirmado por biópsia O estadiamento do câncer vaginal usa o sistema da FIGO (*Tabela 16.2*). Um exame sob anestesia, cistoscopia e sigmoidoscopia define a disseminação local. Uma ressonância magnética da pelve confirma os achados clínicos, e uma tomografia computadorizada (CT) do tórax e abdome estabelece se metástases a distância estão presentes.

Tratamento

A maioria dos cânceres vaginais é tratada por radioterapia primária, embora os tumores em estágio inicial possam ser tratados cirurgicamente. O prognóstico depende do estágio.

Tabela 16.2 Estadiamento e prognóstico do câncer vaginal

Estádios	Extensão da doença	Taxa de sobrevivência de 5 anos
I	Tumor confinado à vagina	75%
II	Tumor invade o tecido subvaginal	40%
III	Tumor invade a parede lateral pélvica	30%
IV	O tumor envolve a mucosa da bexiga ou do intestino ou se estende além da pelve verdadeira	0-20%

(De acordo com o sistema de estadiamento da Federation of Gynecology and Obstetrics [FIGO]).

Doença maligna da vulva

Epidemiologia e etiologia

O câncer de vulva é incomum, com apenas 1.000 novos diagnósticos a cada ano no Reino Unido. Anteriormente, era uma doença que afetava exclusivamente mulheres mais velhas, mas os últimos anos mostraram taxas crescentes de incidência entre mulheres jovens em suas 4ª, 5ª e 6ª décadas de vida.

Quase 90% dos cânceres da vulva são carcinomas de células escamosas, com melanoma maligno, carcinoma basocelular e adenocarcinoma da glândula de Bartholin, compondo o restante. É geralmente aceito que o carcinoma de células escamosas da vulva é uma doença de duas etiologias separadas: cânceres associados ao HPV de alto risco, que se desenvolvem a partir de uma neoplasia intraepitelial vulvar de alto grau multifocal (VIN 3), frequentemente em mulheres jovens; e tumores não associados ao HPV, afetando mulheres mais velhas e associadas à condição pré-maligna de líquen escleroso (Tabela 16.3).

Apresentação clínica

O câncer de vulva apresenta-se como um nódulo ou úlcera associado a sangramento ou secreção, que pode ser doloroso ou indolor. As mulheres podem-se apresentar tardiamente em decorrência do constrangimento e da relutância em serem examinadas. A avaliação clínica deve incluir a inspeção do estado geral e condições clínicas para anestesia.

No exame, a presença de uma lesão elevada ou ulcerada bem demarcada, dura, áspera e que sangra ao toque é altamente suspeita de câncer vulvar (**Figura 16.11**). Muitas vezes há uma alteração pré-maligna associada, especificamente VIN em mulheres mais jovens e líquen escleroso em mulheres mais velhas. O exame inclui a avaliação do tamanho da lesão, sua localização na vulva e a proximidade com importantes estruturas da linha média, particularmente a uretra e o ânus. Tumores vulvares se espalham localmente e metastatizam primeiro pelos linfonodos inguinofemorais, depois envolvendo os linfonodos pélvicos. A disseminação hematogênica para o fígado e os pulmões é um evento tardio. Portanto, é importante examinar a região inguinal para identificar metástases linfonodais, que são palpáveis como linfonodos subcutâneos endurecidos, irregulares e fixos.

Investigação

Os pacientes com câncer de vulva devem ser tratados por especialistas em oncologia ginecológica (MDTs), em centros especializados de câncer, onde há experiência e conhecimentos suficientes no tratamento desta condição relativamente rara. A equipe inclui cirurgiões de câncer ginecológicos, oncologistas clínicos, radiolo-

Tabela 16.3 Condições pré-malignas da vulva

	Etiologia	Características	Sintomas	Tratamento	Risco de malignidade
VIN	HPV de alto risco	Lesões leucoplásicas, eritematosas ou pigmentadas multifocais	Coceira, irritação, assintomática	Excisão cirúrgica, tratamento a *laser*, creme imiquimode	10% – pode ser mais alto em mulheres imunossuprimidas (p. ex., HIV, transplantados renais com imunossupressores)
Líquen escleroso	Desconhecido	Leucoplasia da pele vulvar em "figura de oito" distribuições, com perda de arquitetura vulvar	Coceira, irritação, assintomática	Creme esteroide superpotente se sintomático	10%
Doença de Paget extramamária da vulva	Desconhecido	Lesão eritematosa bem demarcada afetando a vulva com efeito de congelamento	Coceira, irritação, assintomática	Excisão cirúrgica visando ampla margem de pele saudável para reduzir o risco de recorrência	10% de risco de doença vulvar invasiva na apresentação, 30% de risco de malignidade interna associada (de uretra, bexiga, útero, vagina ou intestino)

HIV, vírus da imunodeficiência humana; HPV, papilomavírus humano; VIN, neoplasia intraepitelial vulvar.

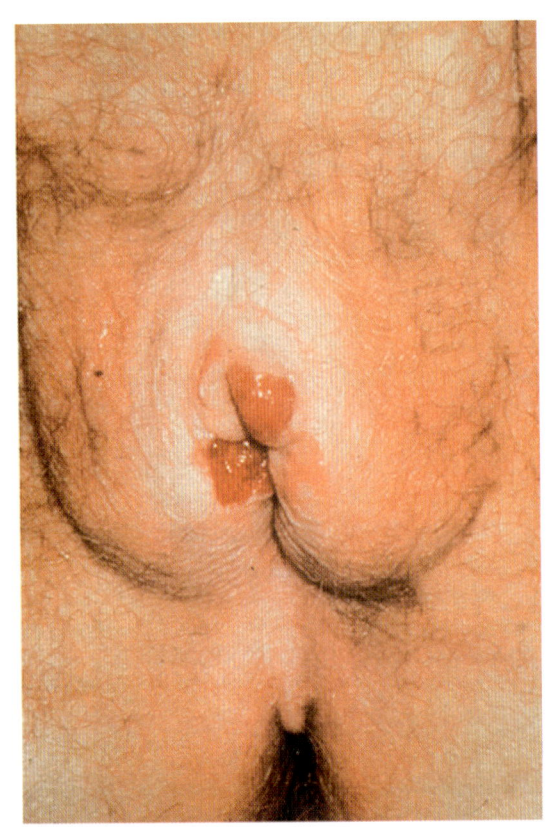

Figura 16.11 Câncer de vulva.

gistas especialistas, histopatologistas e especialistas em enfermagem clínica que orientam a investigação e o tratamento do paciente de acordo com as diretrizes nacionais.

Uma biópsia é necessária para confirmar o diagnóstico. Para grandes tumores, isto deve incorporar as margens da lesão na transição com o epitélio normal, pois isso auxilia a avaliação histológica. Para tumores menores, onde a biópsia efetivamente pode eliminar a lesão, é importante obter primeiramente uma fotografia da área da biópsia A cicatrização das lesões de vulva evolui muito bem e pode ser difícil localizar a área da cicatriz, se for necessária uma incisão adicional. Alternativamente, a paciente pode ser encaminhada primeiro para uma biópsia, se houver uma lesão pequena, mas clinicamente suspeita. Um exame sob anestesia às vezes pode ser necessário para avaliar se o tumor apresenta condições para ressecção, particularmente se o tumor for muito grande e envolver estruturas da linha média.

A maioria dos pacientes não requer exames de imagem pré-operatórios, além de uma radiografia de tórax para confirmar as condições para cirurgia. Os exames de imagem da região inguinal não são eficazes para detectar metástases nos linfonodos inguinais, embora o alto poder preditivo negativo de uma ressonância magnética possa, às vezes, evitar que pacientes idosas, sem condições clínicas, se submetam à linfadenectomia inguinal completa. A CT de estadiamento do tórax, abdome e pelve é necessária para grandes tumores vulvares ou para aqueles com doença ganglionar óbvia, para excluir metástases a distância. O estadiamento é de acordo com a FIGO (*Tabela 16.4*).

Tratamento

Excisão vulvar

A excisão cirúrgica radical visando a uma margem cirúrgica livre de pelo menos 10 mm é o padrão de tratamento. Margens inferiores a 5 mm estão associadas a taxas de recidiva inaceitavelmente altas e necessitam de excisão adicional ou radioterapia. Quando as lesões atingem a uretra ou ânus, a remoção cirúrgica completa é mais desafiadora. Às vezes, a radioterapia associada à quimioterapia pode ser indicada antes da cirurgia para reduzir tumores muito grandes ou próximos da linha média. Isto pode permitir uma melhor preservação da função urinária ou intestinal, em comparação à excisão cirúrgica radical inicial. Para lesões pequenas, o fechamento primário é direto, mas as lesões maiores requerem a reconstrução vulvar usando retalhos de pele, tecido subcutâneo e vasos sanguíneos, geralmente a partir do sulco da nádega ou parte interna da coxa.

Biópsia do linfonodo sentinela e linfadenectomia na região inguinal

As metástases linfonodais na região inguinal não tratadas são invariavelmente fatais, mas não é possível predizer se os linfonodos inguinais estão envolvidos pelas técnicas radiológicas atuais. A abordagem padrão até recentemente foi a realização de linfadenectomia inguinofemoral completa; isto é, remover todos os gânglios linfáticos da região inguinal, quando a profundidade de invasão do tumor excede 1 mm. Tumores com menos de 1 mm de profundidade de invasão têm uma probabilidade muito baixa de apresentar metástases na região inguinal (menos de 5%). A drenagem linfática dos tumores de paredes laterais da vulva se faz para os gânglios homolaterais à lesão, mas nas lesões localizadas até 10 mm da linha mediana a drenagem linfática é bilateral, necessitando de linfadenectomía inguinal bilateral.

Tabela 16.4 Estadiamento e prognóstico do câncer de vulva

Estádio	Extensão da doença	Taxa de sobrevivência de 5 anos
Estádio I	Tumor confinado à vulva	90%
IA	≤ 2 cm de tamanho, invasão estromal ≤ 1 mm, sem linfonodos	
IB	> 2 cm de tamanho ou invasão estromal > 1 mm, sem linfonodos	
Estádio II	Tumor que se estende para o 1/3 inferior da uretra, vagina, ou ânus	50%
Estádio III	Linfonodos inguinofemorais positivos	30%
IIIA1	1 metástase linfonodal ≥ 5 mm	
IIIA2	1-2 metástases linfonodais < 5 mm	
IIIB1	≥ 2 metástases linfonodais ≥ 5 mm	
IIIB2	≥ 3 metástases linfonodais < 5 mm	
IIIC	Disseminação extracapsular	
Estádio IV	Tumor invadindo locais regionais ou distantes	15%
IVA1	Uretra superior/mucosa vaginal, bexiga ou mucosa retal, fixada ao osso pélvico	
IVA2	Linfonodos inguinofemorais fixos ou ulcerados	
IVB	Metástases a distância, incluindo gânglios linfáticos pélvicos	

(De acordo com o sistema de estadiamento da International Federation of Gynecology and Obstetrics [FIGO].)

A linfadenectomia inguinal é um procedimento com alta morbidade, associado a complicações significativas no pós-operatório imediato e em longo prazo, incluindo problemas de cicatrização, infecção, tromboembolismo venoso, internação prolongada, linfocisto e linfedema crônico. Como as metástases na região inguinal afetam apenas 15% das pacientes submetidas à cirurgia para câncer de vulva, muitas mulheres podem ser expostas a riscos desnecessários e sequelas em longo prazo da linfadenectomia inguinal, sem receber nenhum benefício direto da mesma.

A biópsia do linfonodo sentinela é uma tentativa de resolver esse problema. O linfonodo sentinela é o primeiro linfonodo a receber a drenagem linfática de um tumor. A teoria afirma que, se o linfonodo sentinela for negativo, o resto da cadeia de linfonodos deve ser negativo para a doença metastática. Se o linfonodo sentinela puder ser identificado e analisado em relação à presença de metástases, a linfadenectomia inguinal completa pode ser reservada aos pacientes que realmente necessitam. A remoção do linfonodo sentinela é um procedimento muito menos mórbido do que a linfadenectomia inguinal completa. O princípio do linfonodo sentinela foi estabelecido em tumores originados de outros sítios anatômicos, incluindo câncer de mama e melanoma maligno. Os dados do câncer de vulva parecem extremamente promissores, e a biópsia de linfonodo sentinela provavelmente substituirá a linfadenectomia inguinal completa como padrão de tratamento para pacientes selecionados em um futuro próximo.

Uma injeção de nucleotídeo radioativo deve ser feita no dia anterior à cirurgia em tumores pequenos da vulva (< 4 cm) com invasão acima de 1 mm de profundidade. A identificação intraoperatória do linfonodo sentinela é feita por detecção de sonda gama. Uma injeção de corante azul pode ser feita no tumor, imediatamente no pré-operatório. O linfonodo sentinela é aquele ou aqueles que mostram a cor azul "quente". É importante identificar os linfonodos sentinelas bilaterais nos tumores da linha média. A avaliação cuidadosa do(s) linfonodo(s) sentinela(s) identifica a presença ou ausência de doença metastática. Se o linfonodo sentinela for positivo para doença metastática, a linfadenectomia inguinal completa é indicada como um procedimento secundário. Resultados falso-positivos são improváveis, mas os falso-negativos foram descritos na literatura e colocam em risco o procedimento. É essencial que um padrão de alta qualidade seja garantido pela adesão estrita aos protocolos de linfonodo sentinela.

Radioterapia

A radioterapia adjuvante, administrada após a cirurgia com intenção curativa, é indicada quando as margens de excisão da lesão de vulva estão próximas ou comprometidas ou na presença de duas ou mais metástases nos linfonodos da região inguinal. A radioterapia adjuvante é administrada para reduzir o risco de recorrência. A radioterapia neoadjuvante, administrada antes da cirurgia para redução do tumor é usada para tumores vulvares muito grandes, particularmente aqueles que envolvem a uretra ou ânus e onde a extensão cirúrgica necessária poderia trazer complicações urinárias ou intestinais. Ocasionalmente, radioterapia radical é administrada em vez de cirurgia em mulheres que não têm condições clínicas para anestesia por causa de comorbidades médicas graves (ver seção anterior). A quimiorradioterapia está associada a melhores taxas de cura em comparação à radioterapia isolada. O tratamento da doença recorrente e o tratamento paliativo seguem os mesmos princípios da malignidade cervical discutidos na seção anterior.

> ainda mais as taxas, mas isto levará muitos anos para mostrar benefícios.
> - Todos os pacientes com sangramento anormal devem ser submetidos a exames especular e pélvico para excluir doença maligna.
> - A doença maligna em estágio inicial é tratada por excisão cirúrgica. O princípio da cirurgia neste contexto é remover todo o tumor com margens cirúrgicas livres.
> - O tratamento que preserva a fertilidade é possível em tumores cervicais em estágio inicial em mulheres jovens, que não completaram suas famílias.
> - A maioria dos tumores do trato genital inferior é radiossensível, mas a cirurgia é preferida como tratamento de primeira linha por causa de um perfil de toxicidade mais baixo.
> - A quimioterapia é usada juntamente com a radioterapia para melhorar as taxas de resposta e no cenário de doença metastática.

PONTOS-CHAVE DE APRENDIZAGEM

- O câncer cervical é uma doença que comumente afeta mulheres em países de baixa renda. A maioria das mulheres nunca consulta um profissional de saúde em sua vida e morre de sua doença em sua comunidade.
- A triagem cervical com base na população de mulheres adultas evitou 70% dos casos de câncer cervical no Reino Unido. A vacinação contra o HPV de crianças nas escolas provavelmente reduzirá

Leitura adicional

Crosbie EJ, Brabin L (2010). Cervical cancer: problem solved? Vaccinating girls against human papillomavirus. *BJOG* **117**:137-42.

Crosbie EJ, Einstein MH, Franceschi S, Kitchener HC (2013). Human papillomavirus and cervical cancer. *Lancet* **382**:889-99.

Kitchener HC, Denton K, Soldan K, Crosbie EJ (2013). Developing role of HPV in cervical cancer prevention. *BMJ* **347**:f4781.

Autoavaliação

HISTÓRIA DE CASO

A Sra. S é uma mulher de 88 anos que se apresenta na clínica de ginecologia com um nódulo vulvar. Está sangrando de forma intermitente. Refere muita dor e está achando difícil sentar-se. Ela é débil e vive em acomodações protegidas.

A Qual é o diagnóstico mais provável?

B Quais são os pontos-chave no exame e na investigação?

A Sra. S apresenta um tumor vulvar de 6 cm envolvendo o clitóris, o lábio maior direito e introito. Estende-se a alguns milímetros de distância do meato uretral externo. A tomografia computadorizada de crânio exclui metástases a distância.

C Qual o manejo?

RESPOSTAS

A Um novo nódulo vulvar em uma mulher idosa é um câncer da vulva até que se prove o contrário. Não é incomum as mulheres idosas adiarem a consulta, por causa do constrangimento e da relutância em serem examinadas.

B É importante inspecionar a vulva, observando o tamanho da lesão, sua posição na vulva e sua proximidade com a uretra e ânus. Uma biópsia ambulatorial confirma o diagnóstico, mas pode ser difícil se a lesão for friável, como sugere o histórico. Um exame sob anestesia, incluindo biópsia, pode ser necessário. A avaliação da região inguinal é importante, uma vez que os linfonodos aumentados, endurecidos e aderidos podem não ser ressecáveis. Se houver suspeita de metástases a distância, uma tomografia computadorizada do tórax, abdome e pelve é importante para o planejamento do tratamento.

C É importante estabelecer com antecedência o tratamento que a paciente deseja e se ela está apta para a anestesia geral e se irá suportar a morbidade da cirurgia de câncer vulvar radical. Do ponto de vista oncológico, o melhor tratamento é a excisão radical da vulva com reconstrução por retalho e a linfadenectomia bilateral da região inguinal. A cirugia pode ser complementada pela radioterapia adjuvante, se as margens cirúrgicas estiverem comprometidas ou se dois ou mais linfonodos virais forem positivos. Se a proximidade do tumor à uretra impedir uma boa remoção cirúrgica sem causar incontinência, pode ser apropriado considerar a radioterapia neoadjuvante para redução do tumor antes da cirurgia. A cirurgia radical de vulva e a colocação de um cateter suprapúbico permanente são outras opções. Se a Sra. S não estiver em boas condições clínicas ou não desejar fazer uma cirurgia, a radioterapia radical com/sem quimioterapia é o tratamento de escolha. Todas as decisões são tomadas após um aconselhamento informado completo com a paciente e sua família e após discussão com o especialista em oncologia ginecológica MDT.

EMQ

A Crioterapia.
B Biópsia dirigida por punção.
C Teste de HPV de alto risco.
D LLETZ.
E Encaminhamento para colposcopia.
F Repetir a citologia cervical em 3 meses.
G Repetir a citologia cervical em 6 meses.
H Repetir a citologia cervical em 3 anos.
I Teste de cura, reconsulta.

Para cada descrição a seguir, escolha a resposta ÚNICA mais apropriada da lista de opções anteriores. Cada opção pode ser usada uma vez, mais de uma vez ou não. Qual é o acompanhamento apropriado para:

1 Citologia cervical inadequada.
2 Discariose leve.
3 CIN 2 em biópsia dirigida por punção.
4 Teste negativo de cura.

RESPOSTAS

1F A sensibilidade de um único esfregaço cervical para detecção de CIN de alto grau está entre 40 e 70%; entretanto, como a progressão de CIN para câncer é lenta, se uma lesão for perdida, ela deve ser detectada em um teste subsequente. As mulheres que realizam regularmente a citologia do colo do útero têm um risco muito baixo de desenvolver câncer do colo do útero.

2C Mulheres com anormalidades citológicas menores são submetidas a testes de HPV de alto risco. As mulheres negativas para o HPV podem retornar aos exames de rotina, enquanto as mulheres com HPV positivo de alto risco são encaminhadas para a colposcopia. Mulheres com anormalidades de alto grau são encaminhadas diretamente para a colposcopia.

3D O LLETZ deve ser curativo com remoção da área de anormalidade com margens livres.

4H As pacientes que receberam tratamento para CIN devem fazer uma reconsulta em 6 meses para um "teste de cura". Isto inclui um teste de HPV de alto risco e avaliação citológica. Se o resultado for negativo, a mulher deve retornar ao programa de exames de rotina; isto é, triagem cervical em 3 anos. Se positivo, deve repetir a colposcopia para identificar qualquer CIN residual. Uma mulher com histórico de CIN tem um risco aumentado de desenvolver CIN recorrente e câncer cervical durante a vida.

PERGUNTAS SBA

1 Uma mulher de 48 anos consulta-se no departamento de ginecologia com sangramento vaginal prolongado. Seu último esfregaço cervical foi 8 anos antes. Um exame de espéculo revela um colo uterino de aparência suspeita que sangra ao contato.

Qual é a investigação inicial mais apropriada? Escolha a melhor resposta.

A Biópsia cervical.
B LLETZ.
C Histeroscopia.
D Ressonância magnética da pelve.
E Ultrassonografia transabdominal.

RESPOSTA

A A biópsia cervical é necessária para fazer um diagnóstico histológico, antes dos exames de imagens para definir o estadiamento ou realizar um tratamento cirúrgico.

2 Uma mulher de 32 anos recebe um diagnóstico de carcinoma de células escamosas IB1 de 3 cm no colo do útero. Sua reação é de desespero, porque ela e seu parceiro gostariam de começar uma família.

Que tratamento com preservação da fertilidade você recomendaria? Escolha a melhor resposta.

A Conização a frio.
B LLETZ.
C Histerectomía radical com linfadenectomía pélvica bilateral.
D Radioterapia com quimioterapia com cisplatina.
E Traquelectomia radical com linfadenectomia pélvica bilateral.

RESPOSTA

E As lesões de IB1 são maiores que 4 cm, mas confinadas ao colo do útero. A histerectomia radical e a dissecção bilateral dos linfonodos pélvicos (histerectomia de Wertheim) são o padrão de atendimento. No entanto, a traquelectomia radical com linfadenectomía pélvica bilateral permite a preservação dos ovários e do útero, permitindo a gravidez no futuro.

Cirurgia ginecológica e terapêutica

CAPÍTULO 17

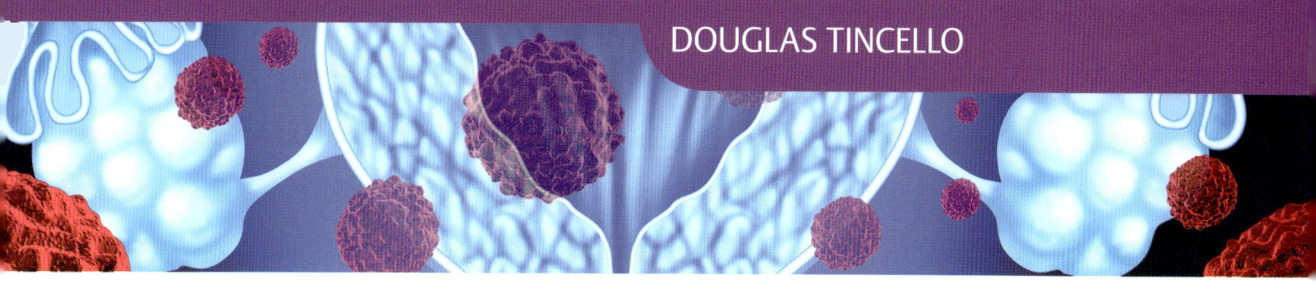

DOUGLAS TINCELLO

Cirurgia ginecológica 229
Procedimentos ginecológicos comuns 239
Terapêutica 243
Leitura adicional 244
Autoavaliação 245

OBJETIVOS DE APRENDIZAGEM

- Revisar os pontos-chave da anatomia cirúrgica aplicada à ginecologia.
- Compreender os riscos e benefícios das histerectomias abdominal e vaginal e da histerectomia laparoscópica.
- Entender as vantagens e princípios da cirurgia minimamente invasiva.
- Entender as vantagens e desvantagens das incisões usadas comumente na cirurgia ginecológica.
- Entender o propósito de uma cuidadosa avaliação pré-operatória e dos cuidados pós-operatórios.
- Estar ciente de como minimizar o risco cirúrgico durante e imediatamente após a cirurgia.
- Reconhecer a importância do consentimento informado completo.
- Conhecer os procedimentos ginecológicos comuns e seus riscos.
- Descrever as drogas hormonais e não hormonais comuns usadas na ginecologia e entender os princípios da prescrição segura.

Cirurgia ginecológica

Introdução

Neste capítulo, os princípios da boa prática cirúrgica, relacionados com a ginecologia, serão discutidos. Vários procedimentos que foram discutidos em outros capítulos são examinados em mais detalhes aqui, assim como a terapêutica. Para descrições mais detalhadas, consulte Leitura adicional.

Ginecologia é uma especialidade cirúrgica, quando a obstetrícia e a ginecologia não eram reconhecidas como uma especialidade, a maioria dos procedimentos ginecológicos era realizada por cirurgiões.

Anatomia cirúrgica essencial

A anatomia foi discutida no Capítulo 1, *Desenvolvimento e Anatomia dos Órgãos Sexuais Femininos e da Pelve*. Um conhecimento profundo da anatomia pélvica é essencial para a prática cirúrgica segura. Os principais vasos que suprem o útero e os anexos são os vasos ovarianos (que emergem da aorta e da artéria renal no abdome), e entram na pelve acima das articulações sacroilíacas no ligamento infundibulopélvico (uma dobra do peritônio) e os vasos uterinos. As artérias uterinas são ramificações do tronco posterior das artérias ilíacas internas e correm medialmente, na base do ligamento largo curvam-se para cima e percorrem a borda lateral do útero de cada lado. Na base do ligamento largo, a artéria uterina corre 1 cm acima e 1 cm lateral ao ureter, onde existe risco de lesão, se não for tomado cuidado. O risco é maior nos casos de aderências por causa da endometriose ou se houver distorção da anatomia decorrente de um câncer ginecológico ou pela presença de cistos ovarianos.

O ureter sai do rim acima do músculo psoas, na altura dos processos laterais das vértebras lombares e entra na pelve sobre a articulação sacroilíaca. Ele corre na folha posterior do ligamento largo até o nível da espinha isquiática, onde ele vira para dentro e para frente para entrar na bexiga. Para fazer uma dissecção segura das artérias uterinas, longe do ureter, a bexiga deve ser rebatida para baixo em uma histerectomia abdominal ou para cima em uma histerectomia vaginal. A bexiga deve ser esvaziada antes de uma cirurgia aberta e antes da cirurgia laparoscópica para evitar lesões. A bexiga está intimamente associada à parede vaginal anterior e situada à frente do colo uterino e do istmo. A dobra vesicouterina do peritônio deve ser aberta, e a bexiga deve ser rebatida, antes do clampeamento das artérias uterinas durante a histerectomia. É por essas razões que lesões na bexiga e uretéricas podem ocorrer durante a cirurgia ginecológica. Se houver alguma dúvida quanto à posição do ureter, o ligamento largo pode ser aberto dividindo-se o ligamento redondo, e o ureter pode sempre ser visto no peritônio refletido.

O cólon sigmoide corre ao longo da parede lateral esquerda do abdome e da pelve e se torna retroperitoneal a meio do caminho ao longo de sua passagem pela pelve. Em uma pelve saudável, o reto cai, quando o útero é levantado, permitindo a identificação clara do reto e da vagina no fundo de saco posterior de Douglas. As aderências (particularmente da endometriose) podem obliterar o fundo de saco de Douglas e isto pode aumentar consideravelmente o risco de lesão retal. Além disso, após a histerectomia, os planos anatômicos entre a vagina e o reto são menos visíveis e, assim, pode ocorrer lesão retal no momento da sacrocolpopexia.

Para uma discussão sobre a anatomia dos ligamentos e suportes fasciais relevantes para o prolapso, Capítulo 1, *Desenvolvimento e Anatomia dos Órgãos Sexuais Femininos e da Pelve*, e Capítulo 10, *Uroginecologia e Problemas do Assoalho Pélvico*.

Histerectomia

A histerectomia é um dos procedimentos cirúrgicos mais comuns em ginecologia, por isso recebe uma descrição especial neste capítulo. As outras cirurgias ginecológicas de rotina são descritas mais brevemente. A histerectomia é comumente realizada, nas situações em que os ciclos menstruais são irregulares, intensos ou dolorosos e quando o tratamento médico ou a cirurgia menos invasiva, como o procedimento de ablação endometrial, não conseguiram se resolver. A histerectomia é realizada por via abdominal, quando o útero está aumentado por miomas, quando a probabilidade de encontrar aderências extensas é grande ou quando se planeja remover os ovários. Embora uma descrição completa da histerectomia abdominal esteja fora do escopo deste capítulo, o procedimento envolve o ligamento de três pedículos:

- O ligamento infundibulopélvico, que contém os vasos ovarianos.
- A artéria uterina.
- Os ângulos da cúpula vaginal, que contêm vasos ascendentes da vagina. Os ligamentos que sustentam o útero podem ser ligados juntamente com este pedículo ou podem ser suturados separadamente.

Na histerectomia vaginal, as etapas são as mesmas, mas na ordem inversa. Se o útero for de tamanho normal, a histerectomia pode ser realizada por via vaginal, mesmo na ausência de prolapso acentuado. Na cirurgia do prolapso, a histerectomia é comumente realizada por via vaginal e tem sido considerada uma das etapas para correção do prolapso anatômico, embora haja uma crescente conscientização de que o útero é um passageiro inocente no processo do prolapso, e a cirurgia do prolapso pode ser feita sem a remoção do útero.

A escolha da via abdominal ou vaginal para a histerectomia deve estar fundamentada no balanço entre os benefícios e riscos de cada abordagem (*Tabela 17.1*). Os estudos publicados não têm demonstrado uma menor morbidade após a cirurgia vaginal, mas muitos estudos incluíram mulheres com prolapso e mais velhas, que apresentam mais comorbidades. Atualmente, se aceita que a cirurgia vaginal requer um tempo mais curto de hospitalização e menos tempo de recuperação, permi-

Tabela 17.1 Rotas da histerectomia

Procedimento	Pontos-chave	Vantagens	Desvantagens
Histerectomia abdominal	Incisão abdominal Útero, colo do útero Tubas e ovários podem ser removidos juntos pelo mesmo procedimento Pode ser realizado por laparoscopia	Permite a inspeção completa da pelve Ooforectomia é simples Pode remover útero grande e mioma	Incisão abdominal Mais dor Maior período de recuperação TLH/LAVH compensará essas desvantagens
Histerectomia vaginal	Incisão vaginal Remoção do colo do útero e útero Ovários e tubas uterinas não são removidos Pode ser combinado com cirurgia de parede vaginal Pode ser assistido por laparoscopia	Sem incisão abdominal Recuperação rápida Adequado para raquianestesia Apropriado para frágil/idoso	Ovários não removidos Acesso cirúrgico pode ser limitado Não é adequado para útero grande e mioma

LAVH, histerectomia vaginal assistida por laparoscopia; TLH, histerectomia laparoscópica total.

tindo a mobilização precoce e a retomada mais rápida das atividades normais. Cada vez mais a laparoscopia é usada para auxiliar a cirurgia vaginal, denominada histerectomia vaginal assistida por laparoscopia (LAVH), em que as duas primeiras etapas são laparoscópicas, e a terceira, vaginal. Toda a cirurgia pode ser realizada por laparoscopia com o útero removido pela vagina, e a cúpula vaginal aberta pode ser fechada com suturas laparoscópicas, sendo denominada histerectomia laparoscópica total (TLH). Embora, atualmente o tempo do procedimento e o anestésico ainda sejam mais prolongados, a dor no pós-operatório e o tempo de recuperação são menores. Como a especialidade de cirurgia minimamente invasiva (MAS) está em constante evolução, novos instrumentos laparoscópicos mais eficazes e novas modalidades de energia estão sendo desenvolvidos, o que poderá reduzir ainda mais o tempo operatório.

A histerectomia por qualquer via acarreta algumas complicações específicas. Alguns riscos podem ser minimizados pelo planejamento cirúrgico cuidadoso e pela preparação pré-operatória. Deve ser lembrado que a remoção dos ovários não é essencial, se a histerectomia estiver sendo realizada para indicações benignas, e a decisão deve ser tomada após discussão com o paciente. Para mulheres na pós-menopausa submetidas à cirurgia, a ooforectomia pode ser uma opção sensata, pois elimina o baixo risco de câncer ovariano tardio. Para uma mulher que ainda está menstruando regularmente, seria normal preservar os ovários e a sua função endógena, prevenindo o início precoce dos sintomas da menopausa e a osteoporose. Para as mulheres que se encontram no período da perimenopausa e que podem apresentar alguns sintomas precocemente e certo grau de irregularidade menstrual, a decisão de remover os ovários deve ser individualizada em relação às preferências pessoais sobre o uso de terapia de reposição hormonal (HRT) e a presença de fatores de risco para câncer de ovário. Em geral, há uma tendência para conservação dos ovários.

> **Complicações da histerectomia**
>
> - Hemorragia (intraoperatória ou imediata pós-operatória).
> - Trombose venosa profunda (cirurgia pélvica).
> - Aparecimento de sintomas da bexiga (bexiga hiperativa e a incontinência de estresse).
> - Maior incidência de prolapso vaginal após histerectomia por qualquer causa.
> - Lesão da bexiga (incomum).
> - Lesão uretérica (rara).
> - Lesão retal (rara).
> - Fístula vesicovaginal ou retovaginal (consequência de lesão) (muito raro).
> - Início precoce dos sintomas da menopausa (se os ovários forem deixados *in situ*).
> - Início imediato dos sintomas da menopausa (se os ovários forem removidos em uma mulher na pré-menopausa).
> - Tromboembolismo.

É preciso ter cautela ao considerar uma ooforectomia para tratamento da dor importante no ciclo menstrual, mas sem diagnóstico comprovado de endometriose, pois algumas condições não ginecológicas podem causar dor cíclica (p. ex., síndrome do intestino irritável). Nestes casos, um teste de 3 meses com uso do hormônio liberador de gonadotrofina, (GnRH) para suprimir a função ovariana antes da cirurgia, pode ser útil para demonstrar que a ooforectomia poderá aliviar o quadro doloroso. Por outro lado, se existe comprovação de uma relação entre a dor e a função ovariana, a realização de histerectomia sem ooforectomia pode deixar um paciente com dor constante, e realização posterior da ooforectomia pode ser tecnicamente difícil, por causa das aderências, e o ovário pode estar aderido à parede lateral da pelve e ao ureter.

Exceções ao princípio da conservação ovariana em pacientes jovens seriam as mulheres com síndrome pré-menstrual grave e debilitante, onde a ooforectomia pode promover o alívio deste quadro ou as mulheres com endometriose grave, onde a ooforectomia é necessária para se obter uma cura. A ooforectomia em mulheres jovens geralmente requer o uso imediato de HRT sistêmica, o que nem sempre é isento de complicações (ver Capítulo 8, *Menopausa e Saúde Pós-Reprodutiva*).

PONTOS-CHAVE DE APRENDIZAGEM

- A bexiga e os ureteres estão intimamente relacionados com o útero, o colo do útero e os vasos uterinos, e existe um risco de lesão durante a histerectomia.
- A histerectomia abdominal tem um tempo de recuperação mais longo do que a histerectomia vaginal, mas facilita a remoção de grandes miomas e ovários.
- A histerectomia por qualquer via aumenta o risco do aparecimento de sintomas urinários e de prolapso.
- A ooforectomia não é obrigatória no momento da histerectomia.
- A decisão de remover os ovários deve considerar a idade do paciente, a presença de sintomas da menopausa, a dor e o risco individual de câncer ovariano tardio.

Pré-avaliação

Na prática médica moderna, as pacientes são admitidas por um período tão curto quanto prático e seguro para a paciente. Como resultado, o preparo pré-cirúrgico das pacientes agora é frequentemente realizado em uma clínica de pré-avaliação (PAC) até 2 semanas antes da data da cirurgia. Na pré-avaliação é realizada uma revisão clínica, geralmente por um médico júnior ou enfermeiro especialista, para confirmar que a condição médica da paciente ainda esteja presente e para identificar qualquer comorbidade médica nova ou existente, que possa afetar os riscos da anestesia ou aumentar o risco de complicações pós-operatórias. Todos os pacientes terão hemograma e grupo sanguíneo e uma amostra do soro estocado (ou um teste cruzado completo deve ser feito com antecedência, se houver previsão de sangramento significativo), e as pacientes com mais de 50 anos, as pacientes com problemas renais e cardíacos conhecidos, ou com problemas respiratórios, também terão bioquímica sérica medida (ureia, eletrólitos, função renal, função hepática), uma radiografia de tórax e eletrocardiograma (ECG) realizados. Estes resultados estarão disponíveis para o cirurgião e anestesista antes da cirurgia.

A PAC é uma valiosa oportunidade para organizar investigações adicionais e fazer planos cirúrgicos específicos para pacientes de alto risco. Por exemplo, pacientes com insuficiência cardíaca significativa ou doença respiratória grave podem necessitar de ecocardiograma ou teste de função pulmonar. Pacientes com distúrbios conhecidos da coagulação, ou aquelas que tomam anticoagulantes em longo prazo, como a varfarina, podem ser revistas pelo hematologista, e um plano detalhado de transição medicamentosa deve ser preparado. Muitos hospitais dão apoio às PACs com anestesistas consultores, que fazem uma revisão especializada das pacientes de alto risco, mesmo antes da decisão pela cirurgia, e que podem fazer planos detalhados para o cuidado da paciente de muito alto risco, incluindo a reserva de leito de terapia intensiva ou o maior controle no pós-operatório imediato.

O risco de tromboembolismo deve ser avaliado na PAC, permitindo que os planos para a tromboprofilaxia pós-operatória sejam feitos. A pílula anticoncepcional oral combinada (COCP) deve ser interrompida 4 semanas antes da cirurgia, e contracepção alternativa deve ser usada. A HRT também deve ser interrompida, embora haja algum desacordo sobre isso. Utilizar heparina de baixo peso molecular (LMWH), mesmo para pequenas cirurgias, seria uma opção, se a TRH fosse mantida. Todas as mulheres devem ser mobilizadas precocemente após a cirurgia, e elas devem receber informações prévias sobre a cirurgia e sobre esse procedimento. Todas as mulheres devem usar meias de compressão tromboembólicas (TEDS) e devem ser hidratadas. LMWH é dada de acordo com a avaliação de risco padrão.

> **Tromboprofilaxia em cirurgia**
>
> - Baixo risco: cirurgia com menos de 30 min sem fatores de risco.
> - Risco moderado:
>   - utiliza TEDS e LMWH;
>   - cirurgia mais de 30 minutos, índice de massa corporal (BMI) elevado, varizes, sepse, imobilidade, comorbidade.
> - Alto risco:
>   - utiliza TEDS e LMWH por 5 dias ou até o retorno da mobilidade;
>   - câncer, cirurgia prolongada, evento tromboembólico prévio, trombofilia ou > 3 de fatores de risco moderados.

As PACs também são uma oportunidade para o paciente discutir quaisquer preocupações ou perguntas que possam ter sobre sua cirurgia iminente, e é considerado uma boa prática usar as consultas de pré-avaliação como uma oportunidade de obter o consentimento por escrito do paciente em um momento um pouco distante das ansiedades do dia da cirurgia (ver a seguir).

Prática cirúrgica e tomada de decisão

Prática cirúrgica segura e tomada de decisão cuidadosa começa no ambulatório. Com exceção do câncer, a maioria das condições de ginecologia que tratamos afeta a qualidade de vida e não ameaça a vida. É importante, portanto, trabalhar com o paciente para garantir que todas as intervenções conservadoras e não médicas disponíveis tenham sido tentadas ou pelo menos discutidas antes de considerar a cirurgia. Embora no mundo moderno a anestesia e a cirurgia sejam seguras, qualquer procedimento cirúrgico acarreta riscos e complicações, alguns dos quais raramente podem ser fatais ou causar uma morbidade física significativa. É um dos deveres de um profissional garantir que seus pacientes sejam informados de todos os problemas. Muitos pacientes parecem considerar a cirurgia como a única intervenção que fará uma diferença duradoura e pode ser excessivamente otimista quanto ao provável desfecho. A melhor maneira de evitar complicações e contratempos cirúrgicos é não operar!

Tendo tomado a decisão de realizar uma cirurgia, deve-se ter o cuidado de considerar as alternativas, para decidir pela melhor cirurgia para aquele paciente com essa condição. Cirurgia abdominal requer um tempo de recuperação mais longo do que a cirurgia vaginal e envolve incisões mais extensas, enquanto a cirurgia laparoscópica exige que o paciente suporte um tempo anestésico mais longo (frequentemente) em uma posição de Trendelenburg acentuada (cabeça para baixo). Assim, por exemplo, pode-se decidir por evitar uma abordagem abdominal em um paciente idoso, muito frágil e com comorbidades e decidir por uma abordagem laparoscópica ou vaginal. Pode-se decidir evitar a cirurgia laparoscópica complexa em uma mulher com obesidade mórbida, ou pode-se decidir contra ooforectomia bilateral em um paciente que realizou várias laparotomias anteriores, que apresenta endometriose extensa e aderências intra-abdominais. Em casos complexos, muitas vezes é prudente buscar as opiniões dos colegas, seja em uma discussão informal ou, mais recentemente, no formato de reuniões da equipe multidisciplinar (MDT) como a melhor prática. Na reunião da MDT, o paciente pode ser discutido, e os pontos de vista e perícia do cirurgião, anestesista, enfermeiro especialista (p. ex., oncologia ou uroginecologia) e outros especialistas (p. ex., médico oncologista, patologista, urologista, cirurgião colorretal) podem ser compartilhados para decidir pelo procedimento mais seguro e com eficácia mais provável. As MDTs são extremamente valiosas em oncologia ginecológica, uroginecologia e endometriose grave.

Durante a cirurgia, o manuseio cuidadoso do tecido é um pré-requisito. A dissecção cuidadosa dos tecidos e o manuseio delicado de outros órgãos e da parede abdominal minimizarão o risco de trauma cirúrgico e a liberação de proteínas de fase aguda e mediadores inflamatórios. É muito provável que isto resulte em uma melhor recuperação do paciente, com menos fadiga no pós-operatório imediato. A cirurgia cuidadosa e metódica é a chave para resultados bem-sucedidos, particularmente, quando confrontados com cirurgias difíceis e com anatomia distorcida. Os princípios-chave são restaurar a anatomia o mais próximo possível da normalidade, fazendo a dissecção das aderências e mobilizando os órgãos adjacentes antes de realizar o procedimento padrão. Na era moderna, não há lugar para atitudes arrogantes em cirurgia, e se encontrarmos dificuldade e complexidade, é uma boa prática chamar um colega experiente para ajudá-lo antes que as coisas se tornem muito desafiadoras.

Incisões comuns

Para a cirurgia vaginal, existem na realidade apenas duas incisões a considerar. No prolapso vaginal, a incisão cirúrgica geralmente é uma incisão feita na linha média da parede afetada. Isto permite que a pele seja refletida, dando acesso à fáscia e aos tecidos subjacentes. Na histerectomia vaginal, a mucosa vaginal ao redor do colo do útero é dissecada para permitir o acesso aos ligamentos uterossacros e espaço vesicuterino e fundo de saco de Douglas. A morbidade associada a incisões vaginais é muito baixa: muitos pacientes quase não sentem dor após a cirurgia vaginal. Ocasionalmente, bandas de adesão podem-se formar entre as vaginas anterior e posterior, o que pode ser problemático e interferir na relação sexual. Estas podem frequentemente ser desfeitas por pressão digital, mas às vezes é necessário um exame sob anestesia.

Na cirurgia ginecológica abdominal, a escolha da incisão é geralmente feita entre uma incisão abdominal inferior transversal (incisão de Pfannenstiel) e uma incisão na linha média subumbilical (**Figura 17.1**). As incisões de Pfannenstiel são ideais para procedimentos ginecológicos sem complicações. A incisão é rápida de fazer e abrir, pois não há a bainha do reto posterior ao nível da incisão, ficando abaixo da linha arqueada. É uma incisão forte, que não é propensa à hérnia e é cosmeticamente atraente. A principal desvantagem do Pfannenstiel é que ele não pode ser facilmente estendido, então em situações onde a anatomia está distorcida, ou alguma patologia não antecipada é encontrada, o cirurgião é forçado a fazer uma incisão em T invertida para melhorar o acesso. E esta incisão não é tão resistente e não é esteticamente atraente.

Uma incisão na linha média (ou paramediana) é frequentemente preferida pelos oncologistas, e também quando uma dificuldade cirúrgica significativa é esperada (p. ex., aderências, miomas grandes ou cistos ovarianos grandes). Embora menos resistente ao fechamento do que uma incisão de Pfannenstiel, a principal vantagem da incisão na linha média é que ela pode ser facilmente estendida para fornecer excelente acesso cirúrgico. Uma grande incisão certamente causará mais dor no pós-operatório, o que pode aumentar o risco de infecção respiratória ao limitar os esforços de respiração e tosse. O autor recomenda uma incisão vertical em casos de emergência, quando o diagnóstico subjacente exato não é totalmente claro (p. ex., uma massa pélvica em um paciente febril) para possibilitar a flexibilidade de acesso, caso os achados sejam inesperados.

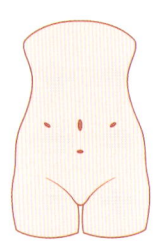

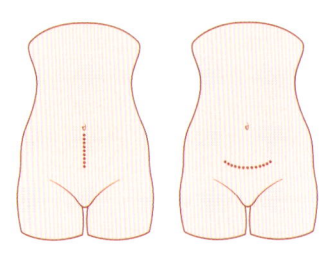

A cirurgia laparoscópica tem várias vantagens sobre a cirurgia abdominal aberta. As feridas de entrada laparoscópicas têm geralmente menos de 1 cm de extensão e, portanto, causam muito menos dor pós-operatória do que uma ferida aberta. O risco de hérnia é muito baixo. A ausência de dor e de incisões externas extensas permite a mobilização precoce dos pacientes após a cirurgia na maioria dos procedimentos laparoscópicos (até mesmo na histerectomia) e permite a alta hospitalar em 24 a 48 horas. A abordagem laparoscópica permite uma maior visibilidade em alguns procedi-

Incisão de Pfannenstiel

- Transversal, dois dedos acima da sínfise púbica.
- Fechamento resistente da parede, baixo risco de herniação ou deiscência.
- Não é muito doloroso (limitado a um ou dois dermátomos).
- Cosmeticamente atraente (abaixo da "linha de roupas íntimas").
- Não pode ser facilmente estendido ou ampliado.
- Acesso cirúrgico limitado aos órgãos pélvicos.

Incisão mediana

- Verticalmente da sínfise púbica até o umbigo.
- Menos resistente; propensa à herniação ou deiscência.
- Mais dolorosa (envolve vários dermátomos).
- Cosmeticamente pouco atraente.
- Pode facilmente ser estendida ao redor do umbigo até o apêndice xifoexternal.
- Dá excelente acesso cirúrgico.

Figura 17.1 Incisões utilizadas em cirurgia ginecológica.

Incisão em laparoscopia Incisão tradicional

mentos pélvicos, especialmente aqueles profundos na pelve, como para a excisão de endometriose infiltrativa ou para a inserção da tela para sacrocolpopexia. Embora o tempo de cirurgia possa ser maior do que com a cirurgia aberta, a alta mais rápida do hospital torna a cirurgia laparoscópica mais custo-efetiva em geral, e alguns estudos sugerem que apresenta melhores resultados cirúrgicos.

> **PONTOS-CHAVE DE APRENDIZAGEM**
>
> - A pré-avaliação cirúrgica é uma parte importante do atendimento ao paciente e permite que planos personalizados de cuidado sejam feitos para aqueles com comorbidades.
> - Revisão multidisciplinar de casos planejados pode ser útil para decidir sobre a abordagem mais segura para pacientes de maior complexidade ou com comprometimento de sua saúde.
> - A decisão sobre o tipo de incisão cirúrgica deve ser feita após consideração dos requisitos básicos de acesso cirúrgico e de dificuldades potenciais e também devem ser considerados a resistência do fechamento e o tempo de recuperação para cada tipo de incisão.
> - Muitos procedimentos ginecológicos são realizados por técnicas minimamente invasivas, reduzindo a dor associada à incisão e otimizando a recuperação.

Suturas

Materiais de sutura cirúrgica são elementos essenciais para a prática cirúrgica. São necessários para fazer o ligamento dos pedículos vasculares, o fechamento da cúpula vaginal na histerectomia e aproximar as incisões abdominais e vaginais. O material de sutura ideal é aquele que permite a amarração segura do nó, sem deslizar, provoca pouca reação tecidual, não aumenta o risco de infecção, retém resistência à tração suficiente até que o processo de cicatrização apresente colágeno e tecido conectivo suficientes para restaurar a integridade dos tecidos. O material deve ser totalmente reabsorvido pelo corpo. Tal material não existe! A escolha da sutura para qualquer finalidade específica dependerá de quais das características anteriores são consideradas mais importantes. Em linhas gerais, as suturas podem ser caracterizadas por duas propriedades:

Tabela 17.2 Exemplos de suturas usadas em ginecologia

	Absorvível (> 50% de retenção de força)	Não absorvível
Multifilamento	Poliglactina (Vicryl®) (21 dias)	Seda Náilon trançado Poliéster trançado/Dácron (Ethibond®)
Monofilamento	Categute (raramente usado) (7-10 dias) Poliglactina (Vicry®) (14-21 dias) Poliglecaprone (Monocryl®) (7 dias) Polidioxanona (PDS®) (28 dias)	Poliéster de náilon/Dácron Polipropileno (Prolene®) Aço inoxidável (raramente usado na ginecologia)

monofilamento *versus* multifilamento e absorvível *versus* não absorvível (*Tabela 17.2*).

As suturas multifilamentares são geralmente mais seguras na amarração dos nós do que as suturas monofilamentares, por causa da maior fricção dos filamentos trançados, e assim será necessário um número menor de lançamentos para prender o nó, reduzindo a quantidade de material de sutura usado. O volume de sutura é relevante para o risco de infecção do sítio cirúrgico, pois maior quantidade de material estranho aumenta esse risco. Por outro lado, as suturas multifilamentares apresentam maior risco de infecção do que as suturas monofilamentares, pois os espaços entre os filamentos retêm bactérias. Suturas monofilamentares geralmente causam menor reação tecidual.

Para a maioria das indicações em ginecologia, as suturas absorvíveis serão preferíveis às suturas não absorvíveis. A maioria dos fios das suturas modernas são polímeros de material sintético que podem ser decompostos por enzimas teciduais e macrófagos ao longo do tempo. O tempo necessário para se degradar depende do material, mas também é influenciado pela presença de reação inflamatória, infecção e pela saúde geral do paciente. A escolha de qual material é usado depende do período de tempo em que a resistência à tração é necessária. As suturas permanentes não são absorvidas, portanto, retém a força indefinidamente, mas, em longo prazo, representam um risco de erosão pela pele ou do epitélio vaginal.

Suturas não absorvíveis são reservadas para situações específicas em que a força em longo prazo é necessária. Na ginecologia, é mais frequente para o fechamento de incisões abdominais na linha média, incisões em casos de malignidade ou em um paciente com doença crônica grave comprometendo a cura (p. ex., diabetes, doença renal crônica) ou em um paciente que apresentou deiscência de sutura previamente. Outras situações em que suturas não absorvíveis podem ser utilizadas são para colpossuspensão por incontinência ou para fixação da tela durante a sacrocolpopexia.

Consentimento e risco cirúrgico

Obter um consentimento válido para a cirurgia é uma etapa integral do cuidado do paciente. Os pacientes devem receber todas as informações relevantes sobre o procedimento planejado, incluindo a taxa de sucesso provável ou o resultado, bem como o tempo de recuperação usual e quaisquer medidas específicas a serem observadas durante a recuperação. Além disso, os pacientes precisam estar cientes das possíveis complicações da cirurgia e de como esses eventos podem afetar a recuperação do paciente e o resultado final. As complicações que são consideradas comuns, em geral, aquelas com uma incidência de 1% ou mais devem sempre ser discutidas com o paciente, e quaisquer complicações graves (isto é, aquelas com risco de efeitos adversos em longo prazo, incluindo morte, morbidade em longo prazo ou incapacidade) também devem ser discutidas, mesmo que sejam eventos raros.

De uma perspectiva legal, o consentimento é considerado um processo contínuo e não um único evento. Consentimento escrito é geralmente obtido, mas deve ser lembrado que o processo é muito mais amplo do que preencher o formulário. O médico tem o dever de garantir que o paciente tenha recebido todas as informações relevantes de uma maneira que possa compreender e que possa demonstrar compreensão dessas informações. É uma boa prática pedir à paciente que repita a compreensão do que lhe foi dito. Os médicos muitas vezes não querem criar ansiedade desnecessária discutindo complicações raras, mas, desde que se explique o contexto e a raridade relativa de tais eventos, é importante ser o mais abrangente possível e garantir que a discussão tenha sido cuidadosamente documentada. A discussão e, quando possível, as taxas de sucesso e taxas de complicações específicas do local ou do cirurgião devem ser escritas nas anotações dos casos da paciente, além do preenchimento do formulário de consentimento. Também é uma boa prática registrar que a paciente conseguiu repetir as informações para demonstrar compreensão. A pessoa que obtém o consentimento deve idealmente ser alguém competente para realizar o procedimento, que entenda o que está envolvido e os riscos, em vez de delegar a tarefa ao membro mais jovem da equipe cirúrgica.

Assim, pode-se ver que a obtenção e o registro do consentimento podem ser um processo demorado e, portanto, idealmente devem ser concluídos e documentados antes do momento da admissão; por exemplo, durante uma consulta ambulatorial. É muito fácil cair no hábito de obter o consentimento por escrito no dia da cirurgia, mas isto não é o ideal, embora seja aceitável desde que o procedimento, o resultado e os riscos tenham sido discutidos anteriormente. Aconselhamento cuidadoso e a manutenção precisa e detalhada de registros são essenciais.

A questão da falta de capacidade mental para dar um consentimento é ocasionalmente encontrada. A capacidade mental é a capacidade de uma pessoa tomar decisões sobre as coisas que influenciam suas vidas, desde simples até decisões complexas, incluindo a decisão de se submeter a tratamento médico ou cirúrgico. Num contexto legal, refere-se a decisões que podem ter consequências legais para o indivíduo ou para outros. Em termos de prática cirúrgica, a capacidade geralmente é óbvia no contato com a paciente, mas em casos de doença mental em longo prazo ou demência, a questão de se a paciente tem capacidade é importante e requer uma avaliação formal.

Do ponto de vista legal, uma pessoa não tem capacidade quando, no momento da tomada de decisão, é incapaz de tomar ou comunicar essa decisão por causa de um "comprometimento ou uma perturbação na função da mente ou do cérebro". A avaliação da capacidade tem dois estágios: em primeiro lugar, existe uma deficiência ou distúrbio na mente ou no cérebro; e em segundo lugar, isto é suficiente para tornar a pessoa incapaz de tomar essa decisão. Deve ser lembrado que a capacidade é tarefa e tempo específico. Assim, uma pessoa com demência, por exemplo, pode ter capacidade para decisões simples (p. ex., tomar uma xícara de chá), mas não para uma decisão complexa, ou a capacidade pode variar de um dia para o outro.

A questão-chave para os profissionais de saúde é garantir que a capacidade tenha sido avaliada. Legalmente, ter capacidade é diferente da natureza da decisão tomada, e indivíduos com capacidade podem tomar decisões que outros consideram como imprudentes, tolas ou perigosas. No entanto, se a capacidade puder ser demonstrada, o indivíduo pode tomar qualquer decisão que desejar! Onde a capacidade é duvidosa, a responsabilidade de verificar a capacidade é do profissional de saúde e, às vezes, pode ser necessário buscar a opinião de mais de um profissional. Muitos hospitais têm um processo formal em que um painel tomará a decisão. Quando a capacidade é ausente ou pouco clara, as decisões clínicas devem ser tomadas com base naquilo que é do melhor interesse do paciente. Isto pode ser difícil de estabelecer e muitas vezes exigirá discussão com familiares ou amigos que possam aconselhar sobre o que o paciente normalmente desejaria ou sobre quaisquer expressões ou pontos de vista anteriores feitos quando o paciente tinha capacidade. Um indivíduo está protegido por lei, quando toma uma decisão clínica sobre um paciente que ele acredita que não está apto a consentir e a ação está sendo feita com base no melhor interesse da pessoa. Isto é limitado por certas coisas, incluindo qualquer decisão antecipada do indivíduo (p. ex., um testamento em vida) ou por um julgamento legal. Em muitos casos, a questão da capacidade é fácil de determinar, mas às vezes pode ser difícil, e identificar os "melhores interesses" do paciente também pode ser difícil. Em caso de dúvida, os médicos devem procurar aconselhamento da equipe jurídica de seu empregador. Ocasionalmente, decisões sobre cuidados precisam ser tomadas por decisão judicial.

No dia da cirurgia, a MDT cirúrgica deve trabalhar em conjunto para garantir que o procedimento anestésico, cirúrgico e a recuperação ocorram com eficiência e sem complicações ou eventos adversos. A comunicação dentro da equipe é de suma importância e, muitas vezes, começa antes do dia da cirurgia, com discussão entre o cirurgião e o anestesista em relação aos problemas identificados na pré-avaliação.

A World Health Organization (WHO) desenvolveu uma lista de verificação de cirurgia segura que é recomendada para uso em todas as atividades cirúrgicas. É uma lista de verificação escrita desenvolvida para minimizar eventos adversos cirúrgicos. Em todo o mundo, a taxa de mortalidade bruta após a cirurgia está entre 0,5 e 5%, e as complicações pós-operatórias ocorrem em até 25% dos casos. Em países de renda mais alta, quase metade dos eventos adversos no hospital relaciona-se com cuidados cirúrgicos, metade dos quais é considerada evitável. A lista de verificação é uma ferramenta validada e testada para reduzir esses riscos, o que inclui tarefas específicas antes, durante e após a cirurgia para garantir que toda a equipe esteja ciente dos problemas relacionados com o caso específico prestes a ser realizado (**Figura 17.2**). Inclui elementos para garantir a segurança anestésica, identificação do sítio cirúrgico correto e confirmação do procedimento planejado, discussão de quaisquer elementos específicos ou não padronizados ao procedimento e atenção aos cuidados pós-operatórios cuidadosos no período de recuperação imediata.

> **PONTOS-CHAVE DE APRENDIZAGEM**
> - O consentimento para a cirurgia é um processo contínuo e deve ser totalmente documentado.
> - Sempre que possível, os dados locais para cura e complicações devem ser dados ao paciente e incluídos nas anotações escritas.
> - A capacidade mental é necessária para dar o consentimento.
> - Avaliar a capacidade mental onde existe dúvida é um processo formal e deve ser cuidadosamente documentado. Conselhos jurídicos formais podem ser necessários.
> - Quando o paciente não tem capacidade para consentir, as decisões de tratamento só podem ser tomadas se puderem demonstrar que são do melhor interesse do paciente.

Cuidados pós-operatórios e recuperação

As primeiras 48-72 horas após a cirurgia representam o período de maior risco de complicações cirúrgicas imediatas. A assistência médica e de enfermagem deve estar direcionada para a identificação de sinais precoces de sepse e risco de qualquer infecção, hemorragia ou doença tromboembólica. O paciente terá observações regulares (geralmente 4 horas) de temperatura, pulso e pressão arterial nas primeiras 24 horas para identificar os sinais clínicos de infecção ou colapso hipovolêmico. A maioria dos pacientes receberá fluidos intravenosos nas primeiras 12-24 horas após a cirurgia até que possam voltar a comer e beber, mas o tempo de retomada da ingestão oral variará, dependendo da duração da cirurgia, se a cavidade abdominal for aberta e se houveram complicações intraoperatórias que podem exigir alimentação oral tardia.

A visita na ala pós-operatória é feita uma vez ou duas vezes ao dia e é uma oportunidade para rever o progresso do paciente. O paciente deve ser perguntado sobre a presença e o local de qualquer dor, particularmente a dor mais forte do que esperada para a ferida

Antes da indução da anestesia

(Com pelo menos enfermeira e anestesista)

O paciente confirmou sua identidade, local, procedimento e consentimento?
- ☐ Sim

O local está marcado?
- ☐ Sim
- ☐ Não aplicável

A máquina de anestesia e a verificação de medicação estão completas?
- ☐ Sim

O oxímetro de pulso está no paciente e está funcionando?
- ☐ Sim

O paciente tem um(a):

Alergia conhecida?
- ☐ Não
- ☐ Sim

Via aérea difícil ou risco de aspiração?
- ☐ Não
- ☐ Sim, e equipamentos/assistência disponível

Risco de > 500 mL de perda de sangue (7 mL/kg em crianças)?
- ☐ Não
- ☐ Sim, e dois IVs/acesso central e fluidos planejados

→ **Antes da incisão na pele**

(Com enfermeira, anestesista e cirurgião)

Confirme se todos os membros da equipe se apresentaram pelo nome e função

Confirme o nome do paciente, procedimento e onde a incisão será feita

A antibioticoprofilaxia foi administrada nos últimos 60 minutos?
- ☐ Sim
- ☐ Não aplicável

Eventos críticos antecipados

Para cirurgião:
- ☐ Quais são os passos críticos ou não rotineiros?
- ☐ Quanto tempo demora o caso?
- ☐ Qual é a perda de sangue antecipada?

Para anestesista:
- ☐ Há alguma preocupação específica do paciente?

Para equipe de enfermagem:
- ☐ A esterilidade (incluindo os resultados dos indicadores) foi confirmada?
- ☐ Existem problemas de equipamento ou preocupações?

A imagem essencial é exibida?
- ☐ Sim
- ☐ Não aplicável

→ **Antes do paciente sair da sala de cirurgia**

(Com enfermeira, anestesista e cirurgião)

Enfermeira confirma verbalmente:
- ☐ O nome do procedimento
- ☐ Conclusão das contagens de instrumento, esponja e agulha
- ☐ Rotulagem do espécime (leia os rótulos das amostras em voz alta, incluindo o nome do paciente)
- ☐ Se há algum problema de equipamento a ser resolvido

Para cirurgião, anestesista e enfermeira:
- ☐ Quais são as principais preocupações para a recuperação e tratamento deste paciente?

Nota: Esta lista de verificação não pretende ser abrangente. Adições e modificações para se adequar à prática local são incentivadas.

Figura 17.2 Lista de verificação de segurança cirúrgica da WHO. (Adaptado da WHO, 2009.)

cirúrgica recente ou localizada em outra área. O pulso, a temperatura e a pressão sanguínea devem ser verificados, e sinais de palidez das conjuntivas ou pulso rápido devem ser procurados, já que pacientes jovens podem compensar a perda sanguínea com alterações mínimas na frequência de pulso ou na pressão sanguínea. Para todos os casos de cirurgia abdominal ou vaginal, o abdome deve ser palpado para avaliar sensibilidade localizada (sugerindo um hematoma ou foco de infecção), peritonismo ou distensão, e os ruídos intestinais devem ser verificados (para avaliar o retorno do peristaltismo e para exclusão de obstrução ou íleo). A ferida abdominal deve ser verificada quanto à inflamação, hematomas ou drenagem de secreção. Se houver drenos, estes devem ser verificados. Se houver alguma preocupação com sangramento ou infecção após a cirurgia vaginal, deve ser feito um exame pélvico delicado para excluir um hematoma ou coleção serosa. A coleta de sangue de rotina para dosagem de hemoglobina pode ser feita no segundo dia de pós-operatório, e ureia e eletrólitos precisarão ser verificados para os pacientes que permanecem com infusão de fluidos intravenosos.

Em geral, a mobilização dos pacientes deve ser encorajada o mais rápido possível, e a ingestão oral deve ser retomada na primeira oportunidade. A profilaxia antibiótica de dose única é geralmente aplicada no intraoperatório para todas as cirurgias ginecológicas, mas deve-se evitar a prescrição empírica de antibióticos no período pós-operatório. É comum ver uma pirexia de baixo grau nas primeiras 12-24 horas como uma manifestação da liberação de proteínas de fase aguda, em especial a interleucina-1, e isto geralmente ocorre sem intervenção. Pirexia persistente, ou pirexia acima de 39°C, deve ser tratada. Após o exame clínico para excluir infecção óbvia da ferida ou infecção torácica, devem ser realizadas uma triagem com cultura de urina, esfregaços vaginais e hemoculturas antes do início dos antibióticos em todas as pacientes, para assegurar que a sensibilidade aos antibióticos possa ser verificada. A microbiologia e a identificação do foco da infecção assegura a escolha apropriada do antibiótico com base nos padrões locais de resistência. Isto é, ainda mais importante quando nenhuma fonte de infecção foi identificada. Lembre-se de que as cânulas intravenosas ou os acessos centrais podem muitas vezes ser a fonte de infecção.

Os curativos devem ser removidos em 48-72 horas após a cirurgia, e as suturas da ferida abdominal geralmente são removidas no quinto dia para as incisões de Pfannenstiel ou no dia 7-10 para as incisões na linha média. A tromboprofilaxia começa no dia da cirurgia e deve ser mantida até a alta, na forma de TEDs e LMWH. Em pacientes com malignidade ginecológica, isto geralmente continuará por mais tempo. Há evidências crescentes de que a janela de risco para doença tromboembólica pode durar até 6 semanas, portanto, muitos médicos recomendam que seus pacientes continuem usando meias de compressão antiembólicas por um período maior de tempo. A revisão pós-operatória é, por fim, uma boa oportunidade para interrogar a paciente sobre sua cirurgia e abordar quaisquer preocupações remanescentes sobre o cuidado e a recuperação da ferida após a alta, retomada da atividade e relações normais e a necessidade ou não de terapia de reposição hormonal. Geralmente, 6 semanas são recomendadas antes da retomada da atividade plena e da relação sexual após uma cirurgia de grande porte, com base no tempo necessário para que o tecido cicatricial recupere a força total, mas há poucas evidências que apoiem essa recomendação. Para cirurgias menos importantes, uma retomada gradual da atividade de cerca de 4 semanas é aceitável.

Procedimentos ginecológicos comuns

Detalhes completos de cada procedimento estão além do escopo deste livro, mas um breve resumo dos procedimentos, indicações e complicações mais comuns são apresentados na *Tabela 17.3*.

Histeroscopia (Figuras 17.3 e 17.4)

A histeroscopia envolve a passagem de um telescópio de pequeno diâmetro, flexível ou rígido, pelo colo do útero para inspecionar diretamente a cavidade uterina. Excelentes imagens podem ser obtidas. Um histeroscópio flexível pode ser usado no ambiente ambulatorial. Instrumentos rígidos empregam fluidos circulantes e, portanto, podem ser usados para visualizar a cavidade uterina, mesmo que a mulher esteja sangrando.

Indicações

Qualquer sangramento anormal do útero pode ser investigado por histeroscopia, incluindo:

- Sangramento pós-menopausa.
- Menstruação irregular, sangramento intermenstrual e sangramento pós-coito.
- Sangramento menstrual persistente e intenso.

Tabela 17.3 Cirurgias ginecológicas comuns

	Procedimento	Pontos-chave	Pequena descrição	Complicações
Para prolapso	Reparo vaginal anterior (colporrafia)	Para prolapso vaginal anterior NÃO é um procedimento de incontinência de estresse	Suturas para reforçar a fáscia entre a vagina e a bexiga	Risco de lesão na bexiga Recorrência relativamente alta
	Reparo vaginal posterior (colporrafia)	Para prolapso vaginal posterior Pode melhorar a defecação obstruída Risco de recorrência é baixo	Suturas para reforçar a fáscia entre a vagina e o reto	Risco de lesão retal Associado à dispareunia pós-operatória
	Reparação vaginal com malha de polipropileno	Geralmente reservado para prolapso recorrente Reparo cirúrgico reforçado com uma tela de malha Taxas de recorrência muito baixas Excelente resultado anatômico	A malha pode ser colocada no leito sem fixar (inlay) ou fixada nos ligamentos pélvicos para imitar os ligamentos uterossacros e fáscia dos anexos	Erosão de malha pela vagina (5%) Erosão de malha para bexiga/reto (< 5%) Dispareunia Dor pélvica crônica Excisão de malha é difícil
Para incontinência	TVT ou TOT	Para incontinência de esforço	Fita inserida pela fossa do obturador sob o colo da bexiga ou por espaço retropúbico	Erosão de malha Dano da bexiga Problemas urinários
	Colpossuspensão	Para incontinência de esforço	Procedimento aberto para elevar o colo da bexiga e recolocar na região intra-abdominal	Hemorragia Infecção Dano da bexiga Dificuldade urinária
Para avaliação da cavidade uterina	Histeroscopia	Útero distendido com solução salina ou glicina para visualizar a cavidade Realizado como caso do dia ou ambulatorial	A cérvice é dilatada para permitir a introdução do histeroscópio. Cavidade e óstios são vistos Pode ser usado para remoção cirúrgica de pólipos, septo, miomas submucosos Pode ser usado para biópsia endometrial dirigida	Sangramento Perfuração Infecção

(Continua)

Tabela 17.3 (Cont.) Cirurgias ginecológicas comuns

	Procedimento	Pontos-chave	Pequena descrição	Complicações
Para o aborto espontâneo	Evacuação de produtos retidos da concepção	Agora denominado conclusão cirúrgica de aborto espontâneo Para remover o tecido de gravidez retido após o procedimento de aborto para STOP é idêntico	A cérvice é dilatada Cureta de sucção usada para evacuar o útero	Sangramento Perfuração Infecção Necessidade de mais procedimentos
Para anormalidade cervical	LLETZ e conização	Para remover zona de transformação quando o CIN presente	Zona de transformação removida sob anestesia local (LLETZ) usando diatermia Ou cortada sob anestesia geral com benefício de confirmação histológica de excisão	Hemorragia e hemorragia secundária da infecção Parto prematuro
Para avaliação de pelve	Laparoscopia	Cirurgia de acesso mínimo através da porta umbilical para visualizar e tratar os órgãos pélvicos Pode ser via de cirurgia para ooforectomia, dissecção de aderências, remoção de ligadura ou clipagem tubária, remoção de cistos ovarianos, tratamento de endometriose Rota de preferência para salpingectomia ou salpingostomia para gravidez ectópica Também usado para histerectomia laparoscópica ou miomectomia	O CO_2 é insuflado através de uma agulha de Veress para expandir a cavidade abdominal e instrumentos são então introduzidos	Hemorragia Infecção Danos aos órgãos pélvicos Perfuração do útero
Para miomas	Miomectomia	Operação abdominal para remover miomas uterinos. Também pode ser realizado por laparoscopia	Miomas individuais são "descascados" do miométrio do útero exposto, que é suturado fechado	Hemorragia e hematomas que requerem transfusão Formação de adesão

CIN, neoplasia intraepitelial cervical; LLETZ, excisão de alça grande da zona de transformação; STOP, interrupção cirúrgica da gravidez; TOT, fita transobturadora; TVT, fita transvaginal.

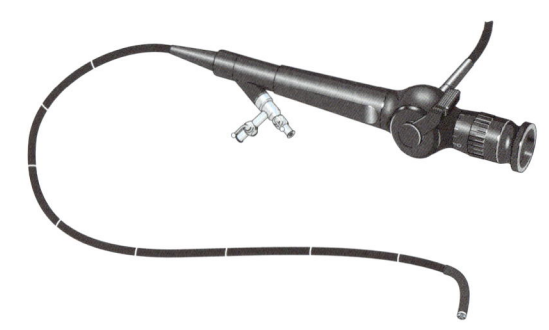

Figura 17.3 Histeroscópio de fibra óptica flexível.

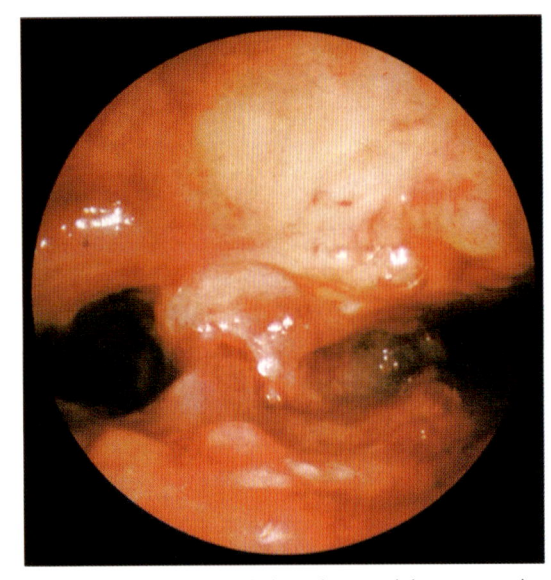

Figura 17.4 Vista da cavidade endometrial demonstrando aderências de Asherman.

- Leucorreia persistente.
- Malformações uterinas.
- Suspeita da síndrome de Asherman.
- Esterilização histeroscópica Essure.

Complicações

- Perfuração do útero.
- Lesão da cérvice, se a dilatação cervical for necessária.
- Se houver infecção presente, a histeroscopia pode causar infecção ascendente.

Um histeroscópio cirúrgico também pode ser usado para ressecar a patologia endometrial, como miomas e pólipos e septo uterino.

Laparoscopia (Figuras 17.5-17.7)

A laparoscopia permite a visualização da cavidade peritoneal. Isto envolve a inserção de uma agulha chamada agulha de Veress em um ponto de punção adequado no umbigo. Isto permite a insuflação da cavidade peritoneal com dióxido de carbono, de modo que um instrumento maior possa ser inserido. A maioria dos instrumentos utilizados para a laparoscopia diagnóstica é de 5 mm de diâmetro, e instrumentos de 10 mm são usados para laparoscopia operatória. Mais recentemente, um laparoscópio de 2 mm está disponível.

Indicações

- Suspeita de gravidez ectópica.
- Acidente do cisto ovariano e dor pélvica aguda.
- Dor pélvica não diagnosticada.
- Teste de permeabilidade tubária.
- Esterilização.

A laparoscopia cirúrgica pode ser usada para realizar cistectomia ou ooforectomia ovariana e para tratar a endometriose com cautério ou *laser*. Como discutido anteriormente, o trabalho laparoscópico mais extenso é agora realizado para histerectomia, biópsia de linfonodo, omentectomia e miomectomia.

Complicações

As complicações são incomuns, mas incluem danos a qualquer uma das estruturas intra-abdominais, como o intestino e os vasos sanguíneos principais. A bexiga é sempre esvaziada antes do procedimento para evitar a lesão vesical. A hérnia incisional foi relatada.

Cistoscopia (Figuras 17.8 e 17.9)

A cistoscopia envolve a passagem de um telescópio de pequeno diâmetro, flexível ou rígido, pela uretra para a bexiga. Excelentes imagens de ambas as estruturas podem ser obtidas. Um cistoscópio com um canal operatório pode ser usado para biópsia de qualquer anormalidade, realização de injeção no colo da bexiga, retirada de cálculos e ressecção de tumores de bexiga.

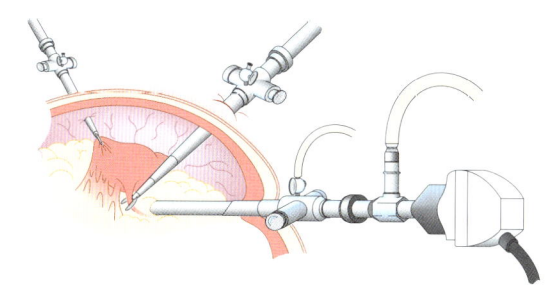

Figura 17.5 Diagrama esquemático mostrando o laparoscópio.

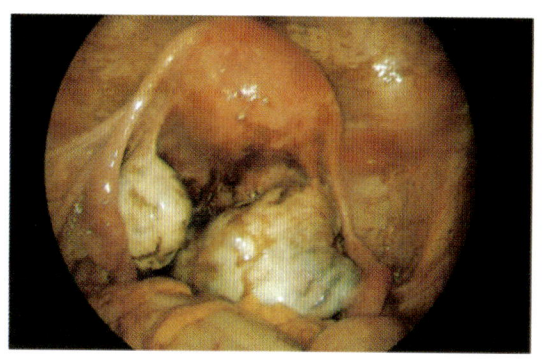

Figura 17.6 Visão laparoscópica dos endometriomas bilaterais.

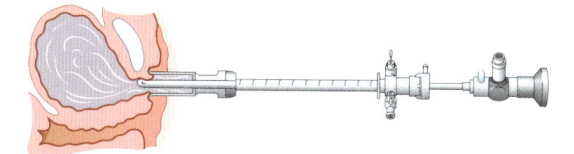

Figura 17.8 Diagrama mostrando o procedimento cistoscópico.

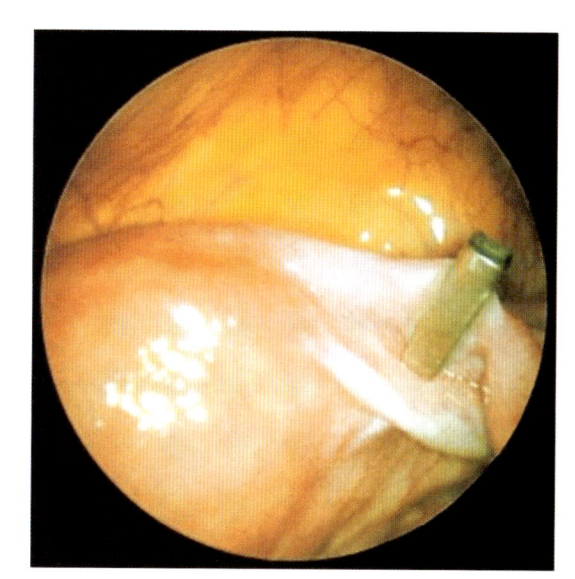

Figura 17.7 Vista laparoscópica mostrando o clipe de Filshie na tuba uterina direita.

Indicações

- Hematúria.
- Infecção recorrente do trato urinário.
- Leucocitúria estéril.
- Breve história de sintomas irritativos.
- Anormalidade da bexiga (p. ex., divertículo, cálculos, fístula).
- Avaliação do colo da bexiga.

Complicações

- Infecção do trato urinário.
- Raramente, perfuração da bexiga.

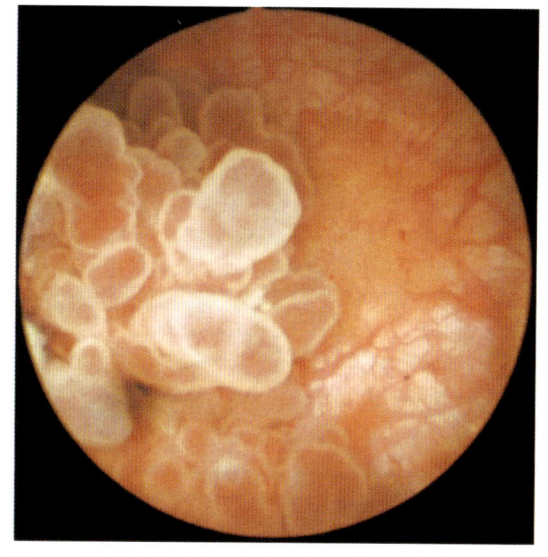

Figura 17.9 Visão cistoscópica do papiloma da bexiga.

Terapêutica

Os medicamentos usados para condições particulares foram descritos nos capítulos relevantes. Para referência, estas estão resumidas aqui na *Tabela 17.4*. Os leitores são aconselhados a consultar o British National Formulary (BNF) para obter mais informações e contraindicações.

Tabela 17.4 Agentes terapêuticos ginecológicos comuns

Agente	Ação	Uso
Antifibrinolíticos (ácido tranexâmico)	Reduzir a perda de sangue por antifibrinólise em pequenos capilares de endométrio	HMB, reduzindo a perda de sangue em 50%
NSAID (p. ex., ácido mefenâmico)	Inibir a síntese de prostaglandinas	Reduzir a perda de sangue em 30% e ajudar na dismenorreia
GnRH (p. ex., Zoladex®)	Após um bloqueio inicial dos receptores na hipófise, provoca supressão ovariana via hipogonadotrofismo	Supressão do ciclo menstrual na endometriose ou redução de miomas antes da cirurgia
Estrogênios: Etinilestradiol é sintético e usado na maioria dos OCPs Estradiol e estrogênio natural são utilizados na HRT e têm menos efeito metabólico	Simular a atividade estrogênica nos órgãos-alvo do osso, endométrio e muitos outros, como pele, mucosa, nêutrons etc.	Para HRT ou contracepção Entregue de várias maneiras: oralmente, transdérmico, vaginal
Progestogênios: Existem três gerações de progestágenos com atividade androgênica variável O levonorgestrel é administrado pelo LNG-IUS a 20 µg por dia	Supressão do endométrio e ovulação em alguns casos	Para HMB, contracepção, HRT
Tibolona Um esteroide sintético convertido *in vivo* para ter atividade de todos os três grupos de esteroides	Conserva a massa óssea e melhora a libido	Para uso com supressão em longo prazo do GnRH para preservar a resistência óssea
Citrato de clomifeno	Indução da ovulação	Antiestrogênio no nível do hipotálamo e hipófise, levando ao aumento da liberação de FSH e LH, iniciando assim a foliculogênese

FSH, hormônio foliculoestimulante; GnRH, hormônio liberador de gonadotrofina; HMB, sangramento menstrual intenso; HRT, terapia de reposição hormonal; LH, hormônio luteinizante; LNG-IUS, sistema intrauterino de levonorgestrel; NSAID, anti-inflamatório não esteroide; OCP, pílula contraceptiva oral.

Leitura adicional

Jayson GC, Kohn EC, Kitchener HC, Ledermann JA (2014). Ovarian cancer. *Lancet* **384**(9951):1376-88.

Mental capacity advice from the British Medical Association: http://bma.org.uk/practical-support-at-work/ethics/mental-capacity.

British National Formulary http://www.bnf.org.

The UK Mental Capacity Act: http://www.mentalhealth.org.uk/help-information/mental-health-a-z/M/mental-capacity-act-2005/.

RCOG Guide to Consent https://www.rcog.org.uk/guidelines.

WHO Safe Surgery Checklist website: http://www.who.int/patientsafety/safesurgery/en/.

Autoavaliação

HISTÓRIA DE CASO

Uma mulher de 34 anos foi consultada em uma clínica com dismenorreia e dor pélvica grave e um possível diagnóstico de endometriose. Ela também tem planos de engravidar. Uma ultrassonografia mostrou um útero normal e um "ovário se beijando", com um endometrioma de 6 cm no ovário direito. Ela gostaria de se submeter a uma laparoscopia para diagnóstico e tratamento.

A Que pontos adicionais na história devem ser procurados?
B Quais verificações e testes pré-operatórios devem ser feitos para essa mulher?
C Qual processo de consentimento deve ocorrer?

RESPOSTAS

A O histórico ginecológico deve cobrir a duração dos sintomas, a gravidade, a interferência na função normal e as expectativas dela em relação à cirurgia. Em particular, os sintomas de disquezia são importantes para avaliar a probabilidade de nódulos retovaginais.

O período de tempo necessário para uma gravidez, os tratamentos experimentados e a avaliação da fertilidade do parceiro são vitais, pois podem afetar a decisão de tratar a doença tubária ou ovariana. O equilíbrio entre questões de fertilidade e sintomatologia é crucial na cirurgia para endometriose (p. ex., se ela está prestes a ser submetida à fertilização *in vitro*, então se aconselha intervenção mínima além de drenar grandes endometriomas se eles afetarem a coleta de ovos).

Como em toda a cirurgia, o histórico médico pregresso é importante, assim como a cirurgia prévia no abdome, o que pode aumentar o risco de cirurgia laparoscópica.

A mulher revela que não tentou engravidar, mas acabou de tomar o último comprimido de contraceptivo e aguarda a menstruação. Ela vem usando os contraceptivos no regime de três ciclos há 2 anos desde que foi sugerida a suspeita de endometriose. Inicialmente ela se sentiu melhor, mas sua dor está retornando. Ela desenvolveu novamente distensão abdominal no último ano e atribui isso ao endometrioma.

Ela não tem dispareunia ou disquezia. No momento, seus sintomas são de maior importância. Ela revela que tem asma, embora raramente use um inalador. No entanto, ela já foi hospitalizada após contrair a gripe, exigindo nebulizadores.

B Ela requer encaminhamento para avaliação anestésica, por causa da asma. Ela requer um hemograma completo, tipagem e reserva de soro para a cirurgia. Um teste de gravidez é muito importante, e ela deve usar contraceptivos no ciclo em que for programada a cirurgia.

C O consentimento informado inicial cobrirá o procedimento e os riscos da cirurgia. Informação escrita deve ser dada. Complicações comuns são anotadas (ou impressas) no formulário de consentimento, incluindo perfuração do útero, danos à bexiga, intestino ou vísceras, procedimentos para reparar danos e laparotomia.

É uma boa prática registrar os detalhes que são cobertos na consulta, que devem incluir a inserção de um sistema intrauterino de levonorgestrel (LNG-IUS) (mas não apropriado se ela deseja engravidar), complicações que são mais prováveis com a endometriose e a extensão de procedimento planejado. Por exemplo, é útil registrar que ocorreu uma discussão de que, se a pelve estiver congelada e inoperável, o procedimento terminará sem o tratamento completo da endometriose. Nesta situação, um encaminhamento para o centro de endometriose mais próximo deve ser feito, onde a cirurgia eletiva com um cirurgião geral pode ser planejada.

No dia da confirmação do procedimento, o consentimento será concluído, e outras perguntas serão respondidas.

EMQ

A Artéria ilíaca interna.
B Útero.
C Tuba uterina.
D Artéria uterina.
E Ovários.
F Artéria pudenda
G Aorta.
H Artéria ovariana.
I Colo do útero.

Para cada descrição a seguir, escolha a resposta ÚNICA mais apropriada da lista de opções anterior.
Cada opção pode ser usada uma vez, mais de uma vez ou não utilizada.

1 Contido no ligamento infundibulopélvico.
2 A origem da artéria uterina.
3 Deve sempre ser removido na histerectomia para curar a endometriose.
4 Existe risco cirúrgico de lesão ao ureter, na região onde corre perto dessa estrutura.

RESPOSTAS

1H Os vasos ovarianos emergem da aorta logo abaixo da artéria renal. Ao nível do assoalho pélvico, cruzam pela frente do ureter e passam pela dobra infundibulopélvica do ligamento largo.

2A A artéria uterina se origina do ramo anterior da ilíaca interna, assim como os outros vasos que irrigam a pelve.

3E Quando a histerectomia e a excisão dos focos pélvicos de endometriose são feitas para proporcionar alívio da endometriose, é aconselhável remover os ovários. Não fazê-lo pode permitir a continuação do ciclo hormonal e a recorrência da endometriose pélvica. Cirurgias posteriores para remover os ovários seriam de alto risco, por causa da presença de aderências entre ovários e outros orgãos adjacentes que tendem a fazer aderência e fixação nas paredes laterais da pelve.

4D O ureter está intimamente relacionado com a artéria uterina no nível do colo do útero. Durante uma histerectomia, a bexiga é cuidadosamente dissecada do útero e empurrada para baixo, para que os ureteres também sejam desviados do trajeto cirúrgico. O ureter deve ser visualizado ou palpado para garantir que esteja liberado antes que o pinçamento seja aplicado ao pedículo da artéria uterina.

PERGUNTAS SBA

1 Uma mulher de 38 anos foi submetida à histerectomia abdominal total por sangramento menstrual intenso ontem, com conservação ovariana. Na enfermaria você descobre que ela está pálida, com uma pressão sanguínea de 110/68 mmHg e um pulso de 88. Sua temperatura é de 36,8°C. Seu abdome é flácido e plano, mas há uma considerável sensibilidade no quadrante inferior esquerdo. O volume urinário desde a cirurgia foi de 350 mL. A enfermeira que cuidava do paciente relata que a paciente estava muito tonta e vomitou quando levantou pela manhã. Qual das seguintes afirmações descreve o manejo mais apropriado? Escolha a melhor resposta.

A Assegurar-se de que o paciente tenha analgesia adequada e prescrever fluidos intravenosos extras e um antiemético.
B Colher uma amostra de urina e iniciar antibióticos intravenosos.
C Organizar um FBC urgente e solicitar uma revisão pelo seu consultor.
D Explicar que o paciente não precisa de terapia de reposição hormonal e reavaliar naquela tarde.

RESPOSTA

C Os sinais de palidez, taquicardia e tontura sugerem perda de sangue. A pressão arterial é frequentemente mantida em mulheres saudáveis. O local de uma possível hemorragia intra-abdominal é o lado esquerdo. Sempre mantenha seu consultor informado. A FBC confirmará se há perda de sangue conforme o esperado e, em seguida, imagens adicionais identificarão o tamanho da coleção. Posteriormente, seu estado clínico e quadro hemático identificarão o manejo adicional. O hemograma completo identificará se há necessidade de transfusão de sangue, mas, enquanto isso, deve-se administrar cristaloide intravenoso para manter a pressão arterial e a produção de urina. O local do sangramento geralmente é o ângulo vaginal.

---

2 Uma mulher de 56 anos com câncer de endométrio diagnosticado em biópsia ambulatorial comparece à sua consulta de avaliação para histerectomia laparoscópica planejada e salpingo-oforectomia bilateral. Ela tem hipertensão, hiperlipidemia, doença cardíaca isquêmica e um BMI de 39. Ela fuma 25 cigarros por dia. Qual das seguintes afirmações não está correta? Escolha a melhor resposta única.

A Será necessário um leito de controle especial após a cirurgia.

B Mobilização precoce e meias de compressão antiembólicas representam medidas suficientes para tromboprofilaxia.

C São necessários radiografia de tórax, ECG, ureia e eletrólitos.

D Ela deve ser aconselhada sobre a possível necessidade de laparotomia como parte de seu processo de consentimento cirúrgico.

RESPOSTA

B Ela apresenta alto risco de eventos tromboembólicos e necessitará de heparina de baixo peso molecular por um período mínimo de internação e possivelmente por seis semanas.

Índice remissivo

Nota: Números de páginas em *itálico* referem-se a tabelas ou quadros; aqueles em **negrito** referem-se a figuras

A
aborto 69, *69*, 85-8, 90
aborto espontâneo 60-2, 61, 241
abscesso tubo-ovariano 132-3, 156, 167
abuso/exploração sexual 122-3, *122*
acelerador linear 221, **221**
acetato de ulipristal 175
ácido tranexâmico 52, *175*, *244*
adenocarcinomas endometrioides 205, 208, 211, 212
adenomiose 50, 159, 167, 175-6, 179
aderências
 endométrio 42, *43*, 93, 166, 171, **242**
 tuba uterina 93, 126, **127**
agentes terapêuticos *244*
agonistas do hormônio liberador de gonadotrofina (GnRH) 52, 55, 98, 108, 162, 173-4, *175*, 232, *244*
álcool 92
alfafetoproteína (AFP) *156*, *196*, 200
amamentação, transmissão do HIV 132
amenorreia 41-3, *41*, 84, 179
amostra de urina de jato médio (MSU) 138, 152
análise de fluido seminal (SFA) 96, *96*, 102
anatomia
 cirúrgica 229-30, 246
 feminina 4-14
andrógenos 35, 106, *107*
anomalias müllerianas 15-16, 42
anovulação 42, 48
anticonvulsivantes 72
antifibrinolíticos 52, *175*, *244*
antifúngicos *72*, 183
anti-inflamatórios não esteroides (NSAIDs) 37, 161-2, *175*, *244*
aprisionamento do nervo 163
artéria ovariana 10
artéria retal superior 12
artéria vaginal 11, 12
artérias, órgãos pélvicos 10-11
artérias pudendas 12, **12**
artérias retais 12, **12**
artérias uterinas 8, 11, 12, 229-30, 246
aspiração a vácuo 87-8
atrofia urogenital 110-11
atrofia vulvovaginal 110-11

B
bexiga 7, 10, 14
 anatomia 230
 armazenagem de urina 136
 cistoscopia 242-3, **243**
 reeducação vesical 141
bexiga hiperativa (OAB) 135, 141
biópsia do linfonodo sentinela 224-5
biópsia endometrial (EB) 30-1, 51, *52*, 56, 179
blastocisto 59, **60**
braquiterapia 209, 221

C
Ca 19-9 *156*, 196
Ca 125 *156*, 196, *196*, 199, 201
canal anal 14
câncer colorretal hereditário sem polipose (HNPCC) 195
câncer do colo do útero 76, 213-18
 apresentação clínica 218-22
 diagnóstico 215-16, **217**
 fisiopatologia 219
 prevenção 213, 215-16, 218
 tratamento 219-22, 228
 visão global *216*
câncer endometrial 117, 205-11
 características clínicas 207
 classificação 205, **206**, 211
 diagnóstico e estadiamento 207-8, *208*, 212
 etiologia 206, *206*
 incidência 205
 manejo e prognóstico 208-9, *209*, 247
 prevenção 206, *206*
cânceres de ovário 117
 características clínicas 196
 classificação 193-4, *194*
 diagnóstico 196-7, *196*
 e uso de contraceptivos orais 76
 etiologia e fatores de risco 194-5, *195*
 incidência 193
 limítrofes (BOTs) 194-5, 203
 manejo e prognóstico 197-9, *198*, *199*, 201-2
 prevenção 195-6
 tumores de células germinativas 155-6, 158, *194*, 200-1
 tumores estromais do cordão sexual 158, *194*, 199-200, 202

cancro 128
candidíase *123*, 124, **124**, 183, 191
capuz contraceptivo 81, *81*
carcinoma de células claras 194-5
carcinoma de células escamosas
    colo do útero 219, 222, 228
    vulva 223
carcinoma peritoneal primário (PPC) 199
carcinoma seroso 194, 199, 202
carcinomas mucinosos 194-5, 203
carcinossarcoma 210
ciclo menstrual, fisiologia 33-7, *36*
cirurgia
    câncer cervical 220, 221
    câncer endometrial 208-9
    complicações pós-operatórias 231-2, *231*, 246-7
    consentimento 236-7
    cuidados pós-operatórios 237, 239
    endometriose 162-3, 245
    incontinência urinária 144-6, *240*
    infertilidade 97
    miomas uterinos 174, *241*
    pré-avaliação 232-3, 247
    prolapso 151, *151*, 234, *240*
    tomada de decisão 233
    tumores de ovário 197-8, *198*, 200-1, 202
cistadenomas serosos 158
cisto de corpo lúteo 157
cisto dermoide 157, 158, 158, 203
cistos de Bartholin 184-5, **185**
cistos de Naboth 170, **170**, 214
cistos ovarianos *156*, 157, *165*, 168
cistos tecaluteínicos 157
cistoscopia 242-3, **243**
citologia cervical 215, 227
citrato de clomifeno 96, *244*
clínica de pré-avaliação 232-3, 247
clitóris 3, 4
clue cells 123, **124**
colo da bexiga, injeção 145, **146**
colo do útero
    anatomia 6, 13, 169
    biópsia 216, 218, 219, 220, 228, *241*
cólon sigmoide 230
colpocleise 153
colpopexia 144, **145**, *240*
colpopexia de Burch 144, **145**
colporrafia *240*
colposcopia 216, **217**
compostos de platina 198, 222
concepção natural 91
consentimento 236-7, 245
contracepção 22, 55
    benefícios não contraceptivos para a saúde 73, 90
    critérios médicos de elegibilidade 71-2, *72*
    e HIV 131
    eficácia 70-1, *71*
    emergência 84, *84*, 90
    interação 72, *72*, 131
    mecanismos de ação 70
    métodos 74-84, 89-90
    métodos anticoncepcionais reversíveis de longa duração (LARC) 70, 71
    necessidade global não atendida 69
    oportunidades para fornecer 84-5, *85*
    pós-aborto 88, 90
    segurança e efeitos adversos 71-3, *72*, 76-7, *76*, 89, 90
contracepção de barreira 80-1
contracepção hormonal combinada (CHC) 37, 73, 74-7
    efeitos adversos 73
    endometriose 162
    interação 72
    segurança e contra-indicações 71-2, *72*, *76*, 77, 89, 90
contraceptivos contendo somente progestogênio 77-9, 162
contraceptivos intrauterinos 78-80, *79*, 84, 90
    dispositivo de cobre (Cu-IUD) 79-80, *79*, 84, 90
    liberação de progestogênio 52, 54, 56, 78-9, 84, 116, 173, *175*, 179, *244*
coriocarcinomas não gestacionais 200
corpo lúteo (CL) 35-6, *36*, 59
corpo perineal 9, 147, **149**
corpos de psamoma 194
crianças 121-3, *122*
cuidados pós-operatórios/recuperação 237, 239
curativos da ferida 239

D

danazol 162
deficiência de 5-alfa-redutase 40-1
deficiência intrínseca do esfíncter (ISD) 136
demência 110
depressão 167
desenvolvimento da mama 38, **38**
desenvolvimento do feto 1-3
desenvolvimento sexual 1-3
    secundário 37-9
    transtorno 39-41
desenvolvimento sexual masculino 1-2
desinfundibulação 190
diabetes 191, *206*, 210-11
diafragma (contraceptivo) 81, **81**
diafragma pélvico 8-9, **9**
diafragma urogenital (ligamento triangular) 9
diagnóstico genético pré-implantação 100-1
diário miccional 138, **139**
dieta 113
dilatadores vaginais 187-8
disgenesia gonadal 40
disgerminomas 200, 202
dismenorreia 54-5, 56, 245
dispareunia *182*, 186
dispositivo intrauterino de cobre (Cu-IUD) 79-80, *79*, 84, 90
doença arterial e uso de contraceptivos orais 77
doença cardiovascular (CVD) 111, 116, 117-18
doença de Paget, vulva *223*
doença inflamatória pélvica (PID) 125-6, 132-3, 157, 167
doença trofoblástica gestacional (GTD) *64*, 67
doenças que definem a AIDS *130*
dor pélvica 23, 163-6, *163*
dor pélvica crônica (CPP) 23, 163-6, *163*
ductos wolffianos 2
duloxetina 144

E

ectrópio cervical 169-70, 170, 176
embolização da artéria umbilical/uterina (VAE) 52, 53, 174-5, 175, 179
embriões
   diagnóstico genético pré-implantação 100-1
   implantação 36, **37**, 59-60, **60**
   transferência 99-100
endométrio 6, 36-7, **36**, **37**
   ablação 53, **53**
   cicatrização 42, *43*, 93, 171, **242**
   hiperplasia 205, 207-8, 211
endometriomas ("cistos de chocolate") 157, 158, 160, 162, 168, **243**
endometriose **93**, 102, 158-63, *165*
   cânceres ovarianos associados 194-5, 203
   características clínicas 159
   diagnóstico 159-61
   e infertilidade 161, *161*
   etiologia 159
   incidência 159
   procedimento 161-3, 245-6
envelhecimento da população 108-9
esfíncter uretral 136, 142, 143
espéculo 25, **25**, **26**
espermatozoide
   doador 100
   injeção intracitoplasmática (ICSI) 99, 103
   qualidade/quantidade 93, 96, *96*
   recuperação cirúrgica 100
espermicidas 81
estadiamento da FIGO
   câncer cervical 219, *220*
   câncer de vulva *225*
   câncer vaginal *222*
   carcinoma endometrial *208*
   tumores ovarianos *197*, *199*
estágios de Tanner 38, **38**
estenose cervical 170
esterilização 89
   incontinência urinária 152
   miomas uterinos 177-8
   tumor vulvar 226-7
esterilização feminina 81-2, *82*, **83**, *84*
estrogênio
   contracepção 74, *244*
   fisiologia 34, **34**
   HRT 115-16, 119, 144, *244*
   na menopausa *107*
estruturas müllerianas 3, **3**
estruturas vestigiais 16
etinilestradiol *244*
etonorgestrel 77
exame abdominal 24
exame bimanual 26-7, **26**
exame pélvico 24-7, **26**
exame retal 27, *27*
excisão de alça grande da zona de transformação (LLETZ) 217, **217**, 227, *241*

F

fáscia pélvica 10, **11**, 147, **148**
fertilidade
   percepção 83-4
   preservação 101
   ver também infertilidade
fertilidade masculina 93, 96
fertilização in vitro (IVF) 98-101, **99**
fibromas ovarianos 158
Filshie clip 81, **82**, **243**
folículos ovarianos 2-3, 34-5
função cognitiva, pós-menopausa 110
fundo de saco de Douglas 4, 6, 230

G

ganho de peso, pós-menopausa 109, 114
Gardnerella vaginalis 123, **124**
genitália externa
   anatomia e desenvolvimento 3, 4, 181
   exame 25, **25**
gestrinona 162
glândula pituitária 34, **34**
   distúrbios 41-2
   infrarregulação 98, 108
glândulas de Bartholin 4, 181
gonadotrofina coriônica humana (hCG) 59, *60*, 63, 64, 98-9, *156*, *196*
gonorreia 123, 125, **125**, 133
grandes/pequenos lábios 3, 4, 181
gravidez
   e HIV 131-2, **131**
   ectópica 62-4, 65, 126, **127**
   histórico 21-2
   início 59-60, **60**
   molar *64*, 67
   não viável 66
gravidez de localização desconhecida *63*
gravidez ectópica 62-4, 65, 126, **127**
gravidez heterotópica 62, 63

H

hemorragia uterina anormal (AUB) 21, *21*, 31-2, 49
   sangramento agudo 53-4, 54
   sangramento intenso (HMB) 21, 50-3, 56-7
   sangramento pós-menopausa (PMB) 50, 207-8, *207*
   terminologia 49, 50
heparina de baixo peso molecular 232
hepatite B e C *123*
herpes neonatal 127
hidrossalpinge 93, 97, **98**, 126, **127**
hímen 4
   imperfurado 15-17
hiperatividade do detrusor (DO) 137, **137**, *138*
   diagnóstico 142, **143**
   tratamento 146
hiperemese gravídica *64*
hiperplasia adrenal congênita (CAH) 41
hiperprolactinemia 43, *43*
hipo e hipergonadismo 38-9, *39*, 41-2
hipotálamo 33, **34**, 41

histerectomia 230-2
  complicações *8*, 231-2, *231*, 246-7
  endometriose 162-3, 245-6
  miomas 174, *175*
  ooforectomia 231-2, 246
  prolapso vaginal depois de 150
  radical no câncer endometrial 208-9, **209**, 212
  radical no carcinoma cervical 220, 221, 228
  rotas 230-1, *231*
  transtornos menstruais 46, 53
histerectomia de Wertheim, 220, 221, 228
histeroscopia **51**, 51, 239, *240*, 242
  câncer endometrial 207-8, **207**
  esterilização 82, **83**
  miomas *173*
  pólipo endometrial 171, **171**
histerossalpingografia (HSG) 95, **95**, 102
histerossalpingo-sonografia (HyCoSy) 95, 102
história
  ginecológica 19-23
  sexual 122-3, *122*
história sexual 122-3, *122*
  cervicite e doença inflamatória pélvica 125-6
  doenças sexualmente transmissíveis (STIs) causando corrimento vaginal 123-5, **124**
  testando 121-2, 123, *123*
  ver também infecções
  viral 126-8
histórico social 20-1
históricos de casos
  câncer de ovário 201-2
  câncer endometrial 210-11
  dismenorreia 56
  doença inflamatória pélvica 132-3
  dor pélvica crônica 165-6
  endometriose, cirurgia 245
  gravidez ectópica 65
  hímen imperfurado 16-17
  infertilidade 102
  insuficiência ovariana prematura 118
  mutilação genital feminina 191
  PCOS 46, 47, 48
  sangramento uterino anormal 31-2
hormônio antimülleriano (AMH) 1-2, 40, 94, *95*
hormônio foliculoestimulante (FSH) 34-6, **34**, *36*, 38, 106, *107*, 113, 119
hormônio liberador de gonadotrofina (GnRH) 34, **34**, 38, 106, *107*, 119
hormônio luteinizante (LH) 34, **34**, 35-6, 38, 98, 106, *107*
Human Fertilisation and Embryo Authority (HFEA) 98

I
idade gestacional *60*
implantação 36, **37**, 59-60, **60**
imunoglobulina anti-D *64*
incisão de Pfannenstiel 234, *234*
incisões 234, **234**
inibina 106, *107*, *156*, *196*, 200
incontinência urinária 152-3
  avaliação 138-40, **139**
  de esforço 136, *137*, 144-6, 153
  etiologia 136-7
  hiperatividade do detrusor 136, **137**, *138*.146
  terminologia 135, *136*
  tratamento 140-6, *240*
índice de massa corporal (BMI) 92, *113*
Índice de Risco de Malignidade (RMI) 196, 203
infecção por clamídia *123*, 125-6
infertilidade 91
  anamnese e exame 22, 94, *94*, 101-2
  causas 92-4, 96
  e endometriose 161, *161*
  investigações 94-6
  tratamento 96-101
inibidores da aromatase 162
injeção intracitoplasmática de espermatozoide (ICSI) 99, 103
inseminação intrauterina (IUI) 97-8
insensibilidade aos andrógenos 40
insuficiência ovariana prematura (POI) 42, 107-8, 118
interação medicamentosa 72, *72*, 131
investigações comuns em ginecologia *30*
isoimunização rhesus *64*

L
laparoscopia 234-5, *241*, 242, **243**
  endometriose 160-1, **160**
  perfuração ovariana 96, *97*
lei do Aborto (1967) 85-6
leiomiomas, *ver* leiomiossarcomas 210, 211
ligamento largo 6, 8, 9-10, **11**
ligamento ovariano 10, **11**
ligamento redondo 10, **11**, 17
ligamentos uterossacros 10
linfadenectomia inguinal 224-5
linfáticos 13-14, **13**
linfedema 221
líquen escleroso 184, **185**, *223*
líquen plano 184
lista de verificação de cirurgia segura 237, **238**

M
marcadores de tumor *156*, 161, 196, *196*
massa pélvica, diagnóstico diferencial *155*
medicamentos anticolinérgicos *144*
menarca 34, 38
menopausa 5, 6, 7
  alterações no trato genital 110-11, **110**, 119
  avaliação e tratamento 22, 107, 112-14, *113*
  definições 105, *105*
  fisiológica 106-7, 119
  iatrogênica 108
  impacto da 109-11, **112**
  não fisiológica 107-8
menstruação 37, 47-8
  veja também hemorragia uterina anormal (AUB); síndrome pré-menstrual (PMS)
metformina 44
metotrexato 64
microscopia, STIs 123, 124, 133
mifepristona 61-2, 87

miomas 28, 32, 50, 138, 172-8
    características clínicas 172-3, *172*, 177-8, 180
    classificação 172, 180
    diagnóstico 173, *173*
    e fertilidade 93, 97
    tratamento 53, 173-5, 178, 179, *241*
miomectomia 53, 174, *175*, *177*, 178, *241*
miométrio 6
mirabegron 144
misoprostol 61-2, 87
modelo LOFTI *187*
mola hidatiforme *64*, 67
mudanças no estilo de vida 55, 113, *113*
músculo detrusor 136
músculos do assoalho pélvico 136, 147-8, **149**
    exercícios 141, 150, 153
músculos elevador do ânus 5, 8, 9, **9**, 14, 147
mutações no BRCA 194, 195, 202, 203
mutilação genital feminina (FGM) 188-91, **189**

N

não consumação 187-8, 191
neoplasia intraepitelial cervical (CIN) 129, 130, 214-15
    tratamento 217-18, **217**, 227
neoplasia intraepitelial glandular cervical (CGIN) 219
neoplasia intraepitelial vaginal (VaIN) 22
neoplasia intraepitelial vulvar (VIN) 223, *223*
nervo pudendo 14, 147
nervos pélvicos 14, **14**, 147
níveis de ferritina 183
noretisterona 52, 57

O

obesidade 109, 141, *195*, 206, 211
obstrução menstrual 15-17
oligomenorreia 41-3
ondas de calor 109, 114, *114*, 116, 119
ooforectomia
    endometriose 162-3
    em histerectomia 231-2, 246
organismos do tipo Actinomyces (ALOs) 80
Organização Mundial da Saúde (WHO) 71, 72, 96, 237, 238
osteoporose 111, 111, 112
ovários 'beijando-se' 160, 168
ovários
    anatomia 7, 10, **11**
    doenças benignas 155-8
    estimulação 98
    fisiologia 34-6
    supressão 162, *244*
    torção *156*
ovulação 35
    indução 96, *97*, *244*
    inibição prematura 98
oxibutinina *144*, 153

P

paclitaxol 198-9
papilomavírus humano (HPV) 127-8, 213-14, 222
    teste 215, 227

    vacinação 218
parto, danos com 136, 147
pelos pubianos 38, **38**
perfuração ovariana 96, *97*
peritônio pélvico 9 a 10
pessários 150
pílula contraceptiva oral 74-7
pólipos cervicais 170, *170*
pólipos endometriais 50, *50*, 93, 170-1, *171*, 176, 179
preservativos 80, 81
problemas psicológicos
    após o aborto 88
    dor pélvica *163*, 167
    menopausa 109-10
problemas psicossexuais 186-8, *186*
procedimentos da fita médio-uretral 144, 145, 153, 240
produtos de concepção retidos (RPOC) 171, *241*
profilaxia antibiótica 239
profissionalismo 27
progesterona 34, 36, **36**, *107*, 119
progestogênios 115, *115*, *244*
prolapso 146-51, 153
    cirurgia 151, *151*, 234, *240*
propiverina *144*
prostaglandinas (PGs) 35
pseudomixoma de peritônio 194
puberdade 5, 6, 7, 37-9
puborretal 147

Q

quimioterapia 198-9, 222

R

rabdomiossarcoma 210, 211
radioterapia 209, 220, 221-2, 226
reserva ovariana 95, *101*
ressonância magnética (MR) 28, **29**, 30
    adenomiose 176, **176**
    câncer endometrial 208, **208**, 212
    endometriose 160
    miomas *173*, **174**
    tumores ovarianos 196
reto 8
risco de acidente vascular cerebral 118
risco de câncer de mama 76, *76*, 117
risco de câncer
    contraceptivos orais 76, *76*
    HRT 117
Royal College of Obstetricians and Gynaecologists (RCOG) 86

S

salpingo-oforectomia bilateral (BSO) 108, 195, 203
sangramento menstrual intenso (HMB) 21, 50-3, 56-7
sangramento pós-menopausa (PMB) *50*, 207-8, *207*
sangramento uterino, ver hemorragia uterina anormal
sangramento
    cirurgia 246-7
    ver também hemorragia uterina anormal
sarcoma botryoide 222

sarcomas, útero 209-10
saúde óssea pós-menopausa 111, **112**
sífilis *123*, 128-9, *129*, 133
sinal de Troissier 23
síndrome antifosfolipídica (APS) 62
síndrome da bexiga dolorosa *163*, 167
síndrome de Asherman 42, *43*, 171, **242**
síndrome de Fitz-High-Curtis 126, **126**
síndrome de hiperestimulação ovariana (OHSS) 100
síndrome de insensibilidade androgênica completa (CAIS) 40
síndrome de Kallman 41
síndrome de Lynch 195, 206
síndrome de Mayer-Rokitansky-Kuster-Hauser 16
síndrome de Meig 158
síndrome de Turner 39-40
síndrome do câncer de ovário e da mama 195
síndrome do intestino irritável 161, *163*, 167
síndrome dos ovários policísticos (SOP) 42, 43-4, 46, 47, 48, 90, *209*
    fertilidade 92, 102
    indução da ovulação 96, *97*
síndrome pré-menstrual (PMS) 44-6, 232
sintomas vasomotores, menopausa 109, 114, 114, 116
sistema intrauterino de levonorgestrel (LNG-IUS) 52, 54, 56, 78-9, *79*, 84, 116, 173, *175*, 179, *244*
suturas 235-6, *235*

T

tabagismo 89, 92, *195*, *206*, 214
tamoxifeno 206
tecomas 158
teoria da implantação de Sampson 159
teoria da "metaplasia celômica" de Meyer 159
terapia antirretroviral (ART) 72, 129, 131, **131**
terapia de reposição hormonal (HRT) 37, 114-18
terapias complementares 114, *114*
teratomas 200
teste de amplificação de ácido nucleico (NAAT) 123, 125, 126, 133
teste do absorvente 138
testes urodinâmicos 140, 141-2, 143
testosterona 2, 106, *107*, 115, 119
tibolona *244*
toxina botulínica 146
transtornos do desenvolvimento sexual (DSD) 39-41
transvaginal, *ver* ultrassonografia transvaginal
traquelectomia radical 220, 228
tratamento paliativo, câncer cervical 222
tratamentos a base de plantas naturais *114*
trato genital, anatomia 7-8
Treponema pallidum subespécie *pallidum* 128
triagem cervical 215-16
tricomoníase *123*, 124-5, **124**, 133
tromboembolismo venoso (TEV)
    e HRT 118
    e uso de contraceptivos orais 77, *77*, 90
    prevenção 232, *233*, 239, 247
tromboprofilaxia 232, *233*, 239, 247

tubas uterinas 6-7, 17
    avaliação da permeabilidade 95, **95**, 96, 102-3
    bloqueio 93, 97, **98**, 126, **127**
    cistos 158
    gravidez ectópica 62, **62**, 64
    oclusão 81-2, **243**
tumores de Brenner 158
tumores de células da granulosa 200, 203
tumores de células de Sertoli–Leydig 199-200, 202
tumores de células germinativas 155-6, 158, *194*, 200-1
tumores de Krukenberg 23, 193-4, 203
tumores do saco vitelino do seio endodérmico 200
tumores estromais do cordão sexual 158, *194*, 199-200, 202

U

ultrassonografia 28, *28*, *29*, 32
    aborto espontâneo *61*
    espessura endometrial 207, **207**
    gravidez 59-60, **60**
    gravidez ectópica 63
    infertilidade 95
    massa pélvica/dolorosa 156, **157**
    miomas *173*
ultrassonografia transvaginal (TVUSS) 28, **29**, 32, 156, **157**, 160
ureteres 7, 8, 8, 230
uretra 7-8
útero
    anatomia 5-6, 11, **12**, 13-14
    anomalias 15-16
    antiversão e retroflexão *27*
    curetagem com aspiração 62, 66
    mudanças etárias 6
    sarcomas 209-10

V

vagina
    anatomia 4-5, **5**, 181-2
    doença maligna 222, *222*
    flora **124**
    prolapso 146-51, 153, 234
    reparo (colporrafia) *240*
vaginismo 187-8, 191
vaginose bacteriana (BV) 123-4, *123*, 133
vasectomia 82-3, 83
veias pélvicas 12-13
verrugas genitais 127-8
vírus da imunodeficiência humana (HIV) 122, *123*, 129-32, 214
    fardo global 129, **130**
vírus herpes simples (HSV), tipos 1 e 2 126-7
vulva 181-2
    biópsia 183-4, **184**
    cistos 184-5
    dor (vulvodínia) *182*, 185-6
    exame 25, 182
    líquen escleroso 184, **185**, *223*
    líquen plano 184
    malignidade 184, 223-7
    prurido 182-3, *182*